Essstörung

Stefanie Richter (Dr. phil.), Dipl. Pflegewirtin, promovierte zum Thema Biographie und Essstörung an der LMU in München, ist Lehrbeauftragte an der FH München und engagiert sich im Bereich Essstörung und Selbsthilfe.

Stefanie Richter

Essstörung

Eine fallrekonstruktive Studie anhand erzählter Lebensgeschichten betroffener Frauen

[transcript]

Inaugural-Dissertation zur Erlangung des Doktorgrades der Philosophie an der Ludwig-Maximilians-Universität München

Bibliografische Information der Deutschen Bibliothek
Die Deutsche Bibliothek verzeichnet diese Publikation in der Deutschen Nationalbibliografie; detaillierte bibliografische Daten sind im Internet über http://dnb.ddb.de abrufbar.

Umschlaggestaltung: Kordula Röckenhaus, Bielefeld
Lektorat & Satz: Stefanie Richter & Franz Mayer, München
Druck: Majuskel Medienproduktion GmbH, Wetzlar
ISBN 3-89942-464-6

Gedruckt auf alterungsbeständigem Papier mit chlorfrei gebleichtem Zellstoff.

Besuchen Sie uns im Internet: *http://www.transcript-verlag.de*

Bitte fordern Sie unser Gesamtverzeichnis und andere Broschüren an unter: *info@transcript-verlag.de*

Inhalt

Geleitwort

In der Klinischen Psychologie und Psychiatrie setzt sich eine neue Akzentuierung durch: Die Entdeckung der Subjektperspektive. Neben der professionellen Perspektive auf Menschen mit spezifischen Lebensproblemen, die zu einem differenzierten diagnostischen Sprachspiel geführt haben, beginnt sich eine Grundhaltung zu etablieren, die die Sicht der Betroffenen selbst ernst nimmt und die nicht unwesentlich durch die Selbsthilfebewegung angestoßen wurde. Diese Entwicklung hat im Bereich der Psychosenforschung neue Einblicke ermöglicht und auch bei anderen Störungsbildern beginnt sich eine solche Perspektive durchzusetzen. Mit ihrem Buch eröffnet Stefanie Richter für den Bereich der Essstörungen einen Zugang, der die subjektiven Eigeninterpretationen der von Essstörungen betroffenen Frauen ins Zentrum rückt. Es ging ihr darum, die gängige Defizitorientierung des klinischen Blicks zu überschreiten und eine „phänomenologische Grundhaltung" einzunehmen.

Trotz dieser kritischen Grundhaltung gegenüber dem Expertenblick werden in diesem Buch wichtige wissenschaftliche Erkenntnisse zur Kenntnis genommen und in dichter Form resümiert. Dazu gehört eine Übersicht über die verschiedenen begrifflichen Zugänge zu Essstörungen, über epidemiologische Befunde, über kulturvergleichende Einsichten und über Erklärungsmodelle, von denen vor allem der mehrdimensionale Ansatz von Hilde Bruch eine besondere Wertschätzung durch Stefanie Richter erfährt. Am Ende wird aber die kritische Einstiegsbeurteilung für den bislang vorherrschenden professionellen Blick auf „Essstörungen" noch einmal zugespitzt. Diesem wird eine pathogenetische „Voreingenommenheit" unterstellt, und dieser Perspektive wird die Chance abgesprochen, einen offenen Blick für biographische Entwicklungs- und Bearbeitungsprozesse, für zur Verfügung stehende Ressourcen, für eine veränderte Lebensqualität und für positive wie negative Therapiewirkungen zu erfassen.

Stefanie Richter stellt dem kritisierten professionell-reduktionistischen Blick keine naive Betroffenenperspektive gegenüber, sondern mit der „rekonstruktiven Sozialforschung" eine aufwendige sozialwissenschaftliche Position, die ihrer Auffassung nach geeignet ist, die Sinnstrukturen in den subjektiven Alltagstheorien von Frauen zu erfassen, die als „essgestört" bezeichnet werden.

Nach dem so formulierten eigenen Anspruch wird der biographieanalytische Forschungsansatz vorgestellt. Stefanie Richter gibt einen kompakten und kompetenten Überblick über einen der methodisch anspruchsvollsten Wege qualitativer Forschung. Für ihre empirische Studie hat die Autorin in einem aufwendigen Suchprozess 30 Frauen ausgewählt, die sich selbst als „essgestört" betrachtet haben und die dann in einem autobiographisch ausgerichteten narrativen Interview befragt wurden. In der Auswertung konzentriert sich Stefanie Richter auf vier Frauen, die – methodisch betrachtet – zu exemplarischen „Ankerfällen" werden, die in lebendiger Ausführlichkeit in ihren biographischen Eigensinnigkeiten lebendig werden. Ihre Lebensstrategien, die sich in ihrem spezifischen Essverhalten verdichten, werden rekonstruiert und nachvollziehbar.

Ins Zentrum ihres Buches rückt Stefanie Richter die Frage, ob es in den lebensgeschichtlichen Reflexionen der befragten Frauen Konstrukte einer „sequenziellen Ordnung" gibt, mit denen sie sich verständlich machen, und wie sich ein spezifisches Störungsbild bei ihnen hat prozesshaft entfalten können. Es geht um eine zeitliche Ordnung und um eine Ablaufdynamik, die dem Störungsbild eine spezifische Kristallisationsgestalt geben (von einer Krise, die eingeregelte Selbstverständlichkeiten außer Kraft setzt, über Bewältigungsversuche, die eher weitere Orientierungszusammenbrüche und Entfremdungsprozesse bedingen, die wiederum zu neuen Kontrollanstrengungen führen, die nicht selten das „symptomatische" Verhalten stabilisieren). Es gelingt Stefanie Richter sehr gut, solche Karriereprozesse aufzuzeigen und zu rekonstruieren. Ihre Beschäftigung mit dem Thema „Essstörungen" hat einen grundlegenden dekonstruktiven Blickwechsel auf die entsprechenden „Störungsbilder" ermöglicht. Sie wollte den reduktionistischen diagnostischen Zugriff korrigieren und die eigenkonstruierte Lebensgeschichte der betroffenen Frauen ins Zentrum rücken. Das ist ihr in beeindruckender Weise gelungen. Das ist vor allem der konsequenten methodischen Arbeitsweise geschuldet. Dadurch eröffnet die Autorin ihren LeserInnen einen personenspezifischen Blick auf die von ihr befragten Frauen und legt damit letztlich auch die Möglichkeiten für einen ressourcenorientierten professionellen Umgang mit diesen Frauen frei. Aber die Arbeit bleibt nicht bei der Präsentation von Einzelfallillustrationen stehen, sondern es werden Strukturen und Prozessabläufe herausgearbeitet, die verallgemeinerungsfähige Zugänge eröffnen sollen.

Das Buch von Stefanie Richter bildet keine trotzige Alternative zu unseren professionellen Theorien über Essstörungen, aber eine sinnvolle und notwendige Korrektur oder – wenn man so will – eine Vervollständigung unserer Wahrnehmung. Es ist die Sicht der betroffenen Frauen selber, ohne die eine therapeutische Arbeit mit ihnen „auf Augenhöhe“ nicht möglich ist.

München, Ende November 2005 Heiner Keupp

Vorwort

Am Anfang stand die Idee, sich dem Phänomen ‚Essstörung' über autobiographische Stegreiferzählungen (ehemals) betroffener Menschen verstehend anzunähern. Dass letztendlich diese Studie überhaupt zustande kommen konnte, verdanke ich zu allererst den Frauen, die sich bereit erklärten, mir ihre Lebensgeschichte zu erzählen. Das bedeutete für sie, sich einer fremden Person zu öffnen, sich auf einen offenen Prozess einzulassen und so möglicherweise auch Teile des eigenen Lebens zu offenbaren, die schambesetzt sind oder erlitten wurden. Dies bedarf einer inneren Stärke. Jede Begegnung ist für mich mit wertvollen Erfahrungen verbunden. Ich hoffe, dass ich den Frauen mit der vorliegenden Arbeit etwas zurückgeben kann.

Die vorliegende Studie ist die Veröffentlichung meiner Dissertation, die ich im Juli 2005 an der Ludwig-Maximilians-Universität München abgeschlossen habe. Dass ich mein Vorhaben in dieser Form umsetzen konnte, verdanke ich Herrn Prof. Dr. Heiner Keupp, der sich als Betreuer zur Verfügung stellte. Er begleitete mein Projekt mit einer wertschätzenden und unterstützenden Haltung. In diesem bestärkenden Klima konnte ich mich zuversichtlich auf einen offenen Forschungsprozess einlassen. Die wöchentliche Teilnahme an seinem Doktorandenkolloquium war für mich ein wichtiger Anker und gab mir immer wieder Impulse zur Selbstreflexion.

In Kontakt mit Menschen mit ‚Essstörungen' kommen zu können, war unter anderem nur über Dritte, insbesondere Beratungs- und Behandlungseinrichtungen möglich. So möchte ich mich bei den Beratungseinrichtungen bedanken, die mir den Zugang zu betroffenen Menschen erleichterten. Ein besonderer Dank gilt Herrn Prof. Dr. Jacoby, Herrn Braks sowie den Mitarbeitern der Klinik am Korso in Bad Oeynhausen.

Bei Franz Mayer möchte ich mich für seine Unterstützung und Geduld beim Korrekturlesen sowie beim Layouten bedanken.

Abschließend gilt ein besonderer Dank meinem Lebenspartner, Burkhard Hill. Über längere Phasen hinweg habe ich mich sehr stark auf diese Arbeit konzentrieren können und fand in ihm immer Rückhalt, Vertrauen und Bestärkung. So habe ich auch gelegentliche Tiefen und Blockaden überwinden können.

München, im November 2005 Stefanie Richter

1 Einleitung

In den vergangenen zwei bis drei Jahrzehnten hat das Phänomen ‚Essstörung' eine wachsende Aufmerksamkeit gefunden, die über den Wissenschaftsdiskurs in verschiedenen Disziplinen hinausreicht. Denn das Thema ist inzwischen auch in den Massenmedien sehr präsent, wodurch die Öffentlichkeit sensibilisiert wird, die einschlägigen Alltagsbeobachtungen zunehmen und schließlich der Eindruck einer wachsenden Ausbreitung des Phänomens entsteht. Mittlerweile haben sich auch spezialisierte Beratungs- und Therapieangebote etabliert. Expertenwissen wird auf eigenen Fachkongressen bzw. in spezifischen Fachzeitschriften kommuniziert, wie z.B. im „International Journal of Eating Disorders". War Hilde Bruch in den 60er Jahren noch eine der Vorreiterinnen in der Fachdiskussion, so beherrschen heute unzählige Autoren die Szene, die sich mit zunehmend ausdifferenzierten Theorien und Konzepten an der Diskussion beteiligen. Für die Betroffenen kaum von der wissenschaftlichen Literatur zu unterscheiden, existiert auf dem Buchmarkt zudem ein großes Segment an Ratgeberliteratur, über das in unterschiedlicher Qualität Aufklärung und Handlungsanleitung transportiert wird.

Die Motivation zu der vorliegenden Studie entstand nicht zuletzt daraus, dass in den zahlreichen Untersuchungen und Betrachtungen, die sich mit dem Phänomen ‚Essstörung' auseinander setzen, Perspektiven dominieren, die von naturwissenschaftlichen Prämissen bzw. von theoretischen Modellen und Konstruktionen verschiedener Wissenschaftsdisziplinen geleitet sind. Dabei herrscht eine stark symptom- und defizitorientierte Betrachtungsweise vor, weshalb die betroffenen Menschen insbesondere unter dem Fokus ihrer Symptomatik betrachtet werden. Durch meine Erfahrungen in der Beratung und Begleitung im Selbsthilfezusammenhang stellte ich allerdings immer wieder fest, dass die Erlebnisperspektive der betroffenen Menschen auf diese Weise nicht oder nur unvollständig repräsentiert ist. Denn sie sind einerseits zwar ‚Betroffene', andererseits verfügen sie aber über eine eigene Lebensgeschichte, in der nicht nur Kompetenzen und Ressourcen sichtbar werden, sondern auch die biographischen Entwicklungsprozesse, in die das ‚Störungsgeschehen' eingebettet ist.

Diesen Beobachtungen folgend lag es nahe, eine Forschungsarbeit zu beginnen, die sich das Ziel setzte, das Phänomen ‚Essstörung' aus der Erfahrungs- und Erlebnisperspektive betroffener Menschen zu rekonstruieren und zu analysieren. Bestärkt wurde ich dadurch, dass diese Lücke im Bereich der einschlägigen Forschung auch nach ausgiebigem Literaturstudium sichtbar blieb. In der Auseinandersetzung mit geeigneten Forschungsstrategien zeigte sich bald, dass eine adäquate Methode sich an den Lebensgeschichten betroffener Menschen orientieren müsste, um nicht nur die ‚Essstörung' zu fokussieren. Die Strategien, die die Biographieforschung mittlerweile entwickelt hat, schienen in diesem Zusammenhang besonders geeignet, mein Forschungsinteresse zu realisieren.

Anhand von erzählten Lebensgeschichten werden demnach in dieser Studie methodisch kontrolliert Prozesse der Entstehung, Aufrechterhaltung, Veränderung und der Bearbeitung bzw. Bewältigung des Phänomens ‚Essstörung' im biographischen Zusammenhang rekonstruiert. Weiterhin wird analysiert, wie sich die betroffenen Menschen mit ihren Erfahrungen und ihrem Erleben reflexiv auseinander setzen. Dieser Forschungsprozess erfordert ein fallrekonstruktives Vorgehen, das damit verbunden ist, dass Theorien und Konzepte aus dem vorliegenden empirischen Material generiert werden und dass eine wissenschaftliche Haltung des Fremdverstehens eingenommen wird, was zunächst ein weitestmögliches Einklammern bestehender wissenschaftlicher Theorien zum Gegenstand bedeutet. Dementsprechend wird der Begriff ‚Essstörung' immer in Anführungszeichen gesetzt, da das damit verbundene Verständnis in den Fallrekonstruktionen grundsätzlich erst einmal in Frage gestellt wird. Das hat auch zur Folge, dass vorab nicht nach den gängigen ‚Störungstypen' differenziert wird, sondern dass gegenüber den Informantinnen eine Analysehaltung eingenommen wird, nach der sie wie Mitglieder beliebiger anderer sozialer Aggregate betrachtet werden, d.h. ohne Vorwegnahmen bzw. ohne Fokussierung auf die ‚Essstörung'. Daraus resultiert letztlich ein analytischer Blick, der nicht defizitorientiert ist, sondern der ein Neuverstehen von ansonsten durch Theorien überlagerten Phänomenen zu ermöglichen versucht und der seine Aufmerksamkeit auch auf weitere Erscheinungen, wie Ressourcen und Kompetenzen der Betroffenen, auf Bewältigungsprozesse bzw. Lebensqualitäten in verschiedenen Lebensbereichen zu richten vermag.

Das vorliegende Buch ist inhaltlich wie folgt aufgebaut. In dem auf die Einleitung folgenden Kapitel 2 wird zunächst der oben angesprochene Fachdiskurs aufgenommen, um einen kritischen Überblick über das wissenschaftliche Verständnis von ‚Essstörungen' zu geben und die sich darin dokumentierenden Forschungsdesiderate aufzuzeigen. Die Gliederung dieses Kapitels ist mit seinen inhaltlichen Schwerpunkten gerade auch durch Beobachtungen und Ergebnisse der vorliegenden Studie bestimmt, beispielsweise wie innerhalb der Fachliteratur die Bedeutung des Vaters für die Betroffenen, die Wirkung von Interventionen oder die Bedeutung von Selbsthilfe diskutiert wird. Aus der Lektüre dieses Kapitels wird die Relevanz des biographieanalytischen Zugangs deutlich.

Das sich daran anschließende Kapitel 3 setzt sich mit dem Forschungsprozess näher auseinander, wobei im ersten Teil (vgl. Abschnitte 3.1-3.4) die methodischen und forschungsstrategischen Prämissen herausgearbeitet werden, nach denen die vorliegende Studie angelegt ist. So folgt sie als qualitative Studie der offenen Forschungsstrategie („Grounded Theory") von Glaser und Strauss (1998) und bedient sich der Methoden und methodologischen Erkenntnisse der Biographieforschung. Die im Zentrum stehenden autobiographischen Stegreiferzählungen werden über autobiographisch-narrative Interviews (vgl. Schütze 1983) erhoben und durch ein prozessanalytisches Verfahren (ebd.) ausgewertet. Diese Erhebungs- und Auswertungsverfahren basieren auf den methodologischen Grundlagen der Erzähltheorie und der Biographietheorie, die in diesem Kapitel ebenso dargestellt werden. Besonders die „Prozessstrukturen des Lebensablaufs" (Schütze 1981) stellen zentrale biographieanalytische Kategorien dar, über die es erst möglich wird, Ablaufstrukturen herauszukristallisieren und zu differenzieren, ohne jedoch von normativen Erwartungen an einen Lebensablauf auszugehen. Die Herausarbeitung von Elementarkategorien des Lebensablaufs ermöglicht einen Zugang zu unterschiedlichen biographischen Erfahrungsweisen gegenüber dem rekonstruierten Ereignisablauf.

Der zweite Schwerpunkt dieses Kapitels (vgl. Abschnitt 3.5) beschreibt dann den konkreten Forschungsverlauf, z.B. wie das Sample systematisch nach theoretischen Überlegungen zusammengestellt wurde bzw. wie sich die Schritte von der Suche nach Informanten bis hin zur Durchführung der Interviews gestalteten. Insgesamt wurden 30 autobiographisch-narrative Interviews geführt, wobei hier auch Menschen einbezogen wurden, die nie in Kontakt zu Professionellen standen und daher durch die gängigen (klinischen) Studien nicht erfasst werden. Um diese Datenmenge handhaben und im Überblick behalten zu können, wurde eine Strategie der ersten Datenaufbereitung und Systematisierung entwickelt, die ebenso erläutert wird wie der darauf basierende (sekundäre) wechselseitige Auswertungs- und Erhebungsprozess. So wurde zunächst ein Kernfall vollständig erzählanalytisch ausgewertet. Im Zuge dessen ergaben sich erste analytische Kategorien, die die Auswahl eines nächsten, kontrastiven Falls aus dem Sample bestimmten. So vorgehend, wurden insgesamt vier Kernfälle bestimmt und intensiv analysiert, die eine größtmögliche Spannbreite des vorhandenen Materials repräsentieren. Durch diese Fallvergleiche kristallisierten sich fallübergreifende analytische Kategorien heraus, die durch Überprüfung an weiteren Fällen verdichtet bzw. ausdifferenziert wurden. In diesen verschiedenen Etappen des Auswertungsprozesses entstand ein umfangreiches Dokumentations- bzw. Textmaterial. Die intensiven Diskussionen einzelner Erzählsegmente, wie sie in den strukturellen Beschreibungen dokumentiert sind, erzeugen umfangreiche Textmengen mit unterschiedlichen analytischen Ebenen, so dass sie aufgrund ihrer Komplexität für Dritte kaum lesbar sind. Daraus resultierte die Herausforderung, den Prozess und seine Ergebnisse ohne unzulässige Verkürzungen nachvollziehbar aufzubereiten. Die hierzu angestellten Überlegungen sind ausführlich beschrieben (vgl. Abschnitt 3.5.4). Gleichwohl ist die Lektüre dieses Abschnittes zum Verständnis der sich später anschließenden Fallstudien und fallübergreifenden Diskussionen unabdingbar.

Nachdem der Forschungsprozess dargestellt ist, werden in den folgenden zwei Kapiteln die Ergebnisse der Studie behandelt. Dabei stehen zunächst die Fallstudien im Zentrum (vgl. Kapitel 4), wobei deren Anordnung dem sukzessiven Auswahl- und Auswertungsprozess entspricht. Die Darstellung der Fallstudien folgt jeweils derselben Struktur: So werden zunächst unter den *einführenden Bemerkungen* Angaben zur Biographieträgerin und ihrer aktuellen Lebenssituation, zum Zustandekommen und zum Verlauf des Interviews gemacht, auch wird ein erster Überblick über den Entwicklungsverlauf gegeben. In der dann anschließenden *analytischen Beschreibung des Lebensablaufs* werden die größeren Zusammenhänge zwischen den Prozessstrukturen bis in die Gegenwart herausgearbeitet. So wird die Genese des Phänomens ‚Essstörung' im lebensgeschichtlichen Gesamtzusammenhang sichtbar, ebenso die biographischen und sozialen Entfaltungszusammenhänge. Der sich beim Lesen möglicherweise einstellende Eindruck einer schlichten Reformulierung der Lebensgeschichte täuscht, denn die Darstellung des biographischen Gesamtzusammenhangs wurde erst auf der Basis von intensiven sequenziellen Analysen der gesamten autobiographischen Stegreiferzählung möglich. An dieser Stelle sei erneut auf die Bedeutung des Abschnitts 3.5.4 verwiesen, in dem die komplexen Analyseprozesse und Darstellungsprobleme, die sich in den analytischen Beschreibungen des Lebensablaufs verbergen, deutlich gemacht werden. Zuletzt werden die *autobiographischen Thematisierungen* herausgearbeitet, also die Deutungsmuster, Interpretationen und Haltungen der Biographieträgerin selbst. Die Lektüre dieser vier Fallstudien ist die Grundlage für die sich daran anschließende fallübergreifende Diskussion in Kapitel 5, denn hier werden die zentralen Beobachtungen und analytischen Kategorien systematisiert und theoretisch verdichtet.

Im abschließenden Kapitel 6 werden einige zentrale Beobachtungen hervorgehoben, wie z.B. die Bedeutung der Familie, die (Aus-)Wirkung von Interventionen, die Bewältigungsprozesse und erkennbaren Ressourcen der Betroffenen. Erst hier werden auch Theoriebezüge diskutiert, die sich im fortgeschrittenen Analyseprozess aufdrängten, wie beispielsweise Anschlüsse zum Belastungs-Bewältigungsmodell von Aaron Antonovsky (1997), insbesondere zu der in diesem Modell betonten Komponente der Entwicklung eines „sense of coherence". Daraus ergab sich wiederum ein enger inhaltlicher Bezug zu neueren Identitätstheorien, bei denen die Anforderungen an eine Passungsleistung der Subjekte zwischen inneren Bedürfnissen und äußeren Anforderungen, verbunden mit der Entwicklung eines Kohärenzsinns, herausgestellt werden (vgl. Keupp u.a. 1999). Diese theoretischen Konzepte werden in einem Exkurs dargestellt und anschließend in einen Zusammenhang mit Beobachtungen aus dieser Studie gebracht. Daraus werden Konsequenzen für die Unterstützung und Begleitung von Bearbeitungs- und Bewältigungsprozessen abgeleitet, wobei die Förderung von Empowerment-Prozessen und biographischer Arbeit im Vordergrund steht.

Der Forschungsprozess selbst verlief, anders als es die inhaltliche Gliederung dieser Arbeit vermuten lässt, keineswegs linear, sondern zyklisch und rekursiv zwischen Detailanalysen, theoretischen Abstraktionen und theoretischen Konzepten mit dem sich daraus ergebenden neuen Blick auf die Daten und die bis dahin erarbeiteten theoretischen Konzepte, wie es Glaser und Strauss in der „Grounded Theory" formulieren. Dabei erwies sich die Notwendigkeit, eine Sprache zu finden, die nicht auf vordefinierte Begriffe und darin eingelagerte Theorien zurückgreift, als anspruchsvolle Herausforderung. In der bewussten Umgehung einer wissenschaftlichen Terminologie spiegelt sich also keineswegs eine „naive" Forschungshaltung, sondern eine bewusst gewählte Strategie, die damit jeweils verbundenen Implikationen auszuschalten und einem weitgehend unvoreingenommenen Verständnis des Phänomens ‚Essstörung' gerecht zu werden.

Der Ausgangspunkt der vorliegenden Analysen war, die betroffenen Menschen als Experten und Theoretiker ihrer eigenen Biographie zu befragen und darauf basierend theoretische Erkenntnisse zu generieren, die über den Einzelfall hinausweisen. Der Blick auf die einzelnen Fälle, bzw. auf das, was sie verbindet oder unterscheidet, entmystifiziert vieles, überwindet die pathologische Sichtweise und ermöglicht andere Zugänge zur Bewältigung von zugrunde liegenden komplexen Problemlagen. Die vorliegende Arbeit erhebt jedoch nicht den Anspruch einer umfassenden, generalisierenden und abgeschlossenen Theorie. Sie soll vielmehr einen Impuls für eine veränderte Perspektive setzen und ein Hinterfragen bestehender Theorien und ihrer Anwendung anregen, wobei es meines Erachtens gewinnbringend ist, die Sichtweise der betroffenen Menschen zur Kenntnis zu nehmen. In diesem Sinne wollte ich einen Forschungsprozess anregen, der nicht auf die Bildung weiterer Typologien ausgelegt ist, die dann normativ Anwendung finden könnten, sondern der sich immer wieder neu daran orientiert, den komplexen Prozessen im Einzelfall verstehend gerecht zu werden.

Aus Gründen der Lesbarkeit wurde im Text zumeist die maskuline Form der Substantive gewählt, auch wenn damit beide Geschlechter bezeichnet werden sollen. Versuche, diesem Dilemma durch Schreibweisen mit „-Innen“ zu entkommen, erzeugten unlesbare Textwüsten und wurden daher verworfen. Lediglich in den Abschnitten, in denen es aufgrund des Samples klar ist, dass ausschließlich Frauen bezeichnet werden, ist beispielsweise von den „Biographieträgerinnen“ usw. die Rede. Abschließend sei darauf hingewiesen, dass die sensiblen Daten, die auf die Identität der interviewten Frauen schließen lassen könnten, zu deren Schutz anonymisiert wurden.

2 Das Phänomen ‚Essstörung' im sozial- und humanwissenschaftlichen Diskurs

Die vorliegende Studie geht über eine symptomorientierte Betrachtung hinaus und will einen Zugang zu den biographischen Entwicklungsprozessen von Menschen mit ‚Essstörungen' eröffnen sowie die theoretischen Verarbeitungsprozesse durch die Betroffenen davon getrennt rekonstruieren. Diese Zielstellung ergibt sich unter anderem aus den Lücken und Forschungsdesideraten im Fachdiskurs zum Phänomen ‚Essstörung', da hier überwiegend symptom- und defizitorientierte Prämissen fortgeschrieben werden und den subjektiven Erlebniswelten sowie Verarbeitungsweisen der betroffenen Menschen kaum Aufmerksamkeit geschenkt wird. So herrschen vorrangig standardisierte Forschungsverfahren vor, die sich auf messbare Phänomene – insbesondere das Symptomgeschehen und seine Veränderung – beschränken. Dabei gerät das Subjekt mit seinen Kompetenzen und Ressourcen, mit seinen Lebenszusammenhängen, sozialen Kontexten sowie mit seinem lebensgeschichtlichen ‚Gewordensein' aus dem Blick. In dem Sammelband „Essstörungen – Neue Erkenntnisse und Forschungsperspektiven" (Gastpar/Remschmidt/Senf 2000) spiegelt sich diese verengte Sichtweise wider. Die Autoren schreiben in ihren Empfehlungen zu den zentralen Forschungsschwerpunkten die naturwissenschaftliche Perspektive fort (vgl. ebd.: 193ff.), ohne dass beispielsweise die Erlebnis- und Erfahrungshorizonte sowie Theorien betroffener Menschen zum besseren Verständnis verschiedener Prozesse erwähnt werden. Selbst eine (Verlaufs-)Forschung, die die subjektiv erlebte Lebensqualität zum Gegenstand hat, findet hier keinen Raum.

Obwohl ich mich im Rahmen der Studie von den existierenden Erkenntnissen und Theorien zu distanzieren versuchte, um weitestgehend unvoreingenommen ins Feld gehen und Fallrekonstruktionen durchführen zu können, wird nachfolgend ein Einblick in den Fachdiskurs gegeben. Ziel ist es, bestehende Konzepte und Deutungen zusammenzustellen, gegebenenfalls kritisch zu hinterfragen und Probleme sowie Forschungsdesiderate aufzuzeigen.

2.1 Ein Überblick über die (Fach-)Literatur

Insgesamt wird deutlich, dass sich in einem besonderen Maße diejenigen mit der Thematik beschäftigen, die in der Praxis den betroffenen Menschen als Professionelle begegnen und zumeist zugleich forschend und lehrend auf dem Gebiet tätig sind. Dazu zählen insbesondere Fachärzte, Psychologen, Therapeuten, die nachfolgend zumeist als Professionelle oder Kliniker bezeichnet werden. Darüber hinaus beschäftigt das Phänomen Soziologen, Sozialpsychologen, Historiker, Feministinnen usw., was darauf verweist, dass das Phänomen auch außerhalb des klinischen Diskurses von Interesse ist. Es gibt jedoch eine Reihe von Literatur (ehemals) betroffener Menschen, die ihre Geschichte öffentlich machen bzw. aus ihrer eigenen Betroffenheit heraus sich mehr oder weniger wissenschaftlich mit dem Thema auseinander setzen. Andere Autoren verfassen über das Thema Ratgeberliteratur oder bearbeiten es in Romanform. Ratgeberliteratur, Romane sowie Erlebnisberichte von (ehemals) betroffenen Menschen möchte ich an dieser Stelle nicht weiter behandeln. Anzumerken ist nur, dass es auffällig ist, dass gerade kritische Veröffentlichungen von (ehemals) betroffenen Frauen bzw. Männern offenbar wenig Eingang in den professionellen Diskurs erhalten. So beispielsweise das Buch von Sheila MacLeod (1983), einer ehemals betroffenen Frau, die aus einem Gefühl der Diskrepanz zwischen professionellen (generalisierenden) Theorien bzw. Erklärungsmustern und ihrem eigenen Erleben den Kontrast zwischen der Innen- und Außenperspektive zum Gegenstand macht. Ähnlich Karen Margolis (1985), die sich mit ihrem Buch gegenüber den Professionellen positioniert und ihre eigenen Erfahrungen mit Stigmatisierung, Zwangsmaßnahmen und Gewalt beschreibt. Ebenso finden kritische Auseinandersetzungen von Wissenschaftlern bzw. Praktikern mit bestehenden Erklärungsansätzen und daraus resultierenden Behandlungsabläufen, wie von Franke (1994), Neubeck-Fischer (1991) oder Hofstadler und Buchinger (1995) kaum Eingang in die Diskussion. Einen weiteren Aspekt spricht Hilde Bruch (1999) schon in den siebziger Jahren in ihrem Buch „Essstörungen“ an. Hier setzt sie sich kritisch mit der Haltung ihrer Kollegen auseinander: Sie berichtet von dem Problem, schulenübergreifend zu kommunizieren bzw. Befunde und Erklärungen anderer wahrzunehmen und zu diskutieren (vgl. 1999: 18). Ihr Ansatz, ‚Essstörungen‘ multifaktoriell zu verstehen, macht es geradezu erforderlich, verschiedene Perspektiven zu diskutieren. Auch wenn es heute offenbar zunehmend gelingt, Bruchs Forderung nach einem interdisziplinären Diskurs zu realisieren, so werden im deutschsprachigen Raum die oben genannten kritischen Ansätze, ebenso die Erfahrungen und Haltungen der betroffenen Menschen, weitgehend ausgeblendet.

2.2 Die Begriffsvielfalt und die Problematik der Bezeichnung der betroffenen Menschen

Auffallend ist zunächst eine Begriffsvielfalt, wie z.B. „Bulimie", „Bulimia nervosa", „Bulimimarexie", „Ess-Brech-Sucht" oder „Orthorexie", „restriktive Esser", „Adipositas", „Binge Eating Disorder" oder „Magersucht", „Anorexia nervosa", „Anorexie", „Pica" usw. Trotz des sich darin ausdrückenden diagnostischen Differenzierungsgrades sind die zugehörigen Merkmale keinesfalls so eindeutig beschrieben, dass darüber ein Konsens herrscht. Nicht nur die Differenzierungen erscheinen unklar, auch die Begriffe selbst sind teils fragwürdig. Dies wird von Autoren (wie Franke1994: 16f.; Stahr/Barb-Priebe/Schulz 1995: 23; Buchholz 2001: 7f.) immer wieder angemerkt, zugleich von vielen jedoch fortgeschrieben. Übereinstimmung besteht lediglich im Hinblick auf die generellen Klassifizierungen, wie sie in den gebräuchlichen psychologischen und psychiatrischen Klassifikationsmodellen (ICD[1] und DSM[2]) aufgenommen sind: „Anorexia nervosa", „Bulimia nervosa".

An einigen Beispielen lässt sich die Begriffsvielfalt aufzeigen und der Frage nachgehen, was über verschiedene Bezeichnungen unterschiedlich akzentuiert wird. Der Oberbegriff ‚Essstörungen' beispielsweise fokussiert das Essverhalten und besonders den Umstand, dass dieses von der Norm abweichend und gestört ist. Damit wird das Phänomen auf der Symptomebene festgeschrieben und zugleich stigmatisiert. Unter dieser Perspektive scheint es viel einfacher, ein anderes Essverhalten zu trainieren, als die tiefer liegenden Probleme zu betrachten und zu bearbeiten. Am Beispiel „Anorexie", was dem Wortsinn nach Appetitlosigkeit bedeutet, kann aufgezeigt werden, dass in der Literatur damit Menschen bezeichnet werden, die durchaus Hunger und Appetit haben, diesen Gefühlen aufgrund von Störungsdynamiken aber nicht nachgehen können. Der Begriff erscheint daher als unpassend. Demgegenüber bezieht sich der synonym gebrauchte Begriff „Magersucht" stärker auf die körperliche Erscheinung und fokussiert das Streben nach Schlankheit als zentrales Merkmal. Die Rückführung auf ein medial vermitteltes Schönheitsideal erweist sich bei näherer Betrachtung jedoch als verkürzt. Die Begriffe „Magersucht", „Esssucht", „Ess-Brech-Sucht" assoziieren zudem eine Suchtstörung. Die Zuordnung zu Suchterkrankungen wird jedoch durchaus kontrovers diskutiert (vgl. Abschnitt 2.5). Diese Betrachtung könnte weiter fortgesetzt

1 Internationale Klassifikation psychischer Störungen (ICD)
2 Diagnostisches und statistisches Manual psychischer Störungen (DSM)

werden, soll jedoch genügen, um aufzuzeigen, dass allein schon die Etikettierungen offenbar nicht das vollständig erfassen, auf was sie sich beziehen.

In diesem Kontext fällt ein weiterer Aspekt in der Literatur auf, der hier erwähnt werden soll. Immer wieder ist von „Anorektikerinnen", „Magersüchtigen", „Bulimikerinnen", „Esssüchtigen" usw. die Rede. Damit werden die betroffenen Menschen auf ihre Symptomatik, auf ein Defizit reduziert. Die Vielschichtigkeit ihrer Persönlichkeit, die trotz einer solchen ‚Essstörung' auch über Ressourcen, Fähigkeiten und Erfahrungen verfügt, wird auf diese Weise nicht zur Geltung gebracht. Sie unterliegen eher der Gefahr von generalisierten Zuschreibungen, denen ihre Identität untergeordnet wird. Unter anderem um diese Perspektive nicht zu übernehmen, die Symptom und Symptomträgerin identisch macht, wird im Folgenden grundsätzlich von Menschen mit ‚Essstörungen' gesprochen.

An dieser Stelle sei an Hilde Bruch erinnert, die in ihren Arbeiten über das Phänomen ‚Essstörung' allgemein von „Menschen" spricht, „für die das Essen die missbräuchliche Funktion hat, Probleme, die ansonsten unlösbar erscheinen, auf diese Art zu bewältigen" (1999: 13). Bruch verweist damit auf das Problem der individuellen biographischen Verankerung sowie auf die Differenz zwischen Symptomatik und damit verbundenen Problembeständen. In dieser Perspektive kann die ‚Essstörung' zum sekundären Problem werden. Die oben genannten gängigen Begriffe bilden diese Mehrdimensionalität des Phänomens nur unzureichend ab.

2.3 Die Entstehung diagnostischer Kriterien und theoretischer Konstruktionen

Der medizinische Diskurs über ‚Essstörungen' beginnt mit dem Störungsbild der ‚Magersucht', das im 19. Jahrhundert erstmals als nosologische Kategorie eingeführt wurde. 1873 beschrieben Ernest Charles Lasegue aus Paris und William Whitey Gull aus London zeitgleich und offenbar unabhängig voneinander das spezifische Phänomen der sich auszehrenden Menschen (vgl. Habermas 1990: 23). Interessant ist jedoch, dass schon in früheren Phasen Versuche unternommen wurden, das Phänomen des extremen Fastens aus medizinischer Perspektive als Krankheit zu identifizieren, so durch den englischen Arzt Richard Morton, der 1689 in einem Buch zwei detaillierte Berichte über Fälle gab, in denen er offenbar jene Symptome schildert, die den von Gull und Lasegue beschriebenen ähneln (vgl. Selvini Palazzoli 1982: 18).

Exkurs: Die historische Diskontinuität nach Habermas

Dass das Phänomen der Nahrungsabstinenz bereits Jahrhunderte vorher in Erscheinung trat, ist bekannt, ebenso die Völlerei, die seit den Griechen dokumentiert ist. Habermas (1990, 1994) wie auch Vandereycken, von Deth und Meermann (1990) haben sich intensiv mit der Geschichte des Fastens auseinander gesetzt, hierzu drei historische Typen identifiziert und voneinander abgegrenzt: den religiös motivierten Typus der „asketisch-mystischen Fasterin" aus dem Mittel- bis Spätmittelalter, den vom 16. bis Mitte des 19. Jahrhunderts dominierenden Typus des „profanen Fastenwunders" und den dritten Typus der bis heute existierenden „Magersucht" (vgl. Habermas 1994: 59). Für diese historischen Fälle von Nahrungsverweigerung ist anhand von Dokumenten auffällig, dass es sich zumeist um Mädchen bzw. junge Frauen handelte. Die Autoren, wie auch Bruch (vgl. 1999: 21ff.), unterscheiden die heutigen Formen von früheren durch die Bedeutung des Körperumfangs und Körpergewichts, die das Fasten aus Angst vor Gewichtszunahme heute demnach „bewusst motiviert" (Habermas 1997: 29). Für Habermas und andere ist dies ein deutliches Indiz für eine „moderne Essstörung". Ein anderes besteht in dem Verheimlichen der Nahrungsverweigerung (vgl. Habermas 1994: 60), während beispielsweise die „Fastenwunder" gerade ihren Verzicht auf Nahrung zur Schau stellten und damit Aufmerksamkeit auf sich zogen. Nach dem Kriterium der subjektiven Bedeutung von Körperumfang und Gewicht differenziert Habermas auch die heutige „Bulimia nervosa" von historischen Formen bulimischer Symptomatik im Sinne von Heißhungeranfällen (vgl. 1997: 2; 1990: 72ff.). Anhand seiner Analysen und der Rekonstruktion historisch unterschiedlich motivierter Typen des Fastens und der historischen Formen bulimischer Symptomatik widerspricht Habermas Bells These einer historischen Kontinuität (vgl. Bell 1985) und spricht stattdessen von einer historischen Diskontinuität in der Kontinuität (vgl. 1994: 55). Nach Habermas wird die Entstehung von ‚Essstörungen' demnach als kulturgebundenes Phänomen in Abhängigkeit von den jeweiligen gesellschaftlichen Gebräuchen definiert.

Zurück zu Lasegue und Gull, die in der zweiten Hälfte des 19. Jahrhunderts die „Magersucht" erstmalig als klinische Entität beschrieben. Darauf folgten kontroverse Diskussionen über die „Magersucht", und es wurden immer wieder neue Klassifikationen vorgenommen. Den Begriff „Anorexia nervosa" führte offenbar Gull ein, der den bis dato angenommenen Zusammenhang zwischen „Magersucht" und „Hysterie" bestritt, der durch Begriffe wie „Anorexie hysterique" (Lasegue) widergespiegelt wurde. Bis Anfang der zwanziger Jahre des letzten Jahrhunderts gab es offenbar unterschiedliche Klassifikationsversuche und Fallbeschreibungen, die in verschiedene Richtungen gingen (vgl. Habermas 1990: 23ff.). Bis in die 50er Jahre hinein bekam die Diskussion eine deutlich andere Richtung, denn die betroffenen Menschen wurden der „Simmonds'schen Krankheit" zugeordnet und somit als unter einer endokrinologischen Störung Leidende behandelt (vgl. ebd.: 24), so dass Gulls und Lasegues Arbeiten offenbar in den Hintergrund rückten und kaum noch Bezüge zu ihnen hergestellt wurden. Der Begriff der „Anorexia nervosa“ wurde nicht mehr verwendet (vgl. Selvini Palazzoli 1982: 22). Bis hierher wird mit der Entwicklung der unterschiedlichen Erklärungen des Phänomens „Magersucht“ durch die Medizin auch deren Geschichte und Paradigmenwechsel deutlich, z.B. die zeitweise Dominanz der endokrinen Behandlungsmethoden. In den vierziger und fünfziger Jahren gab es jedoch auch vereinzelt Fallbeschreibungen, die von Psychiatern mit phänomenologischer Orientierung vorgenommen wurden, wie z.B. der von Binswanger veröffentlichte Fall der „Ellen West“ oder Zutts Fallberichte. Sie stellten heraus, dass Nahrungsverweigerung nicht nur eine biologische Störung sei, sondern auch mit einer fehlenden „sozialen Anpassung“ einhergehe (vgl. Selvini Palazzoli 1982: 24f.). In den sechziger Jahren regten vor allem Autorinnen wie Bruch und Selvini Palazzoli (vgl. Habermas 1990: 25) zeitgleich die Diskussion um die psychische Dimension des Phänomens „Magersucht“ wieder verstärkt an. Verschiedene Professionelle arbeiteten diagnostische Kriterien heraus, wie z.B. Dally 1969 (vgl. von Wyl 2000: 18) oder Feighner u.a. 1972 (vgl. Franke 1994: 24), bis das Phänomen der Nahrungsverweigerung als „Anorexia nervosa“ schließlich Eingang in die internationalen Klassifikationssysteme ICD und DSM fand. Seitdem haben sich unterschiedliche Diskussionslinien entwickelt, die von unterschiedlichen Paradigmen geleitet sind.

Das „Bulimie-Syndrom“ wurde als diagnostische Kategorie 1979 von Russel und Slad in England sowie von Igoin in Frankreich definiert (vgl. Habermas 1997: 2). Es handelt sich um Formen von ‚Essstörungen‘, die durch Essanfälle mit nachfolgenden kompensatorischen Maßnahmen wie Erbrechen oder Abführmittelmissbrauch charakterisiert werden. Vorausgegangen waren jedoch schon vereinzelte Fallbeschreibungen, in denen sich das Phänomen des unkontrollierten Heißhungers (Bulimie, aus dem Griech.: Bous = Stier, Ochse; limos = Hunger) widerspiegelt. Auch bei Hilde Bruch dokumentieren sich solche Beobachtungen in ihren frühen Werken, wobei sie diese Form als eine Untergruppe der „Anorexia nervosa“ betrachtet (vgl. 1998a: 28f.). Etwa zeitgleich fiel verschiedenen Klinikern offenbar die Kombination aus sich Überessen und anschließendem selbstinduziertem Erbrechen auf. Mit der Einführung der nosologischen Kategorie des „Bulimie-Syndroms“ ist einerseits in der Literatur eine sprunghaft steigende Zahl von Veröffentlichungen zu verzeichnen, andererseits eine Zunahme von bekannt werdenden Fällen.

Anschließend wurden weitere Formen abweichenden Essverhaltens diskutiert, die danach Eingang in die internationalen diagnostischen Klassifikationssysteme erhielten, wie z.B. die „Binge Eating Disorder“, die Formen von Essanfällen weitgehend ohne kompensatorische Maßnahmen (mit anhaltender Gewichtszunahme) bezeichnet. Diese wurde 1994 als diagnostische Einheit im DSM-IV festgelegt (vgl. Herzog 2004: 3). Bis heute ist eine fortschreitende Diskussion und Abgrenzung immer neuer Formen abweichenden Essverhaltens zu verzeichnen. So zum Beispiel bei Nardone (2004), der aufgrund seiner klinischen Beobachtungen meint, dass sich aus der „Anorexia nervosa" und der „Bulimia nervosa" eine neue, „eigenständige Störung mit spezifischen Aufrechterhaltungsmechanismen" (2004: 24) entwickelt habe. Er bezeichnet diese als „Brechsyndrom" (ebd.: 24) und verortet darunter betroffene Menschen, die unter einem unkontrollierten Drang stehen, „zu essen, *um sich zu übergeben*" (ebd.: 25). Durch die kursive Hervorhebung des Autors wird das Erbrechen in den Mittelpunkt gerückt. Im Gegensatz zum gängigen Verständnis der „Bulimia nervosa", wo der Schwerpunkt auf den Essattacken liegt, hebt Nardone im gesamten Prozess, von den Gedanken an das Essen bis hin zum Erbrechen, dieses Ziel hervor und betont damit einhergehende „Lustgefühle". Er bezeichnet dies als die am weitesten verbreitete Störung (vgl. ebd.: 25). Eine weitere Differenzierung nimmt Beushausen (2004) vor, der „das Störungsbild der Multiplen Süchte" (2004: 109) als eigene Entität von der „Anorexia nervosa" und „Bulimia nervosa" abgrenzt. Unabhängig davon, dass Beushausen ‚Essstörungen' offenbar als Süchte versteht, generiert er hier ein neues Störungsbild aus der Kombination von ‚Essstörungen' und Substanzabhängigkeit.

Diese zwei aktuellen Versuche, neue ‚Störungstypen' zu definieren, sollen genügen, um darzustellen, welche Eigendynamik sich im Fachdiskurs mittlerweile abzeichnet. Es entsteht der Eindruck eines Beschreibungs- und Differenzierungsprozesses, in dem „häufig wiederkehrende Symptomkonstellationen zu einheitlichen Typen zusammengefasst" (Keupp 1972: 202) und abgegrenzt werden, wobei der Sinn dieser Klassifikationen, je mikroskopischer sie vorgenommen werden, nicht mehr nachvollziehbar ist. Für jeden Typ wird nach einer eigenen Erklärung und Behandlungsform gesucht, wodurch Zusammenhänge aus dem Blick geraten können. Die Folge dieser Wissenschaftsauffassung ist eine abstrakt isolierende Betrachtung von Phänomenen und Kausalannahmen ohne Berücksichtigung biographischer, sozialer, kultureller und sonstiger Zusammenhänge (vgl. ebd.: 202). Der Vorzug der klinischen Klassifizierungen besteht zwar ohne Frage darin, die internationale wissenschaftliche Kommunizierbarkeit und Forschung zu ermöglichen. Andererseits erwächst aus der damit verbundenen Standardisierung die Gefahr, dass fallspezifische Differenzierungen übergangen werden, die für Verständnis und Behandlung von Bedeutung sind. Diese Tendenz wird besonders dadurch sichtbar, dass therapeutische Maßnahmen finanziell sowie in ihrer Ausrichtung und Dauer von solchen standardisierten Diagnosen abhängig sind. Mögliche Probleme, die für die Betroffenen daraus resultieren, dass sie nicht unmittelbar in bestehende Raster passen, werden in den Fallanalysen deutlich.

2.4 Symptombeschreibungen und Klassifikationssysteme

In der Internationalen Klassifikation psychischer Störungen (ICD-10; Dilling/Mombour/Schmidt 1999) werden ‚Essstörungen' dem Kapitel F5 „Verhaltensauffälligkeiten mit körperlichen Störungen und Faktoren" zugeordnet. Differenziert wird hierbei zwischen „Anorexia nervosa", „Bulimia nervosa" und weniger spezifischen Störungen wie „atypische Bulimia nervosa" oder „Essattacken bei sonstigen psychischen Störungen" usw. Im amerikanischen Klassifikationssystem DSM-IV (vgl. APA 1994) werden ‚Essstörungen' in einem eigenen Kapitel verortet. Dabei wird ebenso zwischen „Anorexia nervosa" und „Bulimia nervosa" differenziert. Hinzu kommt die Kategorie der „nicht näher bezeichneten Essstörung", unter der die so genannte „Binge Eating Disorder" als „Essstörung mit Fressanfällen" (in der deutschen Übersetzung tatsächlich in diesem Wortlaut) erscheint. Im Folgenden werden die Symptome der jeweiligen ‚Störungstypen' der Übersicht halber kurz nach DSM-IV aufgeführt.

Als Symptom für die „Anorexia nervosa" wird zunächst die Weigerung angegeben, das Körpergewicht über einem dem Alter und der Körpergröße entsprechenden Minimalstandard nach BMI (Body-Mass-Index) zu halten, weiterhin die ausgeprägte Angst vor Gewichtszunahme trotz bestehenden Untergewichts, die verzerrte Wahrnehmung des Gewichts, der Größe und der Gestalt des Körpers, der große Einfluss des Körpergewichts bzw. der Figur auf die Selbstbewertung, das Leugnen des Schweregrades des gegenwärtigen Untergewichts sowie das Ausbleiben von mindestens drei aufeinander folgenden Menstruationszyklen. Sind diese Kriterien erfüllt, werden zwei Subtypen abgegrenzt: der „restriktive Typus", der den Menschen zugeordnet wird, die ausschließlich fasten, oder der „binge-eating/purging-Typus", der denjenigen zugeordnet wird, deren Fastenphasen von Perioden unkontrollierten Essens und von anschließenden kompensierenden Praktiken (selbstinduziertes Erbrechen, Missbrauch von Laxantien usw.) unterbrochen werden.

Demgegenüber werden bei der „Bulimia nervosa" die wiederkehrenden Episoden von Essanfällen als herausragendes Merkmal hervorgehoben, die noch genauer charakterisiert werden: In kurzer Zeit (bis zu zwei Stunden) werden Nahrungsmengen aufgenommen, die die meisten Menschen in dieser Zeit und Menge nicht aufnehmen könnten. Die betroffenen Menschen erleben hierbei Kontrollverluste. Des Weiteren werden die anschließenden Verhaltensweisen zur Kompensation aufgeführt, die auf die Angst vor Gewichtszunahme zurückgeführt werden: selbstinduziertes Erbrechen, Missbrauch von Abführmitteln, Fasten oder exzessive sportliche Übungen. Diese Essanfälle und anschließenden Strategien der Verhinderung einer Gewichtszunahme müssen mindestens zweimal in der Woche über mindestens drei Monate hinweg auftreten. Körpergewicht und Figur haben einen übermäßigen Einfluss auf die Selbstbewertung, und in Abgrenzung zum „bulimischen-Typus" der „Anorexia nervosa" darf diese Symptomatik eben keine Episode im Verlauf der „Anorexia nervosa" sein. Bei der „Bulimia nervosa" wird nicht das tatsächliche Körpergewicht als kennzeichnendes Merkmal herangezogen, weshalb diese Kategorie auf Normalgewichtige zutrifft. Auch hier werden Subtypen differenziert: der „purging-Typus" (selbstinduziertes Erbrechen oder Abführmittelmissbrauch) und der „non-purging-Typus" (Wechsel zwischen Essanfällen, Fasten bzw. exzessivem Sport).

Die „Binge Eating Disorder" wird im DSM-IV unter den „nicht näher bezeichneten Essstörungen" als Beispiel aufgeführt und ist demnach dadurch charakterisiert, dass regelmäßig „Fressanfälle" auftreten, die durch dieselben Merkmale wie bei der „Bulimia nervosa" spezifiziert sind. Darüber hinaus werden Symptome genannt, von denen mindestens drei zutreffen müssen: dass schneller als sonst gegessen wird, dass bis zu einem unangenehmen Völlegefühl gegessen wird, dass das Essen nicht physisch bedingt ist, dass aus Scham über die Mengen alleine gegessen wird, dass Ekel-, Schuldgefühle bzw. Deprimiertheit entstehen. Des Weiteren wird aufgrund dieser „Fressanfälle" ein Leidensdruck sowie das Ausbleiben kompensatorischer Maßnahmen als charakteristisch angesehen. Diese „Fressanfälle" müssen mindestens an zwei Tagen der Woche – und dies seit mindestens sechs Monaten – auftreten. Der Unterschied zwischen diesem Typ und der „Bulimia nervosa" wird insbesondere an den ausbleibenden kompensatorischen Praktiken festgemacht. Bei den Symptombeschreibungen für „Binge Eating Disorder" spielt das Körperbild und die Haltung der betroffenen Menschen gegenüber einer Gewichtszunahme keine Rolle. Dies wird möglicherweise im Merkmal Leidensdruck indirekt subsumiert.

In den Symptombeschreibungen ist auffallend, dass anhand von festgeschriebenen Gewichtsgrenzen, anhand von Quantifizierungen der Häufigkeit der Verhaltensweisen usw. eine Differenzierung gegenüber alltäglichen Verhaltensweisen vorgenommen wird. Darüber hinaus entsteht der Eindruck von klar abgrenzbaren Krankheitsbildern (Entitäten), die in der Realität jedoch so kaum zu finden sind, denn die Übergänge zwischen verschiedenen, teils auch gemischten ‚Störungstypen' in den Biographien von betroffenen Menschen sind häufig fließend. Weiterhin sind die Kriterien stark somatisch orientiert. Zusammenhänge mit psychosozialen Problemlagen sind nicht erfasst. An dieser Stelle soll gar nicht auf die zusätzlich auffallenden Differenzen eingegangen werden, die sich bei einem Vergleich unterschiedlicher Fassungen des DSM bzw. bei einem Vergleich mit dem ICD ergeben – worauf Hofstadler und Buchinger (1995) verweisen, die sich kritisch mit den Manualen auseinander setzen. Zum Beispiel differieren bei der „Anorexia nervosa" die Gewichtsstandards in verschiedenen Fassungen des DSM. Auch sind Diagnosekriterien sehr vage formuliert, z.B. wird die „starke Angst vor Gewichtszunahme" von Fall zu Fall unterschiedlich zu interpretieren sein (vgl. 1995: 123).

Bei der Anamnese wird durch diese Vorgaben die Perspektive der Professionellen stark gelenkt, wobei die Lebensgeschichte und das Erleben der betroffenen Menschen möglicherweise auf einige Maßzahlen reduziert werden. So spielt das Körpergewicht (verglichen mit dem BMI) zur Bestimmung der „Anorexia nervosa" eine zentrale Rolle. Darüber hinaus werden in der praktischen Arbeit wie zu Forschungszwecken standardisierte Messinstrumente hinzugezogen, um beispielsweise „spezifische Aspekte des gestörten Essverhaltens" (Jacobi/Paul/Thiel 2004: 17) zu ermitteln. Dazu wird mittlerweile eine große Palette an Instrumenten (strukturierte Interviews, Selbstbeurteilungsbögen usw.) angeboten, die das Phänomen erfassen, spezifizieren und bewerten sollen. So stellen Jacobi, Paul, Thiel den therapeutischen Praktikern über zehn Messinstrumente bzw. Screeningverfahren vor (vgl. ebd.: 17ff.), in denen sich eine deutliche pathologische und symptomfokussierte Beurteilung dokumentiert. Gleiches gilt für Löwe u.a., für die standardisierte „klinische Interviews" den „diagnostischen »Gold-Standard«" darstellen (Löwe u.a. 2004: 21). Hierzu werden die Klienten im Aufnahmegespräch mit über 90 standardisierten Fragen konfrontiert (vgl. ebd.: 22), die defizitorientiert und mit statischen Kategorien operieren. Trotz des angestrebten Differenzierungsgrades bleibt zu bezweifeln, ob auf diese Art und Weise die einzelnen Fallgeschichten sowie deren Prozesshaftigkeit hinreichend erfasst werden können. Auch bleibt die Forschung auf objektiv beobachtbare Kriterien fokussiert.

Im Kontext der Diagnose und Klassifikation von ‚Störungstypen' sollen nachfolgend zwei kontrovers diskutierte Aspekte im Fachdiskurs erwähnt werden. Der erste ist davon bestimmt, Abstufungen im Grad der Störungen festzulegen. So beispielsweise bei Beumont (2003), der es ablehnt, die „Anorexia nervosa" aufgrund ihres hohen Störungsgrades ebenso unter ‚Essstörungen' zu fassen wie die „Bulimia nervosa" und die „Binge Eating Disorder". Er sieht darin eine Verharmlosung der „Anorexia nervosa" (zitiert nach Herzog 2004: 4). Ebenso Herzog (2004), der „die Magersucht als Krankheitsentität deutlich von Störungen des Essverhaltens wie Bulimie und Binge Eating Disorder, die z.T. durchaus Züge von Modeverhalten haben können" (ebd.: 4), abgrenzt. Beumont und Herzog vertreten eine Richtung, nach der verschiedene Störungsgrade voneinander unterschieden werden, indem Wertungen und Gewichtungen (implizit Stigmatisierungen mit entsprechenden Konsequenzen) angestellt werden. Die Abgrenzung der „Anorexia nervosa" von der „Bulimia nervosa" und der „Binge Eating Disorder" suggeriert, dass es sich dabei um weniger starke Störungen handele, zumal den betroffenen Menschen von Herzog „Modeverhalten" unterstellt wird. Die Konsequenzen solcher Diskussionen sind naheliegend, besonders in Bezug auf die Behandlungsnotwendigkeit bzw. -intensität.

Ebenso wird kontrovers diskutiert, „Bulimia nervosa" und „Anorexia nervosa" als verschiedene Krankheitsentitäten zu verstehen (vgl. Feiereis 1996: 621f.). Dies widerspricht zwar den Beobachtungen über Verschiebungen oder Mischformen, wird aber weiterhin anerkannt. Demgegenüber nehmen Meermann und Vandereyken (1987) eine dynamische Beziehung zwischen den Krankheitsbildern an. Hierbei werden die verschiedenen Ess- und Gewichtsstörungen auf einem Kontinuum zwischen einem extremen Untergewicht und einem extremen Übergewicht verortet (vgl. 1987: 5). Dieses Modell erlaubt es, die Varianz der ‚Störungstypen' abzubilden sowie eine mögliche Bewegung[3] zwischen verschiedenen Formen, wie sie in der Realität zu beobachten ist, zu erfassen.

Die Klassifikationssysteme machen als Kommunikationsbasis Sinn, z.B. um sich grundsätzlich über Symptomatiken zu verständigen. Sobald diese Systeme aber deduktiv angewendet und Einzelfälle darunter subsumiert und beurteilt werden, besteht die Gefahr, dass hinter der Symptomatik verborgene Entwicklungsprozesse bzw. individuelle Problemlagen sowie Ressourcen, die für die Bearbeitung/Behandlung wichtig wären, nicht berücksichtigt werden. Dies gilt insbesondere für Wertungen und Stigmatisierungen in Bezug auf unterschiedliche ‚Störungstypen' (z.B. als „Modeerscheinungen"), auf deren Basis über die Behandlungsnotwendigkeit und -intensität entschieden wird. In der Studie wird deutlich, dass in der Mehrzahl der Fälle der Blick auf die Störungssymptomatik sekundär wird, wenn die zugrunde liegenden Probleme zur Sprache kommen. Die Diagnostik dürfte sich meines Erachtens weit weniger auf die objektiv beobachtbaren Kriterien der Klassifikationssysteme reduzieren, sondern sollte die biographischen, sozialen und dynamischen Aspekte stärker berücksichtigen.

2.5 ‚Essstörungen' und Suchtverhalten

Nicht nur in der Ratgeberliteratur wird im Zusammenhang mit ‚Essstörungen' – vermutlich abgeleitet aus den Bezeichnungen „Magersucht", „Esssucht", „Ess-Brech-Sucht" – von Süchten gesprochen, sondern auch in der Fachliteratur. Immer wieder wird kontrovers diskutiert, ob es sich um Suchterkrankungen handele oder nicht, was insbesondere sozialpolitische Konsequenzen hinsichtlich der Kostenübernahmen für Therapie und Behandlung hat. Eine eindeutige Haltung nimmt der Bundesfachverband für Essstörungen (BFE e.V.)

3 Für solche Wandlungen in der Symptomatik wird oft der Begriff „cross-over" (vgl. Gerlinghoff 1996: 21; Herpertz-Dahlmann 1993: 156) verwendet.

ein, der ‚Essstörungen' als psychosomatische Erkrankung mit Suchtcharakter betrachtet und sie somit eindeutig von Suchterkrankungen abgegrenzt. Für eine Abgrenzung sprechen auch die Zuordnungen innerhalb der Klassifikationssysteme DSM und ICD. Demgegenüber wird beispielsweise im Abschlussbericht eines vom Bundesministerium für Familie, Senioren, Frauen und Jugend geförderten Modellprojekts zur Prävention von ‚Essstörungen' (Stein-Hilbers/Becker 1998) eine suchtorientierte Argumentation deutlich. Auch die Bundeszentrale für gesundheitliche Aufklärung (BZgA) verortet in ihrer Aufklärungsbroschüre „Ess-Störungen" diese eindeutig unter den Süchten. Beushausen (2004) subsumiert ‚Essstörungen' ebenfalls unter den Süchten und entwickelt mit den so genannten „Multiplen Süchten" (2004: 100) darüber hinausgehend eine Konstruktion der seiner Meinung nach nicht selten auftretenden Kombination von ‚Essstörungen' und anderen stoffgebundenen Abhängigkeiten. Ebenso suggerieren Buchtitel wie „Die heimliche Sucht, unheimlich zu essen" (Langsdorff 1999) eine Nähe zu Suchterkrankungen. Stahr, Barb-Priebe und Schulz (1995) kommen nach eingehender Sichtung der Fachliteratur zum Schluss, dass die Diskussion uneindeutig sei, zumal offenbar verschiedene Suchtdefinitionen zugrunde lägen. Sie stellen jedoch eine Übereinstimmung in der Beobachtung, dass ‚Essstörungen' Elemente süchtigen Verhaltens enthielten, heraus. Buchholz (2001) geht ebenfalls der Frage nach, inwieweit ‚Essstörungen' den Süchten zuzuordnen seien bzw. suchttypische Elemente enthielten, und orientiert sich hierbei an den Definitionskriterien von Gross (vgl. 1992: 28ff.), wobei Kontrollverluste, Entzugserscheinungen, Wiederholungszwänge, Toleranzentwicklung und Dosissteigerung, Interessenabsorption, gesellschaftlicher Abstieg, psychischer und körperlicher Verfall kennzeichnend seien. Anhand ihrer Beobachtungen in der Arbeit mit betroffenen Menschen konstatiert sie sowohl bei Menschen mit „Bulimia nervosa" wie bei Menschen mit „Anorexia nervosa" suchttypische Merkmale (vgl. Buchholz 2001: 53ff.) und schlussfolgert, dass die Therapie darauf einzugehen habe. Fraglich bleibt jedoch, was beispielsweise bei Menschen mit Nahrungsverweigerung als ‚Suchtmittel' zu definieren wäre.

Insgesamt erscheint eine Zuordnung zu den Suchtkrankheiten so problematisch wie der Suchtbegriff und seine disparaten Erklärungsmuster selbst. Nach den Beobachtungen in der vorliegenden Studie wie im Selbsthilfezusammenhang erstrecken sich einige Analogien zwar auf die Störungsdynamik mit Kontrollverlusten, veränderten Bewusstheitskontexten usw. Aber die betroffenen Menschen bleiben trotz ihrer Störungsdynamik überwiegend selbständig handlungs- und leistungsfähig, beruflich integriert, zeigen kaum Verwahrlosungserscheinungen usw. Insofern entsprechen sie in der Mehrzahl nicht den oben referierten Kriterien von Gross, zumal sich beispielsweise soziale Isolation oder Beziehungsprobleme aus der Lebensgeschichte auch ‚stoffunabhängig' erklären lassen. Auch wenn sich im Störungsverlauf Eigendynamiken und eigene subjektive Welten entwickeln können, die suchtähnliche Charakteristika (Kontrollverluste usw.) aufweisen, sind Zuschreibungen dieser Art wenig hilfreich, da sie häufig Assoziationen (beispielsweise einer genetischen Disposition usw.) fördern, die im Sinne einer erlernten Hilflosigkeit wirken. Auch gehört die Nahrungsaufnahme zu den existenziellen Grundbedürfnissen des Menschen. Bezogen auf welchen ‚Suchtstoff' soll also (beispielsweise bei „Binge Eating Disorder") Abstinenz geübt werden? Stattdessen entsteht der Eindruck, dass eine bei den betroffenen Menschen häufig anzutreffende Identifikation mit Suchtverhalten sie geradezu demotiviert, die Bewältigungschancen zu sehen. Da ‚Süchte' insgesamt mit heterogenen Erklärungsmodellen und therapeutischen Interventionen beantwortet werden, lässt sich darüber auch keine eindeutige Orientierung für den Umgang mit ‚Essstörungen' gewinnen.

2.6 ‚Essstörungen' und Komorbidität

Im Zusammenhang mit ‚Essstörungen' wird grundsätzlich die psychische wie somatische Komorbidität eingeführt, womit die Gefährlichkeit der ‚Essstörungen' bzw. die Notwendigkeit medizinisch-therapeutischer Unterstützung unterstrichen wird. Komorbide Störungen werden in der Regel im Querschnitt betrachtet und parallelisiert, das heißt, dass beispielsweise affektive Störungen, Angststörungen, Substanzmissbrauch usw. als parallel auftretende Phänomene benannt werden, ohne deren Entstehungszusammenhänge, -dynamiken und Wechselwirkungen zu erklären. Demgegenüber werden körperliche Folgen zumeist unmittelbar auf das abweichende Essverhalten, auf selbstinduziertes Erbrechen usw. zurückgeführt, z.B. eine verringerte Knochendichte, Zahnschäden, Hormonstörungen usw. (vgl. Herzog 2004: 6). Außerdem wird in der Regel ein kausaler Zusammenhang zwischen dem Auftreten von Komorbidität und einem insgesamt „negativen Outcome" (z.B. Jacobi/Paul/Thiel 2004: 12f.) markiert. Auch dabei bleiben die Entstehungsgeschichte solcher komplexen Störungen sowie die biographischen und interaktiven Wirkfaktoren außer Betracht, die jedoch zentral für die Erklärung schlechterer Prognosen wären. Nachfolgend wird dies am Beispiel von Substanzmissbrauch bzw. dem Auftreten von Depressionen kurz dargestellt.

Im Kontext der affektiven Störungen werden vor allem Depressionen benannt. Offenbar wurde zeitweilig angenommen, dass ‚Essstörungen' eine Variante affektiver Störungen seien, eine These, der Krüger u.a. (2001) jedoch widersprechen. Sie stellen außerdem fest, dass depressive Störungen nicht bei allen Patienten mit ‚Essstörungen' auftreten und dass sie vor, zeitgleich, mit oder nach Beginn der ‚Essstörung' in Erscheinung treten können. Ebenso verweisen sie in Anlehnung an andere Autoren darauf, dass es zu depressionsähnlichen Symptomen im Zuge von Fasten und Fehlernährung kommen kann (vgl. Krüger u.a. 2001: 35). Laut Jacobi, Paul, Thiel (2004) liegt die Zahl depressiver Störungen bei „Bulimia nervosa" und „Anorexia nervosa" zwischen 50-75%, wobei sie auch hier wie Krüger u.a. anmerken, dass diese depressiven Störungen vor, während bzw. nach der ‚Essstörung' in Erscheinung treten können (vgl. 2004: 16). Herpertz-Dahlmann (1993) untersuchte in einer Studie den Zusammenhang zwischen ‚Essstörungen' und Depressionen in der Adoleszenz. Dabei kommt sie zu dem Ergebnis, dass einerseits organische und andererseits psychosoziale Faktoren, unter anderem fehlende berufliche und soziale Integration, als sich wechselseitig beeinflussend gesehen werden müssen (vgl. 1993: 166). Insofern spricht sie von einer „mehrdimensionalen" Beziehung zwischen ‚Essstörungen' und Depressionen. Mit der Thematisierung psychosozialer Aspekte kennzeichnet diese Studie möglicherweise eine sich abzeichnende Wende in der Betrachtung von ‚Essstörungen' und Komorbidität.

Ein Substanzmissbrauch bzw. Substanzabhängigkeiten werden besonders bei der „Bulimia nervosa" gesehen. Auch hierzu gibt es unterschiedliche prozentuale Angaben. Bei den betroffenen Menschen wird von einer parallelen „Neigung zum Missbrauch von Alkohol" (Krüger u.a. 2001: 36; Reich/Götz-Kühne/Killius 2004: 84) ausgegangen, da „beide Störungen der Bewältigung negativer Affekte dienen und oft heimlich praktiziert werden" (Krüger u.a. 2001: 36). Die Autoren stellen zudem erhöhte Raten von Alkohol- und anderen Abhängigkeiten in den Familien der betroffenen Menschen fest und drücken damit implizit eine genetische oder soziale Disposition einer Risikogruppe aus, die jedoch nicht weiter diskutiert wird.

In den mir vorliegenden Studien und Aufsätzen wird kaum auf die psychosozialen Zusammenhänge der Entwicklung gesundheitlicher und seelischer Probleme eingegangen, da sie meistens nur als weitere vorhandene Störungen gesehen werden. Kaum in Betracht gezogen wird dabei die Wirkung der eigenen Interventionen. So ist interessant, dass andere seelische Probleme auch dann auftreten können, wenn die Symptomatik bereits erfolgreich behandelt wurde, das Essverhalten sich also sozusagen normalisiert hat. Dies verweist auf nicht behandelte Problemlagen, weshalb sich das Symptomgeschehen möglicherweise verlagert. In der vorliegenden Studie gibt es in mehreren Fallbeispielen auch Hinweise darauf, dass die Behandlung nicht adäquat durchgeführt wurde und beispielsweise durch erlebte Zwangsernährung oder Negierung eigener Bedürfnisse neue Psychodynamiken erzeugt wurden.

Es wird immer wieder darauf verwiesen, dass mit ‚Essstörungen' „gravierende körperliche Folgen" (Reich 2003: 12) einhergehen und dass auffällig häufig psychische Störungen bestehen. In der Literatur – insbesondere in der Ratgeberliteratur – werden mögliche Folgen hintereinander aufgelistet, so dass von einer Reihe zu erwartender gesundheitlicher Folgen bzw. Persönlichkeitsstörungen auszugehen sei. Die prozentualen Angaben (aus dem Quer- oder Längsschnitt) resultieren zumeist jedoch aus Studien im Rahmen klinischer Settings, in denen jeweils eine bestimmte Gruppe von betroffenen Menschen untersucht wird, wobei die Generalisierung dieser Erkenntnisse problematisch erscheint. Unerwähnt bleibt z.B., dass eine große Zahl von Menschen mit ‚Essstörungen' sich entweder nur einer ambulanten oder gar keiner Behandlung unterzieht, wohingegen in den stationären Settings überwiegend diejenigen erfasst werden, die aufgrund ihres Zustandes diese Hilfeform aufsuchen (müssen). Insofern können die Ergebnisse aus Studien, die im stationären Zusammenhang erhoben wurden, gerade in Bezug auf Komorbidität nicht unmittelbar auf die Gesamtpopulation übertragen werden.

Die Feststellung von körperlichen und psychischen Auffälligkeiten, die über die essstörungsspezifische Pathologie hinausgehen, hat meines Erachtens überwiegend deskriptiven Charakter, wobei Generalisierungen bezogen auf die Gesamtpopulation in Frage zu stellen sind. Sicher kann die Feststellung von komorbiden Störungen aufklärenden und abschreckenden Charakter haben. Auch in der vorliegenden Studie werden weitere gesundheitliche Probleme sichtbar. Allerdings zeigt sich in den argumentativen Auseinandersetzungen der betroffenen Frauen, dass sie aufgrund ihrer mehr oder weniger ausgedehnten Kenntnisse der Störungsdynamik und ihrer Folgewirkungen mit körperlichen Folgen rechnen bzw. sich darüber wundern, nicht davon betroffen zu sein. Insofern hat diese wissenschaftliche Diskussion in das Bewusstsein der betroffen Frauen Einzug gehalten.

2.7 Häufigkeit und Entwicklung der Fallzahlen

Bei der Sichtung der Literatur wird deutlich, dass immer wieder von der Gefährlichkeit der ‚Essstörungen' ausgegangen wird. Außerdem wird grundsätzlich eine kontinuierliche Zunahme der Fälle unterstellt, wobei die Daten hierzu teilweise widersprüchlich bzw. unklar sind und eindeutige Studien offenbar kaum existieren. Darüber hinaus beziehen sich die Aussagen meistens auf die „Bulimia nervosa" und „Anorexia nervosa", weniger auf die so genannte „Binge Eating Disorder".

Folgende epidemiologische Daten stimmen nur in der Tendenz überein, differieren jedoch im Detail und sind gegebenenfalls auch auf unterschiedlicher Datengrundlage entstanden: So liegt die Prävalenz für „Anorexia nervosa" und „Bulimia nervosa" nach Krüger u.a. (2001) bei ca. 5% im Alter zwischen 14 und 35 Jahren und tritt zu 95% bei weiblichen Personen auf (vgl. 2001: 24). Demgegenüber sprechen Löwe u.a. (2004) von ca. zu 90% weiblichen Betroffenen (vgl. 2004: 16). In der Literatur werden darüber hinaus unterschiedliche Angaben je ‚Störungstyp' gemacht: So liegt die Prävalenz für

„Anorexia nervosa“ für Mädchen und Frauen zwischen 0,2% und 0,8% bei Jacobi, Paul, Thiel (vgl. 2004: 10) bzw. bei 0,5% bis 1% bei Löwe u.a. (vgl. 2004: 17). Demgegenüber wird die Prävalenz für „Bulimia nervosa“ zwischen 1% bis 3% (vgl. Löwe u.a. 2004: 17) bzw. 2% bis 4% (vgl. Jacobi/Paul/Thiel 2004: 10) geschätzt. Nach der Altersverteilung wird die Entstehung der „Anorexia nervosa“ im Alter zwischen 14-18 Jahren ca. 2 bis 3 Jahre bzw. generell früher beobachtet als bei der „Bulimia nervosa“ (vgl. Krüger u.a. 2001: 24f.; Jacobi/Paul/Thiel 2004: 11). Frühere und deutlich spätere Ersterkrankungen werden demgegenüber als Seltenheit betrachtet, wobei verschiedene Autoren auch auf eine Zunahme der „Anorexia nervosa“ im Alter von 10 bis 14 bzw. 15 bis 25 Jahren verweisen (vgl. Jacobi/Thiel/Paul 2004: 11; Richter 2001). Bei der „Binge Eating Disorder“ sind die Angaben noch differenter (vgl. Krüger u.a. 2001: 24). Löwe u.a. (2004) geben eine geschätzte Prävalenz von 2% bis 5% in der Allgemeinbevölkerung an (vgl. 2004:16). Das Geschlechterverhältnis wird hier im Verhältnis 3:2 (Frauen:Männer) angegeben (vgl. Krüger u.a. 2001: 24; Löwe u.a. 2004: 17). Hierbei werden keine klaren Altersabgrenzungen vorgenommen. Aus dieser kurzen Übersicht, in die nur einige wenige Angaben aufgenommen wurden, ergibt sich das Gesamtbild einer ungenauen Datenlage, die derzeit nur dazu geeignet ist, Tendenzen aufzuzeigen.

In der Literatur wie in den Medien wird immer wieder von einem drastischen („epidemischen“) Anstieg der ‚Essstörungen‘ berichtet, wobei sich hier jeweils entweder auf „Anorexia nervosa“ und „Bulimia nervosa“ oder ausschließlich auf „Bulimia nervosa“ bezogen wird, ohne dass letztlich verlässliche Daten für einen Anstieg der Inzidenzraten vorliegen (vgl. Jacobi/Paul/Thiel 2004: 11; Habermas 2000: 13; Herzog 2004: 4f.; Steinhausen 2002: 1.284). Trotz dieser Erkenntnis gehen offenbar einige Autoren von einer Zunahme sowohl bei der „Anorexia nervosa“ wie bei der „Bulimia nervosa“ aus (Russel 1995, zit. nach von Wyl 2000: 26). Kliniker beobachten, dass die Behandlungsfälle (unklar welche) zugenommen haben (vgl. Richter 2001). Reich spricht hier von einer teilweise „drastischen“ Zunahme in den letzten zehn Jahren (vgl. 2003: 6). Gerade für die „Bulimia nervosa“ häufen sich die klinischen Beobachtungen seit der 1979 eingeführten Diagnose (vgl. Fairburn/Wilson 1993, zitiert nach von Wyl 2000: 26). Ein real starker Anstieg kann jedoch trotzdem in Frage gestellt werden; dafür sprechen Argumente wie z.B., dass nun betroffene Menschen, die früher unter der „Anorexia nervosa“[4] eingeordnet waren, dem ‚neuen Störungstyp‘ „Bulimia nervosa“ zuge-

4 Bruch beispielsweise differenziert innerhalb der Menschen mit „Magersucht“ eine Gruppe von über 25%, die nicht nur ihre Nahrung dauerhaft verweigern, sondern ab einem bestimmten Zeitpunkt die Kontrolle über ihr Essverhalten verlieren und anschließend durch Erbrechen gegenzusteuern versuchen (vgl. 1998a: 29). Zu der Zeit, als Bruch das Buch schrieb, existierte die Diagnose „Bulimia nervosa“ noch nicht.

rechnet werden; dass Spezialkliniken bzw. Spezialprogramme eingerichtet und damit zum gezielten Anlaufpunkt für betroffene Menschen wurden; dass eine wachsende Sensibilität in der Bevölkerung wie im professionellen Bereich entstand. Einige Studien verweisen wiederum im Gegenteil darauf, dass zumindest die Inanspruchnahme therapeutischer Angebote bei „Anorexia nervosa" seit 1930 mehr oder weniger konstant geblieben sei (vgl. Habermas 2000: 13). Insgesamt entsteht auch hier ein unklares Bild, weshalb die Unterstellung der kontinuierlichen Zunahme der Erkrankungsfälle eher dem Eindruck der wachsenden Medienpräsenz des Themas sowie einer größeren Sensibilität in der Öffentlichkeit geschuldet sein kann. Als ein Randphänomen wird derzeit offenbar noch die so genannte „Binge Eating Disorder" gesehen, da sie noch wenig Beachtung in der Literatur findet. Zu vermuten ist, dass hier zukünftig steigende Fallzahlen beobachtet werden, wenn das Phänomen mehr in das Zentrum der Aufmerksamkeit gerückt ist. Im Zusammenhang mit einem möglichen Anstieg der „Bulimia nervosa" und seiner Erklärung sei auf den Abschnitt 2.11.2 verwiesen, in dem die von Habermas (1990) entwickelte These über ein soziokulturell geprägtes Modell des Fehlverhaltens referiert wird.

2.8 Störungsverläufe und Prognosen

‚Essstörungen' werden in der Fach- und Beratungsliteratur mit einer hohen Mortalität und schlechten Prognosen dargestellt. Beispielhaft dafür ein Zitat von Herzog: „Die Anorexie gehört noch immer zu den folgenreichsten und gefährlichsten Erkrankungen" (2004: 4). Reich, Götz-Kühne und Killius schreiben: „Wird Magersucht nicht behandelt, bleibt sie in ca. 40% der Fälle bestehen. Nach 20 Jahren sind 15% der Erkrankten verstorben. [...] Somit ist die Magersucht eine der bedrohlichsten seelischen Erkrankungen überhaupt" (2004: 78). Diese Zitate sind zunächst nur auf „Anorexia nervosa" bezogen, für die in der Regel Mortalitätsraten zwischen 5% und 20% (je nach Katamnesedauer) angegeben werden (vgl. Krüger u.a. 2001: 38). Jacobi, Paul und Thiel benennen eine Spanne von 1,4% bis 16% (vgl. 2004: 12). Bezogen auf ‚Essstörungen' allgemein wird häufig ein „10fach erhöhtes Mortalitätsrisiko" (Löwe u.a. 2004: 17) angenommen. Herzog nimmt ein 10fach erhöhtes Mortalitätsrisiko im Vergleich zur Allgemeinbevölkerung hingegen ausschließlich für Menschen mit „Anorexia nervosa" an (vgl. 2004: 4). Diese diffuse Datenlage verweist auf eine unübersichtliche Forschungslandschaft bei den Outcome-Studien mit sehr unterschiedlichen Untersuchungsdesigns, wobei unterschiedliche Populationen in unterschiedlichen Zeiträumen offenbar auch nach unterschiedlichen Kriterien beobachtet werden (so auch Zipfel u.a. 2000; Steinhausen 2002). Hauptsächlich zu kritisieren ist, dass die Studien – soweit mir bekannt – im klinischen Zusammenhang entstehen und sich damit auf spezifische Betroffenengruppen, zumeist mit akuten Störungsverläufen und hohem Hilfebedarf, beziehen. Dabei werden weder Betroffene aus ambulanten Behandlungszusammenhängen noch diejenigen erfasst, die sich keiner Behandlung unterziehen. Somit geben die genannten Mortalitätsraten – bei aller Ungenauigkeit – bestenfalls Aufschluss über Verläufe in klinischen Behandlungszusammenhängen. Genauso fragwürdig erscheint die gelegentlich zu beobachtende Übertragung höherer Mortalitätsraten bei „Anorexia nervosa" auf das Phänomen ‚Essstörung' allgemein. Über den Verlauf der „Binge Eating Disorder" z.B. liegen bislang kaum Untersuchungsergebnisse vor (vgl. Krüger 2001: 50).

Insgesamt werden für den Verlauf von ‚Essstörungen' schlechte Prognosen gegeben. Dies geschieht besonders im Zusammenhang mit „Anorexia nervosa" (vgl. Gerlinghof/Backmund 2000; Krüger et al. 2001; Kupper-Horster/Kupper/Engel 1997). Sie basieren in der Regel auf Verlaufsstudien, bei denen die gängigen diagnostischen Kriterien wie das Essverhalten, die Körperwahrnehmung, das Körpergewicht und die Menstruation im Zentrum stehen. Auch wenn zunehmend Mehrebenenuntersuchungen angeregt werden, die familiäre, soziale, psychodynamische Aspekte in den Blick nehmen, steht die „Kernsymptomatik" (Herzog 1993, zitiert nach Köpp/Wegscheider 2000: 12) weiterhin im Vordergrund. Bei den überwiegend standardisierten und symptomfokussierten Instrumenten werden die Ressourcen, andere Lebensbereiche sowie das subjektive Erleben der betroffenen Menschen kaum erfasst, da in der Regel auf Indikatoren zurückgegriffen wird, die sich auf das Essverhalten, die Körperwahrnehmung und die soziale Situation aufgrund weniger Daten beziehen. Daraus werden in der Regel Typen von guten, mittleren und schlechten Verläufen – noch heute nach Morgen und Russel (1975) – differenziert. Diese grobe Klassifizierung erscheint problematisch, besonders wenn auf schmaler Datenbasis bzw. ohne weiteren Nachweis von „Chronifizierung" (vgl. Herzog 2004: 6; Zipfel u.a. 2004: 300) gesprochen wird, beispielsweise, wenn Symptome über fünf Jahre fortbestehen (vgl. Krüger u.a. 2001: 38), wobei parallel erreichte Verbesserungen, z.B. in der Lebensqualität und im psychischen Befinden, oft nicht berücksichtigt werden.

In der Literatur wird immer wieder davon ausgegangen, dass betroffene Menschen ohne Behandlung weniger gute Prognosen bzw. eher „chronische" Verläufe aufzuweisen hätten: „Essstörungen haben eine starke Tendenz zur Chronifizierung, wenn sie unbehandelt bleiben" (Reich 2004: 12.; auch z.B. bei Krüger u.a. 2001: 38ff.; Reich/Götz-Kühne/Killius 2004: 78). Jedoch bleibt offen, auf welcher Basis diese Aussagen getroffen werden, denn gerade diese Population entzieht sich in der Regel dem klinischen Zugriff. In diesem Zusammenhang sind Ergebnisse einer Studie von Alexa Franke (1994) interessant, die über eine Frauenzeitschrift insgesamt 130 früher an „Anorexia nervosa“ erkrankte Frauen erreichte und deren subjektive Bewertung ihrer Situation erfasste. Die abgebildeten Störungsverläufe waren zunächst weitgehend mit Ergebnissen klinischer Studien identisch, allerdings befanden sich darunter auch 21% Frauen, die niemals in Behandlung gewesen waren. Franke führt damit implizit den Nachweis, dass es keine signifikanten Unterschiede in der Prognose von behandelten und unbehandelten Frauen gibt (vgl. 1994: 174ff.).

Steinhausen (2002) verglich 119 Verlaufsstudien[5] von Patientinnen mit „Anorexia nervosa“ aus der deutsch- und englischsprachigen Literatur der zweiten Hälfte des 20. Jahrhunderts und stellte fest, dass in den letzten 50 Jahren keine wesentlichen Veränderungen zu beobachten gewesen seien, dies trotz inzwischen weiterentwickelter Behandlungsmethoden. Sein Resümee: „There was no convincing evidence that the outcome of anorexia nervosa improved over the second half of the last century“ (2002: 1.284). Daraus muss geschlussfolgert werden, dass (selbst modifizierte) Behandlungen die Prognose nicht verbessern konnten.

Im Zusammenhang mit der Wirkung medizinisch-therapeutischer Interventionen auf den Störungsverlauf liegt mir keine Studie vor, die dies explizit untersucht. Auch Herpertz-Dahlmann (2000) verweist darauf, dass kaum Studien existieren, die den Einfluss von Behandlungsmethoden in die Beurteilung des Heilungserfolges einbeziehen (vgl. 2000: 36). Hingegen gibt es vereinzelte Beobachtungen, dass iatrogene Wirkungen zur Verschiebung oder Verschärfung der Störungsverläufe führen, z.B. bei Selvini Palazzoli, die selbst herbeigeführtes Erbrechen und Abführmittelgebrauch bei Patientinnen feststellte, die zuvor ausschließlich Praktiken der selbstauferlegten Nahrungsbeschränkung zeigten, bevor sie sich einer Zwangsernährung unterziehen mussten (vgl. 1982: 40f.). Aufgrund dieser Befunde lässt sich die oben zitierte Behauptung der schlechteren Prognose bei fehlender Behandlung ohne Weiteres nicht fortschreiben.

Insgesamt scheint die Verlaufsforschung an sehr engen Kriterien orientiert zu sein, die sich vorrangig an den harten Daten der Symptomatik orientieren. Auf dieser Basis werden Prognosen erstellt, die Entwicklungen der Lebensqualität und des subjektiven Befindens weniger erfassen. So findet im Bereich der ‚Essstörungen' das Konzept der gesundheitsbezogenen Lebensqualität (health-related quality of life) noch wenig Echo. Studien aus anderen klinischen Bereichen zeigen, dass kein linearer Zusammenhang zwischen körperlichen bzw. psychischen Störungen und der Lebensqualität besteht. So spricht Katschnig (1994) beispielsweise von einer Dissoziation zwischen Symptomen und Lebensqualität insbesondere bei psychischen Krankheiten. Das bedeutet, dass das Vorhandensein von Symptomen nicht unbedingt mit dem Ausmaß

5 Die Gesamtpopulation der 119 Studien umfasste 5.590 Betroffene.

verminderter Lebensqualität korrelieren muss. Er meint, dass bei gering ausgeprägter Symptomatik die Lebensqualität sowohl gut wie auch schlecht sein kann, dass aber eine starke Symptomatik generell eine schlechte Lebensqualität zur Folge hat. Des Weiteren zeigt er, dass innerhalb der verschiedenen Lebensbereiche die Lebensqualität allerdings stark variieren kann (vgl. 1994: 8f.). Demzufolge ist die Lebensqualität getrennt von der Symptomatik in den verschiedensten Lebensbereichen zu erfassen, und dies vor allem aus der Sicht der betreffenden Person. Im Kontext Lebensqualität und Menschen mit psychischen Problemen muss auch erwähnt werden, dass die Behandlungsqualität selbst die Lebensqualität beeinflusst (vgl. Hinterhuber 1994: 35). Der Zusammenhang zwischen Lebensqualität und (psycho-)pharmakologischer Behandlung, (psycho-)therapeutischen Maßnahmen und gut gemeinter Hospitalisierung findet jedoch bis heute in der Verlaufsforschung im Bereich ‚Essstörungen' wenig Beachtung. Zur Lebensqualitätsforschung im Kontext der Evaluationsforschung liegen erst wenige internationale Studien vor, die ein komplexeres Bild über verschiedene Lebensbereiche von Menschen mit ‚Essstörungen' zu zeichnen versuchen (vgl. Danzl u.a. 2001; Padirna u.a. 2002). Hier kann jedoch wirklich nur von ersten Versuchen die Rede sein, da teilweise im Design eine sehr begrenzte Sichtweise von Lebensqualität deutlich wird. Mit einer standardisierten Befragung können komplexe Lebenszusammenhänge und Haltungen nur sehr begrenzt eingefangen werden. Zumindest tragen diese Arbeiten jedoch dazu bei, die vorherrschenden eindimensionalen Vorstellungen von „Chronifizierungen" bzw. negativen Prognosen aufzulösen.

2.9 ‚Essstörungen' als Phänomen westlicher Kulturen?

Die Ergebnisse einer Studie von Hoek u.a. (1998) widerlegen die gängige Vorstellung, dass ‚Essstörungen' nur in hoch entwickelten Industrieländern mit einem spezifischen Schlankheitsideal auftreten. Die Autoren forschten auf der niederländisch verwalteten Karibikinsel Curacao, wo Übergewicht sozial akzeptiert ist. Dort fanden sie im Vergleich mit anderen industriell hoch entwickelten Ländern dieselben Inzidenzraten (2,5/100.000 Frauen) für „Anorexia nervosa" heraus (vgl. Hoek u.a. 1998: 1231f.). Dass im Zuge neuerer Studien zunehmend auch in anderen Kulturen ‚Essstörungen' entdeckt werden, untermauert dies: So treten in Japan ebenso Fälle von „Bulimia nervosa" und „Anorexia nervosa" auf, und diese Phänomene werden auch in ethnischen Gruppen beobachtet, in denen offenbar ein anderes Schönheitsideal vorherrscht (vgl. von Wyl 2000: 27; Jacobi/Paul/Thiel 2004: 11).

Ebenso wird behauptet, dass in den ehemaligen Ostblockstaaten bzw. in der DDR ‚Essstörungen' erst mit der Verwestlichung zugenommen hätten (vgl. Jacobi/Paul/Thiel 2004: 11; von Wyl 2000: 27). In der Bevölkerung der ehemaligen DDR war vor 1989 wenig Wissen über das Phänomen ‚Essstörung' verbreitet. Somit bestand kaum eine Sensibilität für entsprechende Auffälligkeiten, auch war der klinisch-therapeutische Bereich weniger entwickelt und auf diese Thematiken nicht eingestellt. Schließlich hatte die Psychiatrie in der Bevölkerung einen negativen Ruf, nicht zuletzt weil sie auch vom Staat in Dienst genommen wurde, z.B. um politisch unliebsame Personen zu stigmatisieren. Es bleibt offen, ob unter anderen Umständen nicht auch hier ähnliche Prävalenzraten zu verzeichnen gewesen wären. Ergebnisse einer in den 80er Jahren angelegten Vergleichsstudie zwischen Ost- und West-Berlin mit Patienten zeigen, dass auch im Osten durchaus Fälle existierten. Allerdings beschreiben die Autoren, dass die „Pubertätsmagersucht" in der DDR politisch als Klassenphänomen der höheren Schichten bewertet wurde und daher nicht vorkommen durfte. Aus diesem Grund gab es kaum Sensibilität für das Thema wie für die betroffenen Menschen (vgl. Neumärker u.a. 1994: 70). Ebenso verweisen die Autoren implizit auf die wenigen Spezialeinrichtungen, denn betroffene Menschen aus der gesamten DDR mussten mangels anderer Möglichkeiten in der Charité in Berlin behandelt werden. Der rasante Anstieg von registrierten ‚Essstörungen' nach dem Mauerfall ist demnach auch darauf zurückzuführen, dass eine höhere Sensibilität entstand, die Hemmschwellen der Kontaktaufnahme abgebaut wurden, die neu geschaffenen medizinisch-therapeutischen Angebote wahrgenommen wurden usw.

Die aufgeführten Befunde aus den verschiedenen Studien sprechen dafür, dass ‚Essstörungen' nicht allein als Phänomene zu erklären sind, die im Zusammenhang mit westlichen Kulturen und den dort gängigen Schönheitsidealen stehen. Vielmehr traten und treten sie auch in anderen kulturellen Zusammenhängen in Erscheinung, in denen andere Körperideale vorherrschen. Insofern liegt der Schluss nahe, dass sie im Zusammenhang mit komplexeren (psychosozialen) Ursachen zu sehen sind. Die plötzliche Zunahme in den ehemaligen Ostblockländern weist in eine ähnliche Richtung, dass nämlich erst mit der gesellschaftlichen Akzeptanz dieser ‚Störungstypen' und mit dem Ausbau einer differenzierten medizinisch-therapeutischen Diagnostik auch die Fallzahlen stiegen. An dieser Stelle ist auf Tilmann Habermas zu verweisen, der soziokulturelle Bedingungen „moderner Essstörungen" analysiert hat. Er entwickelt einen komplexen Bedingungsrahmen, in dem unter anderem die Veränderung der die Nahrungsaufnahme regulierenden Normen, die Entwicklung normativer Techniken der Körperformung im Zusammenhang mit der medizinischen Pathologisierung des Übergewichtes, Individualisierungsprozesse eine zentrale Rolle spielen (vgl. Habermas 2000: 15ff.).

2.10 ‚Essstörungen' als überwiegend weibliches Phänomen?

Schon in den frühen Epochen waren es nicht ausschließlich, aber überwiegend Frauen bzw. Mädchen, die Praktiken selbstauferlegter Nahrungsbeschränkung (Fasten) betrieben (vgl. Vandereycken/van Deth/Meermann 1990). Auch in frühen wissenschaftlichen Arbeiten wurde nicht nur über weibliche Fälle berichtet, sondern auch über junge, ausgezehrte Männer, so z.B. von Merton (vgl. Munz/Cartina 2004: 261). Dabei handelte es sich jedoch im Verhältnis zu den Frauen um eine kleinere Gruppe. In der Fachliteratur finden sich noch kaum Publikationen über männliche Betroffene, jedoch wird diesem Bereich zunehmend Aufmerksamkeit geschenkt. Trotzdem scheint es sich bei dem Phänomen ‚Essstörung' um ein vorwiegend ‚weibliches' zu handeln. Die bereits erwähnte geschlechtsspezifische Verteilung zu 90% bis 95% auf weibliche Personen bei „Bulimia nervosa" und „Anorexia nervosa" belegt dies deutlich. Dass die Dunkelziffer der männlichen Betroffenen möglicherweise höher liegt, dafür sprechen verschiedene Argumente: So gehen Munz und Catina beispielsweise davon aus, dass männliche Betroffene häufig anders diagnostiziert würden (vgl. ebd.: 262). Ebenso unterstellen sie ein anderes Hilfesucheverhalten männlicher Betroffener, da ihre Scham größer sei und sie die Symptome als Frauenkrankheit verleugneten (vgl. ebd.). Auch fehlt vermutlich überhaupt ein entsprechendes Problembewusstsein.

Die überwiegende Betroffenheit von Mädchen und Frauen wird – neben der geschlechtsspezifisch höheren Bedeutung von Schönheitsidealen und Diätverhalten – durch geschlechtsspezifisch unterschiedliche psychosoziale Entwicklungsbedingungen zu erklären versucht. Buddeberg-Fischer (2000) hat so beispielsweise in einer Studie herausgefunden, dass in der Kindheit gestörtes Essverhalten noch bei beiden Geschlechtern zu beobachten ist, jedoch in der Adoleszenz die Häufigkeit bei männlichen Personen deutlich abnimmt. Demgegenüber reagieren weibliche Personen auf psychische Belastungen häufiger mit einem veränderten Essverhalten (vgl. 2000: 2f.). Diese Analyse schließt an generelle Deutungen eines geschlechtsspezifisch unterschiedlichen Problemverarbeitungsverhaltens der Entwicklungspsychologie an. Dabei wird davon ausgegangen, dass Mädchen eher zu internalisierenden, Jungen hingegen zu externalisierenden Problemverarbeitungen neigten (vgl. Oerter/Montada 1998). Munz und Catina (2004) erklären die Entwicklung von ‚Essstörungen' in der Pubertät aus einer psychoanalytischen Perspektive. Sie führen die höhere Betroffenenrate bei Mädchen auf die psychosexuellen Entwicklungsunterschiede zurück. Demnach seien die in der Regel zwei Jahre früher von der sexuellen Reife betroffenen Mädchen zu früh mit entsprechenden Rollenanforderungen konfrontiert. Außerdem könnten sie ihre körperlichen Veränderungen nicht verbergen. In diesem Zusammenhang sähen sie die Gewichtsreduktion als Versuch, die hormonellen Entwicklungen aufzuhalten (vgl. Munz/Catina 2004: 263). Das Spekulative dieser Argumentation zeigt sich spätestens in der Annahme, die durchschnittlich zwei Jahre später reifenden Jungen seien psychisch bereits besser dazu in der Lage, die neuen Rollenkonflikte und Erwartungen zu bewältigen (vgl. ebd.). Am ehesten plausibel scheint die von diesen Autoren herausgearbeitete Differenz zu sein, dass Mädchen ihre körperlichen Veränderungen nicht verbergen können, weshalb sie dadurch stärker verunsichert seien.

Ein anderes Argument betrifft die für Mädchen schwierigere Bildung einer Geschlechtsidentität aus psychoanalytischer Sicht. Demnach sei die frühe Geschlechtsidentifikation für Mädchen schwieriger und leichter störbar: Mädchen gerieten viel häufiger in den Konflikt, sich einerseits von der umsorgenden Mutter abgrenzen zu müssen, um ein Selbstbewusstsein zu entwickeln, andererseits die Mutter als weibliches Vorbild zu haben. Jungen hingegen könnten sich leichter von der Mutter abgrenzen und sich dem Vater zuwenden. Daraus wird geschlussfolgert, dass die Fähigkeit, sich aggressiv auseinander zu setzen bzw. sich abzugrenzen, bei Jungen höher entwickelt sei (vgl. Munz/Catina 2004: 264). Bruch (1998a, 1999) verweist demgegenüber auf Grundbedingungen geschlechtsspezifischer Sozialisation, denn die betroffenen Frauen hätten schon seit der frühkindlichen Phase gelernt, unauffällig und angepasst zu sein, ihre eigenen Bedürfnisse hintanzustellen. Demnach liegen internalisierte Bewältigungsversuche nahe, die oft kein anderes Mittel als den eigenen Körper vorfinden, um etwas zu bearbeiten.

Über gängige psychoanalytische Erklärungsversuche hinaus geht Bilden (1998), die vor feministischem Hintergrund „Magersucht" und besonders „Bulimia nervosa" als „scheiternde, letztlich selbstschädigende Bewältigungsversuche von Frauen angesichts von Konflikten und Belastungen im weiblichen Lebenszusammenhang" versteht. „Die Wendung nach innen bzw. auf sich selbst und nicht auf die äußere Realität sowie die Konzentration auf Essen/Nahrung und den eigenen Körper sind eng verknüpft mit Weiblichkeit in einer patriarchalen Gesellschaft" (Bilden 1998: 163f.). Damit zeigt Bilden den Zusammenhang zwischen inneren Entwicklungsprozessen und gesellschaftlichen, männlich geprägten Erwartungshaltungen auf, aus dem die Fokussierung auf den Körper und die Nahrungsaufnahme (zur Beeinflussung desselben) erklärbar wird. Darüber hinaus schließt sie eine modernisierungstheoretische Perspektive an, nach der die Bearbeitung des Körpers im Zuge der Individuierung und Identitätsarbeit zunehmend an Bedeutung gewonnen hat. In diesem Zusammenhang wird die soziale Identität der Frau stärker noch als früher mit ihrer physischen Attraktivität verbunden (vgl. ebd.: 166). Bilden geht davon aus, dass die Gestaltungs- und Bewältigungsenergien mehr denn je auf den Körper fokussiert sind. Dabei steht in den Gesellschaften der „reflexiven Moderne" ein Frauenbild im Vordergrund, nach welchem die äußere Erscheinung aufgrund spezifisch männlicher Erwartungen in besonderer Weise zum Identitätsmerkmal wird. Dass der Problemdruck auf diese Art und Weise auf den Körper fokussiert wird, enthält eine andere Dimension als nur die Imitation eines Schönheitsideals. Das äußere Erscheinungsbild wird gerade für Mädchen und Frauen zu einer existenziellen Frage der Identitätsbildung.

2.11 Erklärungsmodelle für ‚Essstörungen'

In der Literatur herrscht inzwischen mehr oder weniger Konsens darüber, dass ‚Essstörungen' multidimensional – als ein komplexes Zusammenspiel bio-psycho-sozial-kultureller Dimensionen – zu verstehen sind (vgl. Garner/Garfinkel 1980; Meermann 1997, Herpertz/Senf 1997; Reich/Cierpka 2001; Reich 2003; Jacobi/Paul/Thiel 2004 usw.). Dennoch stehen die kognitiv-behavioralen, die intrapsychischen oder gelegentlich auch die systemischen Erklärungsansätze im Vordergrund, weshalb die Fallaufnahmen und die Behandlung entsprechend ausgerichtet sind. Die Erklärungsmodelle sind insgesamt ähnlich ausdifferenziert wie die in der Psychologie vorherrschenden Schulen und Paradigmen. Im Folgenden werden einige davon mit ihren Vertretern überblicksartig dargestellt. Nach Stahr, Barb-Priebe, Schulz (1995) erklären die genetisch-bio-psychologischen Ansätze (vgl. 1995: 54ff.) die Entstehung von ‚Essstörungen' aus genetischen Dispositionen bzw. (neuro-) biologischen Folgen. Dabei werden unter anderem vor allem bei Menschen mit „Anorexia nervosa" Zusammenhänge zu spezifischen Strukturen im Gehirn vermutet. Andere Erklärungen beziehen sich beispielsweise auf Funktionsstörungen im Hormonhaushalt. Als Vertreter sollen Hedebrand (2004) und Laessle (1991) genannt werden. Die psychoanalytischen Erklärungsmodelle beziehen sich entweder auf triebtheoretische Begründungen oder auf die Objektbeziehungstheorie (vgl. Bruch 1999, 1998a/b; Herzog 2004; Thomä 1961; Herzog/Munz/Kächle 2004). Hilde Bruch geht als Psychoanalytikerin in ihrem Erklärungsmodell zunächst sehr stark von der frühen Mutter-Kind-Beziehung aus, verbindet dies jedoch mit lerntheoretischen Überlegungen und sozialen Dimensionen. Die feministisch-psychoanalytischen Vertreterinnen (z.B. Gast 1989) versuchen ‚Essstörungen' aus Problemen der Entwicklung der Geschlechtsidentität zu erklären, wobei andererseits patriarchale Gesellschaftsstrukturen den Hintergrund für psychoanalytische Deutungen abgeben. So wird beispielsweise die gestörte Mutter-Tochter-Beziehung nicht isoliert, sondern im Zusammenhang mit den ambivalenten Erwartungen und Rollenvorstellungen von Weiblichkeit in einer männlich dominierten Gesellschaft gesehen. Die kognitiv-behavioralen Erklärungsmodelle basieren hauptsächlich auf lerntheoretischen Überlegungen, wobei ‚Essstörungen' als erlerntes und unerwünschtes Verhalten gedeutet werden (vgl. Meermann 1997; Meermann/Vandereycken 1987; Jacobi/Paul/Thiel 2004). Bei den systemisch-familiendynamischen Ansätzen werden – verallgemeinert gesagt – ‚Essstörungen‘ als interpersonale Probleme innerhalb eines dysfunktionalen Familienkontextes verstanden (vgl. Minuchin/Rosman/Baker 1978; Selvini Palazzoli 1982; Weber/Stierlin 1989; Reich 2003). Bei den soziokulturellen Ansätzen können feministische (vgl. Orbach 1987; Lawrence 1986) und kulturtheoretische Modelle (vgl. Habermas 1990, 1994; Klotter 1993; Jaeggi/Klotter 1995) unterschieden werden. Die feministischen Erklärungsansätze gehen davon aus, dass die Symptomatik der ‚Essstörung‘ als Bewältigungsverhalten von Mädchen und Frauen gegenüber den widersprüchlichen Erwartungen an Weiblichkeit zu sehen ist, wobei Mutterrolle, beruflicher Erfolg und Attraktivität als kennzeichnend für dieses Ideal in der patriarchalen Gesellschaft identifiziert werden. Bei den kulturtheoretischen Erklärungsmodellen werden ‚Essstörungen‘ vor dem Hintergrund eines komplexen kulturhistorischen Wandels gesehen. Dabei werden weniger die individuellen Dimensionen als die strukturellen Ursachen in den Blick genommen.

Diese Kategorisierung bezeichnet gebräuchliche Erklärungsmodelle, wobei die Multidimensionalität der ‚Essstörungen‘ in der Regel in den einzelnen Arbeiten zwar deutlich wird, aber durch den begrenzten theoretischen Ansatz nicht in Gänze umgesetzt wird. Jacobi, Paul, Thiel betonen, dass von den klassischen Störungsmodellen derzeit keines die Genese einer ‚Essstörung‘ überzeugend erklären kann und dass der Grad der empirischen Absicherung sehr unterschiedlich sei. Sie schreiben einigen Faktoren einen „hypothetisch bis spekulativen“ (2004: 21) Stellenwert zu. Jedes der Erklärungsmodelle fokussiert in der Regel spezifische Dimensionen, so beispielsweise psychodynamische Erklärungsmodelle, die ‚Essstörungen‘ auf frühkindliche defizitäre Entwicklungen zurückführen, womit beispielsweise die Mutter-Kind-Beziehung zentral wird, der Vater und andere Familienangehörige sowie spätere Entwicklungsphasen jedoch nicht thematisiert werden. Auch wird die Mutter, der oft eine ursächliche Verantwortung zugeschrieben wird, nicht unter den ambivalenten Rollenerwartungen einer patriarchal organisierten Gesellschaft gesehen, durch die sie selbst beeinträchtigt und verunsichert ist.

Am Beispiel der psychodynamischen Erklärung, dass „Anorexia nervosa“ als Ablehnung der Weiblichkeit durch Wahrung einer knabenhaften Gestalt zu verstehen sei (wie z.B. Schmidbauer 1987: 87), wird sichtbar, dass eine im Einzelfall gegebenenfalls zutreffende Erklärung nicht generalisiert werden kann. Ähnliches gilt zum Zusammenhang zwischen sexuellem Missbrauch und ‚Essstörung‘. Eine Zeitlang wurde aufgrund von Häufungen beider Phänomene von einer engen Wechselbeziehung ausgegangen (vgl. Stahr/Barb-Priebe/Schulz 1995: 72; Scheferling 1995: 637), was inzwischen aber aufgrund einer unsicheren Datenlage relativiert wird (vgl. Gitzinger 1996: 91;

Jacobi/Paul/Thiel 2004: 27). Dennoch bestimmt diese Annahme offenbar die therapeutische Praxis bis heute, da die Lebensgeschichten immer wieder gezielt nach solchen Ereignissen abgesucht werden. Dagegen bleiben möglicherweise andere Dimensionen familiensystemischer Problemlagen vergleichsweise unbeachtet, z.B. Kommunikationsstörungen, emotionale Kälte, fehlende Anerkennung, subtile Gewalt usw.

Auffallend ist auch, dass die einzelnen Erklärungsmuster in der Regel bezogen auf ein spezifisches Störungsbild entwickelt werden. In den Lebensgeschichten von Menschen mit ‚Essstörungen' treten jedoch im Verlauf unterschiedliche ‚Störungstypen' kombiniert oder sich ablösend auf, so dass nach Erklärungsmodellen gesucht werden muss, die diesem Phänomen insgesamt gerecht werden.

In den folgenden Abschnitten soll auf zwei Autoren und ihre Erklärungsmodelle eingegangen werden, da sie exemplarisch für Ansätze stehen, die einerseits eher das Subjekt in den Blick nehmen (Hilde Bruch), andererseits gesellschaftlich-strukturelle Bedingungen fokussieren (Tilmann Habermas).

2.11.1 Hilde Bruch: ‚Essstörungen' als Pseudo-Lösung für zugrunde liegende Probleme

Schon in den sechziger Jahren sprach Hilde Bruch im Zusammenhang mit ‚Essstörungen' von einem mehrdimensionalen Geschehen (1999: 16, 18). Neben den interaktionellen Bedingungen der frühen Mutter-Kind-Beziehung sieht sie im Familiensystem einen weiteren Risikofaktor und weist als Erste auf soziokulturelle Aspekte hin. Ihre Schlüsselkategorien basieren auf Beobachtungen aus der therapeutischen Praxis. Sie arbeitet zentrale Aspekte zur Genese sowie zu den Charakteristika der betroffenen Menschen heraus und leitet daraus therapeutische Konsequenzen ab. Dabei unterscheidet Bruch zwar unterschiedliche Formen gestörten Essverhaltens (Nahrungsverweigerung; teilweise Heißhunger und Erbrechen; Esssüchtige bzw. stark kontrollierende Esser), jedoch bezieht sie ihre Grundannahmen immer wieder auf alle: „Die zugrunde liegenden Probleme sind beiden („Fettsucht" und „Anorexia nervosa", d. Verf.) gemeinsam" (ebd.: 13). Viele Autoren bringen Bruch fälschlicherweise ausschließlich mit dem Phänomen „Anorexia nervosa" in Verbindung, zumal zu dieser Zeit noch Menschen unter „Anorexia nervosa" geführt wurden, die heute unter „Bulimia nervosa" klassifiziert würden.

Bruch sieht nach ihren Beobachtungen die zentralen Wurzeln der ‚Essstörungen' in einer spezifischen Störung der Mutter-Kind-Interaktion. Zur Erklärung verwendet sie Elemente von Freuds Konzept der infantilen Oralität und verbindet sie mit Theorien sozialen Lernens. So entsteht die These, dass ‚Essstörungen' mit einer falschen Hungerwahrnehmung in Verbindung stünden (ebd.: 15). Ihre Grundannahme ist, dass Hunger kein angeborenes Wissen ist, sondern dass die Wahrnehmung, Identifizierung und Kontrolle des Hungers gelernt werden muss. In diesem Lernprozess, der in der Interaktionsbeziehung zwischen dem Kind und der Mutter in der frühen Kindheit stattfindet, sieht sie einen zentralen Ursprung für die Entwicklung von Störungen der Wahrnehmung des eigenen Körperbildes, der Deutung innerer und äußerer Reize, bei Menschen mit ‚Essstörungen' insbesondere die „Ungenauigkeit in der Art des Hungererlebens" (Bruch 1998a: 17) sowie ein grundlegendes, tief verinnerlichtes „Unzulänglichkeitsgefühl" (Bruch 1999: 317). Diese drei Merkmale fasst Bruch in einem späteren Werk als Ausdruck eines defekten Selbstkonzeptes zusammen (vgl. 1998b: 20). Die Entwicklung einer Selbstwahrnehmung als eigenständiges Individuum sowie eines Selbstwertgefühls führt sie auf die kontinuierlichen Interaktionen und Erfahrungen mit der Umwelt, insbesondere mit der Mutter, zurück. Das Kleinkind äußert zunächst eigene Bedürfnisse, und das sich dabei im Verlauf herausbildende Gefühl von Angemessenheit und Kompetenz hängt stark davon ab, wie angemessen die Umwelt darauf reagiert (vgl. Bruch 1999: 78f.). Bei den Menschen mit ‚Essstörungen' sieht sie diese Entwicklung als gestört an, da die Mutter den Bedürfnissen und Emotionen des Kleinkindes unadäquat begegne. Hierin bestehe ein Risiko für die Entwicklung der Selbstwahrnehmung und des eigenständigen Handelns: „Wenn die angeborenen Bedürfnisse des Kindes und die Reaktionen der Umgebung nur mangelhaft aufeinander abgestimmt sind, entsteht ein verwirrendes Durcheinander in seinem konzeptuellen Bewusstsein" (ebd.: 69). Durch die fehlende Spiegelung lernt der Säugling also nicht, sich seiner eigenen Bedürfnisse bewusst zu werden und zwischen verschiedenen Bedürfnissen zu differenzieren. Die heranwachsende Person ist im weiteren Verlauf dann weniger dazu in der Lage, eigene Bedürfnisse zu identifizieren und dementsprechend zu handeln. Sie wird kein kohärentes Selbst entwickeln, da sie sich nicht auf die eigene Wahrnehmung verlassen kann und sich daher zunehmend an äußeren Vorstellungen orientiert. Hierin liegt somit der Ursprung insbesondere für das Gefühl der Ineffektivität, des Unvermögens und der Überzeugung, hilflos und unfähig zu sein (vgl. Bruch 1998a: 17), das – nach Bruchs Beobachtungen – alles Denken und Handeln der betroffenen Menschen durchdringt.

Die hohe Bedeutung des Gewichtsverlustes und Nahrungsverzichts interpretiert Bruch im Zusammenhang mit dem Unzulänglichkeitsgefühl. Die betroffenen Menschen erleben über die Kontrolle des Essverhaltens und des Körpergewichts ein Gefühl von Autonomie, Leistung und Kompetenz. Bruch bleibt jedoch nicht nur bei diesen Dimensionen, sondern arbeitet immer wieder die Bedeutung der Familie im weiteren Entwicklungsprozess heraus (vgl. 1998a, 1998b), da diese defizitären Entwicklungen im Familiensystem subtil beschleunigt werden. Die Bedeutung des Vaters wird jedoch weniger herausgearbeitet. Damit deutet Bruch ‚Essstörungen' letztlich als Problemlösungsversuch und als ein Resultat eines Prozesses, der seinen Ursprung in der frühen Kindheit hat und durch weitere Umweltbedingungen (z.B. Familie) sowie durch lebenszyklische Dimensionen (z.B. Adoleszenz) seinen weiteren Lauf nimmt.

In ihrem theoretischen Modell der Mutter-Kind-Beziehung legt Bruch die Betonung auf Fehlentwicklung, nicht auf traumatische Ereignisse, und grenzt sich damit von den zu ihrer Zeit dominanten psychoanalytischen Erklärungsansätzen ab. Daraus resultieren Konsequenzen für die therapeutische Arbeit. In ihrem therapeutischen Ansatz für die Arbeit mit Menschen mit ‚Essstörungen' plädiert sie für eine fallorientierte Arbeit, die sich weniger mit innerpsychischen Konflikten und nicht ausschließlich mit dem gestörten Essverhalten befassen soll, sondern „das zugrunde liegende Gefühl von Unfähigkeit, das mangelnde Verstehen, die Verzerrungen, die Isolation und die Unzufriedenheit" (1999: 314) bearbeiten soll. Basierend auf der Erkenntnis des grundlegenden Gefühls der Unzulänglichkeit und der dies fördernden Umweltbedingungen steht für Bruch im Zentrum, dass die Klientin selbst zur aktiven Person im therapeutischen Prozess wird (Selbstexploration), um sich zunehmend als selbstbestimmtes, kompetentes Wesen zu erleben, was einen wesentlichen Unterschied zum bisherigen Erleben darstellt. Bruch fordert einen erkundenden, nicht interpretierenden Ansatz, den sie den „konstruktiven Einsatz von Unwissenheit" (1999: 318) nennt. Sie sieht nicht unmittelbar die Behandlung der Symptomatik im Vordergrund, sondern geht von Folgendem aus: „Erst wenn zumindest einige der zugrunde liegenden Probleme gelöst sind, kann das abnorme Essverhalten geändert werden" (1999: 315). Dies ist ein deutlicher Unterschied zu den symptomorientierten Therapien, die ihr Ziel in der Veränderung des Essverhaltens sehen. Dabei blendet sie jedoch nicht die Folgen von Fehlernährung und Untergewicht aus, sondern fordert insgesamt einen mehrdimensionalen Prozess, der folgende Ziele verfolgt: die Stabilisierung der Nahrungsaufnahme gerade bei Menschen mit Praktiken selbstauferlegter Nahrungsbeschränkung; die Veränderung der Familieninteraktionen; vor allem die Förderung des Reifeprozesses und der Persönlichkeitsentwicklung (vgl. 1998a: 112).

Bruchs Forderung reicht in Dimensionen hinein, die heute gängigerweise als ressourcenorientierte und klientenzentrierte Arbeit bezeichnet werden. Therapeuten sollen demnach nicht deuten, sondern ihren Klienten die Möglichkeit geben, eigene Entdeckungen zu machen und aktiv verändernd zu wirken. In Bruchs Arbeiten wird deutlich, dass sie im Erzählen eine Quelle für das Verstehen der Problematik nicht nur seitens der Professionellen, sondern auch bei den betroffenen Menschen selbst sieht. Die Therapie wird so auf Bereiche der Arbeit an Ressourcen ausgedehnt. Das Verdienst Bruchs besteht insbesondere darin, das Phänomen ‚Essstörung' nicht isoliert zu betrachten, sondern als Ausdruck einer komplexen Problemlage des Individuums. Insofern definiert sie die Ziele von Psychotherapie als auf die Veränderung der gesamten Person mit ihrem sozialen Umfeld gerichtet: „Bei diesen Patienten haben das gestörte Gewicht und die damit verbundenen Symptome allem Anschein nach einen Zusammenhang mit den Kernproblemen ihrer gesamten Entwicklung. Die eigentliche Aufgabe der Psychotherapie besteht darin, eine deutliche Veränderung in der Persönlichkeit zu bewirken, so dass ein konstruktives Leben möglich wird, ohne die Funktion der Nahrungsaufnahme auf so bizarre und irrationale Weise zu missbrauchen" (1999: 312). Die ausschließliche Bearbeitung der Symptomatik wäre somit ein unzureichender Weg.

Im Anschluss soll an dieser Stelle die Bedeutung der klientenzentrierten Perspektive erwähnt werden, die im Kern kein störungsspezifisches ätiologisches Krankheitsmodell kennt und keine entsprechenden Interventionen vorhält. Zentral ist, dass die Professionellen gegenüber den Klienten eine möglichst unvoreingenommene Haltung einnehmen, um der Fallspezifik möglichst gerecht zu werden. Neben Akzeptanz, Empathie und Authentizität der therapeutischen Beziehung geht es seitens der Professionellen um einen verstehenden Zugang. Als eine bekannte Vertreterin dieser Arbeit mit Menschen mit ‚Essstörungen' ist Alexa Franke (1981, 1994) zu nennen. Sie stellt die therapeutische Beziehung in den Mittelpunkt, in der weniger eine direktive Deutung im Vordergrund steht als ein gemeinsamer Arbeits- und Deutungsprozess. „Therapeutinnen und Patientinnen geraten so in einen Prozess, in dem sie gemeinsam nach der Bedeutung suchen, die das Erlebte und Erzählte für die Patientin hat und in der sie Möglichkeiten zu Veränderungen auf der Erlebens- und Verhaltensebene prüfen" (1994: 99). Damit wird sie Bruchs Vorstellungen von einer den betroffenen Menschen angemessenen therapeutischen Unterstützung gerecht, in der die Symptomatik nicht ausschließlich im Vordergrund steht.

2.11.2 Tilmann Habermas: ‚Essstörungen' als soziokulturell geprägtes Modell des Fehlverhaltens

An dieser Stelle soll kurz auf Tilmann Habermas' kulturtheoretischen Ansatz eingegangen werden, durch den ein anderer Blick auf das Phänomen möglich wird. Er versteht ‚Essstörungen' als kulturgebundene Phänomene. Seine Analysen schließen an kultur- und zivilisationstheoretische Ansätze von Devereux (1974) („ethnische Störung") und Elias (1976) (Kulturtechniken des Umgangs mit Nahrung) an (vgl. Habermas 1990, 1994). Wie oben (vgl. Abschnitt 2.3, Exkurs) eingeführt, beschäftigt er sich mit dem abweichenden Essverhalten über verschiedene Epochen hinweg und arbeitet jeweils verschiedene soziokulturelle Bedeutungen heraus. In diesem Zusammenhang grenzt Habermas die heutigen ‚Essstörungen' als „moderne" Formen gegenüber früheren Formen ab, da sie von der Sorge um den Körperumfang bestimmt seien. Darüber hinaus differenziert er im Zusammenhang mit der Diskussion um soziokulturelle Bedingungen „moderner Essstörungen" nach primären kulturellen und sozialen Bedingungen (Überfluss, Körperideale, normative Techniken der Körperformung usw.) und sekundären soziokulturellen Bedingungen (vgl. 2000: 21). Unter letzteren versteht er Auswirkungen von medizinischen wie kulturellen Zuschreibungen auf bestimmte Verhaltensweisen als ‚abweichend' bzw. ‚krank' (ebd.). Er erklärt sich darüber einen möglichen Anstieg der „Bulimia nervosa", denn er betrachtet sie vor allem als ein kulturelles Modell des Fehlverhaltens, das von der Gesellschaft ‚angeboten' wird. Habermas interpretiert besonders bulimische Praktiken als eine „ethnische Störung",[6] da sie die „Normen des gesitteten Essens auf den Kopf" (1990: 114) stellen. Diese Betrachtung lässt gängige Präventionsmaßnahmen in einem kritischen Licht erscheinen, denn Aufklärung über ‚Essstörungen' würde demzufolge dazu führen, dass ein kulturelles Modell des Fehlverhaltens weiterverbreitet und etabliert würde. Den Menschen würde darüber vermittelt, wie sie mit einem abweichenden, jedoch kulturell akzeptierten Verhalten ihre inneren Konflikte zum Ausdruck bringen könnten (vgl. Habermas 2000: 22). In seinen Arbeiten zeigt Habermas die Wechselwirkung zwischen abweichendem Verhalten und kultureller Integration auf und weist nach, dass die Bewertung bestimmter Verhaltensweisen als krank und behandlungswürdig ein kultureller Prozess ist. Insofern werden Praktiken abweichenden Essverhaltens schließlich durch medizinische Diagnosen anerkannt und manifest. Sie werden als Verhaltensmodelle verfügbar und breiten sich auf dieser Basis aus. Mit der Herausarbeitung der sekundären soziokulturellen Bedingungen für „moderne Essstörungen" erweitert Habermas den Blick über das gängige Verständnis der Wirkung von Schönheitsidealen usw. als primäre soziale und kulturelle Bedingung hinaus.

2.11.3 Die Bedeutung des Vaters bei der Erklärung von ‚Essstörungen'

Lange Zeit wurde gerade in den psychodynamischen Erklärungsmodellen die dyadische Beziehung zwischen Mutter und Kind in ihrer Bedeutung herausgearbeitet, die Bedeutung des Vaters hingegen wurde ausgeblendet (vgl. Reich 2001: 61, 2003: 29; Stahr/Barb-Priebe/Schulz 1995: 60; Buchholz 2001: 29; Beushausen 2004: 124). Dies hängt vermutlich mit den Grundprämissen der psychodynamischen Erklärungsmodelle zusammen. Mittlerweile

6 Devereux bezeichnet damit Störungen, die typische Züge einer Kultur widerspiegeln. Es handelt sich um für einen bestimmten Kulturkreis kennzeichnende Erlebnis- und Verhaltensweisen, die zugleich gegen zentrale Normen dieses Kulturkreises verstoßen (vgl. 1974: 60ff.).

gibt es mehrere Arbeiten, die sich mit der Bedeutung der Väter aus psychoanalytischer Perspektive auseinander setzen, so beispielsweise von Reich, der unter anderem ödipale Konstellationen, in denen der Vater eine signifikante Rolle einnimmt, herausarbeitet (vgl. 2003: 29f., 38f.). Demgegenüber gibt es Beispiele aus der internationalen Diskussion, wo der Vater sowie andere Familienangehörige schon viel früher in die Beobachtungen einbezogen wurden.

Der chilenische Kliniker Dörr Zegers (1995) kritisierte schon in den siebziger Jahren die gängigen Erklärungsmodelle dahingehend, dass die Rolle des Vaters sowie weiterer Familienangehöriger unzureichend definiert sei. Ebenso stellte er aufgrund seiner klinischen Beobachtungen die starke ursächliche Betonung der Pubertät in Zweifel (vgl. 1995: 364f.), denn immer wieder kamen ältere Klientinnen in seine Praxis, deren Störungsbeginn erst im Erwachsenenalter lag. In seiner Fallstudie bezog er Klientinnen ein, die zwischen 1970 und 1975 in seiner Klinik stationär behandelt wurden. Er rekonstruierte die Lebenssituationen vor Störungsbeginn aus Gesprächen und beobachtete die Formen der Familieninteraktionen (vgl. ebd.: 366). In einem Artikel beschreibt er zehn Fälle und arbeitet dabei jeweils die Bedeutung des Vaters und anderer Familienangehöriger heraus: Er konnte – obwohl es viele Differenzen zwischen den einzelnen Fallanalysen gibt – wiederkehrende Muster in Bezug auf die Väter abstrahieren. So verkörperten sie häufig hohe Leistungserwartungen und übten entsprechend Druck aus; sie nahmen eine strenge moralische Haltung in der Erziehung ein, obwohl sie häufig selbst ein (sexuelles) Doppelleben führten; sie waren wenig kommunikativ und emotional nicht erreichbar usw. (vgl. ebd.: 365-367). Anhand dieser Beobachtungen kommt Zegers zu dem Schluss, dass die Bedeutung des Vaters im Familienklima und im Beziehungsgeschehen hoch einzuschätzen sei. Erklärungsansätze, die die Rolle des Vaters und anderer Familienangehöriger einbeziehen, sind im deutschsprachigen Diskurs kaum vertreten.

2.12 Aspekte der Bedeutung von Körper und Essen im Zusammenhang mit Problembewältigungsversuchen

Im nachfolgenden Abschnitt wird die Bedeutung des Körpers als Medium und Ort zur Problembewältigung diskutiert. Alexa Franke hat sich mit der Frage auseinander gesetzt, was für eine Bedeutung der Körper für die betroffenen Menschen hat (vgl. 1994: 74ff.). Dabei bezieht sie sich konkret auf Menschen mit Praktiken selbstauferlegter Nahrungsbeschränkung. Der Körper ist demnach Ort des Selbst, wodurch es von der Umwelt abgegrenzt werden kann; er ist weiterhin Objekt der Selbstdarstellung und nach Stahr, Barb-Priebe und Schulz (1995) auch Austragungsort der Identität (vgl. 1995: 87). In der Beschäftigung mit dem eigenen Körper kann Intimität und Autonomie erlebt werden, im Rückzug auf den Körper kann der Fremdbestimmung entgangen werden, schließlich kann er Ort von Kontrollerfahrungen werden. Insofern ist der Körper als Medium zu verstehen, über das Menschen Selbstbestimmung, Individuierung, Abgrenzung üben, Stärke und Leistung erfahren und positive Spiegelung erhalten können.

Reich (2003) bzw. Habermas (1997) schreiben dem Essen ähnliche Funktionen zu und stellen es eng in Verbindung mit der Regulierung sozialer Beziehungen, denn über das Essen ist das Individuum verbunden mit anderen – besonders in der frühen Kindheit, da das Kleinkind auf Nahrungszufuhr von anderen angewiesen ist und darüber in Kontakt zur Umwelt, insbesondere zur Mutter tritt. Essen ist zudem Medium von Entspannung, Regression, Lust. Über das Essen werden Grenzen definiert, Macht und Kontrolle ausgeübt. Das Essen ist mit Werten und Idealen verbunden, mit Gefühlen von Identität wie auch sozialer Zugehörigkeit (vgl. Reich 2003: 1ff.; Habermas 1997: 6). Reich bringt die Entwicklung von ‚Essstörungen' mit Konflikten bzw. Störungen auf diesen Ebenen in Verbindung, so z.B. bei einem Individuum, das aufgrund von Fremdbestimmung seiner Grenzen und deren Kontrolle verunsichert ist und über Fasten ein Medium findet, Grenzen zu ziehen und Selbstkontrolle zu erleben. Reich sieht hier Verschiebungen von grundlegenden Konfliktbereichen, insbesondere innerhalb des Familiensystems, auf das Essen (vgl. 2003: 3f.). Habermas stellt für die in der Adoleszenz zentrale Entwicklungsaufgabe der Ablösung von der Primärfamilie das Essen als Konfliktaustragungsort in den Mittelpunkt. Das Fasten nimmt hier die Bedeutung einer Ablösung bzw. Distanzierung ein. Zugleich wird auch eine Form der Selbstkontrolle möglich, die dem Individuum ein autonomes Handeln in nicht-familiären, größeren sozialen Netzen ermöglicht (vgl. 1997: 6).

In diesem Kontext sind die Ergebnisse der bereits erwähnten Studie (vgl. Abschnitt 2.10) zum Essverhalten und Körpererleben bei Jugendlichen von Buddeberg-Fischer (2000) erneut interessant. Demnach ist ein signifikanter Zusammenhang zwischen einem veränderten Essverhalten und psychischen Belastungen nachweisbar. Dies gilt für beide Geschlechter, wobei mit zunehmendem Alter ein gestörtes Essverhalten bei den männlichen Befragten abnimmt. Bei den Probandinnen hingegen sind auch im höheren Alter belastende Lebenserfahrungen und aktuelle Stresssituationen mit einem auffälligen Essverhalten verbunden (vgl. 2000: 2f.). Dies weist darauf hin, dass Konflikte über den Körper und das Essen ausgetragen werden und dass es offenbar gerade junge Frauen sind, die derartige Bewältigungsmuster beibehalten.

Die in dieser Diskussion deutlich gewordenen Bedeutungen von Essen und Körper verweisen darauf, dass abweichendes Essverhalten nicht auf eine durch Schönheitsideale bedingte Unzufriedenheit mit dem Körper zurückzuführen ist, sondern dass Essen und Körper als Medium eingesetzt werden, um tiefer liegende Problemdimensionen zu erreichen und zu bewältigen, was jedoch nicht im Sinne eines intentionalen Handelns zu verstehen ist.

2.13 Aspekte zu Behandlungs- und Bearbeitungsformen

Aus den dargestellten (klassischen) Erklärungsmodellen leiten sich unterschiedliche Behandlungskonzepte ab. Gemäß der Ausdifferenzierung von ‚Störungstypen' und den jeweiligen Erklärungsmodellen existieren auch spezifische Behandlungsmethoden. Zunehmend werden mehrdimensionale bzw. integrative Konzepte entwickelt (wie z.B. Jacoby 1997: 132ff.; Herpertz/Johann/Senf 1997: 90ff.; Ludewig 2004: 24ff.). Hofstadler und Buchinger (1995) zeigen jedoch an einem Beispiel auf, dass Therapiekonzepte zwar als mehrdimensional ausgewiesen werden, nach wie vor aber z.B. verhaltenstherapeutisch orientiert sind und demzufolge die Fokussierung auf das Essverhalten und das Gewicht in den Vordergrund stellen (vgl. 1995: 133). Der Band „Psychotherapie der Essstörungen", der einen schulenübergreifenden Überblick über Krankheitsmodelle und Therapiepraxis (vgl. Reich/Cierpka 2001) vermitteln will, löst den Anspruch der Multidimensionalität gleichfalls nicht ein, da er im Dilemma der schulenspezifischen Einzelbeiträge verbleibt.

Demgegenüber sind jedoch auch integrative Konzepte zu finden, die beispielsweise „der Psychoanalyse einiges zumuten und ein ganzes Stück über die üblichen Standards der psychosomatischen Kliniken hinausgehen" (Jacoby 1997: 133). Hier werden aus den unterschiedlichen ätiologischen Erklärungsmodellen die jeweiligen Konsequenzen für die Arbeit mit den betroffenen Menschen in ein psychoanalytisches Therapiekonzept integriert, wobei die humanistische und die Ich-Psychologie die Basis der Grundhaltung und Orientierung darstellen (vgl. ebd.: 132ff.). Interessant ist, dass Sozialtherapie (vgl. Jacoby/Engel 2004) und Ressourcenorientierung hier einen großen Stellenwert erhalten, nicht zuletzt auch aufgrund der Anerkennung des salutogenetischen Paradigmas (vgl. Jacoby 2004: 1ff.), das ein Umdenken seitens der Professionellen erfordert. Generell hat allerdings in der Fachdiskussion Antonovskys Modell der Salutogenese (vgl. Abschnitt 6.8.1) offenbar noch keinen Eingang gefunden. Ebenso haben – obwohl das Buch immer wieder zitiert wird – Bruchs therapeutische Forderungen bislang offenbar wenig Echo gefunden, denn die klientenzentrierte Arbeit, die ihrem Konzept sehr nahe steht, wird im Kontext der Arbeit mit betroffenen Menschen wenig reflektiert. Alexa Franke arbeitet – wie oben bereits erwähnt – als Vertreterin dieser Richtung die Relevanz des auf die Selbstheilungskräfte des Individuums bauenden Ansatzes heraus (vgl. 1981: 152ff.). Dabei werden die Parallelen zu Bruchs Annahmen hinsichtlich eines defekten Selbstkonzeptes und der daraus resultierenden Bewältigungsarbeit mit diesen Menschen deutlich: Förderung der Selbstexploration, Unterstützung bei der Selbstentfaltung und Selbststärkung, so dass die Betroffenen sich und ihre eigenen Gefühle anerkennen, eigene Wertvorstellungen entwickeln und selbstbestimmt handeln können. Dies erfordert seitens der Professionellen jedoch die Grundhaltung, sich auf Gleichberechtigung, partnerschaftliches Aushandeln einzulassen, die Defizitperspektive abzulegen, den individuellen Fall zu verstehen, was sich in den gängigen therapeutischen Standards noch wenig widerspiegelt. Die biographische Genese verschwindet oft hinter der standardisierten Anamnese und hinter formatierten Verhaltensprogrammen usw. An dieser Stelle ist ein kurzer Exkurs zu einer besonders problematischen Intervention erforderlich.

Exkurs: Zwangsernährung

Zwangsernährung wird von Bruch (vgl. 1999: 306ff.) wie von Selvini Palazzoli (vgl. 1982: 121ff.) schon sehr früh kritisch in ihrer Wirkung betrachtet, denn sie sehen eher negative Folgen für die betroffenen Menschen. Demgegenüber wird die Zwangsernährung bis heute als legitime Methode bei der Behandlung von starkem Untergewicht aufgrund von verringerter Nahrungsaufnahme bewertet. Auf der Basis des ethischen Konflikts, dass lebenserhaltende medizinische Interventionen gegebenenfalls gegen den Willen der betroffenen Personen angezeigt sind, werden insbesondere Menschen mit starkem Untergewicht als nicht mehr therapiefähig bezeichnet und daher zwangsernährt (vgl. Jacobi/Paul/Thiel 2004: 70). Dabei stellt es einen Unterschied dar, „ob sich Frauen in lebensbedrohlichem Zustand befinden, oder ob dieser Eingriff einer Gewichtskorrektur dient, da sich die Frauen ‚weigern', zuzunehmen. Warum sie nicht zunehmen wollen/können, wird eher bestraft als hinterfragt" (Hofstadler/Buchinger 1995: 132). Die Autorinnen werfen damit die Frage auf, nach welchen Kriterien eine Zwangsernährung angesetzt wird. Besonders problematisch wird Zwangsernährung dann, wenn sie – wie im Zitat angedeutet – als Unterwerfungsakt angelegt ist. Denn Menschen, die rigide Praktiken der selbstauferlegten Nahrungsbeschränkung zeigen, versuchen über ihr Essverhalten Autonomie, Kontrolle und Selbstbestimmung zu erlangen (vgl. Bruch 1999; Franke 1994 usw.). Die medizinische Intervention der Zwangsernährung reproduziert in verstärktem Maß Problemkonstellationen, unter denen die betroffenen Menschen bereits vorher besonders litten. In diesem Kontext ist Zwangsernährung nur als lebensrettende Intervention denkbar und bedarf grundsätzlich einer begleitenden therapeutischen Behandlung, die beispielsweise von Jacobi, Paul, Thiel als erstrebenswert gesehen wird (vgl. 2004: 70). Dazu muss aber die Stigmatisierung der betroffenen Menschen als therapieunfähig aufgehoben werden. In diesem Zusammenhang sind mir keine Untersuchungen bekannt, die das subjektive Erleben von Zwangsernährung thematisieren und die iatrogenen Wirkungen (vgl. Selvini Palazzoli 1982: 40) auf den weiteren Störungsverlauf systematisch untersuchen.

Im Zuge von Bearbeitungsformen, in denen die betroffenen Menschen, wie von Bruch und Franke gefordert, dazu befähigt werden sollen, ihre Ressourcen zu erkennen und ihre Persönlichkeitsentwicklung aktiv voranzutreiben, wird der Aspekt der Selbsthilfe relevant. Sie steht im Kontext von Empowerment bzw. Prozessen der Ermächtigung (vgl. Stark 1996), in denen sich Menschen mit ähnlichen Problemen zusammenschließen, sich ihrer eigenen Kräfte und Kompetenzen bewusst werden und eigene Lösungswege entwickeln (vgl. Keupp 1997: 46). Der Bereich der Selbsthilfe fällt nicht in das Feld professioneller Zuständigkeit (vgl. Herriger 1997: 16f.).[7] Kennzeichnend für die Selbsthilfe ist gerade im Bereich Gesundheit unter anderem die Überwindung von Anonymität und Isolation, die gegenseitige Unterstützung, Beratung, Hilfestellung in Bezug auf die gesundheitlichen bzw. sozialen (Alltags-) Probleme. Dabei sind die Gruppenmitglieder gleichermaßen Leidensgenossen wie Experten und besitzen daher untereinander die Legitimation, sich kompetent zu beraten. Ein besserer Umgang mit den eigenen Problemen, die Akzeptanz und Anerkennung der Persönlichkeit und der eigenen Ressourcen durch andere sowie das Erleben sozialer Unterstützung und Gemeinschaft kann dann zur (Zurück-)Gewinnung eigener Stärken, zur Steigerung des Selbstwertgefühls und der Selbstbestimmung und damit auch zu einem anderen Sich-in-der-Welt-erleben beitragen. Dass Menschen mit ‚Essstörungen' im Rahmen von Selbsthilfegruppen sich gegenseitig unterstützen, begleiten und bestärken und es sich damit um ein fähiges Konzept in diesem Bereich handelt, kann ich aufgrund meiner intensiven Arbeit als Gruppenmoderatorin bestätigen. Darüber hinaus werden in den erzählten Lebensgeschichten immer wieder die positiven Wirkungen von solchen Empowerment-Prozessen deutlich, so dass aus den Beobachtungen Konsequenzen für die Unterstützung von Bewältigungsprozessen zu ziehen sind (vgl. Abschnitt 6.9.3).

Aus der weit verbreiteten Annahme, dass eine nicht im Rahmen professioneller Settings stattfindende Behandlung von ‚Essstörungen' schlechtere Prognosen mit sich bringt, ist zu schließen, dass Selbsthilfeinitiativen kaum Beachtung finden, bestenfalls als mögliche Ergänzung therapeutischer Prozesse. Dies dokumentiert sich im folgenden Zitat: „Selbsthilfegruppen sind kein Ersatz für eine Psychotherapie oder eine ärztliche Untersuchung und Behandlung" (Reich/Götz-Kühne/Killus 2004: 166). In der deutschsprachigen Literatur ist auffallend, dass dieser Aspekt kaum thematisiert wird, jedoch im

7 Diese Abgrenzung vom professionellen Bereich ist heute gar nicht mehr so klar zu ziehen. In der Literatur wird beispielsweise bei Günther/Rohrmann (1999) darüber diskutiert, ob soziale Selbsthilfe eine Alternative, Ergänzung oder Methode der sozialen Arbeit ist – also möglicherweise sogar schon institutionalisiert ist.

Zuge von Kostendruck sowie der durch das Internet entstandenen Kommunikationsmöglichkeiten zunehmend in das Blickfeld gerät (vgl. Eichenberg 2004; Thiels/Schmidt 2004). Die wenigen Veröffentlichungen stammen jedoch von Professionellen. Die (ehemals) betroffenen Menschen selbst werden offenbar nicht in diese Diskussion einbezogen. Darüber hinaus ist auffällig, dass unter Selbsthilfe Verschiedenes assoziiert wird. So wird dieser Begriff vor allem synonym mit Selbsthilfemanualen verstanden, also (Verhaltens-) Programmen von Professionellen für betroffene Menschen zur Selbstbehandlung (vgl. Thiels/Schmidt 2004; Treasure/Troop/Schmidt 1996; Schmidt 1996). In diesem Kontext ist eine britische Studie zu erwähnen, die darauf verweist, wie wirksam solche Selbsthilfemanuale sein können, denn bei 22% der Probandinnen besserte sich die Symptomatik, so dass sie letztlich keine Therapie beginnen mussten (vgl. Treasure u.a. 1996, zit. nach Thiels/Schmidt 2004: 274). Im Vergleich zu den zumeist literaturgestützten (und zunehmend auch computergestützten) Selbstbehandlungsmanualen werden die Selbsthilfegruppen weniger thematisiert. Aus einigen Therapiekonzepten wird deutlich, dass die Professionellen versuchen, die Bildung von Selbsthilfegruppen anzustoßen (vgl. Jacoby 1997; Meermann/Zelmanski 1994). Hierzu existiert beispielsweise ein Projektbericht mit konzeptuellen Vorschlägen der Professionellen zur Unterstützung von Selbsthilfeinitiativen (vgl. Meermann/Zelmanski 1994) sowie eine deutsche Fassung der amerikanischen BASH-Methode als Ausbildungsleitfaden für Selbsthilfegruppen-Moderatoren (Larocca/Meermann 1991).

Es ist positiv zu sehen, wenn Selbsthilfeinitiativen in ihrem Aufbau gefördert werden. Zugleich ist es jedoch kritisch zu betrachten, wenn es sich um Konzepte von Professionellen für Klienten handelt, in denen eine spezielle Vorstellung von der Qualität, den Inhalten, Regeln usw. vorgegeben ist. Es besteht die Gefahr, dass in der Selbsthilfe die Gestaltungsautonomie der betroffenen Menschen durch klinische Kontroll- und Steuerungsinstanzen beeinträchtigt wird. Hervorzuheben ist, dass von unterschiedlichen Beratungs- und Forschungseinrichtungen (wie z.B. ANAD e.V. München, Klinik für Psychiatrie der Universität Leipzig) Internetseiten angelegt wurden, um Informationen bereitzustellen, niederschwellige Beratungsangebote zu ermöglichen bzw. den betroffenen Menschen und ihren Angehörigen Plattformen zu geben, auf denen sie sich gegenseitig austauschen und unterstützen können. Hierzu liegen mittlerweile erste Studien vor. So fanden Kral und Presslich (2002) unter anderem heraus, dass etwa die Hälfte der Nutzer nie therapeutische Hilfe in Anspruch genommen hat und dass die Nutzer hauptsächlich daran interessiert sind, sich mit ebenfalls Betroffenen auszutauschen. Dabei spielen offenbar Hinweise auf Therapiemöglichkeiten eine geringere Rolle (zitiert nach Eichenberg 2004: 84). Winzelberg (1997) konnte mit einer Inhaltsanalyse herausarbeiten, dass auch über das Medium Internet eine Vertrauensbasis geschaffen werden kann, in der sich die betroffenen Menschen mit ihren Problemen offenbaren und emotional unterstützen können (zitiert nach Eichenberg 2004: 84).

In der Praxis gewinnt Selbsthilfe offenbar zunehmend an Bedeutung. Dies geschieht in lokalen Selbsthilfegruppen und auch vor dem Hintergrund der neuen multimedialen Kommunikationsformen über das Internet, wo betroffene Menschen zunächst anonym miteinander in Austausch treten und von dort gelegentlich auch Zugänge zu anderen Beratungsformen finden. Die Bedeutung von Selbsthilfe spiegelt sich jedoch nicht in demselben Maße in der Fachliteratur und wird, wie am folgenden Zitat erkennbar, zumeist mit Selbstbehandlung gleichgesetzt, die oft auf der Suche nach Einsparpotenzialen Berücksichtigung findet: Thiels u.a. (1998) schlussfolgern: „Angeleitete Selbstveränderung mit einem Selbstbehandlungsmanual kann also ohne wesentliche Qualitätseinbußen Therapeut(inn)enzeit sparen" (1998: 427). Dies verkürzt den Selbsthilfegedanken, der grundsätzlich auf nutzbare Ressourcen reflektiert, auf rein ökonomische Überlegungen.

2.14 Forschungsdesiderate und Forschungsperspektiven

Ein Großteil der empirischen Studien bezieht sich entweder auf die Epidemiologie oder vorrangig auf den Therapie-Outcome. Hier herrschen überwiegend quantitative Designs mit standardisierten Verfahren vor. Dies beobachten zum Beispiel auch Franke (1994), Hofstadler, Buchinger (1995) und von Wyl (2000). Kupper-Horster, Kupper und Engel führen eine Metaanalyse der empirischen Forschung zur Klinik der ‚Essstörungen' durch und beziehen sich dabei ausschließlich auf quantitative Outcome- bzw. Follow-up-Studien, die charakteristisch sind. Sie sehen empirische Forschung nur nach naturwissenschaftlichen Standards mit quantitativen Verfahren durchführbar, halten jedoch einschränkend fest, dass sich diese in der Psychologie nicht vollständig realisieren lassen (vgl. 1997: 145). Sie vertreten auf diese Weise den Mainstream, dessen Anspruch an Operationalisierbarkeit sowie Quantifizierbarkeit die Studiendesigns letztlich auf messbare Erscheinungen (orientiert an den Diagnosekriterien) reduziert. Wie weiter oben ausgeführt, ist dabei fraglich, wie beispielsweise die Wirkungen von therapeutischen Maßnahmen aus der Perspektive der Klienten erfasst werden können. Diese Forschungsdesigns sind zudem symptomatisch dafür, dass die eigenen theoretischen Konstrukte zugrunde gelegt und nicht mehr hinterfragt werden. Es ist überwiegend die klinische Forschung, die sich des Phänomens ‚Essstörung' annimmt, wobei sie in erster Linie die Epidemiologie und den messbaren Störungsverlauf im Blick hat. Unter diesem Horizont ist eine vorwiegend indikatorengestützte, symptomorientierte Forschung zu finden. In dem Sammelband „Essstörungen – Neue Erkenntnisse und Forschungsperspektiven" (Gastpar/Remschmidt/Senf 2000) spiegelt sich die kritisierte Situation der humanwissenschaftlichen Forschung wider. Biographische Entwicklungs- und Bearbeitungsprozesse, zur Verfügung stehende Ressourcen, veränderte Lebensqualität, das Erleben und die Wirkungen von Fremdinterventionen, eigentheoretische Verarbeitungen des Erlebten und Haltungen der betroffenen Menschen können auf diese Weise kaum erfasst werden. Diese Dimensionen wären allerdings für ein umfassendes Verständnis des Phänomens und besonders für ein individuelles Fallverstehen bedeutsam. Hier wäre ein notwendiger Paradigmenwechsel in der Forschung vom naturwissenschaftlichen zum ergänzend fallrekonstruktiven Verständnis angezeigt. So stellt z.B. Neubeck-Fischer fest: „In jeder Lebensgeschichte verschränken sich zahllose Erfahrungen, Lernprozesse und Reaktionsmuster zur ganz besonderen Person. Und wie keine Lebensgeschichte der anderen gleicht, so gleicht auch keine Person der anderen" (1991: 169). Sie markiert damit die fallspezifischen Besonderheiten, die zum Verständnis der Genese von Bedeutung sind und sich kaum durch standardisierte und zumeist im Querschnitt angelegte (quantitative) Forschungsdesigns erfassen lassen.

Falldarstellungen und Erfahrungsberichte bleiben allerdings oft deskriptiv und tragen somit in dieser Form zum Gesamtverständnis des Phänomens ‚Essstörung' weniger bei. Stellvertretend für diese Kritik soll Agnes von Wyl (2000) angeführt werden: „[...] es gibt allerdings viele Beiträge, die sich der Psychodynamik der Magersucht und Bulimie widmen. Bei den meisten handelt es sich um Fallberichte, die unter trieb- sowie objektbeziehungstheoretischen Überlegungen dargestellt werden. [...] Es gibt in der Tat kaum empirische Arbeiten auf dem Gebiet, die sich systematisch aufgrund mehrerer empirischer Fälle mit dem subjektiven Krankheitserleben und dem unbewussten Konfliktgeschehen befassen" (2000: 9f.). Von Wyl wendet in ihrer eigenen Fallanalyse vor einem psychodynamischen Hintergrund ein erzählanalytisches Verfahren (JAKOB) an. Sie fokussiert ihre Aufmerksamkeit auf unbewusste Grundkonflikte und differenziert zwischen Störungsformen der „Bulimia nervosa" und „Anorexia nervosa" (vgl. ebd: 84f.). Von Wyl praktiziert zwar ein qualitatives und offenes Erhebungsverfahren, ist aber aufgrund ihrer theoretischen Vorannahmen auf psychodynamische Konflikte eingestellt und nimmt die bestehende Klassifikation der ‚Störungstypen' zum Ausgangspunkt. Ein weitgehend unvoreingenommenes Fallverstehen müsste auf diese Prämissen jedoch verzichten.

Einen wichtigen Beitrag zur psychoanalytisch-feministischen Diskussion leistet Gast (1989), die „Tiefeninterviews" mit betroffenen Menschen analysiert, wobei sie hier – aufgrund ihres Erkenntnisinteresses – ausschließlich Menschen mit „Anorexia nervosa" einbezieht. Sie zielt auf die Herausarbeitung der „Dialektik patriarchal-gesellschaflicher Strukturen und der spezifischen Magersuchtsentwicklung“ sowie auf das der „Magersucht“ innewohnende Potenzial (vgl. 1989: 3), wobei sie von einer tiefenpsychologischen Objektbeziehungstheorie ausgeht. Auch hier wird autobiographisches Material vor dem Hintergrund von Theoriekonzepten gezielt abgesucht, was der von mir beabsichtigten offenen, fremdverstehenden Haltung nur zum Teil entspricht.

Als ein weiterer Beitrag, der einen Zugang über das Subjekt sucht, ist Buchholz (2001) zu nennen, die spezifische Beziehungs- und Interaktionsmuster von Menschen mit „Bulimia nervosa“ und „Anorexia nervosa“ herausarbeitet. Diese Arbeit basiert auf einer Dokumentenanalyse (Berichte, Therapieprotokolle, Tagebuchaufzeichnungen usw.), über die sie die Perspektive der Betroffenen zu erfassen versucht. Auch hier wird das Datenmaterial allerdings nach von der feministischen Psychoanalyse beeinflussten inhaltsanalytischen Fragestellungen abgesucht. Auch verwendet sie überwiegend Sekundärdaten, in denen die betroffenen Menschen nicht unmittelbar zu Wort kommen.

Zuletzt kann anhand der gesundheitsbezogenen Lebensqualitätsforschung aufgezeigt werden, dass diese Perspektive bezogen auf ‚Essstörungen' derzeit noch kaum entwickelt ist. In den letzten 15 Jahren ist gerade in der psychiatrischen Forschung die subjektiv erlebte Lebensqualität zunehmend in den Vordergrund gerückt. Unter dem Stichwort „Lebensweltorientierung“ geht es darum, Ressourcen zu entdecken, deren Aktivierung Heilungschancen verbessern könnte. Im ‚Essstörungsbereich' sind mir aktuell international jedoch lediglich zwei veröffentlichte Arbeiten (vgl. Padierna u.a. 2002; Danzl u.a. 2001) bekannt, die sich mit der Einschätzung der gesundheitsbezogenen Lebensqualität befassen. Dies verweist erneut darauf, dass eine nicht störungszentrierte Forschungs- und Praxisperspektive noch wenig entwickelt ist.

Aus diesem Überblick zum Stand der Forschung ergibt sich meines Erachtens, dass systematische Studien, in denen die biographischen und sozialen Prozesse des ‚Essgestört-Werdens', deren Wirkmechanismen und Auswirkungen auf die Identität sowie die eigentheoretischen Verarbeitungen und Haltungen der Betroffenen Gegenstand der Analyse sind, bislang noch nicht vorliegen. Dieses Forschungsinteresse ist am ehesten in Form von fallrekonstruktiven Studien zu verwirklichen, die durch einen offenen und fremdverstehenden Zugang charakterisiert sind und sich biographieanalytischer Verfahren bedienen, um die Erfahrungs- und Erlebnisaufschichtungen zu erfassen und daraus Prozessstrukturen und eigentheoretische Verarbeitungen erlebter Erfahrungen rekonstruieren zu können (vgl. Kapitel 3). Im weiteren Verlauf dieser Studie wird sich zeigen, dass auf diese Weise die Genese von ‚Essstörungen' vor dem Hintergrund von Lebensgeschichten verstehbar wird. Dabei wird deutlich, wie sich Störungsverläufe entwickeln und wie die betroffenen

Menschen versuchen, ihre Problemlagen zu bewältigen, welche wesentlich komplexer sind als nur das Symptomgeschehen. Darüber hinaus wird deutlich, dass die betroffenen Menschen über zahlreiche Ressourcen verfügen und den Alltag weitgehend bewältigen, was jedoch durch die einseitige Störungsorientierung bei der Bewertung ihrer Situation weitgehend übersehen wird.

3 Das Phänomen ‚Essstörung' in seiner biographischen Einbettung – Ein biographie-analytischer Forschungsansatz

Um das Phänomen ‚Essstörung' aus der Erfahrungs- und Erlebnisperspektive betroffener Menschen rekonstruieren und analysieren zu können, ist ein qualitativ-rekonstruktiver und ergebnisoffener Forschungsprozess erforderlich, der über adäquate Methoden einen Zugang zu den Erfahrungsaufschichtungen und theoretischen Verarbeitungen der Subjekte ermöglicht. So folgt die vorliegende Studie der offenen Forschungsstrategie von Glaser und Strauss (1998), der „Grounded Theory", indem aus der fortschreitenden Datensammlung und -analyse theoretische Kategorien gewonnen werden, und bedient sich der Methoden der Biographieforschung. Die im Zentrum stehenden autobiographischen Stegreiferzählungen werden über autobiographisch-narrative Interviews (vgl. Schütze 1983) erhoben und durch ein prozessanalytisches Verfahren (ebd.) ausgewertet. Diese Erhebungs- und Auswertungsverfahren basieren auf empirisch validierten methodologischen Grundlagen der Erzähl- und Biographietheorie.

Mit einem fallrekonstruktiven Vorgehen ist eine fremdverstehende Grundhaltung verbunden, die bestehende wissenschaftliche Erkenntnisse weitestgehend einklammert. Dieser Logik folgend wird der Begriff ‚Essstörung' immer in Anführungszeichen gesetzt, da das damit verbundene Verständnis in der rekonstruktiven Fallanalyse grundsätzlich erst einmal in Frage gestellt ist. Diese Vorgehensweise hat auch zur Folge, dass die betroffenen Menschen nicht nach den gängigen ‚Störungstypen' differenziert werden, sondern dass ihnen gegenüber eine Analysehaltung eingenommen wird, nach der sie wie Mitglieder beliebiger anderer sozialer Aggregate betrachtet werden, d.h. ohne Vorwegnahme bzw. Fokussierung auf die ‚Essstörung' bzw. den jeweiligen ‚Störungstyp'. Daraus resultiert ein analytischer Blick, der nicht defizitorientiert ist, sondern der ein Neuverstehen von ansonsten durch Theorien überlagerten Phänomenen zu ermöglichen versucht und der seine Aufmerksamkeit auch auf weitere Erscheinungen zu richten vermag. Die Lebensgeschichte wird folglich nicht erst ab dem Deutlichwerden der Symptomatik interessant (oder ab einem darauf verweisenden psychodynamischen Konflikt oder life-event), sondern als Gesamtzusammenhang aller Erlebnisse und ihrer Verarbeitung, woraus sich ein Verständnis für das Phänomen im jeweiligen Fall neu entwickeln kann.

Bevor der Forschungsprozess näher beschrieben wird (vgl. 3.5), werden zunächst die methodischen und forschungsstrategischen Prämissen der vorliegenden Studie herausgearbeitet.

3.1 Die Forschungsstrategie der Grounded Theory

Zwei zentrale Vertreter der Chicago-Schule, Anselm L. Strauss und Barney G. Glaser, deren Denken vom Interaktionismus und Pragmatismus beeinflusst ist, haben in den 60er Jahren die Forschungsstrategie der so genannten *Grounded Theory* entwickelt, um Theoriebildung auf der Grundlage von in der Sozialforschung systematisch gewonnenen Daten zu betreiben (vgl. Strauss 1994; Glaser/Strauss 1998). Diese Strategie verzichtet auf das Testen vorab formulierter Hypothesen. Stattdessen zielt sie darauf ab, in einem wechselseitigen Prozess der Datenerhebung und -analyse Kategorien zu entwickeln und diese durch ein systematisches Verdichten in Schlüsselkategorien bzw. Theorien zu überführen. Für diese Form qualitativer Sozialforschung, die auf eine abduktive Theoriebildung abzielt, empfehlen Strauss und Glaser eine Reihe von Vorgehensweisen und Techniken der Datenerhebung und -analyse, jedoch schreiben sie keinen ‚Königsweg' vor. Für sie stellt die bestmögliche Erhebungstechnik diejenige dar, die am dichtesten die gewünschten Informationen erbringt. Komparative Analysen als strategische Methoden der Theoriegenerierung finden jedoch häufig Anwendung. Sie stellen allgemeine Verfahren dar, die der Logik des Vergleiches folgen und auf alle sozialen Einheiten jeglicher Größe anzuwenden sind (vgl. Glaser/Strauss 1998: 31f.). Ebenso findet das von Strauss und Glaser entwickelte Kodierparadigma mit den drei Basistypen des Kodierens (vgl. Strauss 1994: 56ff.) in vielen qualitativen Studien Eingang. Insgesamt ist eine an der Grounded Theory orientierte Sozialforschung jedoch nicht an bestimmte Datensorten und Analyseverfahren gebunden, sondern gibt den im Feld Forschenden eine Orientierung, um kreativ und systematisch sowie intersubjektiv nachvollziehbar zugleich Konzepte und Theorien rekursiv zu entwickeln. Solche aus Daten gewonnenen Konzepte bzw. Theorien sind in der Regel nicht völlig zurückzuweisen, sondern werden im fortlaufenden Prozess modifiziert und erweitert.

An dieser Stelle sollen einzelne Aspekte der Grounded Theory dargestellt werden, um deren Relevanz für die vorliegende Studie, zum Beispiel weiter unten bei der Beschreibung des Forschungsprozesses, deutlich zu machen.

Strauss und Glaser betonen, dass sie sich bei der Generierung von Theorie nicht auf die Tatsachen stützen, sondern auf die konzeptuellen Kategorien (bzw. konzeptuellen Eigenschaften der Kategorien), die aus ihnen gewonnen werden. Das bedeutet, dass es nicht nur um die bloße Beschreibung der sozialen Wirklichkeit (Tatsachen) geht. Die Belege, auf deren Grundlage konzeptuelle Kategorien bzw. ihre Eigenschaften generiert werden, dienen jedoch dazu, das entwickelte Konzept zu illustrieren (intersubjektiv nachvollziehbar zu machen) (vgl. Glaser/Strauss 1998: 33). Somit besteht das Ziel in einer *theoretischen Abstraktionsleistung*, die sich von der deskriptiven Beschreibung des Forschungsgegenstandes abhebt.

Ein zentraler Aspekt der Theoriegenerierung ist, dass die grundlegende Operation darin besteht, Daten nahezu zeitgleich zu erheben, zu kodieren und zu analysieren. Das hier angesprochene *theoretical sampling* ist somit ein Prozess, in dem die Forschenden ihre Daten erheben, kodieren, analysieren und zugleich darüber entscheiden, welche Daten als nächstes erhoben werden sollen und wo sie möglicherweise zu finden sind. Das bedeutet, dass nur die Ausgangsentscheidung für die theoriegeleitete Datenerhebung von apriori theoretischen Annahmen abhängt. Der Forschungsprozess beginnt somit mit einer bestimmten Anzahl ‚lokaler Konzepte' (vgl. ebd.: 53), um zunächst grobe Eigenschaften des zu untersuchenden Phänomens zu bestimmen, wobei die Relevanz dieser ‚lokalen Konzepte' sich im weiteren Prozess erweisen muss. Dementsprechend ist im Rahmen des theoretical sampling vorab nicht planbar, welche Daten weiter erhoben werden sollen und welche Richtung der Datensammlung eingeschlagen werden soll. Erst die gewonnenen Erkenntnisse im Forschungsprozess geben die nächsten Schritte vor. Für Strauss und Glaser wird die Relevanz der Daten dadurch gesichert, dass die Kriterien dafür, was erhoben werden soll, aus der entstehenden Theorie selbst abgeleitet werden.

Das Kriterium zur Beurteilung, wann ein theoretical sampling beendet werden kann, ist die *theoretische Sättigung*. Das bedeutet, dass keine zusätzlichen Daten mehr gefunden werden, die die Eigenschaften von Kategorien erweitern könnten. Da sich in der Forschungsrealität jedoch häufig im Zuge weiterer Datensammlungen immer neue Eigenschaften finden lassen, gilt eine Untersuchung in der Regel als gesättigt, wenn sich Beobachtungen wiederholen. Die theoretische Sättigung wird nach Strauss und Glaser durch das parallele Erheben und Analysieren der Daten erreicht, wobei sie hier den minimalen bzw. maximalen Kontrast empfehlen (vgl. ebd.: 62ff.), um Eigenschaften einer Kategorie zu verdichten bzw. ein größtmögliches Spektrum von Eigenschaften der entwickelten Kategorien zu erfassen.

Zum theoretical sampling ist hinzuzufügen, dass ein zeitgleiches Datenerheben und Auswerten als nicht zwingend angesehen wird. Die Autoren sehen auch die Möglichkeit der Theoriegenerierung auf der Basis früher erhobener Forschungsdaten, im Sinne eines theoretical sampling von ‚Daten auf der Grundlage von Daten' (vgl. Glaser/Strauss 1998: 78). Um jedoch eine Theorie bzw. ein theoretisches Konzept von einiger Dichte entwickeln zu können, ist einerseits eine große Menge an verfügbaren Daten erforderlich, andererseits die Bereitschaft, unmittelbar nochmal zusätzliche Vergleichsdaten zu erheben.

Gerade die Offenheit im Forschungsprozess und der flexible Umgang mit Daten geht zugleich mit der Frage nach der Qualität der so entstehenden theoretischen Konzepte einher. Für Strauss und Glaser ist die intersubjektive Nachvollziehbarkeit ein zentrales Qualitätskriterium. Sie fordern von den Forschenden, das schrittweise Vorgehen systematisch darzustellen und Daten als Beweis für Schlüsse zu präsentieren, um den Weg von den Daten hin zur Abstraktion für Dritte nachvollziehbar werden zu lassen. Da die in diesem Rahmen entstehenden theoretischen Konzepte zumeist einen Praxisbezug haben, fordern sie zugleich eine angemessene Sprache.

Ein solches Vorgehen nach der Forschungsstrategie Strauss und Glasers, das nicht vorab formulierte Hypothesen in der sozialen Wirklichkeit überprüft, sondern im Forschungsprozess Hypothesen, theoretische Konzepte bzw. Theorien entwickelt, hat mittlerweile eine breite Anerkennung in der Sozialforschung erfahren. Leider wird diese Forschungsstrategie bzw. ihr Titel (Grounded Theory) nicht selten irreführend und reduzierend (als Analyseinstrument) verwendet. Andererseits ist zu betonen, dass es sich um ein Forschungsleitbild handelt und dass manche Handlungsanleitungen nicht immer vollständig umzusetzen sind. So ist eine theoretische Sättigung oft nicht möglich, zumal sich Gegenstandsbereiche im Verlauf der Zeit verändern können, so dass immer wieder neue Eigenschaften zu beobachten sind und der Forschungsprozess eigentlich nie abgeschlossen ist. Auch ist z.B. die Durchführung der Erhebung und Auswertung anhand der Maxime, minimale und maximale Kontraste zu finden, oft nicht vollständig realisierbar. Straub nennt hierzu zwei praktische Grenzen: Zeit- und Kapazitätsgründe sowie das Problem, nicht zu wissen, wo die minimalen bzw. maximalen Kontrastfälle zu suchen sind, bzw. welche Kontrastierungskriterien dem theoretical sampling zugrunde gelegt werden sollten (vgl. Straub 1989: 234). Demgegenüber ist dem Zweifel von Autoren wie Lamnek (vgl. 1995, Bd.1: 128) an der Regel, zu Beginn voraussetzungslos ins Feld zu gehen, nicht zuzustimmen. Die Unterstellung, dass Strauss und Glaser auf diese Weise naiv und unsystematisch ins Feld gingen, wird durch deren Empfehlung, sich zu Beginn von ‚lokalen Konzepten' leiten zu lassen, die natürlich schon aufgrund eines theoretischen Wissens entstanden sind, relativiert. Auch wird in Zweifel gezogen, dass es möglich sei, eine unvoreingenommene Haltung überhaupt einnehmen zu können. Dies soll in der Regel aber dadurch erreicht werden, dass der Umgang mit theoretischen Voraussetzungen reflektiert und thematisiert wird. Zudem betonen Glaser und Strauss, dass die Entwicklung einer Theorie auf Grundlage von Daten nicht jeder Laie durchführen könne, sondern dass es dazu eines wissenschaftlichen Hintergrunds bedürfe (vgl. 1998: 40). Sie setzen somit eine gewisse theoretische Sensibilität voraus, wobei eine offene Haltung gegenüber dem Fremden unabdingbar ist, um einen Interpretationsprozess anzustoßen und neue Erkenntnisse zu gewinnen. Zudem stehen oft Bereiche der sozialen Wirklichkeit im Zentrum, die es erst noch neu zu verstehen und zu systematisieren gilt.

3.2 Fallrekonstruktionen bzw. Fallanalysen in der qualitativen Sozialforschung

Die qualitative Sozialforschung, der die Forschungsstrategie der Grounded Theory zuzuordnen ist, zielt auf die empirische Rekonstruktion von Sinnstrukturen und Prozessabläufen ab. Allen Ansätzen der qualitativen Sozialforschung ist gemeinsam, dass sie dem interpretativen Paradigma folgen und eine fremdverstehende Grundhaltung einnehmen. Im Gegensatz zur quantitativen Sozialforschung, die vor allem durch hypothesenprüfende (deduktive) Verfahren gekennzeichnet ist und große Fallzahlen anstrebt, zielt die interpretative Sozialforschung auf Theoriegenerierung (im Sinne der Grounded Theory) z.B. durch (Einzel-)Fallstudien ab. Somit stehen Fallrekonstruktionen[1] bzw. Fallanalysen im Zentrum der Aufmerksamkeit.

Eine rekonstruktive Forschungslogik betont (dem interpretativen Paradigma folgend) die Binnensicht der handelnden (bzw. erleidenden) Subjekte als Grundlage für die Theoriebildung und geht von der Grundprämisse aus, dass die soziale Ordnung auf den Erinnerungen und interpretativen Leistungen der handelnden Subjekte beruht (im Sinne der sozialen Konstruktion von Wirklichkeit). Demzufolge muss die rekonstruktive Sozialforschung an den Interpretationen, Erfahrungs- und Erlebniswelten der Handelnden ansetzen.

1 Unter einem „Fall“ ist nach Kraimer eine eigenständige Untersuchungseinheit zu verstehen, die er wie folgt konkretisiert: „Dieser (der Fall, d. Verf.) ist eine strukturierte, geschichtlich konstituierte autonome Handlungseinheit mit identifizierbaren Grenzen, etwa eine Person, [...] Organisation, ein Sozialzusammenhang von Diskursgemeinschaften [...]“ (2000: 42). Der Begriff „Fall“ wird in dieser Studie dementsprechend verwendet.

Die methodisch kontrollierte Fallrekonstruktion geht über die Qualität von Fallbeschreibungen[2] hinaus, da sie nicht nur die Komplexität und das Spezifische des Falls zu erfassen bzw. zu beschreiben versucht, sondern darauf abzielt, die konstituierenden Prinzipien (Strukturen, Gesetzlichkeiten) des Falls herauszukristallisieren und darüber zu allgemeinen Erkenntnissen über Prozesse der sozialen Praxis zu gelangen. Kraimer fasst hierzu zusammen: „Die fallrekonstruktive Forschung ist auf die empirische *Strukturerschließung* menschlicher Lebenspraxis, auf das Erkennen der einer sozialen Erscheinung (›Fall‹) zugrunde liegenden Struktureigenschaften gerichtet" (2000: 23, Hervorhebung im Original). Somit lassen sich in Fällen, die als soziale Einheiten verstanden werden, über das ihnen innewohnende Spezifische hinaus allgemeine Strukturen erkennen. Zu den fallanalytischen bzw. fallrekonstruktiven Verfahren zählen beispielsweise die objektive Hermeneutik (Oevermann u.a. 1979) bzw. Ansätze der biographischen Forschung, wie sie von Schütze (1983), Rosenthal (1995), Hildenbrand (1998), Wohlrab-Sahr (1999), Rosenthal/Fischer-Rosenthal (2000) u.a. vorgeschlagen werden. Trotz ihrer mehr oder weniger großen Differenzen ist diesen Ansätzen der biographischen Forschung gemeinsam, rekonstruktiv und sequenzanalytisch vorzugehen und dabei eine abduktive Forschungslogik zu verfolgen. Das bedeutet für biographische Forschung, dass sie nicht inhaltsanalytisch vorgeht, indem vorab definierte Kategorien an den Text herangetragen werden, sondern eben rekonstruktiv, indem die Bedeutung von Prozessen im Gesamtzusammenhang der Lebensgeschichte erschlossen wird (vgl. Rosenthal 2002: 145). Ihr sequenzanalytisches Vorgehen resultiert aus der Grundannahme, dass soziales Handeln bzw. die soziale Realität einen prozessualen Charakter hat. Da die Analyse autobiographischer Stegreiferzählungen soziale und biographische Prozesse, die die Fallentfaltung konstituieren, fokussiert, muss sequenzanalytisch vorgegangen werden (vgl. Schütze 1993: 208). So kann beispielsweise der Prozess des zum Alkoholiker-Werdens nur in seiner sequenziellen Struktur unter Einbeziehung des sozialen Rahmens verstanden werden. Die auch schon unter Strauss und Glaser erwähnte abduktive Forschungslogik (nach Peirce) zielt auf die Suche nach Neuem. Im Rahmen von Fallrekonstruktionen bedeutet dies die Gewinnung von theoretischen Konzepten aus einem fortlaufenden Ineinander von allgemeinen Gesichtspunkten und konkreten Einzelfallanalysen (vgl. Schütze 1987: 258), wobei zunächst vage Hypothesen über allgemeine Zusammenhänge formuliert werden, die dann im weiteren Theoriege-

2 Oevermann differenziert Fallbeschreibungen von Fallrekonstruktionen noch radikaler anhand einer subsumtionslogisch bzw. einer rekonstruktionslogisch verfahrenden Erfahrungswissenschaft (2000: 61). Demzufolge gehen Fallbeschreibungen nie über die Falldarstellung hinaus, also das zu beschreiben, was schon Erkenntnis ist, wohingegen aus rekonstruktionslogischen Verfahren theoretische Konzepte entstehen, die über das Individuelle des Falls hinausreichen.

nerierungsprozess durch die kontinuierliche Rückbindung an das empirische Material und die daraus gewonnenen Erkenntnisse erweitert, spezifiziert oder verworfen werden (im Sinne eines rekursiven Verfahrens).

Abschließend ist an dieser Stelle hervorzuheben, dass Fallrekonstruktionen zunehmend an Bedeutung gewinnen. Sie finden mit steigender Tendenz als Methoden zur Diagnose, Analyse, Intervention und Selbstreflexion in der beruflichen sozialarbeiterischen, pädagogischen oder psychotherapeutischen Praxis Anwendung.

3.3 Die Biographieforschung – Biographische Fallrekonstruktion bzw. Fallanalyse

Unter biographischer Forschung werden ganz allgemein alle Forschungsansätze und -wege verstanden, die die Darstellung der Lebensführung und der Lebenserfahrung aus der Perspektive der jeweiligen Subjekte als Datengrundlage verwenden (vgl. Fuchs-Heinritz 2000: 9). Hiervon ist die Lebenslaufsforschung zu unterscheiden, die, zumeist mit quantitativen Methoden arbeitend, den Lebensweg mittels ‚objektiver' Daten untersucht. Ebenso wird nicht – wie z.B. in der Life-Event-Forschung – gezielt nach vorab definierten Ereignissen im Lebensablauf gefragt (vgl. Rosenthal 2002: 138), sondern es geht ganz allgemein darum, rekonstruktiv die Bedeutung von Entwicklungsprozessen im Gesamtzusammenhang der Lebensgeschichte zu erschließen.

Die biographische Forschung hat insbesondere in den letzten zwei Jahrzehnten im deutschsprachigen Raum an Umfang und Bedeutung gewonnen. So existieren mittlerweile verschiedene Konzepte und Methoden biographischer Forschung, die nicht mehr nur innerhalb von Forschungszusammenhängen verschiedener Wissenschaften (wie der Soziologie, Ethnologie, Philosophie usw.) relevant sind, sondern ihre Anwendung, wie schon erwähnt, auch in praxisbezogenen Disziplinen (wie z.B. der Pädagogik, Sozialen Arbeit oder Psychiatrie/Psychotherapie) finden.[3] Die steigende Bedeutung sowie interdisziplinäre Mannigfaltigkeit der Konzepte wird von Jüttemann und Thomae unter anderem darauf zurückgeführt, dass zunehmend die Notwendigkeit er-

3 Die wissenschaftsgeschichtlichen Wurzeln biographischer Forschung sind vielfältig und reichen weit zurück. Der Beginn in der Soziologie wird auf die Arbeiten von Thomas und Zaniecki über die polnischen Bauern zurückgeführt, die Anfang der zwanziger Jahre des letzten Jahrhunderts in Amerika veröffentlicht wurden. An dieser Stelle soll kein geschichtlicher Abriss erfolgen (ausführlich nachzulesen z.B. bei Fuchs-Heinritz 2000; Alheit/Fischer-Rosenthal/Hoerning 1990), jedoch wird deutlich, dass sich aus der anfänglichen ‚biographischen Methode' mittlerweile eine Teildisziplin bzw. ein Forschungsbereich in der Soziologie etabliert hat, dessen Methodologien in andere Disziplinen hineinwirken und dort weitere Diskussionen und Entwicklungen erfahren.

kannt werde, „[...] sich dort, wo humanwissenschaftlich-kulturelle Zusammenhänge berührt werden, nicht länger auf eine Anwendung naturwissenschaftlich fundierter Forschungsstrategien zu beschränken, sondern konsequent von einem Subjektmodell des Menschen auszugehen und aus dieser Orientierung methodologische Folgerungen zu ziehen“ (1999: IX).

Darüber hinaus erlaubt die biographische Forschung Einblicke in die anwachsende Komplexität der sozialen Wirklichkeit, die von gängigen Begriffen und Theorien nicht mehr erfasst wird (vgl. Fuchs-Heinritz 1999: 7), und trägt der Tatsache Rechnung, dass (soziale) Prozesse für die Forschenden bzw. Professionellen nicht unmittelbar zugänglich sind, sondern eine Analyse nur über die an solchen Prozessen Beteiligten möglich wird. Der biographischen Forschung wird die Prozesshaftigkeit sozialen Lebens zugänglich, denn aus den erhobenen Daten lassen sich Verläufe von der Vergangenheit über die Gegenwart in die nahe Zukunft rekonstruieren und analysieren. Die Notwendigkeit, an der subjektiven Perspektive anzusetzen und durch geeignete Methoden das Entstehen von Phänomenen wie Kranksein bzw. Abweichendsein im Lebenszusammenhang sowie die Deutungen und Interpretationen der davon Betroffenen herauszuarbeiten, rückt die biographische Forschung in den Mittelpunkt. Gerade in der Sozialpsychologie wird schon seit längerem gefordert, die Erlebnis- und Erfahrungswelt und die subjektiven Interpretationen zu erfassen. So hebt beispielsweise Faltermaier hervor, dass Gesundheit und Krankheit keine natürlichen Phänomene darstellen, sondern zugleich subjektive und soziale Erscheinungen sind. Hierzu fordert er eine Analysehaltung, die die Subjekte und ihre Lebenswelt integriert bzw. die Erfahrungen und Lebenssituationen der Subjekte einbezieht (vgl. 1993: 313ff.). Mittels biographischer Forschung kann dieser Forderung nachgekommen werden, da Biographie mit Alheits Worten „ganz konkret Gesellschaftlichkeit und Subjektivität in einem“ (1996: 294) ist. Im Zuge von Vergesellschaftungsprozessen, denen sich die Subjekte kaum entziehen können, aber auch durch individuelle Aneignungs- und Verarbeitungsleistungen entsteht die Biographie. In der individuellen Lebensgeschichte dokumentieren sich folglich auch Diskurse, hinter individuellen Erleidensprozessen verbergen sich gesellschaftliche Prozesse und werden prägende Lebenswelten deutlich. Daneben erfordert ein Verständnis von abweichendem Verhalten als an der Problemlösung orientiertes Handeln (vgl. Keupp 1987: 352), solche Dimensionen in den Blick zu nehmen, die den Kontext erschließen können. Abweichendes Verhalten wird beispielsweise erst im Zusammenhang mit der Biographie als Problemlösungsversuch und damit in seinem Sinn verstehbar. Abschließend ist noch eine Affinität zum Modell der Salutogenese (Antonovsky 1997) zu nennen, das Krankheit wie Gesundheit als Produkt der Lebensgeschichte und Lebenssituation betrachtet. Demzufolge gelangt eine salutogenetische Orientierung bei der Ortsbestimmung eines Menschen auf dem Kontinuum von Gesundheit und Krankheit zur Geschichte dieses Menschen (vgl. Antonovsky 1993: 9) und umfasst nicht nur Risikofaktoren, sondern auch heilsame Ressourcen sowie die Weltsicht der Betroffenen. Dies verweist auf die Fruchtbarkeit biographischer Forschung, die z.B. die Entwicklung von Erleidensprozessen aus dem Gesamtzusammenhang zu verstehen versucht, dabei auch andere Prozessstrukturen analysiert und zugleich die subjektiven Deutungen und Interpretationen zu den Ereignisabläufen sowie Haltungen sich und der Welt gegenüber erfasst. Damit können Zeitlichkeit (Verlauf), Kontextualität (Lebenswelt) sowie Ganzheitlichkeit (Defizite wie Ressourcen) integriert betrachtet werden.

Bis hierher ist deutlich geworden, dass biographische Forschung „gezielt den ständig fortschreitenden Prozess des Werdens bestimmter Phänomene – wie Krankheit und Gesundheit – untersucht und dabei eine Einbettung dieser Phänomene in die Gesamtbiographie in ihrer Wechselwirkung zwischen Individuum und Gesellschaft anstrebt“ (Rosenthal 2002: 139). Sie ist zumeist an der Forschungsstrategie der Grounded Theory orientiert, um theoretische Konzepte bzw. Theorien systematisch aus autobiographischen Daten zu generieren und über das theoretical sampling eine theoretische Sättigung zu erlangen. Damit verbunden ist ein Fremdverstehen und das Ausblenden von theoretischem Fremdwissen (bzw. pathologischen Kategorien), um die Prozessabläufe und ihre Logik im Gesamtzusammenhang zu verstehen. Zur Datengewinnung überwiegen hierbei offene Interviewtechniken, um das Erleben und seine Verarbeitung durch die Biographieträger explorieren zu können. Eine Mindestanforderung an die Interviewführung ist hierbei, dass dem befragten Subjekt die Möglichkeit gegeben wird, seine subjektive Erlebnisperspektive zu entfalten, wofür standardisierte Verfahren in der Regel nicht geeignet sind. Das in den siebziger Jahren entwickelte autobiographisch-narrative Verfahren von Fritz Schütze (1983) wird diesen Erfordernissen in besonderem Maße gerecht, da es beim Erzählen als einer alltagssprachlichen Kompetenz ansetzt und dadurch (in der Transkription) Texte produziert werden, die die Grundlage zur Herausarbeitung von Prozessstrukturen sowie subjektiven Interpretations- und Deutungsmustern darstellen. Mittlerweile hat dieses Erhebungsverfahren eine breite Anerkennung und Etablierung erreicht. Die biographische Fallrekonstruktion anhand der gewonnenen autobiographischen Stegreiferzählungen erfolgt dann durch Textanalysen.

Neben der von Schütze entwickelten Erzählanalyse gibt es heute zahlreiche Modifikationen bzw. Erweiterungen durch das Hinzuziehen anderer interpretativer Verfahren wie der objektiven Hermeneutik und der thematischen Feldanalyse, wie sie von Rosenthal/Fischer-Rosenthal (2000) entwickelt wurde. Weiterhin sind Rosenthal (1995), Wohlraab-Sahr (1999), Hildenbrand (1998), Nassehi/Saacke (2002) usw. mit ihren jeweils spezifischen Ansätzen biographischer Forschung zu nennen. Bis heute gibt es jedoch keine alleingültige Auswertungsmethode, sondern unterschiedliche Varianten, deren Wahl vom Erkenntnisinteresse mitbestimmt wird. Schützes Erzählanalyse interessiert sich so beispielsweise besonders für die Strukturiertheit des Lebensablaufs (vgl. 1983). Demgegenüber zielt das Auswertungsvorgehen der objektiven Hermeneutik auf die Aufdeckung latenter Sinnstrukturen (vgl. Oevermann 2000). In Bezug auf die in den Forschungsdiskursen immer wieder deutlich werdende Kritik an Schützes Verfahren ist an dieser Stelle nur auf die Entstehungsgeschichte des autobiographisch-narrativen Interviews und der Erzählanalyse sowie auf die damit verbundenen theoretischen Hintergründe (wie symbolischer Interaktionismus und Konversationsanalyse[4]) bzw. methodologischen Überlegungen zu verweisen. Dass es sich dabei um kein naives (vgl. z.B. die Homologie-Unterstellung als häufig geübte Kritik, z.B. Nassehi 1994: 49), sondern um ein methodisch kontrolliertes Verfahren handelt, wird im folgenden Abschnitt deutlich werden.

3.4 Das autobiographisch-narrative Interview – Methodologie und Methode

Das autobiographisch-narrative Interview ist eine besondere Form des offenen Interviews. Dabei besteht das Ziel darin, dass die in die Gegenwart transportierte Erfahrungsaufschichtung durch die einsetzende Erzähldynamik wieder verflüssigt wird und das erzählende Subjekt dem erlebten Ablauf der Ereignisse von der Vergangenheit bis in die Gegenwart folgt.

Hierbei tritt die Frage auf, wie der Möglichkeit Rechnung getragen werden kann, dass sich die Selbstsicht des Subjekts im Lebensablauf bzw. die (Selbst-)Darstellung in unterschiedlichen Interaktionssituationen, abhängig vom jeweiligen Gegenüber, gegebenenfalls verändert. Ist also davon auszugehen, dass jemand seine Vergangenheit immer so rekonstruiert, wie er sie erlebt hat? Riemann antwortet auf diese Einwürfe: „Geschichten sind nicht gleich Geschichten“ (1987: 24) und bezeichnet damit in Kürze methodologische Grundlagen, mit deren Hilfe die Differenz zwischen Erfahrungsaufschichtungen, Bedeutungszuschreibungen, Haltungen usw. herausgearbeitet werden kann. Die nachfolgend dargestellten grundlagentheoretischen (bzw. metatheoretischen) Konzepte wurden auf empirischer Basis entwickelt. Schütze stieß im Zuge einer Untersuchung kommunaler Machtstrukturen darauf, dass zu dem, *was* jemand in seiner Geschichte erzählt, tiefer zu gelangen ist, wenn auf das, *wie* jemand seine Geschichte erzählt, geachtet wird (vgl. Riemann 2003b: 120). Aus diesem Kontext heraus entstanden die theoreti-

4 Die Konversationsanalyse baut auf der Phänomenologie, der Ethnomethodologie sowie auf Theorien der Soziolinguistik auf (vgl. Knobloch 2003: 105).

schen Grundlagen des Erzählens (der Form) sowie der Biographieanalyse (des Inhalts).

Im Folgenden werden Aspekte der Erzähltheorie herausgearbeitet. Die biographietheoretischen Grundlagen werden unter „Prozessstrukturen des Lebensablaufs" (vgl. Abschnitt 3.4.3) erörtert. Es handelt sich dabei um Elementarkategorien des Lebensablaufs, die einen Zugang zu unterschiedlichen biographischen Erfahrungsweisen gegenüber dem Ereignisablauf ermöglichen und den Vergleich von Lebensabläufen anhand allgemeiner Dimensionen erlauben.

3.4.1 Erzähltheoretische Grundlagen: „Kognitive Figuren" und „Zugzwänge des Erzählens"

Schütze geht davon aus, dass die Erzählung ein allgemein vertrautes und übliches Mittel ist, auf das Subjekte immer dann zurückgreifen, wenn sie einem Gegenüber etwas Eigenerlebtes mitteilen möchten. Schütze sieht im Stegreiferzählen eine alltäglich eingespielte Kommunikationsform (vgl. 1987: 77ff.), eine alltagsweltliche Kompetenz, die unter „gattungsgeschichtlichen Bedingungen" (ebd.: 81ff.) entwickelt wurde. Das Erzählschema sei Voraussetzung, die Diskrepanz des eigenen Erlebens und Verarbeitens gegenüber Interaktionspartnern, die dieses nicht teilen, auszugleichen. Die Erzählung ist die Voraussetzung für andere Kommunikationsformen der Sachverhaltsdarstellung.[5] Das bedeutet, dass das Beschreiben, Argumentieren und Beurteilen immer ein geteiltes Wissen über den Gegenstand voraussetzt, das vorher durch eine Erzählung vermittelt werden muss. Demzufolge sind die anderen Kommunikationsformen (Beschreiben, Argumentieren) ohne Erzählen nicht möglich.

Im autobiographisch-narrativen Interview geht es darum, dass der Informant diese Alltagskompetenz zum Erzählen entfalten kann und zugleich in den Zugzwang versetzt wird, seine Geschichte, die dem Gegenüber fremd ist, zu erzählen.

Wenn es dann zu einem Stegreiferzählen eigener Ereignisverwicklungen kommt, also das Subjekt sich auf ein Erzählen einlässt, wird davon ausgegangen, dass das erzählende Subjekt seine Lebensgeschichte so reproduziert, wie es diese erfahren hat. Durch die einsetzende Erinnerungsdynamik wird die verfestigte Erfahrungsaufschichtung verflüssigt (vgl. Schütze 1987: 40) und so reproduzierbar. „Der lebensgeschichtliche Erfahrungsstrom wird in erster

5 Kallmeyer und Schütze (1976) differenzieren drei Ordnungsebenen im autobiographisch-narrativen Interview, wobei das Sachverhaltsschema die Ebene ist, auf der uns die Informanten ihre Geschichte erzählen. Hier wird das Wissen von Sachverhalten deutlich gemacht. Das Kommunikationsschema der Sachverhaltsdarstellung wird in Erzählung (Narration), Beschreibung, Argumentation untergliedert.

Linie »analog« durch Homologien des aktuellen Erzählstroms mit dem Strom der ehemaligen Erfahrungen im Lebensablauf wiedergegeben und erst sekundär »digital« durch unterstützende Resymbolisierungen des Erfahrungsablaufs vermittels abstrakter Kategorien und Prädikate dargestellt [...]" (vgl. Schütze 1984: 78).

Die einsetzende Erzähldynamik ist also davon gekennzeichnet, dass sie das erinnernde Subjekt in seine Vergangenheit ‚holt' und dass dadurch die aktuelle Interaktionssituation in den Hintergrund rückt (vgl. Schütze 1987: 91). Damit ist das Subjekt in einen Erzählvorgang gelangt, der nicht mehr grundlegend durch Selbstdarstellungsversuche, die durch die aktuelle Interaktionssituation bestimmt werden, gesteuert werden kann. Schütze spricht in diesem Kontext von der „Selbstläufigkeit der Erzähldarstellung" (ebd.: 38): dass die Auswahl und inhaltliche Darstellung des Erlebten von der Eigendynamik des Erinnerungsstroms und weniger von dem Selbstdarstellungsversuch gegenüber Interaktionspartnern beeinflusst wird. Diese Erzähldynamik ist an grundlegende Abläufe (Regeln) der Alltagserzählungen gebunden, die die Intersubjektivität sichern sollen. Diese formalen Regeln des Stegreiferzählens sind die „kognitiven Figuren" (Schütze 1984) sowie die „Zugzwänge des Erzählens".

Die „kognitiven Figuren" des Stegreiferzählens, die von Kallmayer und Schütze (1976) im Zuge zahlreicher Analysen autobiographischer Stegreiferzählungen herausgearbeitet wurden, sind als die elementaren kognitiven Ordnungsprinzipien der lebensgeschichtlichen Erfahrungsrekapitulation zu verstehen. Das Stegreiferzählen eigener Erlebnisse folgt somit übergeordneten Prinzipien, die sozial geteilt sind und bestimmte „formale und inhaltliche Strukturen der Erfahrungsrekapitulation" (Schütze 1984: 81) erzwingen. So wird beispielsweise in soziale Rahmen eingeführt, wird die zeitliche Abfolge in der Stegreiferzählung dadurch ermöglicht, dass Einzelereignisse durch Verknüpfungsformen in Ereignisketten eingebunden und so übergreifende Prozessabläufe gebildet werden. So ist weiterhin jedes Erzählsegment sowie die Gesamtgestalt der Erzählung durch eine bestimmte Struktur (Einführung, Kern, Ausführung bzw. Präambel, Haupterzählung, Erzählkoda) bestimmt. Diese Grundlagentheorie ist Voraussetzung für eine methodisch kontrollierte Erzählanalyse, die es erlaubt, Abfolgen von Ereignissen und übergreifende Prozessstrukturen zu erkennen.

Die „Zugzwänge des Erzählens" als weitere Dimension der Erzählstrukturierung lassen sich mit folgenden drei Grundregeln beschreiben (vgl. Kallmayer und Schütze 1976: 188ff.):

Detaillierungszwang: Das erzählende Subjekt ist im Zugzwang, sich im Erzählen an die von ihm erlebte Abfolge der Ereignisse zu halten (auf ein Ereignis folgt das zweite bzw. auf eine Planung erfolgt eine Umsetzung usw.) und eine der Ereigniskette angemessene Detaillierung des jeweiligen Ereignisses vorzunehmen.

Gestaltschließungszwang: Das erzählende Subjekt ist im Zugzwang, die in der Erzählung begonnene kognitive Struktur abzuschließen. Dies gilt für die darzustellenden Teilereignisse wie für die Gesamtgestalt der Erzählung.

Relevanzfestlegungs- und Kondensierungszwang: Das erzählende Subjekt ist im Zugzwang, in Anbetracht der begrenzten Zeit zu gewichten und sich auf das Wesentliche zu beschränken. So müssen die Teilerzählungen verdichtet werden.

Die erzähldynamischen Prozesse und Orientierungsfiguren wirken erzählleitend und tragen dazu bei, die Lebensgeschichte als Gesamtgestalt darzustellen. Um Ereignisverkettungen und die handlungsmäßige sowie gefühlsmäßige Eingebundenheit rekonstruieren zu können und von aktuellen Haltungen und Deutungen zu differenzieren, ergibt sich die Notwendigkeit, zwischen den Kommunikationsschemata der Sachverhaltsdarstellung zu unterscheiden: Erzählung (Narration) und Beschreibung, Kommentar, Argumentation bzw. narrative versus nicht-narrative (argumentative, evaluative und theoretisierende) Textsorten. Diese Modi unterscheiden sich durch den Grad der Nähe zum Erlebten des erzählenden Subjekts (vgl. Schütze 1987: 255). Dabei spielt die örtlich-zeitlich-ich-bezogene Spezifizierung des Geschehens eine wichtige Rolle, die am höchsten bei der narrativen Darstellung ist. Somit ist am Narrationsgrad einer Sachverhaltsdarstellung abzulesen, wie nahe das erzählende Subjekt während seiner Darstellung dem damals erlebten und handelnd bzw. leidend mitvollzogenen Geschehensablauf ist. Demzufolge sind Erzählungen die Textteile, die als besonders aufschlussreich für die Rekonstruktion von Prozessverläufen gelten. Hingegen sind Argumentationen, Kommentare, Beschreibungen von einem höheren Abstraktionsgrad gegenüber den Erlebnisdimensionen, so dass das damalige Geschehen und das eigene Involviertsein kaum erkennbar werden.

Diese grundlagentheoretischen Ausführungen sollen genügen, um verstehen zu können, dass ‚eine Geschichte eben nicht gleich eine Geschichte ist' (Riemann), sondern dass es unterschiedliche Textsorten gibt, die unterschiedliche Qualitäten haben. Zudem ist die Annahme, dass das erzählende Subjekt aus der aktuellen Situation seine narrative Darstellung steuert und kontrolliert, so einfach nicht aufrechtzuerhalten. Wenn jemand schönredet, ausblendet usw., dann bildet sich dies in der Regel in der Erzählstruktur ab. Ebenso dürfte deutlich geworden sein, dass Schütze nicht naiv und unmittelbar aus einer autobiographischen Stegreiferzählung auf die objektiven (faktischen) Lebensereignisse schließt, sondern dass er einen Zusammenhang zwischen der Erfahrungsaufschichtung (in der Vergangenheit Erfahrenes) und ihrer Rekonstruktion (in der Gegenwart Erzähltes) herstellt, durch die Differenzierung verschiedener Kommunikationsformen in einer Sachverhaltsdarstellung aber die Möglichkeit eröffnet, Argumentationen, Beschreibungen und Kommentare davon getrennt zu betrachten. Insofern ist es möglich, aktuelle Bewertungen dem in der Vergangenheit Erfahrenen gegenüberzustellen.

3.4.2 Das autobiographisch-narrative Interview

Damit nun jemand in einem Interview in die Lage versetzt wird, die Alltagskompetenz des Erzählens zu entfalten und in eine Erzähldynamik zu geraten, muss ein entsprechendes Klima geschaffen werden. Der Interviewer muss grundsätzlich ein vitales Interesse an der Lebensgeschichte des Gegenübers zeigen und ihm das Gefühl vermitteln, Experte seiner selbst zu sein. Hinzu kommt, dass die Interviewsituation selbst es ermöglichen muss, dass sich das interviewte Subjekt aus der aktuellen Interaktionssituation lösen kann.

Das Stegreiferzählen eigener Erlebnisse wird dann durch einen Erzählimpuls (narrative Ausgangsfrage) ausgelöst, der sich auf den gesamten Lebensablauf (oder auf bestimmte Abschnitte daraus) beziehen kann. Im daran anschließenden Erzählprozess ist nicht nur das erzählende Subjekt aktiv, denn sein Gegenüber ist gefordert, die geschilderten Ereignisse nachzuvollziehen und durch entsprechende Signale („hmh“) deutlich zu machen, dass es dem Geschehensablauf folgt. Die Erzählung endet mit der Erzählkoda, in der das erzählende Subjekt die Darstellung zumeist mit einer Abschlussbilanzierung beendet und die Aufmerksamkeit in die Gegenwart leitet (vgl. Schütze 1987: 167). Im Anschluss an die Ersterzählung wird dann ein Nachfrageteil angeschlossen, in dem zunächst neue erzählgenerierende Fragen zu Unklarheiten aus den erzählten Ereignissen gestellt werden. Im Anschluss daran folgen Fragen, die argumentative Auseinandersetzungen und Beschreibungen provozieren (vgl. Schütze 1983: 285).

Im Zuge dieses Vorgehens – unter der Bedingung, dass das interviewte Subjekt sich auf ein Stegreiferzählen einlässt – kann es seine Lebensgeschichte in der von ihm gewählten Form konstruieren, ohne dass es dabei durch Fragen beeinflusst bzw. gelenkt wird, was Rogers' non-direkter Gesprächsführung entspricht. Auf Basis der daraus resultierenden autobiographischen Stegreiferzählung können dann im Zuge der Erzählanalyse – beispielsweise aus den narrativen Textstellen – die Entwicklung von Leidensprozessen, ihre biographischen und sozialen Bedingungen und deren Bewältigung rekonstruiert werden. Aus den (sprachlich erkennbar) nicht-narrativen Teilen, wie den Argumentationen, Kommentarstellen, Bilanzierungen usw., lassen sich dann Eigentheorien, Interpretationen, Haltungen usw. herauskristallisieren und den erlebten Ereignisabläufen gegenüberstellen.

3.4.3 Biographieanalytische Grundlagen: „Prozessstrukturen des Lebensablaufs“

Schütze bezeichnet mit „Prozessstrukturen des Lebensablaufs“ unterschiedliche biographische Erfahrungsweisen der Biographieträger als strukturierende Grundkategorien (vgl. 1981, 1983, 1996). Es handelt sich dabei nicht um Deutungsmuster des Subjekts von seinem Lebensschicksal, sondern um Ablaufstrukturen in Abschnitten oder im gesamten Lebensablauf, die sich im Zuge der Erzählanalyse herauskristallisieren lassen. Dabei ist bedeutsam, wie die Ereignisabläufe vom erzählenden Subjekt erlebt wurden: „Das entscheidende Merkmal für den Stellenwert dieser Prozessabläufe in der Lebensgeschichte ist allerdings die Erfahrungshaltung, die der Biographieträger den Ereignisabläufen gegenüber einnimmt [...]“ (1984: 92).

Schütze versteht unter einer Lebensgeschichte „ [...] eine sequentiell geordnete Abfolge größerer und kleinerer in sich sequentiell geordneter Prozessstrukturen“ (1981: 132), die durch ein autobiographisch-narratives Interview hervorgelockt werden kann. Durch die weiter oben dargestellten erzähldynamischen Prozesse wird die Erfahrungsaufschichtung verflüssigt und in einer Geordnetheit wiedergegeben, so dass sich durch eine sequenzielle Analyseeinstellung Ablaufstrukturen herausarbeiten lassen. Dabei dienen die biographietheoretischen Grundlagen dazu, zwischen den aufeinander bezogenen Schichten biographisch relevanter Erfahrungen zu differenzieren, Lebensabläufe in ihrer Gesamtgestalt methodisch kontrolliert zu rekonstruieren und miteinander vergleichen zu können. Da die grundlagentheoretischen Kategorien für die vorliegende Studie relevant sind, werden nachfolgend die vier Elementarformen dargestellt.

1. Die *intentional getragenen Prozessstrukturen bzw. Handlungsschemata:* Hierbei geht es um Aktivitätsstrukturen, deren Handlungskraft auf das Selbst des Subjekts zurückzuführen ist. Es werden fünf Grundformen biographischer Handlungsschemata differenziert: biographische Entwürfe, biographische Initiativen zur Änderung der Lebenssituation, episodale Handlungsschemata des Erlebens von Neuem mit nachträglicher biographischer Relevanz, situative Bearbeitungs- und Kontrollschemata von biographischer Relevanz, Handlungsschemata markierter biographischer Irrelevanz (vgl. Schütze 1981: 70ff.).

2. Die *institutionellen Ablaufmuster und -erwartungen des Lebensablaufs* sind vorgegebene Muster, denen Subjekte ausgesetzt sind und an denen sie sich orientieren. Somit handelt es sich um ein ähnliches Aktivitätsniveau wie beim Handlungsschema, jedoch mit einer anderen inneren Position. Es lassen sich drei Gruppen normativ-institutioneller Ablaufmuster unterscheiden:

(a) lebens- und familienzyklische Ablaufmuster (die sich z.B. auf die Realisierung von Lebensphasen wie Pubertät, Adoleszenz, Partnerschaft, Familiengründung usw. beziehen),
(b) Ausbildungs- und Berufskarrieren,
(c) lebensgeschichtlich besondere Karrieregänge (wie z.B. die nebenberufliche Karriere als Politiker), die jedoch eher in bestimmten Milieus Erwartungsdruck erzeugen.

Anzumerken ist, dass der Inhalt natürlich von gesellschaftlichen und epochalen Dimensionen abhängig ist und dass diese normativen Erwartungen in ihren Vollzügen zumeist routiniert ablaufen und weniger biographisch thematisiert werden, es sei denn, sie werden als problematisch empfunden (wie z.B. die Pflicht zum Wehrdienst oder die Fremdbestimmung bei der Berufswahl durch die Eltern). Diese Prozessstrukturen dienen in autobiographischen Stegreiferzählungen oft als Zeitmarkierer (vgl. Schütze 1981: 67ff./138ff.).

Das biographische *Handlungsschema* stellt das intentionale Handlungsprinzip dar, das *institutionelle Ablauf- und Erwartungsmuster* das an den normativen Erwartungen an einen Lebensablauf ausgerichtete Handlungsprinzip. Demgegenüber hat Schütze eine weitere Elementarkategorie herausgearbeitet, die für Prozesse steht, in denen Subjekte von lebensgeschichtlichen Ereignissen überwältigt werden, auf die sie nur noch konditionell reagieren. Diese Kategorie stellt mittlerweile ein eigenständiges Konzept dar, das beispielsweise für die biographische Diagnostik von zentraler Bedeutung ist und im Folgenden etwas ausführlicher behandelt wird.

3. Die *Verlaufskurve*[6] steht für das Prinzip des Getriebenwerdens (Prozesse des Erleidens), wenn dem Subjekt eine Verkettung von Ereignissen und Bedingungen gegenübertritt, die seine Handlungsfähigkeit einschränken und seine Intentionalität sukzessive zum Zusammenbruch bringen können. „Mit Individuen, die von sozialen Prozessen dieser Art erfasst sind, geschieht etwas, das nicht ihren eigenen Aktivitätsimpulsen entstammt bzw. von diesen ausgelöst ist. Die Ereignisse und Erlebnisse, die ihnen widerfahren, können

6 Hier orientiert sich Schütze an dem durch Anselm Strauss geprägten Begriff der Verlaufskurve, um sich vom Karrierekonzept, das seiner Meinung nach zu stark im Paradigma des rationalen Handelns verhaftet ist, abzugrenzen (vgl. Schütze 1981: 95). Corbin und Strauss, die sich mit der Bewältigung chronischer Krankheiten in der Familie beschäftigten, entwickelten im Rahmen ihrer Studien als zentrales Konzept das der Verlaufskurve („trajectory"). Dieses Konzept umfasst nicht nur die temporalen physiologischen Phänomene eines Krankheitsverlaufs, sondern Dimensionen krankheitsbezogener Arbeit (die durch Professionelle und Angehörige zu leisten ist) sowie damit verbundene biographische Prozesse (vgl. 2004: 358ff.). Dabei wird deutlich, wie Corbin und Strauss die konditionelle Gesteuertheit, das Erfahren und Einwirken sozialer Aktivitäten sowie das Prozesshafte des Erleidens und dessen sequenzielle Struktur herausarbeiten (vgl. Corbin/Strauss 2004).

nicht im Bezugsrahmen eigener intentionaler Hervorbringung wahrgenommen und interpretiert werden“ (Schütze 1981: 89). Die Lebensführung wird zunehmend durch Geschehnisse beeinflusst und durch „äußere“ Bedingungen strukturiert. Das Subjekt gerät in den Sog einer Sequenzordnung, die bis zum Zusammenbruch seiner Handlungsfähigkeit und oft zu einer anschließenden biographischen Neuorientierung führen kann. Schütze weist darauf hin, dass solche Verlaufskurven nicht chaotisch, sondern sequenzhaft geordnet ablaufen. So hat er verschiedene Stadien herausgearbeitet, die jedoch nicht immer vollständig und eindeutig durchlaufen werden müssen:

(a) Der Aufbau eines Bedingungsrahmens für die Entfaltung einer Verlaufskurve – das Verlaufskurvenpotenzial. Hierbei handelt es sich um Faktoren „biographischer Verletzungsdispositionen [...] und der Konstellation von zentralen Widrigkeiten in der aktuellen Lebenssituation“ (Schütze 1996: 129). Diese Faktoren und deren negatives Ineinanderwirken sind dem betroffenen Subjekt zumeist nicht bewusst und können lange Zeit latent bleiben.

(b) Die Grenzüberschreitung von einem intentionalen zu einem konditionalen Zustand sozialer Aktivitäten (die Verlaufskurve wird wirksam).

(c) Versuche des Aufbaus eines labilen Gleichgewichts der Alltagsbewältigung, wobei weiterhin das bestehende Verlaufskurvenpotenzial seinen Wirksamkeitsdruck entfaltet.

(d) Entstabilisierung der Lebenssituation („Trudeln“), wobei sich das Subjekt in diesem Stadium selbst fremd wird, da es nicht mehr so handeln kann wie bisher. Jedes zusätzliche Problem macht die Lebenssituation weniger beherrschbar.

(e) Geht die Kompetenz zur Alltagsorganisation endgültig verloren und verliert das Subjekt das Vertrauen in sich und seine Bezugswelt, ist es bereits zu einem Orientierungszusammenbruch gekommen.

(f) Die Erfahrung der totalen Handlungsunfähigkeit zwingt das Subjekt zur Auseinandersetzung mit der Lebenssituation. Es kommt zu theoretischen Verarbeitungsversuchen, die unterschiedlich ablaufen können (authentisch bzw. durch eine schablonenhafte Übernahme fremder Erklärungen ohne Auseinandersetzung mit den eigenen Erlebnissen).

(g) Die Entwicklung handlungsschematischer Bearbeitungs-, Kontroll- und Entkommensstrategien (Flucht, Organisation des Lebens mit der Verlaufskurve bzw. systematische Eliminierung des Verlaufskurvenpotenzials) (vgl. Schütze 1981: 95ff.; 1996: 129ff.).

Mit diesen Prozessen können auch Transformationen (vgl. Schütze 1981: 101) verbunden sein, die in weitere Lebensbereiche des betroffenen Subjekts sowie in dessen soziale Umwelt hineinwirken. Ebenso sind insbesondere für die Bearbeitungsversuche Ressourcen notwendig, die das soziale Umfeld beanspruchen können. Schütze stellt den in der Verlaufskurve konstituierten Zusammenhang zwischen äußeren Ereignisreihen und verlaufsbedingten Wandlungen von Merkmalen der Selbst-Identität deutlich heraus, wie das „Sich-Selbst-Gegenüber-Fremd-Werden" (vgl. ebd.: 89). So wird dem Subjekt einerseits das umgebende Interaktionsfeld fremd, andererseits auch die eigene Innenwelt.

Dieses Konzept der Verlaufskurve richtet somit seinen Blick auf die gesamte Lebensgeschichte, in der die Genese solcher Verlaufskurvenprozesse eingebettet ist, und erfasst zugleich nicht nur die biographischen, sondern auch soziale (äußere) und gesellschaftliche Prozesse. So wird sichtbar, welche biographischen wie sozialen Bedingungsfaktoren für die Entwicklung von Verlaufskurvenprozessen zentral sind, wie sich die Verlaufskurvendynamik entfaltet und wie sie letztlich bewältigt (oder erlitten) wird. Ebenso wird beobachtbar, welchen Einfluss beispielsweise professionelle Interventionen und Stigmatisierungen auf die Verlaufskurvenentwicklung besitzen oder wie sich die Beziehungsstrukturen zwischen dem betroffenen Subjekt und seinen signifikanten Anderen verändern (vgl. die Arbeit über psychisch Kranke von Gerhard Riemann, 1987). Somit kann die Analyse des Lebensablaufs von Menschen mit ‚Essstörungen' herausarbeiten, aus welchen Konstellationen sich das Phänomen ‚Essstörung' entwickelt und verändert hat, bzw. welche Bedeutung es im Lebenszusammenhang der Betroffenen einnimmt. Da der Blick auf den gesamten Lebensablauf gerichtet ist, können weitere Prozessstrukturen, die möglicherweise parallel stattfinden, sowie Ressourcen, die jedoch von den Betroffenen in der Verlaufskurvendynamik nicht intentional genutzt werden können, herausgearbeitet werden. Ebenso werden Potenziale im Zuge von Krisen und deren Bewältigung(-sversuchen) sichtbar. Hinzuweisen ist darauf, dass die betroffenen Subjekte, insbesondere, wenn sie noch in die Dynamik der Verlaufskurve verwickelt sind, die großflächigen Zusammenhänge selbst überwiegend noch nicht überblicken können. Ebenso ist für viele Erleidensprozesse kennzeichnend, dass die Betroffenen lange nicht erkennen, dass sie nicht mehr intentional handeln, sondern getrieben sind (vgl. Schütze 1981: 120). Das Konzept der Verlaufskurve ist jedoch nicht nur für Krankheitsprozesse entwickelt worden, sondern ist auf alle (individuellen und kollektiven) Prozesse des Erleidens anwendbar.

4. Die *Wandlungsprozesse* sind die letzte Elementarkategorie und gehen darauf zurück, dass sich neben der eigenen Handlungsplanung (Handlungsschemata) weitere Kräfte des Selbst bemerkbar machen, die zunächst nicht eingeordnet und auf Dauer erst dann ins Handlungskonzept integriert werden, wenn sich das Selbstverständnis ändert. Ihre Entfaltung ist für das Subjekt überraschend und muss ordnend bearbeitet werden. Im Nachhinein werden sie als Zuwachs von Handlungs- und Erlebnisfähigkeit erfahren. Schütze spricht auch von Wandlungsprozessen im Zuge einer Umschichtung der gegenwärtig dominanten Ordnungsstruktur im Lebensablauf (vgl. 1981: 103). Dies ist bei-

spielsweise der Fall, wenn es nach einem Orientierungszusammenbruch (im Zuge einer aktuellen Verlaufskurvendynamik) zu einer biographischen Neuorientierung kommt.

Die vier dargestellten Prozessstrukturen sind somit Repräsentanten grundsätzlicher Haltungen der Subjekte gegenüber lebensgeschichtlichen Ereignissen (z.B. sich als aktiv handelnd und gestaltend, als von äußeren Erwartungen angeleitet oder aber als orientierungslos und getrieben zu erleben). Sie sensibilisieren die Forschenden dafür, dass sich die Erzählenden keineswegs immer als Handelnde und Planende ihres Lebens begreifen, sondern dass die Narrationen häufig durch Erfahrungen der Fremdbestimmtheit des eigenen Lebens gekennzeichnet sein können und dass Erleidensprozesse eingewoben sind in interaktive Strukturen und zumeist eine (Vor-)Geschichte und sequenzielle Struktur aufweisen. Aus der Feststellung Schützes, dass die Deutungen und Interpretationen des eigenen Lebens nicht den Prozessabläufen entsprechen müssen (vgl. 1984: 104), ergibt sich für die Fallanalysen die Notwendigkeit, die Deutungsmuster und Interpretationen der Biographieträger den herausgearbeiteten Prozessstrukturen gegenüberzustellen. Erst dann wird die Frage, wie das Subjekt seine Lebensgeschichte deutet, zufriedenstellend zu klären sein (vgl. Schütze 1983: 284).

Gelegentlich wird gegenüber dem Konzept der „Prozessstrukturen des Lebensablaufs“ eingewendet, dass es als normative Strukturfolie über individuelle Lebensabläufe gelegt werde, und somit den biographieanalytischen Anspruch blockiere, Lebensgeschichten unvoreingenommen zu rekonstruieren. Als metatheoretische Kategorien dienen die „Prozessstrukturen des Lebensablaufs“, ohne dass sie mit normativen Erwartungen verbunden sind, lediglich dazu, in der Erfahrungsaufschichtung Strukturen, Abläufe, Erfahrungsweisen bzw. Haltungen zu erkennen und analytisch zu differenzieren. Vergleiche zwischen verschiedenen Lebensgeschichten werden dann allerdings erst auf der Basis dieser strukturierenden Kategorien möglich.

3.4.4 Die Erzählanalyse als ein prozessanalytisches Verfahren

Um diese Prozessstrukturen des Lebensablaufs anhand von autobiographischen Stegreiferzählungen rekonstruieren zu können, bedarf es einer sequenziellen Analyseeinstellung. Wie weiter oben erwähnt, gibt es mittlerweile zahlreiche Ansätze von Erzählanalysen, die das Analyseverfahren Schützes erweitert und modifiziert haben. Im Folgenden wird das Auswertungsvorgehen Schützes dargestellt, da die vorliegende Studie sich weitgehend daran orientiert. In dieses Verfahren fließen Ansätze der Konversationsanalyse sowie Elemente der Forschungsstrategie von Glaser und Strauss ein, wie das theoretical sampling, der kontrastive Vergleich (minimaler und maximaler Art), das Schreiben von Memos zur frühzeitigen Sicherung von ersten theoretischen

Überlegungen sowie die theoretische Sättigung als Merkmal für eine nicht mehr erforderliche Ausdehnung des Samples (vgl. Schütze 1983; 1987).

Zunächst wird ein „Eckfall" (Riemann 2003a: 46) aus den ersten erhobenen Interviews ausgewählt, der dann einer Feintranskription unterzogen wird. Die sich daran anschließende Textanalyse muss einzelne Schritte durchlaufen, deren folgende Beschreibung vermutlich noch sehr abstrakt bleiben wird:

Der erste Auswertungsschritt ist die *formale Textanalyse*, in der die nicht-narrativen Textpassagen von den narrativen differenziert werden und der Erzähltext in seine Einzelsegmente aufgeteilt wird. Daran schließt sich im zweiten Schritt die detaillierte formale und inhaltliche *strukturelle Beschreibung* der einzelnen Erzählsegmente an, wobei auch darauf geachtet wird, wie jemand die einzelnen Segmente abstuft, um die Bedeutsamkeit der Einzelereignisse für den Gesamtzusammenhang herauszuarbeiten. Des Weiteren werden hier die einzelnen biographischen Prozessstrukturen sowie die in der Erzählung sichtbar werdenden sozialen Prozesse bzw. Rahmen herausgearbeitet. Dabei ist jedes noch so kleine Phänomen von Interesse. In diesem Auswertungsschritt ist das Analyseinteresse auf das einzelne Segment gerichtet, ohne schon größere Zusammenhänge zu anderen Abschnitten herzustellen. Ideen werden diesbezüglich in Memos festgehalten. Die Anfertigung der strukturellen Beschreibung ist mit dem größten Zeitaufwand verbunden. In der als dritter Schritt folgenden *analytischen Abstraktion* wird die Ebene der Sequenzanalyse, in der Strukturaussagen zu einzelnen Lebensabschnitten getroffen werden, verlassen, und es wird nach größeren Zusammenhängen zwischen diesen Prozessstrukturen gesucht. Dabei wird die „lebensgeschichtliche Abfolge der erfahrungsdominanten Prozessstrukturen in den einzelnen Lebensabschnitten bis hin zur gegenwärtig dominanten Prozessstruktur" (Schütze 1983: 286) herausgearbeitet, die dann in der *biographischen Gesamtformung* dargestellt wird. Dieser Analyseschritt ist mit der Herausforderung verbunden, Prozessstrukturen herauszufiltern, Zusammenhänge herzustellen und diese zu beschreiben. Hierbei ist es erforderlich, sich von den unmittelbaren Daten zu lösen und einen Datenüberblick zu produzieren. Der so entstehende Text dokumentiert eine analytisch abstraktere Ebene und hebt sich deutlich von der teilweise noch paraphrasierenden strukturell-inhaltlichen Beschreibung ab. In diesem Text werden kaum Originaltextstellen verwendet, da die strukturelle Beschreibung die intersubjektiv nachvollziehbare Grundlage darstellt. Das Ergebnis ist somit eine Beschreibung des wesentlichen Ereignisverlaufes und der jeweiligen Erlebnisweisen (Handeln, Getriebensein usw.) des Biographieträgers. Nun folgt im vierten Schritt die *Wissensanalyse*, die die nicht-narrativen Textpassagen untersucht und die interpretativen, eigentheoretischen und argumentativen Aktivitäten des Biographieträgers zum eigenen Lebensablauf sowie zu sich selbst herausarbeitet.

Das Ergebnis der Wissensanalyse kann dann in Beziehung zu den Prozessstrukturen des Lebensablaufs gesetzt werden, denn so kann ein Zusammenhang hergestellt werden, wie die Lebensgeschichte die Deutungsmuster des Biographieträgers prägt, oder es kann festgestellt werden, dass jemand ein falsches Bewusstsein über seine aktuelle Lebenslage hat bzw. einer illusionären Lebensorientierung folgt usw. (vgl. Schütze 1983: 284). Nach diesem Prozedere wird herausgearbeitet, was die fallspezifischen und die fallübergreifenden Erkenntnisse (z.B. über Erleidensprozesse) sind. Dies wird im Verlauf des theoretical sampling immer konkreter.

Ist der erste „Eckfall" bearbeitet, erfolgt die Auswahl des nächsten Interviews durch die Strategie des minimalen oder maximalen Vergleichs. Zunehmend kristallisiert sich dann im fortschreitenden kontrastiven Vergleich ein theoretisches Modell zu Prozessabläufen heraus, dessen Kategorien systematisch aufeinander bezogen und durch weiteres Hinzuziehen von Fällen verdichtet bzw. modifiziert werden, bis eine theoretische Sättigung erreicht wird. Es muss jedoch nicht unbedingt ein theoretisches Modell am Ende des Erhebungs- und Analyseprozesses stehen, sondern es können beispielsweise Elementarkategorien entstehen, die einen bestimmten Phänomenbereich über den Einzelfall hinaus beschreiben. Dieses Vorgehen ist sehr zeitaufwändig, so dass in vielen Studien zumeist zwei bis drei Kontrastfälle ausführlich analysiert und dargestellt werden (z.B. Riemann 1987, Hanses 1996).

Zusammenfassend ist hervorzuheben, dass die Erzählanalyse in ihren verschiedenen Auswertungsschritten nicht die von den Biographieträgern thematisierten Erlebnisse und Bedeutungszuschreibungen paraphrasiert, sondern dass die Gestalt des Interviews durch analytische Abstraktionen, durch die Herausarbeitung von Prozessstrukturen usw. „pragmatisch gebrochen" (vgl. Schütze 1987: 191; 1993: 209f.) und nach aus den Daten gewonnenen analytischen Kategorien neu geordnet wird. Das Ergebnis dieses Prozesses spiegelt sich hier in Form der Fallstudien des Kapitels 4.

3.5 Die Beschreibung des eigenen Forschungsprozesses

Nachdem die Grundprämissen und Methoden beschrieben wurden, soll nun konkret das empirische Vorgehen dieser Studie dargestellt werden, wobei immer wieder Bezug auf die vorangegangenen methodischen Grundlagen genommen wird.

3.5.1 Die Kontaktaufnahme und Interviewführung

In den folgenden Abschnitten wird dargestellt, wie das Sample systematisch nach theoretischen Überlegungen zusammengestellt wurde und wie sich die Schritte von der Suche nach Informanten bis hin zur Durchführung der Interviews gestalteten. Dabei werden auch unterschiedliche Probleme thematisiert, wie z.B. mit einer zeitgleichen Datenerhebung und Analyse oder einer sich anfänglich als schwierig darstellenden Kontaktaufnahme zu betroffenen Menschen.

3.5.1.1 Das Problem des theoretical sampling

Dem theoretical sampling folgend, ist es im Vorfeld nicht möglich, die Anzahl der Informanten sowie deren Charakteristika anzugeben. So gab es am Beginn der Studie auch keine Begrenzung, wie viele Interviews zu führen seien und welches die Kriterien für die Auswahl wären. Der Grounded Theory entsprechend entwickelt sich das Sample kontinuierlich auf der Basis von theoretischen Überlegungen, die aus der Analyse der einzelnen Fälle gewonnen werden. In der vorliegenden Studie fielen allerdings die Datenerhebung und die Auswertung zeitlich auseinander. Gründe dafür waren unter anderem die Art der Primärdaten und der Zeitraum der Datenaufbereitung (Transkription) zwischen der Datenerhebung und -analyse sowie die Annahme einer sich problematisch gestaltenden Kontaktaufnahme zu Menschen mit ‚Essstörungen'. Die Vorstellung, nach einer ersten Fallanalyse ins Feld zu gehen und einen dementsprechenden Kontrasttyp zu suchen, erschien als problematisch, da viele betroffene Menschen ihre Probleme im Verborgenen halten und auch über Beratungsstellen und Selbsthilfegruppen nicht zu erreichen sind. Die Konsequenz war, über verfügbare Zugänge (Beratungsstellen, Selbsthilfegruppen, Wohngruppen, Spezialkliniken, ambulante Therapeuten, Internet usw.) zunächst eine möglichst breite Erhebung durchzuführen, um dann auf dieser Basis nach dem theoretical sampling – im Sinne einer *Sekundärauswahl* – vorzugehen, wie sie von Strauss und Glaser beschrieben wird. Ob auf diese Weise jedoch eine theoretische Sättigung erzielt werden könnte, war natürlich erst im Zuge der sich herauskristallisierenden Erkenntnisse zu beurteilen. Die Option, gegebenenfalls weitere Interviews mit nach theoretischen Kriterien ausgewählten Informanten zu führen, bestand jederzeit. Jedoch war von Beginn an anzunehmen, dass bestimmte Personengruppen nicht erreicht würden, wie z.B. Menschen, die kein (Problem-)Bewusstsein entwickelt haben, bzw. betroffene Menschen aus anderen Kulturen.

Die Datenerhebung wurde zu Beginn von allgemeinen Kriterien angeleitet: So sollten Menschen befragt werden, die sich selbst als (auch: ehemals) ‚essgestört' betrachten bzw. diagnostisch so eingeordnet worden sind. Die Erfüllung diagnostischer Kriterien sollte keine Rolle für die Aufnahme ins Sample spielen, sondern lediglich die Angaben der potenziellen Informanten zu sich selbst. Zudem erschien es aufgrund des Interesses an der Genese und Bearbeitung des Phänomens ‚Essstörung‘ im Lebenszusammenhang wichtig, Menschen zu interviewen, die sich entweder als aktuell oder als ehemals betroffen erleben. Des Weiteren sollte keine Reduzierung auf eine bestimmte Störungsform, auf eine bestimmte Altersspanne, auf ein Geschlecht, auf einen bestimmten Lebensraum oder auf Therapieerfahrungen erfolgen. Eine Einschränkung war lediglich das Beherrschen der deutschen Sprache.

Diese Vorüberlegungen trugen dazu bei, dass ich zunächst sehr offen, auf die Selbsteinschätzung der potenziellen Interviewpartner vertrauend, ins Feld ging. Im weiteren Verlauf wurde die Datenerhebung jedoch zunehmend durch theoretische Überlegungen, basierend auf den angefertigten Interviewprotokollen und Memos zu den geführten Interviews, gesteuert. So wurde im Verlauf der 15 Monate dauernden Datenerhebung deutlich, welche Interviewpartner im Sample möglicherweise noch nicht enthalten waren, so dass gezielt nach spezifischen Kontaktmöglichkeiten gesucht wurde, wie z.B.

- zu professionellen Einrichtungen, um betroffene Menschen in therapeutischen Prozessen zu erreichen,
- zu Spezialkliniken, um akut betroffene Menschen und vor allem radikal fastende und untergewichtige Menschen zu kontaktieren,
- zu Selbsthilfegruppen bzw. über Privatpersonen, um potenzielle Gesprächspartner nach therapeutischen Behandlungen bzw. ohne therapeutische Erfahrungen zu erreichen,
- über einschlägige Internetseiten, um überregional das breitestmögliche Spektrum an betroffenen Menschen zu erreichen, die dort nach Informationen, Hilfe und Beratung suchen bzw. als ehemals betroffene Menschen andere unterstützen, sowie
- über Aushänge in den Fachhochschulen und Universitäten, um an betroffene Menschen mit oder ohne therapeutische Erfahrung bzw. an ehemals betroffene Menschen zu gelangen.

Zusammenfassend ist festzuhalten, dass dem theoretical sampling nicht vollständig gefolgt werden konnte, weil Datenerhebung und intensive Fallanalysen zeitlich auseinander fielen. Dennoch folgte die Datenerhebung zunehmend theoretischen Überlegungen, um ein möglichst breites Spektrum zu erreichen. So konnte ein ‚Fundus‘ an Stegreiferzählungen eigenerlebter Erfahrungen angelegt werden, auf dem basierend ein wechselseitiger Prozess der Analyse und Fallauswahl im Sinne eines sekundären theoretical sampling möglich wurde.

3.5.1.2 Das Sample

An dieser Stelle soll zunächst das Sample anhand demographischer bzw. „harter" Kriterien beschrieben werden, die nicht auf der Analyse der Daten beruhen, sondern auf allgemeinen Angaben der Interviewpartnerinnen.[7] Diese Darstellung soll einen allgemeinen Einblick in die Personengruppe ermöglichen, wobei auch die Mannigfaltigkeit der auffälligen (Ess-)Verhaltensweisen – laut Selbstzuschreibungen – aufgezeigt wird. Die hier erwähnten Kriterien spielten zum Teil in der Auswahl von „Eckfällen" eine Rolle.

Geschlecht:
- Weiblich

Aktuelles Alter:
- 17 bis 50 Jahre

Alter bei Beginn der Symptomatik:
- 9 bis 31 Jahre

Lebensraum:
- Stadt – Land
- Neue Bundesländer – Alte Bundesländer
- Norddeutschland bis Süddeutschland

Schul-, Ausbildungs- und Berufssituation:
- Schule, Studium, Ausbildungsabbruch, Arbeitslosigkeit, Selbständigkeit, Anstellung, Frühverrentung, längere Krankschreibung bzw. Hospitalisierung

Familienstand:
- bei den Eltern lebend, alleine lebend, getrennt mit Kindern, mit Partner lebend

Dauer der ‚Essstörung':
- (seit) drei bis über 28 Jahre
- ‚Essstörung' aktuell (mehr oder weniger) – seit fünf bis zehn Jahren keine ‚Essstörung' laut Selbsteinschätzung

7 In den folgenden Abschnitten und Kapiteln wird von weiblichen Subjekten (z.B. Biographieträgerinnen, Interviewpartnerinnen usw.) die Rede sein, da das Sample nur Frauen umfasst.

Auffällige (Ess-)Verhaltensweisen:
Diese sind teilweise schwer zu differenzieren, da sie sich von Fall zu Fall unterschiedlich gestalten. Die Interviewpartnerinnen verwendeten bei der Kontaktaufnahme eher die diagnostischen bzw. in der Öffentlichkeit gehandelten Kategorien wie „Bulimia nervosa" bzw. „Ess-Brech-Sucht", „Anorexia nervosa" bzw. „Magersucht", „Binge eating disorder" bzw. „Esssucht", wobei sie nicht selten auch von Veränderungen in der Symptomatik berichteten, wie z.B. erst „magersüchtig" und dann „bulimisch" geworden zu sein, oder von besonderen Ausdifferenzierungen wie dem Fasten und dem parallelen Kauen von Lebensmitteln und anschließendem Ausspucken. Da diese Studie nicht das Ziel verfolgt, sich mit der Symptomatik und ihren vielfältigen Erscheinungen auseinander zu setzen, soll an dieser Stelle lediglich der Überblick über die unterschiedlichen (Ess-)Verhaltensweisen gegeben werden. Die Entwicklung unterschiedlicher (Ess-)Verhaltensweisen wird lediglich im Kontext biographischer Prozesse interessant (wie z.B. bei ‚Verschiebungen' in der Symptomatik, die oft mit äußeren Bedingungen einhergehen) und stellt eine Dimension in der Auswahl von Kontrastfällen dar.

- Radikales Fasten; unkontrolliertes Essen mit anschließendem Erbrechen, Abführmittelmissbrauch, Fasten in Kombination mit übermäßiger Bewegung (Sport); unkontrolliertes Essen ohne anschließende ausgleichende Maßnahmen; hinzu treten dann individuelle Besonderheiten wie das Kauen von Lebensmitteln und anschließendes Ausspucken bzw. Methoden, um das Erbrechen zu ermöglichen (wie z.B. Bänder mit zu verschlucken) usw.
- Des Weiteren treten unterschiedliche ‚Mischformen' auf. Gemeint ist damit, dass die betroffenen Menschen beispielsweise Phasen des Fastens und dann wieder des unkontrollierten Essens und anschließenden Erbrechens zeigen usw.
- Ebenso berichteten Frauen von ‚Verschiebungen' („cross over"). Das bedeutet, dass sie beispielsweise zunächst (über Jahre) radikal fasteten und dann unkontrolliert zu essen begannen, gegebenenfalls begleitet von anschließendem Erbrechen. Andere haben über Jahre das (unkontrollierte) Essen erbrochen und dann radikal zu fasten begonnen. Es gibt auch Informantinnen, die auf alle Formen im Verlauf verweisen.
- Zudem werden weitere Probleme benannt wie „Borderline", „Depressionen", „Zwänge", „Ängste", (unkontrollierter) Konsum von Drogen und Alkohol usw.

Behandlungserfahrungen:

- mit Therapie – ohne Therapie
    - mit Therapie:
        - eine – mehrere
        - ambulant – stationär – beides

Selbsthilfeerfahrungen:

- mit Erfahrungen – ohne Erfahrungen

Anzumerken ist, dass das Sample ausschließlich Frauen umfasst. Es gelang nicht, männliche Interviewpartner, die sich als ‚essgestört' betrachten bzw. als solche diagnostisch eingeordnet wurden, für ein autobiographisch-narratives Interview zu gewinnen. Dieses Phänomen, wie es auch in den klinischen Beobachtungen (vgl. Abschnitt 2.10) beschrieben wird, wonach nur ca. 5 bis 10 Prozent der Betroffenen Jungen bzw. Männer sind, verweist darauf, dass es sich bei dem Phänomen ‚Essstörung' um ein ‚typisch' weibliches handelt (allerdings ist von einer Dunkelziffer männlicher Betroffener sowie einer größeren Scham bei ihnen auszugehen). Die fehlenden männlichen Interviewpartner betrachtete ich während der Datensammlung allerdings insofern nicht als beeinträchtigend, als ich vorab nicht auf eine geschlechtsspezifische Frage abzielte. Demgegenüber sah ich die Möglichkeit, aus den vorhandenen Daten Dimensionen einer Sozialisation der Interviewten herauszuarbeiten, die möglicherweise Rückschlüsse auf eine Geschlechtsspezifik geben könnten. Im Zuge der weiblichen Sozialisation wird, wie es unter anderem Helga Bilden (1998: 163) beschreibt, die Problemverarbeitung in der Regel nach innen und auf den eigenen Körper gerichtet, was in den vorliegenden Fallanalysen weitgehend bestätigt wird.

3.5.1.3 Die sich zunächst problematisch gestaltende Kontaktaufnahme

Die Kontaktaufnahme gestaltete sich anfangs schwieriger als gedacht. Aufgrund der Vorüberlegung, dass eine unmittelbare Kontaktaufnahme zu Menschen mit ‚Essstörungen' kaum möglich sei, erschien eine erste Kontaktaufnahme über Beratungs- und Behandlungseinrichtungen und Selbsthilfegruppen als aussichtsreicher. Daher wurden zunächst alle bekannten ambulanten und stationären Beratungs- und Therapieeinrichtungen im süddeutschen Raum angeschrieben, wie z.B. ANAD e.V., Cinderella e.V., das Therapiezentrum des Max-Planck-Instituts, Frauentherapiezentren, Beratungsambulanzen beispielsweise der Caritas, spezialisierte Kliniken sowie Selbsthilfegruppen. Parallel dazu wurden Adressen und Ansprechpartner deutschlandweit eruiert. Leider war die Bereitschaft der angeschriebenen Institutionen sehr gering. Lediglich einige ambulant beratende Einrichtungen sowie Selbsthilfegruppen zeigten sich offen für das Projekt. So ergaben sich erste Möglichkeiten, entweder in Gruppensitzungen das Vorhaben vorzustellen oder Informationsblätter in den Einrichtungen auszuhängen und darüber in Kontakt zu potenziellen Gesprächspartnern zu kommen. Das sich hieraus ergebende Spektrum an Interviews stellte allerdings keine Auswahl in gewünschtem Umfang dar, so dass auf verschiedenen anderen Ebenen erneut eine Kontaktaufnahme nötig wurde, die sich nicht zuletzt an den im Erhebungsprozess geltenden theoretischen Überlegungen orientierte. Es erfolgten weitere Kontaktaufnahmen beispielsweise über:

- die Interviewten, die in Kontakt zu anderen (ehemals) betroffenen Menschen standen (im Sinne eines Schneeballsystems),
- eine Selbsthilfegruppe für Angehörige von Menschen mit ‚Essstörungen',
- einschlägige Seiten und Diskussionsforen für betroffene Menschen im Internet,
- weitere Aushänge an Fachhochschulen und Universitäten,
- Bekannte bzw. Studienkolleginnen, die in ihrem Bekanntenkreis von betroffenen Menschen wussten,
- deutschlandweite Spezialeinrichtungen, insbesondere stationäre Einrichtungen, sowie
- einen Artikel in einem deutschlandweit versendeten Klinikreport, den neben Professionellen auch (ehemals) betroffene Menschen lesen.

Infolge dieser unterschiedlichen Versuche, Kontakt zu potenziellen Interviewpartnern entweder direkt oder über Dritte herzustellen, ergaben sich nochmals Interviewmöglichkeiten, die alle wahrgenommen wurden, unabhängig von einer möglichen Ähnlichkeit mit einem schon geführten Interview. Dies war neben dem großen Interesse an jeder individuellen Geschichte durch die Beobachtung bedingt, dass das Erzählen der eigenen Lebensgeschichte offenbar für die Interviewpartnerinnen von großer Bedeutung war.

Im Hinblick auf das Internet ist anzumerken, dass sich ein beachtlicher Teil der geführten Interviews (siehe Tabelle 1) über den Austausch auf einschlägigen Online-Foren wie www.essprobleme.de, www.magersucht-online.de, www.uni-leipzig.de ergab. Durch die Kontaktanbahnung per Internet stand ich aber oftmals vor dem Problem, dass potenzielle Interviewpartnerinnen im Norden Deutschlands bzw. im Ausland (wie der Schweiz) lebten und ein autobiographisch-narratives Interview aus Zeit- und Kostengründen nicht durchzuführen war. Trotzdem bestand seitens dieser Menschen ein großes Interesse am Erzählen, so dass sich daraus der Kompromiss einer ‚schriftlichen Erzählung' ergab, dem die meisten gern folgten. Die ‚Interviewpartnerinnen' erhielten von mir einen schriftlich formulierten Erzählimpuls, ihre Lebensgeschichte von der frühesten Erinnerung an aufzuschreiben. Dabei verwies ich darauf, sich von der Erinnerung leiten zu lassen und weniger auf Sprache,

Grammatik und Rechtschreibung zu achten. Zugleich bat ich, aufkommende Gefühle, Unsicherheiten usw. festzuhalten. Für die Erstellung ihrer schriftlichen Erzählungen gab ich ihnen keinen Zeitrahmen vor und betonte immer wieder, dass sie das Vorhaben zu jeder Zeit abbrechen könnten. Nachdem ich die schriftliche ‚autobiographische Erzählung' erhalten hatte, formulierte ich daraus resultierende narrative und später argumentative Fragen. Dadurch wurde der Erinnerungs- und reflexive Verarbeitungsprozess fortgeführt. So ergaben sich teilweise rege und intensive Kontakte. Insgesamt wurde dieses Angebot von sieben Internet-Nutzerinnen angenommen und intensiv genutzt. Dabei wurde deutlich, dass das Erinnern und anschließende Auseinandersetzen mit den Fragen offenbar eine Ressource für diese Frauen darstellte. Auf die Frage, warum sie diesem Angebot folgten, meinten sie zumeist, dass sie sich so die Zeit nehmen und sich mit ihrer Geschichte auseinander setzen könnten. Ebenso motivierte die Option, die eigene Geschichte einmal zu dokumentieren. Dass es dann wirklich zur schriftlichen Auseinandersetzung mit der eigenen Lebensgeschichte kam, ist vermutlich auch darauf zurückzuführen, dass sich jemand dafür interessierte, Rückmeldungen in Aussicht stellte, und so Zugzwänge entstanden, die der Face-to-face-Situation ähnlicher wurden. Zudem fand der Austausch über das Medium Internet statt, wo jede der Frauen die eigene Anonymität steuern konnte. Auch das schriftliche Verfassen der Lebensgeschichte erlaubte eine gewisse Steuerung darüber, was preisgegeben wurde – wobei auch hier Zugzwänge aktiv wurden, denn im Ergebnis muss eine Erzählung stehen, die die Leserin nachvollziehen kann. Die Daten dieser schriftlichen autobiographischen Auseinandersetzungen liegen vor, wurden aber im Rahmen dieser Studie nicht weiter miteinbezogen, da sie methodologisch anders zu bewerten sind. Allerdings könnte sich daraus später durchaus ein systematischer Versuch entwickeln, die neuen Kommunikationsmedien für die Beratung und ggf. auch für die Forschung zu nutzen.

Im Rahmen der Suche nach potenziellen Interviewpartnern/innen ergab sich, wie oben aufgezeigt, die Notwendigkeit, Kontakt zu Spezialkliniken aufzunehmen, um so in Kontakt zu akut betroffenen Menschen zu kommen, insbesondere zu radikal fastenden und stark untergewichtigen, denn diese erreichte ich auf anderem Wege kaum. Bestimmten die einzelnen Störungsformen zunächst nicht die Auswahl, so kristallisierte sich später – mit dem Vorhaben, ein möglichst breites Sample zu entwickeln – heraus, alle möglichen Störungsformen zu erfassen, eben auch diese Gruppe. So kontaktierte ich Deutschlands einzige stationäre Einrichtung, die ausschließlich Menschen mit ‚Essstörungen' behandelt, die Klinik am Korso in Bad Oeynhausen. Die Institution zeigte sich sehr offen und gab mir die Möglichkeit, dort im Rahmen mehrtägiger Aufenthalte gezielt Menschen mit starkem Untergewicht aufgrund radikalen Fastens zu interviewen – trotz ihres teilweise sehr labilen Gesundheitszustandes. Der Versuch, in diesem Rahmen zugleich männliche Interviewpartner zu erreichen, scheiterte auch hier.

Im Zeitraum von Mitte November 2001 bis Mitte Februar 2003 konnten über diese unterschiedlichen Wege 30 autobiographisch-narrative Interviews geführt (und sieben schriftliche Lebensgeschichten erhoben) werden, die letztlich die Basis für das weitere Vorgehen im Sinne einer sekundären Wechselbeziehung zwischen Datenerhebung und Analyse darstellten. Mit der Beendigung der Datenerhebung war jedoch nicht die Möglichkeit weiterer Interviews ausgeschlossen. In der Tabelle 1 werden die Wege der Kontaktaufnahme sowie der Zeitpunkt (Monat und Jahr) der Interviewführung (weitgehend anonymisiert) dargestellt.

Nr.	Datum	Kontakt	Nr.	Datum	Kontakt
1	Nov. 01	Selbsthilfegruppe	16	Juni 02	Bekannte
2	Dez. 01	Selbsthilfegruppe	17	Juni 02	Selbsthilfegruppe
3	Januar 02	Ambulante Einrichtung	18	Juni 02	Selbsthilfegruppe
4	Januar 02	Selbsthilfegruppe	19	Juli 02	Bekannte
5	Januar 02	Selbsthilfegruppe	20	Juli 02	Angehörigengruppe
6	Januar 02	Selbsthilfegruppe	21	August 02	Selbsthilfegruppe
7	Februar 02	Ambulante Einrichtung	22	August 02	Internet
8	April 02	Internet	23	Oktober 02	Selbsthilfegruppe
9	April 02	Hochschule	24	Oktober 02	Ambulante Einrichtung
10	Mai 02	Internet	25	Januar 03	Klinik
11	Mai 02	Internet	26	Januar 03	Klinik
12	Mai 02	Hochschule	27	Januar 03	Klinik
13	Mai 02	Hochschule	28	Februar 03	Klinik
14	Juni 02	Internet	29	Februar 03	Klinik
15	Juni 02	Internet	30	Februar 03	Internet

Tabelle 1: Übersicht über die Wege der Kontaktaufnahme

Bei der Kontaktaufnahme, insbesondere über das Internet sowie über Selbsthilfe- bzw. Therapiegruppen, habe ich die eigene ehemalige Betroffenheit thematisiert, was offenbar zu einer besonderen Vertrauensbasis führte. So meinten beispielsweise Frauen, die ich in der Klinik sowie über das Internet für ein autobiographisch-narratives Interview gewinnen konnte, dass sie nicht für ein Interview dieser Art bereit gewesen wären, wenn ich ‚nur' als Forscherin aufgetreten wäre. Möglicherweise konnte zudem aufgrund gemeinsam geteilter Erfahrungen sehr schnell eine vertraute Atmosphäre entstehen. Die mit dieser Offenheit einhergehende Gefahr, dass die Interviewpartnerinnen dadurch ein geteiltes Erfahrungswissen voraussetzen und dieses im Interview nicht explizit machen würden, war vorab einkalkuliert, jedoch methodisch kontrollierbar.

3.5.1.4 Vom ersten Kontakt bis zum Interview

Alle 30 Interviewpartnerinnen kannte ich im Vorfeld nicht. Die erste Kontaktaufnahme erfolgte zumeist per Telefon oder E-Mail. Eine Ausnahme stellen hier die fünf Frauen aus der Klinik dar, die nach der Projektvorstellung im Plenum (einem wöchentlichen Treffen der Professionellen und der Klienten) direkt auf mich zukamen.

Vorab nahm ich aufgrund der Erfahrung mit betroffenen Menschen an, dass nicht wenige der Interessierten dem Unternehmen nach einer anfänglichen Euphorie unsicher bzw. ambivalent gegenüberstehen würden. Aus diesem Grund versuchte ich, den Interessentinnen viel Raum und Zeit für ihre Entscheidung zu geben und eine einfühlsame, akzeptierende und verständnisvolle Beziehung zu ihnen herzustellen, in der ich sie immer wieder zum Äußern von Unklarheiten ermunterte. Sie sollten nicht das Gefühl von Übergriffigkeit, Fremdbestimmung und Druck erfahren, sondern sich selbst über ihr Interesse daran klar werden, einer fremden Person ihre Lebensgeschichte zu erzählen. Ebenso überließ ich ihnen die Wahl des Zeitpunktes und des örtlichen Rahmens. In Bezug auf den Ort des Interviews bot ich ihnen jedoch auch meine Wohnung als Alternative an. Dabei versicherte ich ihnen, dass wir ungestört reden könnten. Ebenso teilte ich beim ersten Kontakt mit, dass ich das Gespräch aufzeichnen und anschließend anonymisieren würde, dass sie allerdings immer die Option hätten, das Interview sofort abzubrechen bzw. seine weitere Verwertung zu untersagen. Diese zurückhaltende und der Interviewpartnerin die Initiative überlassende Haltung führte vermutlich dazu, dass letztlich keine Interessentin ihr Vorhaben rückgängig machte. Teilweise brauchte es jedoch Zeit, so z.B. bei einer jungen Frau, die Ende Juli 2002 Kontakt zu mir aufnahm, den Termin dann aber immer wieder hinauszögerte, so dass erst Mitte Oktober ein Interview stattfand. In der Interviewsituation stellte sich dann heraus, dass sie stark unter Angststörungen litt und das Interview eine große Herausforderung für sie darstellte. Mit Kurzfristigkeit und unter Termindruck wäre dieses Interview nicht zustande gekommen.

Vom ersten Kontakt an wurde zur jeweiligen Informantin ein Verzeichnis in einer Datenbank angelegt, in der Angaben zur Person, Adresse sowie Notizen zur Kontaktaufnahme und dem weiteren Verlauf einschließlich der Interviewsituation notiert wurden.

Die Interviews fanden in der Regel bei den Informantinnen bzw. in meiner Wohnung statt. In der Klinik wurden hierfür eigens Räume zur Verfügung gestellt, die eine angenehme und ungestörte Gesprächsatmosphäre erlaubten.

Ausschließlich das erste Interview, das auf Wunsch der Interviewten in einem Cafe stattfand, war durch die ablenkende Atmosphäre etwas negativ beeinflusst. Aus dieser Erfahrung heraus versuchte ich, Interviewpartnerinnen, die ebenfalls ein Cafe in Betracht zogen, bewusst zu machen, dass eine reizarme Umgebung wichtig wäre. So blieb es bei dem einen Interview in einem Cafe.

Die Interviewsituation lief in allen Interviews ähnlich ab. Zunächst wurde allgemein über das Vorhaben bzw. über andere Alltagsthemen geredet, wobei zugleich schon das Equipment für die Aufnahme aufgebaut wurde, so dass eine erste Gewöhnung an ein kleines Mikrophon und Aufnahmegerät erfolgen konnte. In diesem Rahmen wurde nochmals die Anonymität sowie die Möglichkeit des Abbruchs zugesichert. Auffallend war, dass einige Frauen, die zu mir in die Wohnung kamen, vorab den zeitlichen Rahmen begrenzten (wie z.B. ‚ich muss um 18.00 Uhr beim Arzt sein'), dann aber trotz Hinweis auf die fortgeschrittene Zeit häufig länger blieben. In der Klinik setzten zudem die äußeren Bedingungen klare Grenzen. So waren zeitliche Beschränkungen durch einzuhaltende Mahlzeiten bzw. Therapiestunden gesetzt. Dies führte jedoch in keinem Interview zu einem frühzeitigen Abbruch. Auch hier war auffallend, dass zwei Frauen, die noch sehr prozessiert waren, vorab zeitliche Grenzen setzten, die sie dann von sich aus überschritten bzw. im Verlauf revidierten. Nachdem das Interview beendet und das Aufnahmegerät ausgeschaltet war, ergaben sich oftmals noch interessante Gespräche, deren Inhalt dann protokolliert wurde. Im Anschluss bot ich den Frauen immer an, bei Nachfragen bzw. Unsicherheiten zur Verfügung zu stehen. Über das Interview hinaus ergab sich im Nachhinein ein loser (E-Mail-)Kontakt zu ca. zehn Interviewpartnerinnen, der teilweise bis heute besteht.

3.5.1.5 Die Gestaltung des autobiographisch-narrativen Interviews

Alle Interviews wurden entsprechend dem klassischen Verfahren des autobiographisch-narrativen Interviews (nach Fritz Schütze) durchgeführt und mit Minidisk aufgezeichnet. Folglich war das autobiographisch-narrative Interview in folgende Phasen unterteilt:

1. Die Erzählaufforderung, die offen formuliert wurde, keinen temporalen Anfangs- und Endpunkt vorgab und das Erzählen stimulieren sollte.
2. Die von der Biographieträgerin ohne äußere Einwirkungen entfaltete Lebensgeschichte mit den eingelagerten argumentativen, evaluativen und theoretisierenden Passagen.
3. Die sich aus dem Erzähltext ergebenden erzählgenerierenden Nachfragen.
4. Die argumentativen Nachfragen und der Interviewabschluss.

In der Erzählaufforderung wurde explizit von der Lebensgeschichte gesprochen und nicht von der Krankheitsgeschichte. Der Erzählimpuls gestaltete sich wie folgt:

I: Ich würde dich bitten, mir deine Lebensgeschichte zu erzählen, all die Erlebnisse, die dir aus deinem Leben einfallen. Du kannst dir dazu viel Zeit nehmen. Ich werde dich zunächst nicht unterbrechen, ich werde mir nur eventuell Notizen machen und dann später darauf eingehen. Wenn du mit deiner Erzählung fertig bist, mach es mir einfach deutlich. Vielleicht beginnst du jetzt, mir deine Lebensgeschichte zu erzählen.

Im Anschluss an die argumentativen Nachfragen (Punkt 4) wurden generell noch zwei Fragen gestellt, die sich einerseits auf das Verhältnis zum eigenen Körper, andererseits auf den subjektiven Sinn ihrer Störung bezogen.

Insgesamt liefen die Interviews problemlos ab, jedoch können folgende Probleme bzw. Beobachtungen mit dem Erhebungsverfahren festgehalten werden:

Nach den ersten drei geführten Interviews wurde deutlich, dass die Interviewpartnerinnen trotz der offenen Erzählaufforderung, mir ihre gesamte Lebensgeschichte zu erzählen, bei ihrer ‚Essstörungsproblematik' (dem Beginn oder dem Ursprung aus ihrer Sicht) einstiegen und teilweise dabei verblieben. In den folgenden Interviewsituationen betonte ich im Vorgespräch, dass mich die *gesamte* Lebensgeschichte interessiere, was jedoch nichts daran änderte, dass immer wieder direkt bei der Störungsgeschichte eingesetzt wurde. Vermutlich hängt dies einerseits mit der eigenen Verwicklung in die Störungsdynamik, andererseits mit dem bei der Kontaktaufnahme thematisierten Interesse an Menschen mit ‚Essstörungen' zusammen.

Des Weiteren zeigte sich im Erhebungsprozess, dass die Idealform des Interviews (klare Trennung von Fragetypen) in der Realität manchmal nicht einzuhalten war, was teilweise auf eine Eigendynamik zurückzuführen ist, die sich im Interviewverlauf entwickelt und die auch das Handeln der Interviewenden beeinflussen kann. Im Nachfrageteil ließ ich mich letztlich von der jeweiligen Situation leiten. So schloss ich zumeist nach der Erzählkoda eine Frage zur aktuellen Situation an, falls diese nicht deutlich wurde. Anschließend entwickelte ich, der Erzählung chronologisch folgend, erzählgenerierende Impulse zu Aspekten, die mir noch unklar geblieben waren. Dabei passierte es manchmal, dass ich eher argumentative Fragen stellte bzw. zwischen den Fragetypen wechselte. In einigen Fällen, in denen die Informantinnen einen labilen Eindruck machten, musste ich zudem abwägen, inwieweit sie zeitlich wie inhaltlich belastbar waren, so z.B. bei einer jungen Frau, bei der ich anhand von Andeutungen und Auslassungen eine diffuse Ahnung starker (sexueller) Gewalterfahrungen in der Adoleszenz hatte. Da sie noch sehr labil wirkte und ich mich nicht in der Lage sah, eine durch Nachfragen ausgelöste Krise aufzufangen, verzichtete ich darauf, explizit nachzufragen. Die junge Frau meinte etwas später selbst, über bestimmte Phasen in ihrer Biographie nicht reden zu wollen.

Die Dauer der autobiographisch-narrativen Interviews gestaltete sich unterschiedlich: von ca. 50 bis zu über 200 Gesprächsminuten, wobei der Durchschnitt bei etwa 110-120 Minuten lag. Ingesamt wurden etwa 3.000 Gesprächsminuten aufgenommen.

3.5.2 Die Systematisierung der Datenmenge von 30 autobiographischen Stegreiferzählungen

Wie schon erwähnt, wurde die Datenerhebung im Verlauf immer mehr von theoretischen Überlegungen geleitet, die sich aus der ersten Auseinandersetzung mit dem Datenmaterial (autobiographische Stegreiferzählungen) ergaben und auf Inhaltsprotokollen und Memos basierten. Die Notwendigkeit einer systematischen Übersicht über die Daten war auch mit dem Weg eines sekundären theoretical sampling verbunden, sowie der Option, das Datenmaterial später möglicherweise inhaltsanalytisch nach bestimmten Aspekten quer zu untersuchen. So überlegte ich mir, zunächst für jedes Interview ein *Inhaltsprotokoll* anzufertigen, den inhaltlichen Verlauf des Interviews, formale Aspekte, wie z.B. immer wiederkehrende diskursive Passagen, sowie Memos festzuhalten und darauf basierend erste offene Kodierungen, wie z.B. familiäre Probleme, negative therapeutische Erfahrungen, die mehrdimensionale Bedeutung des Essens usw., vorzunehmen. Diese offenen Codes bezogen sich entweder auf biographietheoretische Aspekte oder aber auf Besonderheiten und Auffälligkeiten.

Nachdem die 30 Interviews geführt waren, versuchte ich anhand dieser Inhaltsprotokolle und ersten offenen Kodierungen, die sich im Verlauf verdichteten bzw. erweiterten, eine Systematisierung des Samples zu erreichen, denn für die Feintranskription mussten im nächsten Schritt Interviews ausgewählt werden. Im Gegensatz zu dem oben dargestellten klassischen Vorgehen, zunächst einen „Eckfall“ auszuwählen, zu transkribieren und sequenziell zu analysieren und erst danach weitere Interviews zu führen, war es mir wichtig, eine größere Anzahl von Interviews in Textform vorliegen zu haben. Dies bot den Vorteil, einerseits anhand der Textstruktur die Auswahlentscheidung mitbestimmen zu können, andererseits über Datenmaterial zu verfügen, das unmittelbar zur Einzelfallauswertung sowie zur fallübergreifenden Verdichtung von Prozessstrukturaussagen herangezogen werden konnte.

In der Auseinandersetzung mit den 30 vorliegenden Inhaltsprotokollen kristallisierte sich eine Grundsystematik heraus, die die aktuelle Positionierung der Biographieträgerin im Störungs- bzw. Bewältigungsprozess fokussierte. Dabei spielten weniger die anfänglichen Selbsteinschätzungen der Frauen eine Rolle, als die in den Aufzeichnungen sich andeutenden Erlebnisaufschichtungen. Eine wichtige Kategorie zur Unterscheidung der Fälle schien demnach die Intensität der Betroffenheit bzw. der aktuelle Standort im Versuch der Bewältigung zu sein. So wurde ein Kontinuum entwickelt, auf dem jedes Interview zwischen den Polen „akuter Zustand“ bzw. „vollständige Dynamisierung“ und „Bewältigung“ eingeordnet wurde, wobei verschiedene Abstufungen vorgenommen wurden. Mit dieser Zuordnung wurden Gruppen gebildet, in denen dann anhand weiterer Dimensionen – wie z.B. Alter zu Beginn der Störungsentwicklung, Dauer und Wandlung der Störungsdynamik, Therapieerfahrungen, Bewältigungsversuche, Missbrauchserlebnisse, ambivalente Haltungen usw. – Differenzen bzw. Ähnlichkeiten herausgearbeitet wurden. So ergaben sich innerhalb jeder Gruppe weitere Untergruppen. Anhand dieser Systematisierung des Datenmaterials wurden insgesamt 18 Interviews ausgewählt, die sowohl alle Gruppen des Kontinuums wie alle Untergruppen vertraten. Diese Auswahl hatte jedoch keinen endgültigen Charakter, denn bei der Suche nach dem nächsten Kontrasttyp im Rahmen der Fallanalysen waren auch die restlichen 12 Interviews nach wie vor potenziell einbezogen.

Diese 18 Interviews (ca. 1.900 Gesprächsminuten) wurden dann einer Feintranskription unterzogen, die auch die parasprachlichen Äußerungen dokumentierte. Hierzu ist im Anhang A) eine Übersicht der verwendeten Transkriptionsregeln zu finden.

Zu dem Vorgehen einer ersten Systematisierung des ‚Feldes‘ auf Basis von Interviewprotokollen und der Transkription mehrerer Interviews ist rückblickend festzuhalten, dass sich dieser zusätzliche Aufwand letztlich gelohnt hat. Als Vorteile sind beispielsweise zu nennen: dass so die Datenflut einfacher zu handhaben war; dass ich über eine detaillierte Kenntnis der einzelnen Fälle verfügte, die mir später dabei hilfreich war, bestimmte Ereignisse und Kriterien zu erinnern; dass noch unklare Auswahlentscheidungen für ein nächstes Kerninterview durch den Blick in die Erzählstruktur anhand der Transkriptionen erleichtert wurden (wie z.B. bei der Auswahl des letzten Kerninterviews, wo ich zwischen zwei Fällen entscheiden musste und letztlich die Erzählstruktur dies bestimmte); dass ich bei der Suche nach ähnlichen Fällen zur Verdichtung von fallübergreifenden Aussagen anhand der Inhaltsprotokolle (und Kodierungen) schnell zu eventuell relevanten autobiographischen Stegreiferzählungen gelangte; dass über den langen Auswertungszeitraum das Spektrum der geführten Interviews präsent blieb.

3.5.3 Der Analyseprozess

Insgesamt wurden *vier autobiographische Stegreiferzählungen* erzählanalytisch nach dem Verfahren von Fritz Schütze vollständig ausgewertet. Die Auswahl und Analyse erfolgte in einem wechselseitigen Prozess der Kontrastauswahl nach Kriterien, die sich im Auswertungsprozess als zentral herausstellten. Wie schon mehrmals betont, war die Perspektive vorab offen und nicht gezielt auf gängige ‚Störungstypen' gerichtet. Die verschiedenen Formen des Umgangs mit dem Essen kamen wenn, dann als datengestützte Kategorien im Rahmen der Prozessstruktur zur Sprache. Insofern sind sie eher implizit zum Kriterium für die Auswahl von Kontrasttypen geworden.

Im Folgenden werden die Kriterien, die sukzessive die Auswahl von Interviews zur Erzählanalyse vorrangig bestimmten, dargestellt. Dabei liegt die Betonung auf ‚Auswahl', denn im Zuge der Einzelfallanalyse veränderte sich die Analyseeinstellung und wurden andere Prozesse und neue Dimensionen interessant:

- Das Interview mit Magdalena (34 Jahre) wurde aus einer Gruppe von Interviews ausgewählt, in denen biographische Verläufe kennzeichnend sind, worin über mehrere Phasen dominante Erleidensprozesse vorherrschen. Die Biographieträgerinnen scheinen ihre ‚Essstörung' zwar weitgehend ohne professionelle Hilfe bewältigt zu haben, dennoch erzählen sie von fortbestehenden psychosozialen Beeinträchtigungen. Zur Qualität des Essverhaltens: Magdalenas anfängliches Fasten entwickelte sich zu einem Wechsel von Fasten, unkontrolliertem Essen und Erbrechen, wobei nach ca. sechs Jahren die Störungsdynamik offenbar zunehmend schwächer wird.
- Das Interview mit Cornelia (39 Jahre) wurde aus einer Gruppe von Interviews ausgewählt, in denen die Biographieträgerinnen von langen Phasen des Erleidens bis in die heutige Zeit erzählen. Darüber hinaus ist für Cornelia kennzeichnend, dass sich im Verlauf unterschiedliche Qualitäten im Essverhalten und in den Kontrollpraktiken (Fasten, Bewegung, ‚Fressen', massiver Gebrauch von Abführmitteln, Erbrechen) herausbilden, die Entwicklungsdynamik sich ausweitet (zügelloser Alkoholkonsum, körperliche Folgeschäden) und es zu Zusammenbrüchen bis hin zu Suizidversuchen kommt. Hinzu kommen Erfahrungen mit professioneller Unterstützung (bis hin zur totalen Fremdkontrolle über Zwangsernährung) sowie Selbsthilfe.
- Das Interview mit Kerstin (49 Jahre) wurde aus einer sehr kleinen Gruppe von Interviews ausgewählt, in denen die Lebensgeschichten auf eine Bewältigung und theoretische Verarbeitung einer ‚Essstörung' verweisen. Neben dem Phänomen des durchweg aufrechterhaltenen Fastens (mit Gebrauch von Appetitzüglern) war in ihrem Fall im Gegensatz zu den anderen das Eintrittsalter von über 30 Jahren interessant. Wie Cornelia verfügt sie über Erfahrungen mit professionellen Interventionen, jedoch anderer Qualität.
- Das Interview mit Diana (29 Jahre) wurde aus einer Gruppe von Interviews ausgesucht, in denen sich die Biographieträgerinnen einerseits als

noch akut erleidend erleben, andererseits seit kurzem ein Bewusstsein dafür entwickelt haben, Hilfe von außen in Anspruch nehmen zu wollen. Darüber hinaus ist ihr Fall einer von insgesamt zwei Fällen, die im Hinblick auf das Essverhalten Wechsel zwischen Phasen des kontrollierten und des ungesteuerten Essens aufzeigen, was zu einem starken Schwanken des Körpergewichtes führt. Zur Zeit des Interviews verfügt sie über erste Erfahrungen in der Kontaktaufnahme zu (professionellen) Unterstützungsmöglichkeiten.

Nach den Einzelfallanalysen stellen Kerstin und Cornelia die „Eckfälle" dar, die in den analyserelevanten Aspekten am weitesten voneinander abweichen. Die theoretische Varianz zwischen diesen zwei Fällen ist sehr groß, so dass sie eine wichtige Basis für die vergleichende Analyse zentraler biographischer und sozialer Prozesse im Lebensablauf von Menschen mit einem auffälligen Essverhalten darstellen. In diesem Spektrum sind die zwei weiteren Kernfälle Diana und Magdalena zu verorten.

3.5.3.1 Die Fallanalyse – Die Herausarbeitung des Fallspezifischen und Verallgemeinerbaren

Um die Genese des Phänomens ‚Essstörung' und die Einbettung in den Lebenszusammenhang sowie die Deutungsmuster und Interpretationen der Biographieträgerinnen herauszuarbeiten, folgte ich weitgehend dem oben beschriebenen detaillierten Auswertungsverfahren nach Fritz Schütze. Dabei wurde bei allen vier Kerninterviews auch der gesamte Nachfrageteil diesem Verfahren unterzogen, da hier oft Dinge zur Sprache kamen, die in der Erzählung nur angedeutet wurden, jedoch für die Herausarbeitung von Prozessstrukturen und des sozialen Rahmens als wichtig erschienen. Nach der *formalen Textanalyse*, in der der Text in einzelne Segmente differenziert und die nicht-narrativen Textstellen kenntlich gemacht wurden, schloss sich die detaillierte *textformale und inhaltliche Analyse* der einzelnen Erzählsegmente an, die sich vorrangig auf die narrativen Textstellen bezieht. Hierbei stellten sich jedoch auch die beschreibenden Textbestandteile als analytisch interessant heraus, so dass diese – jedoch immer kritisch und separat gekennzeichnet – mit in die Analyse einbezogen wurden. Jede Aussage, jede noch so kleine Sequenz wurde diskutiert und aus unterschiedlichen Perspektiven interpretiert. Hierbei sollte die Analyseeinstellung möglichst offen und unvoreingenommen sein, also nicht explizit auf die sich möglicherweise abbildende Symptomatik gerichtet, und über kein Fremdwissen gedeutet werden. Ich versuchte meine Beobachtungen in der Alltagssprache zu beschreiben und Fremdkategorien wenn, dann nur aus den Daten zu übernehmen und dies durch doppelte Anführungsstriche kenntlich zu machen. So entstanden *strukturell-inhaltliche Beschreibungen* mit einem diskursiven Charakter. Diese sind aufgrund der intensiven Auseinandersetzung mit jeder Sequenz sehr ausführlich. Beispielsweise ergaben sich aus der Analyse der Erzählung von Cornelia [Zeilen 1-919] 95 Seiten strukturell-inhaltlicher Beschreibung als Diskussion des Urtextes. Im Anhang B) befindet sich ein Ausschnitt aus der ersten sequenziellen Beschreibung von Magdalenas Erzählung, um die Auseinandersetzung mit dem Urtext etwas darzustellen. Im Rahmen der dritten und vierten Einzelfallanalyse erwies es sich aus Gründen der Arbeitsökonomie als sinnvoll, in diesem Arbeitsschritt bereits parallel – jedoch deutlich getrennt markiert von der Analyse narrativer Textbestandteile – die evaluativen und theoretisierenden Textbestandteile zu analysieren. Im Zuge der sich anschließenden *analytischen Abstraktion*, dem Arbeitsschritt, in dem die prozessualen Gesamtzusammenhänge herausgearbeitet werden, war es erforderlich, sich von den unmittelbaren Daten zu lösen und einen Datenüberblick zu produzieren. Dies fiel mir anfänglich nach der intensiven Auseinandersetzung mit den Details immer wieder schwer. Die hier entstehende *biographische Gesamtformung* dokumentiert eine analytisch abstraktere Ebene, die sich deutlich von der strukturell-inhaltlichen Beschreibung abhebt und zunächst nicht an Ur-Daten zurückgebunden wird. Auch hier blieb ich – aus Darstellungsgründen – bei der Alltagssprache bzw. verwendete biographietheoretische Begriffe wie Verlaufskurvenpotenzial, Handlungsschema der Kontrolle, institutionelle Ablauf- und Erwartungsmuster. In der anschließenden *Wissensanalyse* konzentrierte ich mich auf die argumentativen, theoretisierenden bzw. evaluativen Einlassungen der Biographieträgerin zu sich und der eigenen Lebensgeschichte. Darüber hinaus wurde in der Struktur dieser Aktivitäten oftmals erkennbar, wie die Biographieträgerin um eine Erklärung ringt, ihr dies jedoch noch nicht gelingt. Interessant erschienen hier besonders die Deutungen zur eigenen ‚Störungsgeschichte', ihre Bewertung im Hinblick auf den gesamten Lebenszusammenhang sowie die damit verbundenen Selbstbilder. Die Ergebnisse der Wissensanalyse konnten dann der biographischen Gesamtformung gegenübergestellt werden, um ein Bild darüber zu erlangen, wie jemand seine eigene Lebensgeschichte deutet und bewertet. Im Anschluss daran explizierte ich als Ergebnis der Analysen die fallspezifischen und fallübergreifenden Erkenntnisse. Hierbei bezog ich mich einerseits auf die deutlich werdenden sozialen und biographischen Prozesse, andererseits auf die Verarbeitungs- und Interpretationsaktivitäten.

Anzumerken ist, dass ich im Verlauf dieser Auswertungsschritte – wie auch während der daran anschließenden Kontrastierung der Fallanalysen – fortwährend *Memos* schrieb, die entweder einen fallspezifischen oder einen fallübergreifenden Charakter hatten bzw. plötzliche Ideen zu Zusammenhängen enthielten.

3.5.3.2 Die Kontrastierung der Fallanalysen – Die Konturierung fallübergreifender Prozesse und Kategorien

Nachdem sich im Verlauf der Fallanalysen zunehmend erste verallgemeinerbare Kategorien oder Prozessstrukturen herauskristallisiert hatten, existierte jedoch eine Fülle von Einzelbeobachtungen, die in ihrer Bedeutung und in ihrer Verbindung zueinander unklar waren. So sollten im nächsten Schritt die aus der Einzelfallanalyse der vier Kernfälle herausgefilterten Kategorien und Prozesse explizit im Vergleich miteinander kontrastiert werden, um diese zu verdichten, zu spezifizieren, zu erweitern bzw. angedeutete theoretische Kategorien konkreter zu verfolgen. Die sich zunehmend herauskristallisierenden theoretischen Elemente wurden dann auch mit Beobachtungen aus den übrigen autobiographischen Stegreiferzählungen verglichen, soweit es ohne explizite Fallanalyse möglich war. Die Auswahl der vier Kerninterviews, die auf dem Prinzip des maximalen Vergleichs innerhalb eines vorgegebenen Samples (sekundäres theoretical sampling) basierte, wurde im Rahmen dieser Vorgehensweise überprüft und musste letztlich nicht in Frage gestellt werden.

An dieser Stelle ist zu erwähnen, dass ich im Verlauf der Theoriegenerierung nicht darauf abzielte, eine Typenbildung vorzunehmen. Ich selbst halte die Typenbildung, z.B. innerhalb der medizinisch-therapeutischen Praxis, für problematisch, da sie in der Regel ein deduktives, schematisiertes Vorgehen in der Arbeit mit betroffenen Menschen zur Folge hat. Ähnliches sollte hier vermieden werden. Zudem ist nach der gewählten Methode und dem Erkenntnisinteresse dieser Studie eine abschließende Typenbildung weniger relevant, soll doch eher das Verstehen des Phänomens ‚Essstörung' und seiner Prozesshaftigkeit im Lebenszusammenhang systematisch ermöglicht und dargestellt werden.

3.5.3.3 Das Hinzuziehen von Kontext- und Erfahrungswissen

Im Rahmen der Grounded Theory (vgl. Abschnitt 3.1) wird ein flexibler und kreativer Umgang mit den Daten gefordert, der jedoch intersubjektiv nachvollziehbar sein muss. Glaser und Strauss betonen, dass es keine bestimmte Art von Daten für eine Kategorie sowie keine explizite Technik der Datensammlung und -auswertung gibt. Strauss fordert dazu auf, auch Kontextwissen einzubeziehen. Dabei sieht er eigene Erfahrungen als eine sensibilisierende Quelle für die Entdeckung von Kategorien an (vgl. 1994: 36f.). In der vorliegenden Studie basieren die Ergebnisse auf der Analyse autobiographischer Stegreiferzählungen. Im fortschreitenden Forschungsprozess konnte jedoch auch Kontextwissen aus der Arbeit mit betroffenen Menschen im Selbsthilfezusammenhang einbezogen werden, was jeweils explizit kenntlich gemacht wird. Andererseits konnten so auch erste Erkenntnisse aus der Studie in die

Selbsthilfearbeit rückgebunden und dort überprüft werden: So dokumentierten sich in den Erzählungen der betroffenen Frauen in der Selbsthilfegruppe die Beobachtungen aus den Fallanalysen, oder ich wurde zunehmend aufmerksam auf die Art und Weise, wie jemand erzählt bzw. sich präsentiert. Darüber hinaus brachte ich in die Gruppenarbeit erzählgenerierende Impulse ein und beobachtete, wie sich daraus Erzählungen entwickelten, die für die Betroffene fruchtbar und für den Gruppenprozess anregend waren. So kommt das Gruppenmitglied in einen Erzählprozess, in dem es zu verarbeiten (systematisieren und reflektieren) beginnt und durch Fragen der Gruppenmitglieder zu erneuten Reflexionen angeregt wird. Die Gruppenmitglieder selbst beginnen parallel, ihre eigene Geschichte hinsichtlich bestimmter Aspekte zu erinnern und zu reflektieren. Dass so auch immer wieder persönliche Erfahrungen preisgegeben werden, trägt zur Gruppenbeziehung bei. Ich sehe dies als einen ersten Beleg dafür, dass narrative Kommunikationsformen über die Forschung hinaus im anwendungsbezogenen Kontext, beispielsweise in der Selbsthilfe, einsetzbar sind.

Meine eigene ehemalige Betroffenheit und die damit verbundenen Erfahrungen waren ein wichtiger Impuls für diese Studie. Möglicherweise ebnete dies auch die Vertrauensbasis zu potenziellen Informantinnen. Insgesamt versuchte ich jedoch, als weitgehend unvoreingenommene Forscherin ins Feld zu gehen und als solche mit dem Datenmaterial umzugehen. Dabei musste ich mir jedoch immer wieder selbst über die Schulter schauen und meine eigene Haltung überprüfen. Ebenso stellte ich mir die Frage, ob das, was ich in den Daten sah, auch wirklich dort vorhanden war. Hierzu waren manchmal Reflexionen mit Außenstehenden nötig. Andererseits wurde mir auch deutlich, dass ich aufgrund meiner Innenperspektive für bestimmte Aspekte besonders sensibilisiert war, die anderen nicht ins Auge fielen. Insgesamt bewerte ich meinen Umgang mit dem Gegenstand als einen von meiner eigenen Geschichte distanzierten.

3.5.4 Anmerkungen für die folgenden Fallstudien und die anschließende fallübergreifende Diskussion

Die folgenden zwei Kapitel (4 und 5) sind gleichwertig zu betrachten, denn in dieser Arbeit besteht das Interesse sowohl am individuellen Fall sowie am darin zu entdeckenden Allgemeinen.

Zunächst werden die Ergebnisse der intensiven Fallanalyse der vier Kernfälle dargestellt, wobei Kerstin und Cornelia die größtmögliche Spannbreite des Materials eröffnen (z.B. im Hinblick auf Entwicklungs- und Erleidensprozesse, Dauer und Bewältigungsprozesse, auffallende (Ess-)Verhaltensweisen, aktuelle Prozessierungen, das Erleben von Interventionen, Haltungen und Sinnzuschreibungen usw.). Die Kernfälle Diana und Magdalena ergänzen, wie schon erwähnt, das Spektrum unter anderem durch unterschiedliche Grade von aktueller Betroffenheit und aktuellen Bearbeitungsversuchen usw. Die Anordnung der nachfolgenden Fallstudien entspricht dem Prozess der intensiven Analysen, der mit Magdalena begann und mit Diana endete. Dabei weisen die einzeln dargestellten Fallstudien folgende Struktur auf:

1. *Einführende Bemerkungen* thematisieren das Zustandekommen des Interviews, geben allgemeine Angaben zur Person und zur aktuellen Lebenssituation, dokumentieren Beobachtungen während des Interviews und versuchen einen ersten Überblick über den Fall zu geben.

2. *Die analytische Beschreibung des Lebensablaufs* basiert auf der strukturellen Beschreibung und der biographischen Gesamtformung. In diesem Abschnitt werden die größeren Zusammenhänge zwischen den Prozessstrukturen des Lebensablaufs bis in die Gegenwart dargestellt. Aus der Erlebnisperspektive der Biographieträgerin wird die Genese des Phänomens ‚Essstörung' und dessen Einbettung in die Gesamtbiographie rekonstruiert und dabei die Wechselwirkung zwischen Individuum und sozialer Umwelt in den Blick genommen. In diesem Kontext ergab sich für mich ein Darstellungsproblem. Werden in biographieanalytischen Studien, wie der von Gerhard Riemann (1987) oder Hanses (1996), die strukturellen Beschreibungen für Dritte lesbar gemacht und mit der anschließenden biographischen Gesamtformung dargestellt, so wäre für mich bei dieser Vorgehensweise ein Platzproblem entstanden. Der Versuch, allein die biographische Gesamtformung darzustellen, erwies sich ebenso als wenig zufriedenstellend, da es sich um eine abstrakte Erörterung handelt, die von biographietheoretischen Aussagen durchsetzt ist und nicht an Originaldaten rückgebunden wird.

So suchte ich nach einem Kompromiss zwischen der sequenziellen Diskussion und der analytischen Abstraktion. Es entstanden analytische Fallbeschreibungen, die trotz abstrahierender Leistung detaillierter als die biographischen Gesamtformungen sind und mit Textpassagen aus dem Interview angereichert wurden. Die Textstellen untermauern einerseits die Fallrekonstruktion, andererseits lässt sich darüber ausschnitthaft darstellen, wie der Interpretationsprozess in der strukturellen Beschreibung sequenziell vonstatten ging, wenn auch nicht alle Diskussionsperspektiven und Analyseebenen wiedergegeben werden können. So wurden die Textpassagen nicht einfach in den Text integriert, sondern im Kontext diskutiert. Dieses Vorgehen verbindet den Versuch, Prozessstrukturen herauszuarbeiten, mit der Absicht, durch Originalzitate die Erfahrungsperspektive der betroffenen Frauen deutlich werden zu lassen, ohne wieder in die Unmittelbarkeit des Ausgangsmaterials zurückzufallen. Die Zitate wurden rückwirkend zur Veranschaulichung eingefügt, stellen aber keineswegs das alleinige Datengerüst der Analyse dar. In der analytischen Beschreibung versuche ich außerdem, durch Zwischenüberschriften eine klare Struktur herzustellen und die Phänomene insgesamt ohne fremdtheoretische Kategorien nachvollziehbar zu beschreiben, was zumeist nur über weitgehend ‚alltagssprachliche' Wendungen möglich schien. In der Untergliederung der Texte sind ‚Exkurse' eingearbeitet, über die Hintergrundinformationen eingeführt werden. Auch wurden biographietheoretische Begriffe nicht allzu häufig verwendet, um damit verbundene Redundanzen zu vermeiden. Es wurde überwiegend versucht, Verlaufskurvendynamiken, Verlaufskurvenpotenziale, Transformationen usw. fallbezogen inhaltlich zu beschreiben, anstatt sie abstrakt als solche zu bezeichnen.

3. *Die autobiographischen Thematisierungen*: In diesem Abschnitt stehen die biographischen Deutungsmuster, Interpretationen, eigentheoretischen Bestandteile und Haltungen gegenüber der eigenen Biographie und der darin eingebetteten Störungsdynamik im Vordergrund, die aus Kommentaren, Bilanzierungen und Argumentationen herausgearbeitet wurden. Hierbei war es weniger ein Problem, die Ergebnisse mit Daten zu untermauern, da Argumentationen leichter in zusammenhängenden Textpassagen repräsentiert sind als komplexe Prozessabläufe, die sich in der Regel über mehrere Erzählsegmente hinweg dokumentieren. Anzumerken ist, dass auch bei dieser Analyse offen an das Textmaterial herangegangen wurde. Im Auswertungsprozess kristallisierten sich dann die fallspezifischen Aspekte heraus, die hier beschrieben werden. Dabei stehen vor allem Selbstbilder, Eigentheorien zur Störungsentwicklung und zum Symptomgeschehen im Vordergrund, wie auch Versuche, mit traumatischen Erfahrungen umzugehen bzw. Dynamiken zu beschreiben, die nicht rational nachvollziehbar sind.

Insbesondere zu den Fallstudien sind hier abschließend einige formale Hinweise nötig: In der analytischen Beschreibung verweisen Textstellen, die mit *kursiver Schrift* vom Fließtext abgehoben sind, auf den Rückgriff auf Textmaterial aus dem Nachfrageteil. Für die Originalzitatstellen im Fließtext gelten die im Anhang A) aufgeführten Transkriptionsregeln. Die genaue Zuordnung der verwendeten Textpassage im Interview wird grundsätzlich durch eine eckige Klammer am Ende des Zitates angegeben, wie z.B. [123-145]. Der Zusatz NFT verweist auf den Nachfrageteil, wie z.B. [NFT:897f.]. So kenntlich gemacht, sind diese Textstellen nicht kursiv. Wurden aus längeren Textpassagen einzelne Sätze, Worte, die keine relevanten Informationen enthielten, ausgeschnitten, wird dies wie folgt gekennzeichnet: [...]. Für die gesamte Arbeit gilt das ‚Einklammern' von Fremdwissen. Dies wird durch Anführungsstriche sichtbar gemacht, wobei doppelte Anführungsstriche („") auf einen von der Biographieträgerin verwendeten Begriff verweisen.

Die Anonymität der Informantinnen wird über die Veränderung aller Namen, Orte, Institutionen, Daten usw. sichergestellt. Dies gilt für alle 30 Interviews. So sind auch die Namen in der fallübergreifenden Diskussion, in der über die vier Kernfälle hinaus Interviews hinzugezogen werden, anonymisiert. Hierzu befindet sich im Anhang C) eine Übersicht über die (anonymisierten)

Namen und die dazugehörige Interviewnummer. Diese Angaben wurden durch das Alter zum Zeitpunkt des Interviews, die Formen des auffälligen (Ess-)Verhaltens sowie die therapeutischen Erfahrungen erweitert.

Zum Kapitel 5, der fallübergreifenden Diskussion, ist zu erwähnen, dass die vorherigen Fallstudien die Grundlage sind, um die in diesem Kapitel dokumentierte Diskussion nachvollziehen zu können, insbesondere weil hier kaum noch Originaldaten abgebildet werden. Dieses Kapitel ist unterteilt in die Diskussion der Entwicklungsabläufe und ihrer Dimensionen (vgl. 5.1 bis 5.4) sowie der autobiographischen Thematisierungen (vgl. 5.5 bis 5.14).

Insgesamt mag der Eindruck entstehen, dass der Bezug auf und die Diskussion von bestehenden Theorien zu ‚Essstörungen' weitgehend ausgespart wird. Mit Ausnahme biographietheoretischer Konzepte ist dies gewollt und erforderlich, denn das Ziel ist, das Phänomen ‚Essstörung' im Lebenszusammenhang aus der Erlebniswelt der (ehemals) betroffenen Menschen zu verstehen und zu rekonstruieren. Erst im Abschlussteil (Kapitel 6) werden einige theoretische Bezüge aufgegriffen und kurz diskutiert, um weitere Perspektiven aufzuzeigen, die jedoch nicht Gegenstand dieser im Kern fallrekonstruktiven Studie sind.

4 Fallstudien

4.1 Magdalena

4.1.1 Einführende Bemerkungen

Magdalena ist zur Zeit des Interviews etwa 34 Jahre alt und betrachtet sich als eine Person, die zwar nicht mehr unter „Bulimie“ leidet, jedoch immer noch Probleme mit dem Essen und ihrem Körper hat. „Bulimisch“ sei sie im Alter von 18 ½ bis 24 bzw. 25 Jahren gewesen. Heute würde sie sich eher als „fettsüchtig“ bezeichnen, da sie immer wieder viel esse, wobei sie auch noch erbreche, jedoch ganz selten. Zum Zeitpunkt des Interviews lebt Magdalena alleine, hat sich aus ihrem festen Arbeitsverhältnis als Architektin gelöst und steht vor einer offenen Zukunft (erneute Anstellung oder berufliche Selbständigkeit). In dieser Zeit überlegt sie offenbar auch, sich professionelle Unterstützung für die Aufarbeitung ihrer Probleme zu suchen. Zunächst jedoch beginnt sie, an einer angeleiteten Gruppe teilzunehmen, und strebt daran anschließend eine ambulante Therapie an.

Der Kontakt kommt über eine ambulante Beratungs- und Therapieeinrichtung in einer süddeutschen Großstadt zustande, in dem die angeleitete Gruppe sich wöchentlich trifft. Die Einrichtung gestattete, mein Forschungsprojekt in dieser Gruppe vorzustellen. Kurz darauf rief Magdalena an und bekundete ihr Interesse an einem Interview. In dem Telefonat gab sie jedoch zu bedenken, dass ihre Geschichte eventuell gar nicht so interessant sei, da sie „nicht so typisch sei wie andere betroffene Frauen“. Was sie damit meinte, war nicht klar, jedoch konnten ihre Bedenken schnell ausgeräumt werden, da ich ihr verdeutlichte, dass mich alle Lebensgeschichten interessierten und diese generell unterschiedlich seien. Später in der Erzählung grenzte sie sich erneut von anderen betroffenen Frauen ab, wobei sie hier Aspekte wie Sexualität und Weiblichkeit hervorhob.

Im Januar 2002 trafen wir uns in einer Galerie, in der sie zum Zeitpunkt des Interviews mit einer Künstlerin zusammen eine erste Ausstellung organisierte. Sie selbst bezeichnete sich als fett und unattraktiv, was ich aus meiner Perspektive nicht bestätigen konnte, insbesondere nicht im Hinblick auf ihre Figur, die mir nicht übergewichtig erschien. Auch hier meinte sie vorab, nicht die „typisch bulimische Frau“ zu sein, ohne dies jedoch genauer auszuführen.

Der Erzählimpuls richtete sich auf die gesamte Lebensgeschichte, wobei Magdalena sofort zu erkennen gab, dass sie als zentrales Thema[1] die „Bulimie“ sieht und zugleich mit einer eigentheoretischen Auseinandersetzung zum Ursprung des „Konflikt[es] des Essens oder nicht mehr Essens oder – äh – wieder Rauskotzens“ [17f.] einstieg. Daran anschließend entwickelte sie eine Geschichte, in der sie sich an den institutionellen Ablauf- und Erwartungsmustern ihrer Bildungskarriere orientierte, wo aber dennoch drei Erzähllinien immer wieder zentral waren: ihre familiären Leidensprozesse, ihre Beziehungsprobleme sowie ihre Körper- und Essprobleme. In der Erzählkoda setzte sich Magdalena ausführlich mit ihren aktuellen Problemen auseinander, in denen ihr Essverhalten und ihr Körper im Vordergrund stehen und wo deutlich wird, dass sie sich noch als ‚gestört‘ wahrnimmt und bewertet.

Nach dem Interview hatten wir keinen weiteren Kontakt mehr zueinander.

In Magdalenas Lebensgeschichte beginnen sich im familiären Rahmen früh Verlaufskurvenpotenziale abzubilden, wobei familiäre Kontrolle, hohe Leistungserwartungen, Isolation gegenüber Gleichaltrigen, Essen als Mittel der elterlichen Zuwendung bestimmende Merkmale sind. Die mit der Pubertät einsetzende Verunsicherung, insbesondere bezogen auf die körperliche Erscheinung, kann im familiären Rahmen nicht aufgefangen werden und erfährt durch Stigmatisierung unter Gleichaltrigen eine negative Verstärkung. Mit dieser Verunsicherung und einem darauf basierenden negativen Selbst- und Körperbild hat Magdalena im weiteren Verlauf ihrer Lebensgeschichte zu kämpfen. Ihr Körper wird für sie zur Projektionsfläche von diffusen Problemlagen, die sie immer wieder durch die Arbeit am Körper („Diät“) zu bewältigen versucht. Durch unterschiedliche Ablauf- und Erwartungsmuster gerät Magdalena zunehmend unter Druck und prägt über verschiedene Stufen hinweg (von „Diäten“ bis zu „Ess-Brech-Anfällen“) eine Störungsdynamik aus, von der sie über weite Strecken getrieben ist. In der Zeit nach dem Abitur, in der sich der allgemeine Problemdruck aufgrund von unterschiedlichen Erwartungen, Beziehungsproblemen mit den Eltern und ihrem Freund usw. ständig steigert, kommt es zu einem Höhepunkt der Verlaufskurvenentwicklung in einem Orientierungszusammenbruch. Ausgelöst durch einen Unfall mit lebens-

1 Dies ist entweder auf das Thema meiner Arbeit, das ich bei der Kontaktaufnahme erwähnte, zurückzuführen, oder aber es spiegelt sich darin ihre Beschäftigung mit dem Thema und ein aktueller bzw. unabgeschlossener Bearbeitungsversuch wider, der sie zu entsprechenden einleitenden Argumentationen veranlasst.

bedrohlichen Folgen, gerät Magdalena in ein Moratorium, in dem sie ihre Situation mit fremder Hilfe zu reflektieren und Alternativen zu entwickeln beginnt. Seither verfolgt sie in einem längeren Prozess Schritt für Schritt biographische Initiativen, die ihr die Ablösung vom Elternhaus und die Entwicklung und Umsetzung eigener beruflicher Orientierungen ermöglichen. In diesem Zusammenhang tritt die Störungsdynamik in den Hintergrund. Bis heute leidet Magdalena allerdings unter ihrem negativen Selbstbild, versucht aber ihre Probleme zu reflektieren und zu bearbeiten und die Störungsdynamik weiter zurückzudrängen. Ihrer negativ gefärbten Selbstsicht stehen Ressourcen gegenüber, die Magdalena selbst offenbar kaum zur Kenntnis nimmt. Oberflächlich betrachtet, scheint Magdalena einem Schönheitsideal nachzueifern. Die bis heute anhaltenden Dynamiken ihrer Esskontrolle hängen aber letztlich mit einem tief verankerten Gefühl der Unzulänglichkeit zusammen.

4.1.2 Die analytische Beschreibung des Lebensablaufs

Im folgenden Abschnitt werden die Prozessstrukturen[2] in Magdalenas Lebensablauf herausgearbeitet. Dabei werden auch Informationen aus dem Nachfrageteil des Interviews hinzugezogen, die durch *kursive* Schriftform hervorgehoben sind. Die Transkriptionsregeln, die für alle Interviewpassagen gelten, sind im Anhang A) erklärt.

I Der familiäre Rahmen in der dörflichen Lebenswelt: Ausgeprägte Leistungsorientierung, Behütung und soziale Kontrolle als Merkmale des Familienklimas

Magdalena wird in den sechziger Jahren geboren und wächst als Einzelkind in einem bayerischen Dorf auf. Die Eltern sind bei ihrer Geburt *Mitte bzw. Ende Dreißig* und gehören zu der Generation, die den Zweiten Weltkrieg in jungen Jahren noch miterlebte. Magdalena beschreibt die Eltern als Personen, die aus „einfachen Verhältnissen" [NFT:717] kommen und viel arbeiten. Ihr Vater ist offenbar jemand, der etwas aufzubauen versucht, denn er besitzt eine eigene Firma und investiert dementsprechend viel Zeit in seine Arbeit. Magdalena bezeichnet ihn rückblickend auch als „Workaholic" [NFT:713]. Die Mutter ist ebenfalls halbtags berufstätig. Die Familie lebt in einem Haus gemeinsam mit Magdalenas Oma. Neben den Eltern treten in Magdalenas Erinnerung zwei Tanten in Erscheinung. Beide sind unverheiratet, Lehrerinnen und leben im selben Ort.

E: Ich bin Einzelkind(`) war bin in nem äh kleinen Dorf aufgewachsen(`) und da gab's auch keinen Kindergarten damals noch(`) also ich bin im Prinzip aufgewachsen äh mit meiner Oma(`) mit meiner mit meinen beiden unverheirateten

2 Hingewiesen sei auf die Auseinandersetzung mit dem grundlagentheoretischen Konzept der elementaren „Prozessstrukturen des Lebensablaufs" unter 3.4.3.

> Tanten die beide Lehrerinnen waren(`) meine Mutter hat halbtags gearbeitet(`) und äh eben also meine Eltern eben und eben – der Einfluss meiner beiden – Tanten vor allen Dingen einer(`) der war einfach sehr extrem. [41-47]

Magdalena zeichnet hier ein Bild der familiären Situation, in der die Oma und zwei unverheiratete Tanten als Bezugspersonen neben der halbtags arbeitenden Mutter in Erscheinung treten. In dem kleinen Dorf gibt es keinen Kindergarten, weshalb sie offenbar weitgehend im Rahmen der Familie betreut wird und kaum unter Gleichaltrige kommt. Der Eindruck der Überbehütung durch viele Erwachsene, der hohen Leistungserwartung und der starken sozialen Kontrolle, besonders durch eine Tante, wird in der Erzählpräambel und im weiteren Interviewverlauf an vielen Stellen verdichtet. So spricht Magdalena z.B. davon, schon früh „...unfreiwillig äh gefördert worden“ [38] zu sein. Offenbar sind die Erziehungsaufgaben, da die Eltern beide berufstätig sind, teilweise an die Tanten delegiert und von diesen gewissenhaft wahrgenommen worden. Heute bewertet sie die Situation damals entsprechend: „...der Einfluss meiner beiden – Tanten vor allen Dingen einer(`) der war einfach sehr extrem“ [46f.]. So bringen sie Magdalena z.B. schon in der Vorschulzeit das Lesen bei. Währenddessen hat sie kaum Kontakt zu Gleichaltrigen, ausschließlich zu Nachbarskindern, die jedoch älter sind als Magdalena und relativ schnell andere Interessen entwickeln. Somit wächst sie bis zur Einschulung eng geführt im familiären Rahmen auf, der durch eine Übermacht an Erziehungsberechtigten (Eltern, Tanten, Oma) sowie durch eine ausgeprägte Leistungsorientierung gekennzeichnet ist.

Die Beziehungsarbeit über das Essen

In der Familie spielt das Essen und seine Verfügbarkeit offenbar eine zentrale Rolle. Möglicherweise ist dies durch die Mangelerfahrungen der Eltern in der Kriegs- und Nachkriegszeit bedingt. Insbesondere der Vater betrachtet offenbar ein gutes Essen als eine Belohnung für erbrachte Leistungen und hat Vorlieben für süße Lebensmittel. Magdalena erinnert, dass er immer Süßigkeiten und Kuchen mitbrachte und dass die Eltern sie beim Essen nicht zügelten:

> E ...also mein Vater war selber jemand der wahnsinnig gern Süßigkeiten gegessen hat(`) und anstelle dass meine Eltern halt drauf geachtet hätten mich da'n bisschen so zrück-zuhalten(`) ham sie's Gegenteil gemacht so nach dem Motto: Ja wenn's der Klei- wenn's ihr schmeckt dann geb ma ihr das doch auch ne [...] mein Vater hat immer Kuchen mitgebracht. [63-69]

Magdalena beschreibt hier generalisierend den Umgang mit Essen in der Familie, wobei die Vorlieben des Vaters offenbar ausschlaggebend sind. Gleichzeitig kommentiert sie aus heutiger Sicht, dass die Eltern ihr dabei offensichtlich keine Grenzen gesetzt haben. Im Gesamtkontext ihrer Argumentationen verbirgt sich dahinter eine vage Schuldzuschreibung, dass die Eltern ihr einen richtigen Umgang mit Nahrungsmitteln nicht beigebracht und so das Übergewicht gefördert hätten. Aus der erinnerten wörtlichen Rede im Zitat geht allerdings auch hervor, dass die Eltern, beziehungsweise besonders der Vater, ihr etwas Gutes tun wollten und ihr deshalb keine Beschränkungen auferlegten. Es ist durchaus möglich, dass die Eltern den ansonsten leistungsorientierten Rahmen auf diese Art und Weise mit mehr Wärme, Belohnung, Zugeständnissen auflockern wollten.

Magdalena erhält auf diese Weise Zuwendung und kann nahezu unbeschränkt Süßigkeiten konsumieren, *zumal diese immer greifbar zur Verfügung stehen.* In der Fokussierung der Erinnerung auf die Gabe von Nahrungsmitteln (insbesondere Süßigkeiten) innerhalb der Familie, wie sie an verschiedenen Stellen im Interview deutlich wird, dokumentiert sich ihre besondere Bedeutung über die notwendige Ernährung hinaus, da über sie offenbar auch Beziehungsarbeit geleistet wird oder Belohnung erfolgt. Magdalena wird auf diese Weise schon früh mit dem ‚Gratifikationssystem' Essen als Handlungsmuster für Emotionalität, Spannungsabbau, Belohung usw. konfrontiert.

Bezogen auf die frühe Kindheit stellt Magdalena dar, dass sie schon als Kleinkind übergewichtig gewesen sei („...ich war schon ein ein dickes Kind..." [19]). Inwieweit sie dies auch faktisch war, kann nicht beurteilt werden. Im Gegensatz zu späteren Lebensphasen erinnert Magdalena in der Vorschulzeit jedoch noch keine negative Bewertung ihrer körperlichen Erscheinung, da es in der innerfamiliären Interaktion anscheinend dazu keinen Anlass gibt. Offenbar leidet sie in dieser Zeit auch noch nicht unter den fehlenden Gleichaltrigenkontakten und beschäftigt sich eher mit sich selbst (sie malt offenbar sehr viel) und mit den Aufgaben der Tanten.

II Die Grundschulzeit: Ausgrenzungserfahrungen unter Gleichaltrigen und familiärer Leistungsdruck

Die Wahrnehmung der ersten sechs Grundschuljahre ist in der Erinnerung weitgehend auf die Erfahrung des Ausgeschlossenseins als Außenseiterin und Einzelgängerin reduziert. Magdalena wird in der Interaktion mit Gleichaltrigen über längere Zeit offenbar massiv gehänselt und erlebt so Stigmatisierungen und Ausgrenzungen, die sie auf ihre körperliche Erscheinung bezieht. In ihrer Erinnerung sind immer wieder Schimpfwörter wie „fette Kuh" bzw. „fette Sau" und „Dampfwalze" [23; 73; 97 usw.] präsent, die nachvollziehbar machen, warum sie als junges Mädchen die Hänseleien auf ihre körperliche Erscheinung bezieht. Die Folge dieser Hänseleien ist, dass Magdalena sich in die familiäre Welt zurückzieht, viel liest und zeichnet und sich über Süßigkeiten etwas ‚Gutes' tut. Mit diesen Erfahrungen von Abwertungen und Ausgrenzung entwickelt Magdalena offenbar langsam ein negativ gefärbtes Körperbild und assoziiert ihre Kontaktprobleme mit ihrem Körper.

Hinsichtlich ihrer schulischen Leistungen treten in der Grundschule offenbar keine Probleme auf, da ihr das Lernen leicht fällt, sie aber offenbar auch stark von einer Tante dazu angehalten wird. So erinnert sie im Nachfrageteil, *dass sie immer wieder Briefe an die andere Tante schreiben musste, damit sie die Grammatik übt und ihren Schreibstil verbessert.* Sie kommentiert die Erinnerung an das Briefeschreiben:

E: ...das waren verhasste verhasste Situationen an die ich mich da erinnere. [...] sie war einfach nich mein sie war nich meine Mutter, sie war nich mein Vater(`) und ich hatte so 'ne Abneigung aber sie hat mich gezwungen Dinge zu machen die ich absolut nich machen wollte. [NFT:942-947]

Darin kommt deutlich zum Ausdruck, dass Magdalena unter dem Druck und der Leistungskontrolle der Tante leidet. Sie generalisiert diese Erfahrung offenbar auch auf andere Situationen („Dinge zu machen"), denen sie sich jedoch nicht entziehen kann. Darin dokumentiert sich deutlich ihre Abneigung, da sie die Tante nicht als Elternersatz zu akzeptieren bereit ist. Offenbar begrüßen die Eltern aber die Förderung ihrer Tochter, was Magdalena in ein Dilemma bringt.

Die schulischen Leistungen stehen im Mittelpunkt der familiären Aufmerksamkeit, weshalb Magdalena über Schulerfolge Anerkennung gewinnen kann. Dass die Familie großen Leistungsdruck auf Magdalena ausübt, wird in folgender Erinnerung deutlich:

E: ...es war auch immer so also 'nen Dreier(`) war äh war schon 'ne furchtbar schlechte Note, da ging's schon – Richtung Fließbandnäherin mit Abitur das hat mein Vater immer so gemeint ... [77-79]

Offenbar wird ihr schon bei einer durchschnittlichen Note eine negative Zukunft prophezeit, nämlich einmal als „Fließbandnäherin mit Abitur" zu enden. Magdalena generalisiert diese Situation („immer"), was darauf verweist, dass über längere Zeit (besonders dann im Gymnasium) Druck ausgeübt wird, wohl besonders durch den Vater.

Magdalena wird diesen Leistungserwartungen offenbar gerecht („...und äh war in der Schule eigentlich immer sehr gut..." [39f.]), ist aber zugleich sozial weitgehend isoliert („...und war dann jahrelang eigentlich relativ allein(`) auch in der Schule also – hatte zwar Klassenkollegen aber keine Freunde" [56f.]). Aus diesen Bilanzierungen wird deutlich, dass Magdalena weitgehend auf die Familie als sozialen Rückhalt angewiesen ist („...äh konnte auch so in dem Dorf nirgends hin also ich war im Prinzip immer zuhause..." [58f.]). Insofern ist zu vermuten, dass sich Magdalena dem Leistungsdruck anpasst, ihn verinnerlicht und ihre Selbstbewertung von den Schulnoten abhängig wird, da es ihr an Alternativen fehlt, um dem Druck zu entgehen und Anerkennung zu erhalten. Viel später wird deutlich, dass sie ihre eigenen Leistungen an einem sehr hohen Bewertungsmaßstab misst und Anerkennung über Leistung sucht.

Die Grundschulzeit ist somit gekennzeichnet von einem Gefühl des Ausgeschlossenseins, wegen des Aussehens gehänselt zu werden und keine Freunde zu haben. Demgegenüber überwiegt wie in der frühen Kindheit die Dominanz der familiären Erwachsenenwelt. Mit dem Schulbeginn stehen Magdalenas schulische Leistungen im Vordergrund, über die sie im familiären System Anerkennung erlangt. Obwohl sie unter dem Leistungsdruck leidet, sind die Leistungen zugleich wichtig, um Anerkennung und Zuwendung zu erhalten. Den Hänseleien sowie dem Druck der Tante gegenüber entwickelt Magdalena Bewältigungsstrategien – sich in ihre eigene Welt zurückziehen und essen –, die im weiteren Verlauf immer wieder Anwendung finden werden. Das Essen wirkt hier als Belohnungs- oder Ausgleichsstrategie, die den Rückzug auf sich selbst begleitet. Zu diesem Zeitpunkt achtet Magdalena noch nicht auf ihren Körper und ihr Essverhalten, obwohl sie durch die Ausgrenzungserfahrungen offenbar bereits beginnt, die Zuschreibungen der Hänseleien auf ihren Körper zu übernehmen. Somit entwickelt sich eine Problemgemengelage aus fremden Erwartungshaltungen, Leistungsdruck, begrenzten Möglichkeiten, Anerkennung zu erlangen, Ausgrenzungserfahrungen, Rückzugsstrategien und einem ‚Gratifikationssystem', worin dem Essen eine besondere Bedeutung im Sinne von Belohnung und Zuwendung zukommt.

III Der Wechsel auf das Gymnasium, erste Leistungsprobleme und darüber ausgelöste Konflikte innerhalb des familiären Systems

Offenbar hält der Zustand der Hänseleien, der fehlenden Freundschaften, aber der guten Schulleistungen bis zum Schulwechsel auf das Gymnasium an. Nach der sechsten Klasse wechselt Magdalena die Schule, da ihre Leistungen dafür sprechen, obwohl der Vater offenbar nicht davon begeistert ist. Es erscheint als widersprüchlich, dass der seit dem Schulbeginn bestehende Leistungsdruck nicht mit einer entsprechenden Bildungskarriere (Gymnasium) in Verbindung gebracht wird und der Vater hinsichtlich ihrer Bestimmung offenbar ein anderes Bild hat, obwohl die Noten dafür sprechen. Der Vater als dominante Bezugsperson versucht damit offenbar die Entwicklungsmöglichkeiten einzuschränken, und untergräbt damit ihr Selbstvertrauen in die eigenen Leistungen. Dies geschieht besonders durch die bereits oben zitierte Textstelle, in der er das negative Zukunftsszenario von der „Fließbandnäherin mit Abitur" entwickelt. Es ist aber auch denkbar, dass der Vater auf diese Weise den besonderen Leistungsanspruch, der mit dem Besuch des Gymnasiums verbunden ist, verdeutlichen und seine Tochter damit anspornen will.

Im Gymnasium wird Magdalena nun mit höheren Leistungsanforderungen konfrontiert, mit denen sie nicht so einfach zurechtkommt, wodurch sich das Bild des Vaters zunächst zu bestätigen scheint. Die Verschlechterungen werden zum Konfliktstoff innerhalb der Familie, denn Magdalena erinnert in der Haupterzählung wie im Nachfrageteil „Krisensitzungen" [91, NFT:955], die einberufen werden, wenn ihre Leistungen nicht den Erwartungen entsprechen. Auch hierbei spielt die Tante weiterhin eine zentrale Rolle:

> E: Und wenn irgendwas in der Schule nich war also dann dann kam dann sofort sozusagen die große Krisensitzung, dann kam – auch noch mein meine Tante an und hat gmeint: + Ihr müsst das so machen und das müsst ihr so machen + [nachahmend] und es war einfach immer nur – es ging *nur* um die Schule. [NFT:954-957]

In dieser Erinnerung an wiederkehrende Situationen spiegelt sich einerseits der hohe familiäre Erwartungsdruck. Weiterhin spiegelt der im Interview mehrfach verwendete Begriff der „großen Krisensitzung“ das Bedrückende der unmittelbaren Situation, in der sie mit dem Druck und den familiären Maßstäben und ihrem daran gemessenen Versagen konfrontiert wird. Außerdem zeigt sich schließlich in der unmittelbaren Einbeziehung der Tante, dass sich Magdalena hierbei wieder einer Übermacht an Erwachsenen gegenübersieht. Mit den schlechter werdenden Noten im Gymnasium wird das familiäre Regelwerk, Anerkennung durch schulische Leistungen zu erhalten, empfindlich gestört und Magdalena die Basis für Anerkennung entzogen. Stattdessen entstehen offenbar häufiger Konflikte und Krisen. Dabei bleiben ihre sonstigen Nöte und Bedürfnisse außen vor, da es offenbar keinen Raum gibt, sie zu thematisieren, denn „es ging *nur* um die Schule.“

Exkurs: Beginn erster Gleichaltrigenkontakte

Mit dem Wechsel zum Gymnasium verändert sich jedoch etwas in der Interaktion mit Peers, denn die Hänseleien scheinen abzunehmen. Zudem kommt es zu ersten zaghaften Freundschaftsversuchen zu gleichaltrigen Mädchen, die sich dann im Laufe der Zeit intensivieren.

> E: ...also ich hab dann erst denk ich mal in der – siebten Klasse(`) (.) sechsten siebten Klasse ähm – Zugang gefunden zu ein zwei Leuten. So richtig. Die mich dann akzeptiert ham, die also nicht – diese dicke Kuh und ähm (.) fette Sau und Dampfwalzen-Geschichte so – mitgemacht haben. [94-98]

Magdalena macht somit die neue und wichtige Erfahrung, von Gleichaltrigen akzeptiert und anerkannt zu werden. Trotz dieser Entwicklungen bleiben die Kontakte zunächst eher sporadisch, und sie verfügt noch über keine Vertrauensperson außerhalb der Familie. Erst in der neunten Klasse erinnert sie, eine richtige Freundschaft zu einem Mädchen aufgebaut zu haben, die eine Vertrauensperson wird („beste Freundin“ [101]).

IV Die beginnende Pubertät, die Manifestierung einer verunsicherten Haltung sich selbst und dem eigenen Körper gegenüber sowie Rückzug in Tagträume

Mit der Pubertät, in der sich das Körpergefühl verändert und die Wirkung des Körpers in der Interaktion mit Gleichaltrigen wichtiger wird, verstärken sich Magdalenas innere Problemlagen, die jedoch in der Familie nicht wahrgenommen werden. In der Erzählung wird deutlich, dass sie sich zunehmend für Jungen interessiert, sich insgeheim verliebt, jedoch durch nach wie vor gelegentlich stattfindende Hänseleien sehr stark verunsichert ist und darunter leidet, im Gegensatz zu den anderen Mädchen keinen Kontakt zu Jungen zu haben. Sie führt dies auf ihre fehlende Attraktivität zurück, wie im folgenden Zitat deutlich wird:

> E: ...und hab aber eben permanent sehr drunter gelitten äh – immer hässlich und fett zu sein(`) (..) [...] also es war auch völlig – völlig ausgeschlossen(`) ähm – dass sich irgendwie 'n Junge für mich interessieren könnte(`) und auch darunter hab ich furchtbar gelitten weil ich eigentlich äh permanent irgendwie immer 'n bisschen verliebt war in irgendjemand [...] ich hätte niemals gezeigt dass ich – da in irgendjemanden vielleicht äh irgendwie verliebt gewesen wäre. Weil völlig klar war (.) jemanden wie mich – will keiner! [106-115]

Auch wenn sich Magdalena hier beschreibend und argumentativ mit ihren damaligen Gefühlen und ihrem Erleiden auseinander setzt, dokumentiert sich darin ihre innere Not sowie eine negativ gefärbte Haltung sich und dem eigenen Körper gegenüber, die dazu beiträgt, sich zurückzuziehen und sich nicht zu offenbaren.

Eine detailliert erinnerte Schlüsselsituation (‚heißer Sommertag') vermittelt einen Einblick in ihre innere Gefühlswelt in dieser Phase:

> E: ...ich bin [räuspert sich] im Sommer(`) wo andere zum Baden gegangen sind(`) konnt' ich ja nicht – war ja viel zu dick – bin ich dann in meinem Zimmer gelegen und hab die Rollos runtergelassen und hab dann auch angefangen mich zu schminken, [...] da hab ich mir gedacht ja wenn ich mich schminke schau ich vielleicht besser aus oder so was(`) aber auch des hat – mich nicht – irgendwie überzeugt dass ich deswegen besser ausschau, ich hab's zwar gemacht(`) hab mich dann äh jeden Nachmittag in meinem Zimmer eingeschlossen hab dann da die Rollos runtergelassen(`) draußen waren 25 Grad(`) [...] ich hab eigentlich nur – in Tagträumen gelebt. [118-129]

Während sich die Mädchen und Jungen ihres Alters im Schwimmbad treffen, zieht sich Magdalena in ihr Zimmer zurück, schottet sich ab und experimentiert mit Schminke an ihrem Aussehen herum. Im Zusammenhang wird deutlich, dass sie sich dabei an Frauenbildern aus aktuellen Fernsehserien orientiert und das Resultat offenkundig wenig überzeugend findet. Dabei handelt es sich um eine Phase, in der sie in Tagträumen Zuflucht sucht und darin offenbar ihre Sehnsüchte und Vorstellungen auslebt. Einerseits dokumentiert sich darin ein für Phasen der Pubertät gerade bei Mädchen nicht besonders auffälliges Verhalten, in dem sich die Verunsicherung gegenüber dem eigenen Körper und den neu aufkommenden Gefühlswelten spiegelt, andererseits dokumentiert sich aber auch ihre soziale Isolation, da sie zu diesem Zeitpunkt anscheinend keine Ansprechpartner hat, denen sie sich offenbaren kann. Sie scheint diese Situation zunehmend zu erleiden.

Magdalena versucht sich durch die Flucht in Tagträume intuitiv ihren Problemen zu entziehen, wobei sie diese so jedoch nicht zu lösen vermag, sondern die Situation letztlich dadurch verschärft, *dass sie sich weiter isoliert und darüber hinaus zunehmend die Schulaufgaben vernachlässigt.* Ihre Traumwelt wird so zu einer Falle in zweifacher Hinsicht: Einerseits beschwört sie Konflikte mit der leistungsorientierten Familie herauf, was Verlust von Anerkennung bedeutet, andererseits erhält sie nicht die Chance, im Kontakt zu Gleichaltrigen positive Bestätigung zu erhalten.

In dieser Phase verdichten und verschärfen sich die bestehenden Problemgemengelagen durch die Verunsicherung der Pubertät und die Auswirkungen der sozialen Isolation von Gleichaltrigen sowie das fehlende Verständnis durch die Familienmitglieder.

V Die Entwicklung von Handlungsschemata zur Veränderung der körperlichen Erscheinung

Magdalena befindet sich zunehmend in einem diffusen Spannungsfeld: auf der einen Seite das überbehütende (enge, kontrollierende) und leistungsorientierte Familiensystem, das bei Leistungserbringung Zuwendung und Anerkennung über das ‚Gratifikationssystem' Essen gewährt, auf der anderen Seite das Leiden unter dem Alleinsein und unter ihren unerfüllten Beziehungswünschen, besonders bezogen auf Jungen, die sie aufgrund ihrer negativen Haltung gegenüber sich selbst und dem eigenen Körper nicht verwirklichen kann. Mit ca. 14 bis 15 Jahren entwickelt sie daher ein Handlungsschema der „Diät", um durch Gewichtsabnahme etwas gegen die von ihr angenommene Ursache ihres Leidens, die körperliche Unattraktivität, zu unternehmen.

E: Und – dann hab ich halt irgendwann(') ich weiß nich – vielleicht mit 14, 15 angefangen mit den ersten Diäten(') halbherzig irgendwie, hab halt das nie irgendwie durchgehalten(') und dann ähm – also meine erste Diät – die dann Erfolg hatte die hatt ich dann glaub ich mit 16 oder so was(') 16 ½(') da hab ich dann abgenommen, da war ich dann – relativ äh normal(') von der Figur her(') hab das aber dann wieder irgendwie zugenommen. [139-144]

Die Erinnerung umfasst zunächst eine Zeitspanne von ca. zwei Jahren, in der sie erste Versuche zur Reduktion des Essens unternimmt, offenbar aber mit geringem Erfolg, da sie sich rückblickend als zu wenig konsequent ansieht. Erst mit 16½ Jahren haben ihre Bemühungen in ihren Augen Erfolg, was vermutlich auf eine konsequentere Esskontrolle zurückzuführen ist. Sie nimmt Veränderungen an ihrem Körper bis hin zu einer relativ „normalen Figur“ wahr, die jedoch offenbar nicht von Dauer sind, da sie bald wieder an Gewicht zunimmt. Damit wird ihr Einstieg in die wechselnden Phasen der Ess- und Gewichtskontrolle mit unterschiedlichen Intensitäten markiert.

Für die Phase zwischen dem 14. und dem 18. Lebensjahr thematisiert Magdalena in der Erzählung nur ihre weiteren, wenig erfolgreichen Diätversuche, ihre Unzufriedenheit mit ihrem äußeren Erscheinungsbild, den Wunsch, einen Partner zu finden, sowie einen sich entwickelnden engeren Kontakt zu einer Freundin. Offenbar hat sie in dieser Zeit keine Schulprobleme bzw. ist das Thema Schule für sie weniger relevant. Im Nachfrageteil wird deutlich, dass die Eltern allerdings weiterhin sehr kontrollierend und streng in Bezug auf außerfamiliäre Kontakte sind. *So ist sie mit 17 Jahren noch Ausgehverboten ausgesetzt, während andere zu Partys gehen, und die Eltern (insbesondere der Vater) begegnen ihr mit einem konservativen Bild von Ehe und Sexualität. Interessant ist hierbei, dass Magdalena erinnert, dass sie nicht versucht habe, sich dagegen aufzulehnen.* Sie entwickelt trotz ihres nach außen hin angepassten Verhaltens eigene Wünsche und Sehnsüchte, die mit dem familiären Wertehorizont nicht konform gehen, die sie sich aufgrund ihres negativen Körperbildes aber nicht anzugehen traut. Die negative Sicht auf ihren Körper und die daraus folgenden Konsequenzen in ihren Erwartungen sollen durch die folgende Textstelle gezeigt werden, die exemplarisch für mehrere ähnliche Stellen steht. Im Anschluss an eine Reflexion, dass sie in dem Alter vielleicht gar nicht „soo abartig dick“ [146] gewesen sei, erinnert sie ihr damaliges Selbstbild:

E: Nur ich selber – hab mich einfach nur – völlig fett gesehen. Also es is un- wie g’sagt es war völlig ausgeschlossen(`) dass sich irgendwelche – Jungs für mich interessieren würden, das war völlig ausgeschlossen. [147-149]

Es wird nicht nur deutlich, dass sie sich damals als zu dick empfindet, sondern auch dass sie daraus die Erwartung entwickelt, dass sich auf keinen Fall ein Junge für sie interessieren könnte. Gleichzeitig dokumentiert sich darin die Intensität ihres Partnerwunsches. Daraus lässt sich deutlich ihre Motivation zum Abnehmen ableiten.

In der Zeitspanne vom 14. bis zum 18. Lebensjahr wird das „Diäten“ in unterschiedlicher Intensität zu einem wichtigen Handlungsmuster, das zwar mehr oder weniger erfolgreich ist, jedoch immer wieder Anwendung findet. Demgegenüber gilt das Essen innerhalb der Familie weiterhin als ‚Gratifikationssystem‘, das sie selbst verinnerlicht hat. Daraus entsteht das Dilemma, dass die Esskontrolle mehr als nur Verzicht bedeutet und somit schwer auszuhalten ist. Hinzu kommt, dass Magdalena für die lebenszyklisch typischen Probleme (Bewältigung der körperlichen und seelischen Veränderungen in der Pubertät, Individuierung und Partnersuche usw.) innerhalb der Familie kein Gehör und keine Unterstützung findet. Ihre Versuche, diesen lebenszyklischen Ablauf- und Erwartungsmustern gerecht zu werden, zwingen sie dazu, mit den familiären Konventionen zu brechen, in denen in erster Linie Leistung zählt und Anerkennung bzw. Zuwendung über Essen erfolgt. Somit sind die Versuche der Gewichtsabnahme über selbstauferlegte Nahrungsbeschränkung auch als erste Individuierungs- und Distanzierungsversuche zu werten.

VI Das Scheitern eines direkten Kontaktversuchs zu einem jungen Mann

In der Zeit der Diätversuche gelingt es Magdalena nicht, mit Jungen in Kontakt zu kommen. Demgegenüber hat sich der Kontakt zu ihrer Freundin intensiviert; mit ihr beginnt Magdalena offenbar auch, über ihre Probleme zu sprechen. Im Alter von etwa 18 ½ Jahren ist Magdalena sehr in einen jungen Mann verliebt („wahnsinnig unglücklich verliebt" [153]). Auf Drängen anderer (vermutlich ihrer Freundin) wird sie aktiv und entwickelt ein Handlungsschema der gezielten Kontaktaufnahme. Aber auch dieses Handlungsschema, bei dem sie gezwungen ist, ihren Rückzug teilweise aufzugeben und auf andere zuzugehen, geht ins Leere, denn sie wird von dem jungen Mann zurückgewiesen. Dadurch fällt Magdalena in ihr altes Muster zurück, ihre körperliche Erscheinung dafür verantwortlich zu machen, und gerät in eine Krise. Mit dem gescheiterten Versuch kann sie den seit ihrer Pubertät bestehenden lebenszyklischen Erwartungen, eine Beziehung zu einem jungen Mann einzugehen, wieder nicht entsprechen. Offenbar ist sie nicht dazu in der Lage, sich diese Situation anders zu erklären, sondern sie fällt auf ihr Erklärungsmuster zurück, generell unattraktiv zu sein. Darin zeigt sich, dass es Magdalena trotz der inzwischen nicht mehr so starken sozialen Isolation an Selbstbewusstsein und Erfahrung fehlt, die es ihr ermöglichten, einen solchen Misserfolg ‚wegzustecken'. Die Verunsicherung bezüglich ihrer körperlichen Erscheinung ist offenbar so groß, dass sie sich damit generell ihre Probleme erklärt. Parallel dazu existieren in diesem Alter eine Reihe von anderen Problemen und Anforderungen, mit denen sich Magdalena in ihrer Erinnerung jedoch kaum auseinander setzt. Sie steht kurz vor dem Abitur und damit vor einem Lebensabschnitt, für den Entscheidungen hinsichtlich des Berufsweges zu treffen sind, sie lebt nach wie vor in dem engen familiären Rahmen, wodurch sie in der Verwirklichung ihrer Bedürfnisse und Interessen eingeschränkt ist. Inwiefern dies auf ihren Gesamtzustand einwirkt, bleibt unklar, da sie auf ihre Körperproblematik fokussiert ist.

VII Der Versuch, durch eine rigide „Diät" körperliche Attraktivität zu gewinnen – die Entwicklung einer Eigendynamik in der Esskontrolle als das Aufbrechen der Störungsverlaufskurve

Die Zurückweisung durch den jungen Mann ist offenbar Auslöser für eine Krise, in der Magdalena den Vorsatz entwickelt, durch Arbeit an ihrem Körper etwas an ihrer Situation zu verändern:

E: ...und ich hab halt furchtbar gelitten und hab dann – so und jetz nehm ich wieder ab. Und hab dann angefangen (..)Und hab dann angefangen (..) ähm (..) erst mal – in Anführungszeichen normal abzunehmen mit Kalorienreduzierung(`)... [158-160]

Der Leidensdruck ist durch die Zurückweisung so verstärkt worden, dass Magdalena einen inneren Antrieb entwickelt, ihr erlerntes Muster der Esskontrolle konsequent anzuwenden. Im Nachfrageteil wird an der Bemerkung „...wollte einfach nur noch schlank werden..." [NFT:583f.] deutlich, wie sehr sie mittlerweile darauf fokussiert ist, ihr Äußeres zu verändern.

So beginnt Magdalena im Februar 1985 mit einer „Diät", die im Gegensatz zu den vorherigen Versuchen einen besonders rigiden Charakter entwickelt. Sie vermeidet Lebensmittel, von denen sie annimmt, dass diese dick machen, was gerade auf die zutrifft, die innerhalb der Familie einen besonderen symbolischen Wert haben, z.B. Kuchen und Süßigkeiten. Magdalena hält das rigide Essverhalten offenbar mehrere Wochen durch und erlebt erste Erfolge: Sie verliert an Gewicht, und ihre Umwelt reagiert positiv darauf. War Magdalena durch die Zurückweisung zunächst stark demoralisiert, so gewinnt sie jetzt Anerkennung und langsam an Stabilität.

Auch innerhalb der Familie erfährt Magdalena in dieser Zeit offenbar Unterstützung, da die Mutter für Magdalena reduziertes Mittagessen kocht und es ihr täglich bereitstellt. Das lässt vermuten, dass es eine Kommunikation über Gewichtsprobleme zwischen Mutter und Tochter gibt. Hierin wird allerdings auch deutlich, dass die Eltern Magdalena selbst bis in ihre Abnehmprojekte hinein behüten (kontrollieren) und dass Magdalena mit über 18 Jahren noch sehr in familiäre Rituale integriert ist, denn sie geht immer nach der Schule sofort nach Hause und isst dort zu Mittag.

VIII Die Entdeckung des Erbrechens als Lösungsstrategie und Individuierungsversuch

Nach einigen Wochen strikter „Diät" tritt im März 1985 eine neue Qualität ihrer Bemühungen um Gewichtsreduzierung auf. Magdalena beginnt das Mittagessen, das von der Mutter schon diätisch zubereitet worden ist, teilweise zu erbrechen.

E: ...das war dann irgendwie so ich hab mir – unter der Woche eigentlich nie was gegönnt(`) hab relativ strikt gelebt, hab – ganz selten am Anfang dass ich das Mittagessen also meine Mutter hat damals – nachmittags gearbeitet ich war in

> der Schule(`) also ich bin nach Hause gekommen(`) das Essen stand auf'm Tisch(`) [I: mhm] das war dann schon reduziert weil dann hat meine Mutter auch versucht mich'n bisschen zu unterstützen(`) aber – ich war alleine(`) [I: mhm] ich hab dann das Mittagessen gegessen(`) und manchmal – hab ich das Mittagessen – schon wieder teilweise erbrochen. [162-172]

An dieser Stelle dokumentiert sich zunächst, wie Magdalena das Erbrechen offenbar als Mittel entdeckt, einerseits der elterlichen Vorgabe zu entsprechen, das Mittagessen regelmäßig zuhause einzunehmen – wobei die Unterstützung der Mutter unterstreicht, dass das regelmäßige Essen auch zu Zeiten der Gewichtsreduktion eingehalten werden muss. Andererseits steht sie zu diesem Zeitpunkt bereits unter dem Eindruck einer rigiden „Diät", die sie eigentlich zu einer stärkeren Reduktion der Nahrungsaufnahme zwingt. Selbst unter der Bedingung, dass sie mittags alleine ist und das zubereitete Essen auch hätte wegschütten können, kommt eine solche Distanzierung vom Essen für sie offenbar nicht in Betracht, stattdessen beginnt sie, sich nach dem Essen teilweise zu erbrechen. Die formale Textgestalt verweist an dieser Stelle durch Redeabbrüche und eingeschobene Erklärungen auf eine einsetzende besondere Erzähldynamik. An einer Stelle, an der Magdalena den Beginn ihrer Brech-Praktiken darstellt, fügt sie die Erklärung ein, unter welchen Bedingungen sie dieses Muster entwickelt. In der weiteren Erzählung wird hierzu keine einzelne Schlüsselsituation erinnert, sondern Magdalena erinnert im Nachfrageteil ergänzend lediglich, dass sie damit glaubte, „den Schlüssel – zum Glück gefunden" [NFT:591] zu haben. Dies bezieht sich offenbar auf die zunächst positive Erfahrung, zwei für sie widersprüchliche und gleich wichtige Dimensionen – zu essen und gleichzeitig schlank zu sein – miteinander verbinden zu können, und reflektiert zu diesem Zeitpunkt vermutlich noch nicht damit verbundene Gefahren, Auffälligkeiten usw.

Das Dilemma, einerseits familienkonform zu essen und darüber auch Zuwendung zu bekommen, andererseits die Essensaufnahme zu reduzieren, um sich selbst und dem Vorsatz, ihr Gewicht zu reduzieren, treu zu bleiben, macht den Widerspruch zwischen den verinnerlichten familiären Ritualen, einem familiären Anpassungsdruck und ihrem individuellen Veränderungswunsch deutlich. Die zur Wahrung der eigenen Interessen eigentlich notwendige Abgrenzung vom familiären Essverhalten wird nicht durch offene Konfliktbearbeitung, sondern durch ein heimliches Tun angestrebt. Damit dokumentiert sich im Erbrechen nicht nur eine Strategie, zwischen den Spannungsfeldern Essen und Schlanksein auszugleichen, sondern zugleich ein verdeckter Individuierungs- und Abgrenzungsversuch.

IX Die Verfestigung der Kontrollstrategie des Erbrechens und ihre Dynamisierung

Mit dem zunächst seltenen und teilweisen Erbrechen mittags beginnt nun eine fortschreitende Dynamisierung in ihrem Essverhalten und in ihrer Gewichtskontrolle, so dass Magdalena schon im Sommer dicht aufeinander folgende ‚Ess-Brech-Momente' erinnert, zunehmend Kontrollverluste erlebt und von Gedanken an das Essen dominiert wird. Neben der sich auf dieser Weise entfaltenden Eigendynamik wird jedoch ihre Heimlichkeit zu einer zentralen Strategie gegenüber der Familie und trägt damit zunächst zu Erfahrungen von Autonomie und Selbstbestimmung bei. In ihrem Lebensablauf ist es das erste Mal, dass sie etwas aktiv für sich gewinnt, ohne dass die Eltern darin einbezogen sind.

Das heimliche Freitagsritual, sich etwas zu gönnen und anschließend zu erbrechen

Magdalena ist mittlerweile in der 12. oder 13. Klasse des Gymnasiums angekommen und verfügt auch über einen Führerschein. Unter dieser Voraussetzung wird es zur ihrer Aufgabe, die Wochenendeinkäufe für die Familie zu tätigen, da beide Eltern berufstätig sind. Darin wird deutlich, dass wichtige Aufgaben an Magdalena delegiert werden und sie darüber zugleich an die Familie gebunden ist. Nachdem sie schon einige Zeit das Mittagessen teilweise erbricht und strikt auf Süßigkeiten, Kuchen und fetthaltige Nahrungsmittel verzichtet, entwickelt sie offenbar zunehmend einen ‚Heißhunger' auf diese Lebensmittel („...und hatte irgendwann'n brutales Bedürfnis danach" [176f.]). Mag der ‚Heißhunger' schon länger vorhanden gewesen sein, so kann sie diesem jetzt vermutlich nachgeben, da sie über ein geheimes Muster verfügt, Unmögliches möglich zu machen:

> E: Ich hatte einfach diese diese Gelüste nach diesen Süßigkeiten und nach dem Kuchen(') und dann hab ich mir gedacht okay einmal in der Woche(') das gönnst du dir(') ich hatte die super Möglichkeit rausgefunden wie ma easy wieder kotzt mit viel Kohlensäure und und also mit viel – Getränken(') Cola und so also Cola light oder so was oder Wasser mit – mit Kohlensäure(') dann ging das immer ganz flott. [NFT:585-590]

Hier entsteht der Eindruck, als dienten die süßen Lebensmittel im Rahmen ihres ansonsten strikten Fastens als eine Belohnung („das gönnst du dir"), wodurch das alte ‚Gratifikationssystem' aufrechterhalten werden kann. Zudem wird deutlich, wie sie Techniken entwickelt, ihre Praktiken des Erbrechens zu verfeinern, da sie weiterhin von ihrem Ziel der Gewichtsabnahme angetrieben ist. Sie erlebt sich hier noch als die aktiv steuernde („hab ich mir gedacht okay einmal in der Woche(') das gönnst du dir", „herausgefunden wie ma easy wieder kotzt") und agiert dabei aus einem Bewusstheitskontext, der sich von dem der Bezugswelt zu differenzieren beginnt.

So beginnt Magdalena, den Freitagseinkauf als Ritual zu entwickeln, sich extra (tabuisierte) Lebensmittel zu kaufen, diese sich zuhause unbeobachtet einzuverleiben und anschließend zu erbrechen. Ihr wahlloser Konsum von „...Kuchen, Schokolade, Pommes frites ...“ [183f.] deutet auf die Eigendynamik der Kontrollverluste hin. In der Steigerung beginnt sie, gezielt Lebensmittel für sich zu kaufen, die sie isst und anschließend erbricht. Ihre Freitagsrituale haben vielleicht auch die Dimension eines Abgrenzungsversuchs gegenüber der hohen symbolischen Bedeutung des Essens innerhalb der Familie, da sie über das Erbrechen der vom Geld des Vaters gekauften Lebensmittel eine Art heimlicher Widerstandsstrategie entwickelt.

Die weitere Steigerung ihrer heimlichen Praktiken des Essens und Erbrechens

Im weiteren Verlauf bleibt es nicht bei den freitäglichen Ritualen, sondern auch über die Woche hinweg beginnt sie in Situationen, in denen die Eltern nicht da sind, zu essen und zu erbrechen. Offenbar fällt es ihr immer schwerer, ihre rigide Esskontrolle aufrechtzuerhalten, da sie durch die Praktiken des Erbrechens davon ausgehen kann, dass das Essen keine Folgen haben wird. Im Nachfrageteil erinnert sie, dass das „Bedürfnis – zu essen“ immer „schlimmer“ [NFT:601] wird und sie einen „Essensdruck“ [NFT:603] verspürt. Innerhalb eines halben Jahres nach der Endeckung des Erbrechens hat sich so eine Eigendynamik entfaltet, durch die Magdalena jede Gelegenheit dazu nutzt, sich Lebensmittel im Haushalt zusammenzusuchen, sie zu essen und dann zu erbrechen.

Das zunehmende Dominiertsein von den Gedanken an das Essen

In verschiedenen Beschreibungen, wie solchen ihres Schulalltags, die schon stark von ihrem Essverhalten dominiert sind, wird deutlich, wie sehr Magdalena von den Gedanken an das Essen eingenommen wird. So kann sie sich immer weniger auf den Unterricht in der Schule konzentrieren und wartet nur auf den Moment, nach Hause und irgendetwas essen zu können, was sie anschließend erbricht. *Im Nachfrageteil erinnert sie z.B. ihre inneren Zustände während der gemeinsamen Heimfahrt mit Gleichaltrigen, wobei sie in Gedanken nur noch beim Essen ist:*

> E: Wir hatten 'ne Fahrgemeinschaft(') mussten zwanzig Minuten von der Schule nach Hause fahren(') also – wo der Gong war ich war ja nich mehr richtig ansprechbar! Bis ich bei der Haustür war(') das erste was ich gemacht hab aufgesperrt, das nächstbeste – Essen in Mund geschoben. Und dann wurd ich langsam ruhiger, [...] und da hätte mich auch dann keiner derbremsen können. [NFT:616-622]

Magdalena beschreibt hier deutlich ein Getriebensein, einen Verlust der Kontrolle über ihr Verhalten. Darin wird deutlich, dass sich Magdalena in dieser

Dynamik nicht mehr auf die aktuelle Situation einlassen kann und somit aus den Interaktionen ‚aussteigt'. Hier beginnt sich die Dynamik auf andere Lebensbereiche auszuweiten: Einerseits fällt es ihr schwerer, sich auf den Unterricht zu konzentrieren, andererseits schaltet sie sich aus Interaktionssituationen mit Gleichaltrigen aus und isoliert sich, ohne die Kontrolle darüber zu haben.

Exkurs: Ein auf die Gewichtsreduzierung zurückgeführter, gelingender Kontakt zu einem Mann

Parallel zu diesen Entwicklungen sammelt Magdalena erste Erfahrungen mit Jungs, was ihr vorher nicht gelungen war. So ergibt sich eine Situation, in der sie sich attraktiver fühlt und ihre Wirkung auf Jungs auszuprobieren beginnt:

> E: ...ich hab auch bis da- bis dahin eigentlich nie(`) da war überhaupt nichts, also das war irgendwie so(`) dass ich ja dann im Februar schon langsam bisschen abgenommen also wo ich dann diese Diät gemacht hab da hab ich dann abgenommen(`) ähm hab dann – äh mich besser gefühlt(`) hatte dann – meinen ersten Kuss glaub ich irgendwann im März oder so was... [196-200]

In dieser Textstelle wie auch im Nachfrageteil [NFT:977] ist auffällig, dass Magdalena, wenn sie ihre ersten Beziehungsversuche zu Jungs thematisiert, zugleich ihre Gewichtsabnahme erwähnt. Sie stellt damit in ihrer Erinnerung eine Verbindung zwischen ihrer Gewichtsabnahme und Beziehungsfähigkeit her. Offenbar fühlt sie sich mit geringerem Körpergewicht besser und kann dann vielleicht auch selbstbewusster auftreten. Dies ist ihr offenbar nicht bewusst, denn es entsteht der Eindruck, als würde sie die Bestätigung allein auf das Körpergewicht beziehen (dünn = attraktiv = Partner).

Kurze Zeit darauf geht Magdalena im Sommer eine erste engere Beziehung zu einem jungen Mann ein und holt in kurzer Zeit ihre lang aufgeschobenen Wünsche nach. Sie kann sich auf ihn einlassen, bezeichnet ihn als ihren „ersten Freund" [196] und erlebt offenbar eine positive Sexualität. Im Zusammenhang damit tritt das Thema Essen und Gewichtskontrolle und damit auch ihr Erbrechen für kurze Zeit in den Hintergrund.

> E: Hab dann – paar Wochen ging's dann bisschen besser im – Überschwang der Gefühle aber dann war natürlich also das das mit dem – Gewicht halten ging ja eigentlich nur – durch das Erbrechen wieder. [222-224]

Die durch das Eintreten ihres lang gehegten Beziehungswunsches ausgelöste Bestätigung hält offenbar nicht lange vor. Nach dem Verfliegen der ersten Hochgefühle werden das Essen und die Gewichtskontrolle wieder dominant, da die Angst vor der Gewichtszunahme und dem Schwinden der Attraktivität wieder stärker wird. Sie beginnt wieder häufiger zu erbrechen.

Insgesamt entsteht der Eindruck, dass das Thema Partnerschaft und Sexualität für Magdalena eine hohe Bedeutung hat und eng mit dem Thema Gewichtszu- bzw. -abnahme verknüpft ist. Seit der Pubertät hat Magdalena den Wunsch gehegt, eine Beziehung eingehen zu können. Es bedeutet für sie offenbar ein wichtiges Ereignis in ihrem Leben, dass sie ihn jetzt realisieren kann.

X Offene Auseinandersetzungen mit den Eltern und weitere Störungsdynamisierung

Bald jedoch treten neue Konflikte auf, die Druck auf Magdalena ausüben und vermutlich die Dynamik antreiben, auf Druck mit Essen zu reagieren und dies anschließend zu erbrechen. So steht das Abitur unmittelbar bevor, und damit verbunden hohe Leistungserwartungen. Darüber hinaus entwickeln sich zwischen Magdalena und ihren Eltern aufgrund der neuen Partnerschaft Konflikte. Insbesondere der Vater hat offenbar eine sehr konservative Einstellung zu Partnerschaft und Sexualität und kann mit Magdalenas Verliebtheit nicht adäquat umgehen, sondern beschimpft sie z.B. als „Nutte“ [NFT:983]. In den Reaktionen der Eltern schwingen wohl auch Ängste vor schulischen Leistungseinbrüchen mit, da Magdalena kurz vor ihrem Abitur steht. Außerdem möchten sie Magdalena vermutlich aus der Clique des Freundes fernhalten, die zur Drogenszene gezählt wird. War Magdalena bis dato eher angepasst, so kommt es nun zu ersten Streitsituationen, in denen Magdalena offen beginnt, sich zu behaupten.

Weitere Konflikte durch die Entdeckung ihrer Strategien der Gewichtskontrolle

Die inzwischen aufgeladene Situation zwischen Magdalena und den Eltern wird nun durch die Entdeckung ihrer Strategien der Gewichtskontrolle weiter verschärft.

E: ...und ähm irgendwann – ham meine Eltern das dann gemerkt. Was ich mach. Und dann gab's natürlich'n Wahnsinns-Drama(`). [240f.]

Obwohl Magdalena nicht genau erinnert, in welcher Situation die Eltern ihre Praktiken entdeckt haben und was daraufhin abgelaufen ist, wird deutlich, dass die Konflikte in der Zeit vor dem Abitur eskalieren. Die Eltern sind gegen die Beziehung, entdecken das Erbrechen und haben Angst vor einem schulischen Leistungseinbruch. Dass die Eltern, insbesondere der Vater, stigmatisierend reagieren, ist vor allem darauf zurückzuführen, dass Ende der achtziger Jahre in der Öffentlichkeit kaum Informationen über ‚Essstörungen‘, vor allem über die „Bulimie“ bekannt sind. Somit sind die Eltern mit der Einschätzung des Verhaltens ihrer Tochter überfordert, zumal das Essen insbesondere für den Vater eine besondere Bedeutung hat. Magdalena erinnert harte Reaktionen der Eltern:

E: ...damals war das – abartig, ich war einfach für meine E- für meine Eltern abnormal also nach dem Motto: Reiß dich mal zusammen. Das war so der Spruch. Reiß reiß dich zusammen. Was du also das was du da machst is nich normal, du g'hörst ja ins Irrenhaus so ungefähr. [319-322]

Darin wird deutlich, dass die Eltern das Verhalten nicht nachvollziehen können, dass sie sie darüber hinaus stigmatisieren. In den elterlichen Reaktionen spiegelt sich einerseits Besorgnis. Andererseits gibt es offenbar keinen Raum für die Auseinandersetzung mit Magdalenas Problemen. In der Erinnerung an die sicher mehrfach gefallene Aufforderung, „reiß dich zusammen", spiegelt sich der Tenor der von den Eltern gedachten Problemlösung, die sie offenbar in diszipliniertem Verhalten sehen.

Im Zuge der Auseinandersetzung zwischen Magdalena und ihren Eltern spitzt sich die Situation zu. So drohen die Eltern damit, ihren Freund in ihre ‚abartigen' Praktiken einzuweihen. Hier gelingt es Magdalena jedoch, den Druck ihrer Eltern abzuwehren und sich ihnen offen entgegenzustellen, da sie sich entschließt, es dem Freund selbst mitzuteilen. Im Gegensatz zu ihren Eltern akzeptiert ihr Freund, der selbst mit Drogenproblemen belastet ist, ihr Verhalten:

E: ...er hatte da kein Problem damit. Und es war irgendwie akzeptiert okay ähm – ich hab halt des(') und du hast halt – die andere Sucht so ungefähr. [254-256].

Bei ihrem Freund und dessen Clique, in der sie mittlerweile integriert ist, findet sie Verständnis für ihre Probleme und gleichzeitig auch eine Erklärung im Sinne eines gemeinsamen abweichenden Verhaltens (Sucht). Magdalena verfügt damit über einen (subkulturellen) sozialen Hintergrund, in dem sie Rückhalt und Akzeptanz in ihrem abweichenden Verhalten erfährt, wodurch sie der Kritik ihrer Familie zeitweise entgehen kann.

Insgesamt wird mit dem Entdecken ihrer Praktiken durch die Eltern und durch Magdalenas Entscheidung für die Beziehung zu ihrem Freund das ehemals behütete familiäre Verhältnis endgültig aufgebrochen. Spätestens jetzt können die Eltern nicht mehr darüber hinwegsehen, dass ihre Tochter Probleme hat und ein ausgeprägtes Eigenleben führt. Zudem beginnt sie sich offen gegen ihre Eltern aufzulehnen und Rückhalt in ihrer Clique und bei ihrem Freund zu suchen. Die dort erlebte Akzeptanz mit ihrer ‚anderen Sucht' erhöht die Gefahr, dass sie immer weiter in die Dynamik ihres Ess-Brech-Verhaltens hineintreibt. Die Angst der Eltern, dass Magdalena durch ihren Umgang Drogenprobleme bekommen könnte, sowie die Entdeckung des Erbrechens erhöht das Konfliktpotenzial und die bereits bestehende Problemgemengelage innerhalb der Familie.

Die Entwicklung von Strategien, der Kontrolle durch die Eltern zu entgehen

In dieser Zeit dynamisiert sich offenbar auch das Ess-Brech-Verhalten, und Magdalena entwickelt zugleich neue Muster, der elterlichen Kontrolle zu entgehen:

E: Und irgendwann war das dann auch so das hat mir nich mehr einmal am Tag gereicht sondern es war halt jede Gelegenheit also es hat dann (.) bei – Stresssituationen war das drei- viermal(`) ich hab dann irgendwann wieder angefangen also – auch in der Nacht zu essen oder so was und ähm äh ganz – hygienisch das Ganze auch gemacht also mit – ich hab ich konnt das ja zuhause nich immer auf der Toilette machen also hab ich mir'n Eimer in in mein Zimmer(`) Zeitungspapier auf'n Boden gelegt(`) Plastiktüte rein und dann halt da reingekotzt und das halt bei Gelegenheit (..) entleert. [...] Also – mittler- also mich ekelt's vor mir selber wenn ich mir das jetz so vorstell aber es war so ja. Das war halt die einzige Möglichkeit weil ich hätte ja nich auf die Toilette gehen können, ich hab mich in meinem Zimmer eingeschlossen(`) und hab dann da gekotzt im Prinzip. [258-270]

In dieser langen Passage wird zunächst einmal deutlich, dass Magdalena ihre Ess-Brech-Aktivitäten in diesem Zeitraum, in dem die Konflikte mit den Eltern zunehmen, signifikant auf mehrere Male täglich steigert. Sie bringt diese Dynamisierung rückblickend in Zusammenhang mit Stresssituationen, die einerseits auf Konflikte, andererseits auch auf den allgemeinen Druck in der Zeit vor dem Abitur verweisen. Da sich die Ess-Brech-Dynamik auch auf die Nacht erstreckt und sie von den Eltern nicht entdeckt werden will, konstruiert sie sich eine Vorrichtung, in die sie sich erbricht und deren Inhalt sie dann heimlich entsorgt. Die Formulierung „ganz hygienisch" steht im krassen Gegensatz zu dem Kommentar: „...mittler- also mich ekelt's vor mir selber wenn ich mir das jetz so vorstell...". Sie verweist darauf, dass sie ihre Praktiken geplant und ohne Ekelgefühl durchführt. Von der Dynamik getrieben, steht offenbar die Verheimlichung vor den Eltern im Vordergrund, und ein ‚natürlicher Ekel' wird unterdrückt. Zusammen mit anderen Maßnahmen (sich einschließen) macht dies deutlich, unter welchem Druck Magdalena diese Praktiken entwickelt und durchführt.

Neben ihren Ess-Brech-Anfällen fastet Magdalena weiterhin und hat große Angst, zuzunehmen. Bis zu viermal am Tag stellt sie sich auf die Waage. In einer detaillierten Erinnerung wird deutlich, wie sehr ihre Stimmungen von Gewichtsschwankungen beeinflusst sind, selbst wenn sie bloß nach dem Trinken von Wasser mehr wiegt. Darin dokumentiert sich ihre Selbst-, Körper- und Realitätswahrnehmung im Zusammenhang mit Nahrungsaufnahme, die für Außenstehende kaum nachvollziehbar ist. Wie in ihren Ess-Brech-Praktiken zeigt sich darin ein Höhepunkt in der Störungsdynamik, wobei sie in mehreren Dimensionen die Kontrolle verloren zu haben scheint.

XI Das temporäre Zurücktreten der Störungsdynamik während der Abiturlernphase

Neben den Konflikten mit den Eltern entwickelt sich die Partnerbeziehung zunehmend schwierig, da Magdalenas Freund immer wieder ‚fremdgeht', ihr zwischendurch aber auch wieder seine Liebe gesteht. In diesem Wechselbad der Gefühle kann sich Magdalena jedoch nicht vollständig abgrenzen. Mittlerweile ist sie in der 13. Klasse und steht unmittelbar vor dem Abitur. Trotz der vielschichtigen Probleme innerhalb ihrer Familie und in ihrer unsteten Beziehung gelingt es Magdalena, sich auf die bevorstehenden Abiturprüfungen zu konzentrieren:

E: ...da gab's so ne Phase da konnt ich dann mal kurzfristig mit dem Brechen 'n bisschen aufhören(`) [...] ich – war so in in meiner Abiturlernphase dann drinnen [...] dass ich das einfach – verdrängen konnte den Gedanken an dieses Essen. [274-277].

Magdalena beschreibt hier, durch eine intensive Lernphase so beansprucht gewesen zu sein, dass sie die Gedanken an das Essen verdrängen konnte. Es entsteht der Eindruck einer neuen Dynamik, in der nun statt des Essens die Leistungen im Vordergrund stehen. Die (verinnerlichten) familiären Leistungserwartungen an einen guten Abschluss scheinen dies zu beschleunigen. Die Formulierung „in meiner Abiturlernphase dann drinnen" kennzeichnet eine offenbar intrinsische Motivation und eine entsprechende Dynamik. In dieser Phase reagiert Magdalena offenbar nicht wie auf den Beziehungsstress mit ihren Eltern bzw. ihrem Freund mit ‚Ess-Brech-Anfällen', sondern indem sie versucht, die Herausforderungen zu bewältigen. In dieser Zeit hat Magdalena vermutlich eine klare Tagesstruktur und eine Zielvorgabe, die sie ausfüllt. Dies trägt offenbar dazu bei, dass die Dominanz der Störungsverlaufskurve (insbesondere das Symptomgeschehen) etwas in den Hintergrund rückt. So absolviert Magdalena ohne Probleme ihr Abitur. In dieser Phase zeigt sich Magdalenas Ressource, dass sie bei entsprechender (intrinsischer) Motivation Energie und Durchhaltevermögen entwickelt, eine Zielsetzung zu verfolgen.

XII Die Rückkehr der Störungsdynamik mit Problemen, Konflikten und Orientierungslosigkeit nach dem Abitur

Mit dem Absolvieren der Abiturprüfung (1986) erreicht Magdalena ihr Ziel und verliert zugleich Kontinuität und Struktur. In dieser Zeit bricht die Störungsdynamik wieder auf und wird dominant: „Kaum hatte ich das Abitur sozusagen fertig ging das wieder voll los" [279f.]. Neben dem Verlust eines Ziels und der damit verbundenen Aufgaben wird in der Erzählung deutlich, dass die alten Konflikte mit ihrem Freund und mit ihren Eltern aufgrund der ungewünschten Partnerschaft und der damit verbundenen Kontakte zu einer Drogenclique wieder aufbrechen. Hinzu tritt nun noch eine Orientierungslosigkeit wegen ihrer ungeklärten beruflichen Zukunft, was innerhalb der Familie vermutlich neue Konflikte aufwirft, da die berufliche Leistung im Mittelpunkt steht. Sie befindet sich in einer kritischen Lebenssituation, da sie in der Familie Konflikte hat und zu ihrem Freund flüchtet, der sie immer wieder betrügt.

E: ...hatte immer furchtbaren Stress, war immer zuhaus wenn ich wusste jetz kann ich bin ich allein(`) kann kotzen hab zuhause im Prinzip gekotzt(`) war dann beim Olaf unten – irgendwo bei de- also – konnte bei ihm (.) in der Wohnung sein – und äh hatte mit meinen Eltern furchtbar Probleme(`) und wusst halt überhaupt nich wie's zuk- in Zukunft mit mir weitergehen sollte, also ich hatte zwar das Abitur(`) aber – sonst überhaupt keinerlei Zukunftspläne. Keine Idee. [297-303]

In dieser Textpassage wird ihr Getriebensein deutlich, von dem sie in der Phase nach dem Abitur bestimmt ist. Sie versucht offenbar den Eltern aus dem Weg zu gehen und ihre Ess-Brech-Praxis zuhause dann durchzuführen, wenn sie allein ist. Die übrige Zeit verbringt sie bei ihrem Freund. Dabei ist sie offenbar von innerer Unruhe und Leere bestimmt und hat keine Idee von weiteren Zielen. Aus dem Kontext geht hervor, dass ihr familiäres Umfeld entsprechenden Entscheidungsdruck ausübt:

E: War dann auch ständig eben von meinen – von meinen Tanten also die ham auch ständig versucht ja da äh zu in-volvieren und zu sagen da musst jetz des machen und so geht's nich weiter und und so weiter das war – also es war im Prinzip ham vier Leute auf mir eingehackt... [303-306]

Aus dieser Situationsbeschreibung ist es nachvollziehbar, dass Magdalena versucht, sich dem Druck zu entziehen, und in der Clique mit ihrem Freund ‚rumhängt'. In ihrem Verhalten dokumentiert sich relativ deutlich der Versuch, sich von zuhause abzugrenzen und sich der Fremdbestimmung zu entziehen.

Insgesamt wird für die Zeit unmittelbar nach dem Abitur und die folgenden Monate deutlich, dass die alten Problemgemengelagen zurückkehren und durch neu auftretende institutionelle Ablauf- und Erwartungsmuster hinsichtlich der Gestaltung ihrer Zukunft, insbesondere durch den Druck ihrer Familie, verstärkt werden. Damit gerät sie wieder stärker in eine Dynamik des Getriebenseins.

XIII Der Versuch, durch eine Au-pair-Stelle im Ausland ein Moratorium zu etablieren

Aus dieser orientierungslosen Phase heraus, die offenbar über mehrere Monate andauert, entwickelt sich durch Zufall und Vermittlung entfernter Bekannter eine Möglichkeit, als Au-pair nach Finnland zu gehen. Dies scheint als Lösung der Orientierungskrise zwischen den Eltern und ihr ausgehandelt worden zu sein.

E: ... hab mir gedacht das is meine Chance aus dem ganzen Kreis auszubrechen irgendwie(`) und meine Eltern fanden das auch nich schlecht(`) mein Vater hat Helsinki geliebt der kannte das(`) und da hat er gesagt ja super nach Helsinki(`) und ähm – die ham halt auch gehofft dass ich da a) vom Olaf wegkomm b) von dieser Essensgeschichte wegkomm ... [312-316]

Magdalena hat offenbar in der Zwischenzeit die Haltung entwickelt, dass sie selbst aus ihrer momentanen Situation ausbrechen möchte. Zugleich findet sie anhand eines konkreten Vorschlags mit den Eltern eine Verständigungsebene. Besonders wichtig scheint die Zustimmung des Vaters zu sein, der diesen Teil Nordeuropas selbst kennt und liebt. Offenbar wird dabei auch thematisiert, dass die Eltern es begrüßen, wenn sie aus ihrer sozialen Umgebung herauskommt. Damit verbunden ist die Hoffnung, dass Magdalena auch ihr Essverhalten normalisieren kann. Das von allen Beteiligten angestrebte Moratorium ist offenbar darauf gerichtet, zunächst einmal durch räumliche Distanz eine Beruhigung zu erreichen, ohne dass darüber hinaus weitere Ziele formuliert werden können.

Das Scheitern des Moratoriums (Helsinki I)

Im November 1986 kommt Magdalena nach Finnland in eine ihr fremde Familie, der sie nichts von ihren Problemen erzählt. Sie ist dort mit der Betreuung eines Kindes betraut. Sie erlebt jedoch bald, dass sie trotz des Ortswechsels und der räumlichen Distanz nichts an ihrem Essverhalten verändern kann. Es treten die gleichen Muster auf. Sie isst und erbricht bei allen Gelegenheiten, die sich ihr bieten. Auch werden alte Verdeckungsstrategien und Muster aktiviert. So bekommt sie dort ebenfalls das Auto für Einkäufe anvertraut und nutzt die Gelegenheit, mitten im Winter bei eisigen Temperaturen außerhalb der Stadt an einem einsamen Ort zu essen und zu erbrechen. Offenbar wird jedoch bald etwas bemerkt:

E: Und irgendwann ham die das dann halt auch gemerkt und das – hat auch nich funktioniert weil ich einfach mit dem Kind auch nich so klargekommen bin – und mit mir selber ja eigentlich viel zu viele Probleme hatte. [332-334]

In dieser Formulierung dokumentiert sich, dass Magdalena mit der Kinderbetreuung offenbar nicht das Richtige getroffen hat und zudem auch von der Störungsdynamik nach wie vor so beherrscht ist, dass sie neue Konflikte bekommt. Nach sechs Wochen wird ihr das Arbeitsverhältnis gekündigt, ohne dass sie jedoch den Grund erfährt. Sie bekommt ein Rückflugticket, das drei Monate Gültigkeit hat. Ihrem geplanten Moratorium wird somit die Basis entzogen.

Die selbstbestimmte Verlängerung des Auslandsaufenthalts und die Entdeckung eigener Handlungsressourcen (Helsinki II)

Während der ersten Wochen in Helsinki kann Magdalena offenbar, trotz der Verpflichtungen als Au-pair, soziale Beziehungen außerhalb der dortigen Familie aufbauen. Sie freundet sich mit einer Deutsch-Finnin an. Magdalena entscheidet, ihren Aufenthalt in Helsinki bis zum Ende der Gültigkeit ihres Tickets auszudehnen und bei ihrer Freundin im Studentenwohnheim zu verbringen. Ihre Abwehr, nach Hause zu müssen und dort vermutlich vielen Vorwürfen ausgesetzt zu sein, ermutigt sie offenbar zu diesem Schritt. Sie sucht sich auch einen neuen Job. Zunächst wohnt Magdalena bei der Deutsch-Finnin im Wohnheim und ist dadurch viel mit Gleichaltrigen zusammen. Offenbar macht sie hier positive Erfahrungen und erlebt einen ganz anderen Alltag und andere Lebensmodelle als in ihrer gewöhnlichen Lebenswelt. Dann findet sie einen Job mit Wohnmöglichkeit und bleibt bis zum Ablauf der drei Monate in Helsinki. Parallel dazu isst und erbricht sie zwar weiterhin, jedoch treten in der Erzählung die positiven Erlebnisse in den Vordergrund.

In dieser Phase wird deutlich, dass Magdalena für sich selbst eine Entscheidung trifft, eigene Handlungsoptionen umsetzt und neue Erfahrungen in anderen Lebenswelten macht. In ihrer Entscheidung dokumentiert sich Selbstvertrauen und Zuversicht. Unterstützend wirken dabei ihre dort in kurzer Zeit selbst aufgebauten sozialen Ressourcen. So kann sie erste positive Erfahrungen im Hinblick auf ihre eigene Lebens- und Handlungsfähigkeit machen.

XIV Die Rückkehr in die alte Problemgemengelage – Destabilisierung

Im März, nach insgesamt mehr als vier Monaten Aufenthalt in Finnland und etwa ein dreiviertel Jahr nach dem Abitur, kehrt sie wieder in ihre gewohnte Lebenswelt zurück und steht vor denselben Problemen wie vor der Abreise: Sie hat noch keine konkreten Vorstellungen über ihre weitere Ausbildung, aus der inzwischen eher unglücklichen Beziehung zu ihrem Freund kann sie sich noch nicht vollständig lösen, und zwischen ihr und den Eltern entzünden sich erneut Konflikte wegen ihrer gesamten Lebenssituation. So wächst der Druck auf Magdalena ständig an, in ihrer Lebens- und Ausbildungsplanung etwas zu unternehmen. In dieser Situation nimmt die Störungsdynamik wieder mehr Raum ein. Die Zeit des Moratoriums hat für sie zwar – abgesehen vom Scheitern in der Au-pair-Familie – positive Erfahrungen gebracht, jedoch nicht die Erwartungen der Eltern erfüllt, dass Magdalena durch etwas Abstand neue Orientierungen gewinnen kann bzw. sich ihre Probleme (mit dem Partner und dem Essverhalten) lösen.

Anders als vor dem Aufenthalt in Helsinki, entwickelt Magdalena jedoch eine diffuse Zukunftsvorstellung, die sie allerdings nicht umsetzt. Bis zum

Sommer verbringt sie die Zeit, ohne dass sie wirklich hinsichtlich ihrer beruflichen Entwicklung tätig wird.

E: ... und ähm – hab dann gedacht jetz mach ich okay dann geh ich nach Nürnberg, mach da die Sprachenschule(`) diese – staatliche(`) ohne mich wirklich drum zu kümmern das war einfach mal so'n – so ne Idee(`) und bin dann ähm – also war'n paar Monate zuhause(`) hab mir dann in den Ferien ein Ferienjob gesucht(`). [357-361]

In der Erzählung entsteht der Eindruck, dass die Idee, eine Sprachenschule zu besuchen, nicht von besonderer Motivation getragen ist, da sie nichts unternimmt. Sie scheint eher von ihren Problemen mit dem Essen und ihrem Freund beschäftigt zu sein. Vermutlich entwickelt sie die Idee mit der Sprachenschule auch, um den Erwartungen im familiären Umfeld etwas entgegenbringen zu können, oder dieser Plan wird von Familienmitgliedern an sie herangetragen. Magdalenas Unentschlossenheit wirkt in diesem Zusammenhang wie eine Abwehrstrategie, sich der Fremdbestimmung durch die Familie zu entziehen. Im Gegensatz zu der Zeit vor ihrem Auslandsaufenthalt wird sie zumindest soweit aktiv, sich einen Ferienjob zu suchen und etwas Geld zu verdienen. In dieser Phase scheint Magdalena ‚rumzuhängen', und die Orientierungslosigkeit sowie der familiäre Erwartungsdruck wachsen. Gleichzeitig durchlebt sie offenbar in kurzen Zyklen wiederkehrende Krisen mit ihrem Freund. Ihr läuft die Zeit davon und die Probleme türmen sich erneut auf.

XV Die Zuspitzung der Problemgemengelage durch einen Autounfall – Orientierungszusammenbruch, Krankenhausaufenthalt und Verlängerung des Moratoriums

Im August spitzt sich Magdalenas Situation durch einen Autounfall zu. Der Unfall entsteht aus folgender Situation:

E: ...das war am 1. August(`) äh 'n ziemlich schweren Autounfall(`) war auch selber schuld(`) auch ne lange Geschichte eigentlich also es war auch so Versöhnung und Trennen mit'm Olaf grad wieder'n Versöhnungsabend(`) die ganze Nacht im Prinzip dann mit Sekt gefeiert(`) sind dann irgendwann – um vier nach Hause(`) hatten dann noch äh d- n Gespräch und dann hamma auch miteinander geschlafen und – ich war eigentlich todmüde(`) und wollte eigentlich ins Bett und schlafen und hab dann aber mit 'ner – Freundin ausgemacht äh dass ich sie besuche(`) witzigerweise in Roseneck(`) die hatte nämlich auch Bulimie und – dann hab ich die angerufen hab gsagt: Anna ich kann nich kommen(`) ich bin total müde(`) ich muss eigentlich schlafen da hat sie gemeint wenn du jetz nich kommst dann geh ich jetz einkaufen und äh kotzen(`) und dann hab ich halt – konnt man ja wunderbar wohl und dann hab ich gesagt na gut dann komm ich halt (-) Bin dann losgefahren(`) und bin dann mehr oder weniger während der Fahrt 'n bisschen eingepennt. Und bin dann mit 'nem andern Auto zusammengestoßen(`) denen is Gott sei Dank – so gut wie überhaupt nichts passiert(`) nur

> ich hab praktisch ähm – ich hatte'n offenen Bruch am Bein(') Fersenbeinbruch und Oberschenkelfraktur('). [363-378]

Aus der Erzählung geht hervor, dass Magdalena den Unfall selbst verschuldet. Um dies zu erklären, fügt sie eine Hintergrunderzählung ein, in der sie die näheren Umstände erläutert. Dabei spielt die angespannte Beziehung zu ihrem Freund eine Rolle. Es entsteht der Eindruck, dass Magdalena sich gegen diese Beziehungsdynamik nicht wehren kann, da Trennungen und Versöhnungen offenbar an der Tagesordnung sind. Es liegt gerade einmal wieder („grad wieder'n Versöhnungsabend") eine Nacht mit einer Versöhnungsfeier hinter ihr, wobei sie Alkohol getrunken hat, stark ermüdet ist und eigentlich nur noch schlafen möchte. In dieser Situation wird sie von einer Freundin unter Druck gesetzt, die damit droht, einen ‚Essanfall' zu produzieren und damit ihre Therapie zu gefährden, wenn Magdalena sie nicht sofort in der Klinik besuchen kommt. Es entsteht der Eindruck, dass Magdalena unter der Einwirkung all dieser Beziehungsproblematiken gegen ihren Willen, fremdbestimmt handelt und losfährt. Übermüdet verliert sie die Kontrolle über ihr Fahrzeug. Mit Knochenbrüchen wird Magdalena in die Klinik eingeliefert, und es entwickelt sich in der Folge eine Lungenembolie, die offenbar erst sehr spät entdeckt wird. Im mehrere Tage anhaltenden Dämmerzustand liegt sie auf der Intensivstation. Sie selbst kommentiert ihren Zustand als lebensbedrohlich: „Und ich wär im Prinzip ja beinah – gestorben" [381].

Somit ist es nun vor dem Hintergrund ihrer unterschiedlicher Problemlagen und des aus der Situation heraus entwickelten Handelns – wobei Magdalena die Übersicht verloren zu haben scheint – zu einem Orientierungszusammenbruch mit Folgen gekommen. Der Unfall geschieht zu einem Zeitpunkt, zu dem sie durch ihre ausgebliebenen Aktivitäten hinsichtlich der weiteren Ausbildung bereits in der Klemme ist, denn nach dem Sommer beginnen neue Ausbildungszyklen an Fach- und Hochschulen, wobei sie die Anmeldefristen bereits überschritten hat. Auch dies ist offenbar Bestandteil ihres Orientierungszusammenbruchs. Der Unfall verändert diese Situation, da sie jetzt sozusagen legitim verhindert ist.

Langsam stabilisiert sich Magdalenas Zustand, und sie verbleibt nach der Woche Intensivstation weitere drei Wochen in der Klinik. Seit dem Unfall befindet sie sich in einem Ausnahmezustand, denn aufgrund der lebensbedrohlichen Situation schwinden alle anderen Probleme, und es findet ein temporärer Ausstieg aus der Symptomatik statt: Magdalena erbricht in dieser Zeit nicht. Aufgrund der Knochenbrüche ist mit einer längeren Heilungsdauer sowie mit einer anschließenden Rehabilitationsbehandlung zu rechnen. Dadurch wird ihr ein weiterer sozial akzeptierter Aufschub von biographischen Initiativen zur Berufsausbildung gewährt.

XVI Die Rückkehr in die gewohnte Lebenswelt und erneute Störungsdynamisierung – die Konturierung eines Problembewusstseins

In dem geschützten Rahmen des Krankenhauses stabilisiert sich Magdalena und kommt mit der Hoffnung, ihr Essverhalten habe sich geändert, in ihre gewohnte Lebenswelt zurück.

E: Ich hab zuerst gehofft im Krankenhaus des wär vorbei aber (..) keine Chance(`) hab dann auch zuhause wieder angefangen – bei Gelegenheit – die Dinge die ich so gefunden hab wieder – zu essen(`) zu brechen(`). [395-397]

Magdalena drückt mit ihrer Hoffnung implizit aus, dass sie unter der Eigendynamik ihres Essverhaltens leidet. Allerdings scheint ihr der Neubeginn zuhause nicht zu gelingen, da sie schon bald wieder in die alten Muster abgleitet und sich die Ess-Brech-Dynamik wieder entfaltet. So fährt sie schon bald trotz ihrer körperlichen Behinderung (sie darf zwei Monate nicht auftreten und ist auf Krücken angewiesen) mit dem Auto von Freunden in den nächsten Ort, um sich Lebensmittel einzukaufen, sie dann zu essen und anschließend zu erbrechen. Wie sehr sie wieder getrieben ist, wird besonders an den Einkaufsaktionen deutlich, denn sie nimmt die Gefahr in Kauf, den Heilungsprozess zu behindern bzw. sich Schmerzen zuzufügen. Im Unterschied zu früheren Phasen beginnt sie hier jedoch offenbar ihr Handeln zu reflektieren, da ihr die Eigendynamik ihres Essverhaltens besonders bewusst wird (trotz eines einschneidenden Erlebnisses findet keine Veränderung statt).

Mittlerweile sind seit ihrem Abitur mehr als 1 1/4 Jahre vergangen. Magdalena ‚hängt' mit ihrer körperlichen Beeinträchtigung bei ihren Freunden herum. Obwohl sie aufgrund ihres Unfalls einen Aufschub hinsichtlich ihrer biographischen Planung erhalten hat, ist der Druck weiterhin existent, etwas in Sachen Ausbildung zu unternehmen.

XVII Ein Rehabilitationsaufenthalt als Impuls für die Entwicklung biographischer Entwürfe – gefördert durch eine signifikante Vertrauensperson

Im November, zwei Monate nach dem Klinikaufenthalt, kommt Magdalena zunächst für einen Monat in eine Rehabilitationseinrichtung. Damit kann sie ihrer aktuellen Lebenssituation temporär entkommen, und es ergibt sich die Möglichkeit zu einer Besinnungsphase. Dieser kommt eine besondere Bedeutung zu, denn die Rehabilitation signalisiert das bevorstehende Ende ihres Moratoriums. Magdalena trifft hier auf einen Arzt, mit dem sie sich sehr gut versteht, mit dem sie sprechen kann und zu dem sie eine Vertrauensbasis aufbaut. Er empfiehlt ihr aufgrund ihres Zustandes („das – tut dir gut, wenn du noch hier bleibst" [408]), die Maßnahme um einen weiteren Monat zu verlängern, worin sie einwilligt. In der Erzählung wird allerdings nicht deutlich, inwieweit sie mit ihm auch über ihre Lebenssituation und ihre ‚Essproblematik' redet und ob der Arzt sich bei seiner Empfehlung zur Verlängerung auf ihren körperlichen oder psychosozialen Zustand bezieht. Während dieses Aufenthalts, wo sie eine Struktur durch den institutionell geregelten Tagesablauf erhält, von ihren Beziehungsproblemen zumindest räumlich getrennt ist, sich mit einer Vertrauensperson austauschen kann, scheint sich ihr Zustand insgesamt etwas zu stabilisieren, obwohl sie weiterhin kontinuierlich isst und erbricht.

Unter diesen Bedingungen beginnt Magdalena offenbar zunehmend über sich und ihre Zukunft zu reflektieren. Vermutlich verstärkt sich hier der Impuls, die Lebenssituation neu zu definieren und erste biographische Entwürfe zu entwickeln.

XVIII Das Entwickeln und Umsetzen biographischer Entwürfe: Auszug und Jobsuche

Kurz vor dem Jahreswechsel kommt Magdalena von der Rehabilitation zurück und entwickelt erste biographische Entwürfe, die sie umzusetzen beginnt. So ist für sie mittlerweile klar, dass sie nicht bei ihren Eltern im Dorf bleiben will und durch Geldverdienen selbständig werden möchte. Magdalena aktiviert hierzu ihre sozialen Ressourcen und bekommt so über einen Freund relativ schnell einen Aushilfsjob bei einer Versicherung in Nürnberg. Bei der Wohnungssuche wird Magdalena offenbar erneut (wie zuvor bei ihrer „Diät") von ihrer Mutter unterstützt, denn diese vermittelt ihr eine Einliegerwohnung mit separatem Eingang im Haus einer Freundin. Magdalena zieht aus ihrem Elternhaus aus, geht in die Großstadt und entzieht sich so der Behütung und direkten Kontrolle seitens der Familie. Allerdings ist der Kontakt durch die Wohnmöglichkeit bei einer Freundin der Mutter sichergestellt. Magdalena beginnt jetzt regelmäßig zu arbeiten. Das veränderte Essverhalten bleibt jedoch weiterhin aktiv: „Auch da hab ich natürlich gekotzt was das Zeug hält" [421f.]. Magdalena macht mit diesem Kommentar deutlich, dass sich durch die Veränderung der äußeren Bedingungen ihr Essverhalten nicht automatisch ändert. Insgesamt entsteht aber der Eindruck, dass sie den Alltag offenbar ohne größere Probleme bewältigen kann, sich ihr Gesamtzustand stabilisiert und es ihr in dieser Zeit auch gelingt, sich parallel für die Fremdsprachenschule zu bewerben. Somit unternimmt Magdalena nun aktive Versuche, die Kontrolle über ihre Lebenssituation zu gewinnen und ihr Leben systematisch zu organisieren, ohne jedoch ihre Störungsdynamik direkt anzugehen.

IXX Der Beginn der Fremdsprachenausbildung – erneute Destabilisierung

Magdalena wird von der Sprachenschule angenommen und beginnt im September, zwei Jahre nach dem Abitur, mit ihrer beruflichen Ausbildung. Sehr schnell merkt sie allerdings, dass die Schule nicht ihren Vorstellungen und

Fähigkeiten entspricht und sie diese Ausbildung eigentlich nicht machen will. In der Erzählung macht sie in einer detaillierten Schilderung deutlich, wie im Verlauf der Ausbildung ihre Ess-Brech-Dynamik wieder an Dominanz gewinnt. Ihre Ess-Brech-Momente beginnen schon am Morgen nach dem Aufstehen, so dass sie nicht pünktlich zur Schule kommt. Zunehmend vernachlässigt sie die Ausbildung, fehlt häufiger, und ihre Noten werden schlecht.

E: Also meine Noten wurden dann halt immer schlechter is klar ich hab dann auch kaum noch was gelernt(`) viel verpasst(`) und äh – hab dann nach'm Jahr – ich hab das Jahr hab ich – grade noch so geschafft(`) hab dann aber nach'm Jahr schon gsagt naa das – das is auch sowieso nich das was ich machen will(`). [445-448]

Die sich nun verschärfende Störungsdynamik transformiert in den Schulbereich und lähmt Magdalenas allgemeine Handlungsfähigkeit. Sie ist kaum noch in der Lage, die geforderten Leistungen zu erbringen, und fasst daraufhin den Entschluss, diese Ausbildung nicht fortzuführen.

Wieder steckt Magdalena in einem Dilemma. Sie kann die Ausbildung, zu der sie offenbar wenig Motivation besitzt, zunächst nicht einfach abbrechen, vermutlich da dies im familiären Umfeld wieder als ein Versagen gewertet würde. Magdalena hat mittlerweile zwei Jahre Auszeit hinter sich, so dass der Erwartungsdruck an eine gelingende Ausbildung groß ist. Demgegenüber wird ihr zunehmend bewusst, dass in der Sprachenausbildung nicht ihre berufliche Zukunft liegt. Somit befindet sie sich nach wie vor in einem Spannungsfeld zwischen Selbstbestimmung und Fremderwartung und ist zunächst nicht dazu in der Lage, eigene Optionen zu entwickeln bzw. sich von den Fremderwartungen abzugrenzen. Stattdessen reagiert sie mit den alten Bewältigungsmustern: sich zurückzuziehen, zu essen und anschließend zu erbrechen.

XX Die Planung des Ausbildungsabbruchs und eines neuen biographischen Entwurfs

Mit wachsenden Problemen und Leistungseinbrüchen in der Schule wird für Magdalena in der zweiten Hälfte des ersten Schuljahres klar, dass sie die Ausbildung nicht weiter fortführen wird. Sie beginnt konkrete Vorstellungen über Alternativen zu entwickeln und plant, ein Innenarchitekturstudium zu beginnen. Vermutlich bezieht sie sich dabei auf ihre schon früh entdeckte Ressource, dass sie gern zeichnet. Inwieweit sie diese Vorstellung schon länger in sich trägt, darüber nur bisher nicht mit den Eltern reden konnte bzw. diese Idee verworfen wurde, bleibt unklar. Es gelingt ihr jedoch, es nicht nur bei der Idee zu belassen, sondern sich tatsächlich an der Hochschule zu informieren. Selbst die Nachricht, dass die jährliche Bewerbungsfrist bereits abgelaufen sei, demotiviert sie nicht. Sie entschließt sich, einen Job zu suchen, zu arbeiten, die Fremdsprachenschule abzubrechen und eine für die

Bewerbung notwendige Arbeitsmappe zu erstellen. Es gelingt ihr so, konkrete und umsetzbare Perspektiven nach ihren eigenen Vorstellungen zu entwickeln und sich dafür einzusetzen. Sie zeigt damit ihre Fähigkeit, selbständig zu planen und an eigene Ressourcen (wie Kreativität) anzuknüpfen. Der während der Rehabilitation beschleunigte Prozess, eine eigene biographische Linie zu entwickeln, wird hier wieder aufgenommen und mit sichtbarer Konsequenz weitergeführt.

Exkurs: Parallel stattfindende Prozesse, die den Aufwärtstrend unterstützen

In dieser Zeit kommt es offenbar parallel zu verschiedenen Prozessen, die sich positiv auf Magdalenas Entwicklung auswirken.

Die Kurzreise nach Paris und die Erfahrung der temporären Kontrolle über die Ess-Brech-Dynamik

In Nürnberg hat Magdalena mittlerweile Freunde, was zeigt, dass sie keine Probleme damit hat, in Kontakt mit Gleichaltrigen zu treten. Im Mai erhält sie die Gelegenheit, mit einer Freundin nach Paris zu fahren und dort einen Freund zu besuchen. Die Freundin setzt ihr jedoch als Bedingung, dass sie dort nicht erbrechen dürfe. Diese Forderung verweist darauf, dass Magdalenas Probleme bekannt sind. Sie kann sich auf die Bedingung einlassen und fährt mit nach Paris. Offenbar sieht sie darin auch eine Möglichkeit, gezielt zu versuchen, ihr Essverhalten zu kontrollieren: „...hab gesagt okay das – versuch ich jetzt einfach mal...“ [473f.]. Während der Reise gelingt es ihr tatsächlich, diese Bedingung einzuhalten. Sie kommt dadurch aus ihrer von Essen und Brechen dominierten Lebenswelt heraus und erlebt gemeinsam mit ihrer Freundin und dem Bekannten eine entspannte Woche, in der sie viel Spaß haben. Offenbar lernt sie hier neue Seiten des Lebens kennen, z.B. einen Tag gemeinsam offen zu gestalten, nicht vom Essen fokussiert zu sein usw.

E: Also so ’ne so tolle Woche – zu erleben ohne gleich zuzunehmen und ähm – trotzdem also einfach Spaß haben zu können. Zu genießen. Ne Woche einfach nur zu genießen. [479f.]

In diesem Resümee spiegelt sich die Entspannung und die positive Erfahrung, genießen zu können, ohne an Gewicht zuzunehmen. Die Eindrücke sind zudem so stark, dass es ihr gelingt, nach der Rückkehr drei bis vier Wochen ohne Erbrechen „auszuhalten“ [482].

Die Entwicklung einer befriedigenden Beziehung zu einem Mann

In dieser Zeit etwa entwickelt Magdalena auch eine neue Beziehung zu einem Mann, die sieben Jahre andauern wird. Diese Partnerschaft ist stabil, bedeutet ihr viel, und sie erhält die Bestätigung, liebenswert zu sein.

Unter dem Eindruck dieser positiven Entwicklungen stabilisiert sich Magdalena zunehmend und beginnt offenbar noch während des ersten Schuljahres mit dem Aushilfsjob, dem sie im Gegensatz zur Fremdsprachenausbildung kontinuierlich nachgeht. Parallel dazu arbeitet sie selbständig konsequent an der Bewerbungsmappe für das Innenarchitekturstudium. Weiterhin isst und erbricht sie, jedoch nun eher im Tagesablauf integriert und offenbar weniger davon dominiert. Bis zu diesem Zeitpunkt ist es Magdalena offensichtlich gelungen, sich vom familiären Rahmen und seiner Fremdbestimmung zunehmend zu lösen und einen eigenen Weg einzuschlagen. Im Zuge dessen verliert die Ess-Brech-Dynamik an Dominanz, obwohl sie weiterhin noch existent ist. Mit dem Entschluss, den eigenen Ausbildungsinteressen zu folgen, endet die Haupterzählung, und es schließt sich eine umfassende Erzählkoda zur aktuellen Situation an.

XXI Die Fortsetzung der biographischen Initiativen bis in die aktuelle Situation

Mit dem Abbruch der Fremdsprachenausbildung und der Entwicklung und Umsetzung eines eigenen biographischen Entwurfs hat in Magdalenas Leben eine Wandlung stattgefunden, da sie nun verstärkt versucht, ihr Leben in die Hand zu nehmen. Bis in die Gegenwart (Zeitpunkt des Interviews) haben weitere Entwicklungen stattgefunden, über die sie im Nachfrageteil erzählt.

Lange Zeit hat Magdalena offenbar weiterhin Konflikte mit den Eltern gehabt und daher den Kontakt zu ihnen vermieden. Ihr Vater ist vor einigen Jahren gestorben. Bis heute findet sie offenbar zu ihrer Mutter noch immer keinen Weg, über viele Probleme zu sprechen. – Zu ihrem Ess-Brech-Verhalten erinnert Magdalena, dass es seit der Parisreise nicht mehr so dominant geworden sei und sie sich selbst vor dem Erbrechen zu ekeln begonnen habe. Mit ca. 24 bzw. 25 Jahren sei ihre Strategie des Erbrechens zunehmend ‚verschwunden'. Trotzdem bleibt das Muster bestehen, über das Essen in bestimmten Situationen etwas auszugleichen, so dass sie offenbar langsam wieder an Gewicht zunimmt und darunter leidet, jedoch nicht mehr durch Erbrechen gegenzusteuern versucht. – *Die Aufnahmeprüfung für das Architekturstudium absolvierte sie beim ersten Versuch und hat das Studium nach neun Semestern erfolgreich abgeschlossen. Nach dem Studium findet sie zwei Anstellungen, in denen sie erfolgreich arbeitet. Sie entschließt sich nach mehreren Jahren, ihre Stelle zu kündigen und sich neu zu orientieren. Dazu nimmt sie eine Zeit der Arbeitslosigkeit in Kauf.* Bei der Bilanzierung der jüngeren Vergangenheit in der Erzählkoda wird deutlich, dass Magdalena ihre Leistungen kaum erwähnt. Der ganze erfolgreiche Verlauf des Studiums und der anschließenden Berufstätigkeit wird in der Haupterzählung nicht thematisiert. Demgegenüber beschäftigt sie sich in der Erzählkoda im Wesentlichen mit ihrem nach wie vor als problematisch bezeichneten Essverhalten. Insgesamt schenkt sie ihren Ressourcen, aufgrund derer es ihr immer wieder gelungen ist, biographische Entwürfe zu entwickeln und umzusetzen, wenig Aufmerksamkeit. Aktuell scheint ihr Blick im Wesentlichen darauf gerichtet zu sein, sich mit ihren Defiziten auseinander zu setzen. Aus dieser Situation heraus entwickelt sie ein Handlungsschema, sich professionelle Unterstützung zu suchen, um grundlegende Probleme zu erkennen und zu bearbeiten. Offenbar entwickelt Magdalena aktuell neue biographische Initiativen, da sie sich beruflich neu orientiert und Pläne zur Selbständigkeit entwirft.

Insgesamt entsteht der Eindruck, dass Magdalena sich seit dem Unfall, verstärkt durch den Aufenthalt in der Rehabilitationseinrichtung, in einem biographischen Entwicklungsprozess befindet, in dem sie ihren eigenen Vorstellungen zu folgen beginnt. Dadurch gelingt es ihr in einem längeren Prozess, anstehende Aufgaben (Berufsorientierung) zu lösen und verschiedene der aufgeschichteten Problemlagen (Ablösung von den Eltern, Selbstbestimmung, Lösen aus der Beziehungsproblematik mit ihrem ersten Freund usw.) zu bearbeiten. Demgegenüber bestehen jedoch bis heute weiterhin unbearbeitete Problempotenziale (Beziehung zu Eltern/Mutter, ‚Gratifikationssystem' Essen usw.). Ebenso besteht die seit der Kindheit entwickelte negative Haltung sich selbst gegenüber (in Bezug auf ihren Körper und ihre Leistungsfähigkeit) offenbar bis in die Gegenwart fort. Daher achtet sie mehr auf ihre Defizite als auf ihre Ressourcen und kann ihre eigene Entwicklung kaum wertschätzen. Sie greift offenbar weiterhin auf das Bewältigungsmuster des Essens in seiner mehrdimensionalen Funktion zur Stressbewältigung, Bedürfnisbefriedigung, zum emotionalen Ausgleich zurück, wodurch sich ihr Leidensdruck (Aussehen, Disziplin) aufrechterhält. Fast zehn Jahre, nachdem die Symptomatik des Erbrechens ‚verschwunden' ist, kommentiert sie: Das „Problem mit dem Essen hat sich eben nicht gelöst" [504f.]. In ihren biographischen Initiativen entsteht so der Eindruck, dass Magdalena eher von einem negativen Selbstbild geleitet ist als durch einen Blick auf ihre Ressourcen. Dabei entwickelt sie offenbar ein Gespür dafür, dass sie so nicht weiterkommt, und will daher therapeutische Hilfe in Anspruch nehmen.

4.1.3 Die autobiographischen Thematisierungen

Die folgenden Analysen basieren auf Textstellen, in denen sich Magdalena eher kommentierend, argumentierend, bilanzierend oder beschreibend mit der eigenen Biographie und der darin eingebetteten Störungsdynamik auseinander setzt.

Im gesamten Interview fällt auf, dass Magdalena ihre Entwicklung aus einer eher negativ gefärbten Haltung heraus beschreibt und kommentiert. In der Erzählpräambel kommt eine Globaltheorie zu ihrer „Bulimie" zum Ausdruck (von den Eltern „gemästet"), die sich durch das gesamte Interview zieht, indem sie im familiären Essverhalten deren Ursprung sieht. In der Erzählkoda wird in einer langen diskursiven Passage deutlich, wie sie sich immer noch mit ihrem Essverhalten und ihrer körperlichen Erscheinung auseinander setzt. Dabei hat sie eine ambivalente Haltung gegenüber Praktiken der Gewichtskontrolle.

Im Zusammenhang mit ihrer „Bulimie" vermittelt sie eine auf ihre Situation bezogene Deutung, in der das Erbrechen in die Nähe von befreienden (kathartischen) Dimensionen gerückt wird. In Magdalenas weiteren argumentativen Auseinandersetzungen kommen immer wieder bestimmte Themen zum Vorschein: die Familie und ihre (negativen) Wirkungen auf ihre Entwicklung und Entfaltung, die Hänseleien und deren prägende Wirkung, ihre aktuellen Probleme, den eigenen Körper annehmen zu können, und Probleme mit ihrem Essverhalten. Insgesamt wird dabei deutlich, dass Magdalena sich an ihrer eigenen Biographie abarbeitet, dabei jedoch an Grenzen stößt.

I Die argumentative Auseinandersetzung mit der Ursache ihrer Erleidensprozesse

Magdalena setzt sich in zahlreichen reflexiven Prozessen bis heute damit auseinander, worin die Ursachen für ihre (Störungs-)Entwicklung zu suchen sind.

Die von Maßlosigkeit bestimmten familiären Essgewohnheiten – als Kleinkind „gemästet werden"

In der Erzählpräambel formuliert Magdalena ihre Grundthese zum Ursprung ihrer „Bulimie":

E: ...also ich denk mal – mm – (.) eines der entscheidendsten Dinge überhaupt dass ich zu der Bulimie gekommen bin(`) einfach zu diesem Konflikt des Essens oder nicht mehr Essens oder – äh – wieder rauskotzen das war einfach weil ich äh – eben extrem – unter meinem Übergewicht gelitten hab(`) ich war schon ein ein dickes Kind(`) also schon ein dickes im Prinzip als äh mit vier Wochen schon – gemästet(`). [16-20]

Im Mittelpunkt ihrer Argumentation steht, dass sie bereits als Kind übergewichtig gewesen sei und dies auf die Überfütterung („gemästet") in der frühen Kindheit zurückzuführen sei. Mit der Wortwahl „gemästet" bringt Magdalena den Vorwurf gegenüber ihren Eltern zum Ausdruck, ihr Nahrung im Übermaß zugeführt und somit ihre Gewichtszunahme gefördert zu haben. Darin sieht sie generell die Ursache ihres Leidens: als „dickes Kind" gehänselt worden zu sein, zeitlebens mit Übergewicht zu kämpfen zu haben, keine Grenzen beim Essen kennen gelernt zu haben und damit letztlich in die Störung getrieben worden zu sein.

Im folgenden Zitat wird deutlich, dass sie ihren Eltern heute den Vorwurf macht, durch die Maßlosigkeit ihres praktizierten und tolerierten Essverhaltens ihren bis heute problematischen Umgang mit Essen angelegt zu haben:

E: ...anstelle dass meine Eltern halt drauf geachtet hätten mich da'n bisschen so zrück-zuhalten(`) ham sie's Gegenteil gemacht so nach dem Motto: Ja wenn's der Klei- wenn's ihr schmeckt dann geb ma ihr das doch auch ne [...] [64-67]

In dieser Argumentation wird deutlich, dass Magdalena die Möglichkeit ausblendet, dass die Eltern ihr auch etwas Gutes tun wollten; die negative Bewertung überwiegt.

Auch in der Erzählkoda, wo sie sich mit ihren aktuellen Essproblemen auseinander setzt, die sie darin sieht, nicht das rechte Maß finden zu können, bringt sie zum Ausdruck, dass sie eine ‚normale' Ernährung nicht gelernt habe:

E: ...es war dann einfach so dass ich das – das Essen ja nie wirklich gelernt hab. [497]

Ihre Maßstäbe der Normalität entwickelt sie im gesamten Interview nicht, so dass eigentlich nur ihr subjektiver Eindruck bleibt, zu viel oder falsche Nahrung aufzunehmen. An einer anderen Textstelle untermauert sie diese Argumentation mit einer Hintergrundbeschreibung über die Essgewohnheiten ihres Vaters:

E: ...also mein Vater – hat sehr das fette Essen geliebt(`) mittlerweile hat meine Mutter also mein Vater is ja gestorben vor sechs Jahren(`) also meine Mutter hat + ihre + [lacht] Ernährung mittlerweile auch total umgestellt(`) und ähm – wär das damals schon so gewesen wär ich wahrscheinlich nie so ein *dickes* Kind geworden hätte viele Dinge – nie so – erlitten wie ich's wie ich sie erlitten hab. [NFT:645-650]

Magdalena versucht hier anhand des veränderten Essverhaltens der Mutter nach dem Tod des Vaters darzustellen, dass die von ihm bestimmte Ernährungsweise falsch war. Wäre sie dieser nicht ausgesetzt gewesen, dann hätte sie vieles nicht erleiden müssen. Offenbar hadert Magdalena noch immer damit, dass ihre Erleidensprozesse, durch ihr ‚Dicksein' ausgelöst, sich hätten vermeiden lassen. Darin dokumentiert sich, wie sehr sie bei der Betrachtung ihrer gesamten Entwicklung auf ihr ‚Dicksein' fokussiert ist und die falsche Ernährung innerhalb der Familie dafür verantwortlich macht. Des Weiteren thematisiert sie hier – wie an anderen Stellen [z.B. 63,69] – die zentrale Bedeutung des Vaters im Zusammenhang mit ungesunder („fetter") Ernährung. Mit seinen Maßgaben sind die Essgewohnheiten der Familie verbunden, denn erst nach seinem Tod stellt die Mutter die Ernährung „total" um.

Die Funktion des Essens als „Belohnung"

Im Zusammenhang mit der Bedeutung der Essvorlieben des Vaters tritt ein anderer Aspekt in Erscheinung: dass das Essen nicht nur der Nahrungsaufnahme dient, sondern mit anderen Bedeutungen versehen ist:

E: ...und Essen war auch immer irgendwo'n Stück Belohnung... [63]

Magdalena stellt hier einen Zusammenhang her zwischen Süßigkeitenkonsum und dem Bedürfnis, sich darüber etwas Gutes zu tun, wie es ihr Vater praktiziert hat. Implizit argumentiert sie, dass sie dieses Muster, Essen als Belohnung einzusetzen, für sich übernommen hat und daher nicht nur aus Appetit isst. Offenbar erklärt sie sich darüber einen Teil ihres als problematisch erlebten Essverhaltens.

Die Folgen des ‚Dickseins': „prägende" Hänseleien

Magdalena sieht die Eltern mit ihrer falschen Ernährung und ihrem „Mästen" als verantwortlich für ihr ‚Dicksein' und auch dafür, dass sie Hänseleien ausgesetzt war.

> E: Und das hat einfach 'ne diese ganzen Ausdrücke eben auch diese Dampfwalze und fette Kuh das hat mich halt – als Kind schon maßgebend irgendwie geprägt(`). [73f.]

Magdalena wurde von Gleichaltrigen gehänselt, wobei die Ausdrücke „Dampfwalze", „fette Kuh" die Qualität der Erfahrung anschaulich machen. Die anderen reagieren offenbar auf ihre körperliche Erscheinung, was eventuell als Indiz dafür zu sehen ist, dass sie sich tatsächlich von den anderen unterschied. Mit der Formulierung „maßgebend irgendwie geprägt" bringt Magdalena zum Ausdruck, dass sie diese Zuschreibungen und Ausgrenzungserfahrungen nachhaltig beeinflusst haben und dass sie sich seither immer als zu dick gesehen hat.

Die Leistungsorientierung als Kennzeichen des Familienklimas

Magdalena hebt hervor, dass sie einer Übermacht an Erwachsenen ausgesetzt war und dass bei ihnen die schulischen Leistungen im Mittelpunkt standen. Hierbei schreibt Magdalena einer Tante, von der sie „unfreiwillig äh – gefördert" [38] wurde, sowie ihrem Vater, für den nur Leistungen zählten, eine zentrale Rolle zu. Im Nachfrageteil setzt sie sich mit dieser Leistungsorientierung auseinander und bilanziert:

> E: Aber es war halt in ihrer Denkweise gab's halt nur – Leistung und Arbeit. Speziell auch bei meinem Vater, es gab halt einfach nur das. Wenn das nich funktioniert(`) alles andere äh is unwichtig! Und des – so bin ich einfach erzogen worden. [NFT:898-901]

Damit beschreibt Magdalena ein Klima, in dem es neben der Leistungsorientierung offenbar keinen Platz für andere Themen gibt. Sie vermittelt damit den Eindruck eines gefühlskalten Klimas, in dem sie Druck ausgesetzt ist, in dem es aber keine Möglichkeit gibt, z.B. über Probleme zu sprechen. Magdalena sieht darin eine weitere prägende Erfahrung: neben Leistungsorientierung nichts anderes vermittelt bekommen zu haben. Die Leistungsfixierung macht sie auch an einem anderen Beispiel deutlich:

E: ...das war halt immer – ganz schrecklich also das war – das einzig Wichtige waren – die Noten. Es war überhaupt nich wichtig dass ich irgendwie sportlich irgendwas mache(`) dass ich'n Ausgleich hab(`) es war nur wichtig dass die schulischen Noten – stimmen. [87-90]

Darin dokumentiert sich der weitere Vorwurf gegenüber ihrer Familie, dass dort andere Bereiche nicht wahrgenommen und gefördert wurden, die außerhalb der schulischen Leistungsanforderungen lagen. Dies verdeutlicht sie am Beispiel Sport und Bewegung, worin sie heute einen notwendigen Ausgleich zu Leistungsdruck und Fehlernährung sieht, als Kind aber nicht gefördert wurde.

Bezogen auf die Ursachen ihres Essverhaltens arbeitet Magdalena argumentativ und kommentierend heraus, dass diese außerhalb ihres eigenen Einflussbereiches zu suchen seien: als Kind überfüttert zu werden, im Umgang mit Essen keine Grenzen kennen zu lernen, in einem leistungsorientierten Klima Belohnung durch Essen zu erfahren. All dies verweist darauf, dass sie sich der Tatsache ausgeliefert sieht, durch solche Bedingungen früh geprägt worden zu sein. Der Vorwurf an die Familie, dafür verantwortlich zu sein und andere Möglichkeiten (Sport, Bewegung als Ausgleich) nicht gefördert zu haben, ist unübersehbar. Ihre Leidensprozesse führt sie unmittelbar darauf zurück: das über die Hänseleien früh verinnerlichte Selbstbild, „fett" zu sein, usw. Insgesamt hadert sie offenbar noch heute damit, dass ihre Entwicklung auch hätte anders verlaufen können, wenn sie in der Familie nicht entsprechend geprägt worden wäre.

II Die Deutung des Erbrechens als Strategie zur Befreiung von Problemen (‚Katharsis')

In der Erzählkoda setzt sich Magdalena mit ihren Praktiken des Erbrechens auseinander. Hierbei entwickelt sie eine Art ‚Katharsistheorie', die auch im Nachfrageteil zum Ausdruck kommt und die weitreichender ist als die sonstigen Bewertungen ihres Essverhaltens:

E: ...also im Prinzip – das Innerste – rauskotzen weil das war ja eigentlich das – es musste alles raus, es musste ja nich nur das Essen raus(`) es musste im Prinzip die ganze Magensäure raus und am besten noch die ganzen Gefühle – hinterher. [525-528]

Magdalena konstruiert hier das Bild, dass sie über das exzessive Erbrechen – bis auf „das Innerste" – die Nahrung, ihre Probleme und Gefühle loswerden möchte. Dies beschreibt sie als das drängende Gefühl, das sie treibt. Im Kontext ihrer erzählten Lebensgeschichte wird nachvollziehbar, welche Gefühle sie damit meint: Gefühle im Zusammenhang mit Konflikten mit den Eltern, mit dem Leistungsdruck seitens der Familie, mit ihrer problematischen Beziehung, mit ihrer Orientierungslosigkeit usw. Auch im Nachfrageteil dokumentiert sich diese Deutung, sich über das Erbrechen von etwas freimachen zu müssen:

E: Dieses – frei von allem und ich hatte ja mit dem – mit dem Aus-kotzen des Essens ja auch auch alle andern Dinge ausgekotzt also diese Probleme die ich hatte zuhause als es mit der Schule dann schwieriger wurde eben. [NFT:681-684]

Hierbei – wie im Zitat vorher – wird deutlich, dass sie mit dem „Aus-kotzen" nicht nur die unmittelbare Gewichtskontrolle verbindet, sondern auch die situative Befreiung vom Problemdruck („auch alle andern Dinge"). Sie erreicht eine abstraktere Ebene ihrer argumentativen Auseinandersetzung, in der deutlich wird, dass sie dem Erbrechen und damit implizit der „Bulimie" einen Sinn zuschreibt, eine (temporäre) Befreiung von Problemen und Gefühlen. Ihre drastischen Formulierungen erwecken den Eindruck, dass sie sich in diesem Moment auch sprachlich ‚auskotzt'.

III Erklärungen zu ihrem Störungsverlauf und der Störungsdynamik

Im folgenden Abschnitt werden verschiedene Erklärungsmodelle, die sich auf ihren individuellen Störungsverlauf beziehen, dargestellt, um die verschiedenen Dimensionen ihrer reflexiven Auseinandersetzung mit der Symptomatik und der Eigendynamik nachzuzeichnen.

Die Spannung zwischen widersprüchlichen Impulsen

Magdalena wendet auf sich selbst eine Fremdkategorie („Bulimie") an, wobei sie dann näher beschreibt, was sie für sich darunter versteht, bzw. wie sie es an sich erlebt hat. In der Erzählpräambel versucht sie, die „Bulimie" als Spannungszustand zwischen widersprüchlichen Impulsen zu verdeutlichen:

E: ...dass ich zu der Bulimie gekommen bin(`) einfach zu diesem Konflikt des Essens oder nicht mehr Essens oder – äh – wieder rauskotzen. [16-18]

Sie spricht hier die widersprüchlichen Dimensionen dieses Zustands an, in dem sie von einem Bedürfnis zu essen, von einem Kontrollbedürfnis, nicht zu viel zu sich zu nehmen, und von einem Impuls, das Überflüssige zu erbrechen, bestimmt ist. Damit ergibt sich ein komplexes Bild ihres Innenlebens, wobei sie akut von wechselnden Impulsen beherrscht wird. Auf diese Weise füllt sie eine klinische Kategorie mit eigenen Erfahrungen auf, was zugleich auf ihre Reflexion eigener Erfahrungen verweist.

Die „Bulimie" als „Sucht"

Magdalena spricht im Zusammenhang mit „Bulimie" auch von „Sucht" [592], was vermutlich mit eigenen Erlebnissen zusammenhängt, z.B. mit Kontrollverlusten, mit Situationen, in denen sie von Gedanken an das Essen beherrscht wird, mit körperlichen Erscheinungen wie Zittern bzw. körperlicher Anspannung [NFT:621/1075f.] usw. Andererseits verfügt sie über ihre Erlebnisse in der Drogenclique ihres ersten Freundes über eine Vergleichsperspektive, aus der sie offenbar Analogien zu ihrer eigenen Situation zieht. Auch war das Suchtverständnis ein gemeinsamer Sinnhorizont mit ihrem damaligen Freund („...ich hab halt des(') und du hast halt – die andere Sucht..." [255]). Sie überträgt dieses diffuse Suchtverständnis auf ihre Symptomatik. Allerdings scheint das Suchtverständnis sich nur darauf zu erstrecken, Verhaltensweisen zu erklären, über die die betroffenen Menschen keine Kontrolle haben.

Die Überzeugung, im Zuge der Störungsentwicklung unerklärlichen Prozessen ausgeliefert zu sein

Magdalena bewertet die Entwicklung ihrer Störung rückblickend offenbar als etwas, in das sie „einfach so reingerutscht" [162] ist. Hatte sie kurz nach dem Beginn der Reduktion der Nahrungsaufnahme mit einem kontrollierten teilweisen Erbrechen mittags begonnen, so wird an unterschiedlichen Stellen im Interview deutlich, dass sich die Dynamisierung ihres Essverhaltens hinter ihrem Rücken entfaltet hat. Diesen Prozess bezeichnet sie aus ihrer heutigen Perspektive als „schleichend" [173]. An einer anderen Stelle formuliert sie: „Ich denk das hat sich einfach so schleichend entwickelt..." [190f.]. Sie bleibt hierbei auf der Beschreibungsebene eines für sie nicht genau rekonstruierbaren Prozesses, ohne diesen also genau erklären zu können. Ebenso verwendet Magdalena den Begriff „schleichend" im Zusammenhang mit ihrer Lungenembolie und drückt darüber aus, dass sich in ihrem Körper langsam etwas entwickelt hat, was nicht beobachtbar war:

E: ...da hat sich dann eine Lungenembolie entwickelt, ne fette Embolie an der Lunge. Schleichend. [...] also das war wirklich in letzter Sekunde dass sie gemerkt haben dass ich nicht schlafe('). [379-382]

Auch den Weg aus der „Bulimie" heraus bezeichnet sie als einen schleichenden und von intentionalem Handeln unabhängigen Prozess, wobei sie sich in der nachfolgenden Textstelle auf das nach und nach ausbleibende Erbrechen bezieht:

E: ...ich denk so mit – 23, 24 hat sich das schleichend wieder gelöst dann. [282]

Aus diesen verschiedenen Textstellen ergibt sich das Bild der Globaltheorie, dass sie vielen Prozessen unterworfen war, die sich ihrem intentionalen Handeln und ihrer Beobachtung entzogen haben. So verhält es sich auch mit dem „schleichenden" Aufhören ihrer Praktiken des Erbrechens, das sie nicht unmittelbar willentlich herbeigeführt hat. Sie hat dafür offenbar keine Erklärung. Das zeigt sich auch in der folgenden Textstelle:

E: ...so hat sich's [das Erbrechen, d. Verf.] wieder – aufgelöst von selbst. Aber das – Problem mit dem Essen hat sich eben nich gelöst also es is nach wie vor. [503f.]

Es entsteht der Eindruck der Machtlosigkeit gegenüber diesen Phänomenen, da sie dem Problem mit der unzureichenden Esskontrolle (sie ist der Auffassung, dass sie nach wie vor maßlos isst) weiterhin ausgesetzt ist. Auch dafür hat sie keine Erklärung, vielleicht aber die Erwartungshaltung, dass sich dieses Problem auch ‚schleichend' auflöst.

Der „Hebel" als Bild für plötzliche Kontrollverluste

Im Kontext der argumentativen Auseinandersetzung mit ihren Kontrollverlusten im Essverhalten verwendet Magdalena an verschiedenen Stellen Bilder, um eine plötzliche Veränderung in ihrem Erleben und Verhalten als von ihr nicht steuerbar zu beschreiben. Sie spricht von einem „Hebel" [NFT:626], von „Schalter umgeklappt" [NFT:629] bzw. von einem Geräusch „klick" [NFT:632], das symbolisch für einen Schaltvorgang steht. So beschreibt Magdalena an einem Beispiel diese plötzliche innere Veränderung:

E: ...hab dann vielleicht ne Banane gegessen, klick hat's gemacht de- ich musste wieder [...] das war einfach – dann nicht mehr regulierbar, das ging – das ging alles von selbst (-). [NFT:673-678]

Der Verlust der Selbststeuerung wird hier als ein plötzlich eintretendes Ereignis beschrieben, dem sie ausgeliefert ist. Ebenfalls im Nachfrageteil vergleicht sie ihre Dynamik mit einer Maschine, die durch einen Knopfdruck in Gang gesetzt wird:

E: Das lief wie 'ne Maschine. (..) Knopfdruck und es – es lief. Nicht mehr anhaltbar bis – bis es wieder – bis ich wieder ausgekotzt hab. [NFT:1083f.]

Hier ist kennzeichnend, dass der Prozess selbstläufig erlebt wird und nicht beendet werden kann, bis alles erbrochen ist. Auf diese Weise wird die unkontrollierbare Dynamik als Maschine symbolisiert, die – einmal gestartet – nicht mehr angehalten werden kann. Auch hier ist sie einer unbekannten Macht hilflos ausgeliefert.

Die Verortung des Wandlungsprozesses

Neben dem schleichenden Ende ihrer Praxis des Erbrechens sieht Magdalena ein „Schlüsselerlebnis" [478] für einen einschneidenden Wandel in ihrer Parisreise mit Freunden. Parallel dazu sieht sie in ihrer damals beginnenden Partnerbeziehung eine weitere Bedingung für anschließende positive Entwicklungen. In der folgenden Textstelle bringt sie dies zum Ausdruck:

E: Also so ne so tolle Woche – zu erleben ohne gleich zuzunehmen und ähm – trotzdem also einfach Spaß haben zu können. Zu genießen. Ne Woche einfach nur zu genießen. Und das hab ich dann auch glaub ich drei vier Wochen lang nach dieser äh Fahrt noch ausgehalten ganz ohne(`) dann ging's wieder langsam los(`) aber das war eigentlich schon der Durchbruch dass ich's nich mehr – täglich und nich mehr so oft gemacht hab. Und dann die Beziehung mit'm Tom die dann – kurz danach – losging(`) ähm (.) hat das Ganze einfach da da bin ich dann einfach – Stück für Stück – weiter weggekommen davon. [479-486]

Hier beschreibt sie die Unbeschwertheit eines Auslandsaufenthaltes, bei dem sie sich der Forderung ihrer Freundin unterwerfen musste, nicht zu erbrechen, als Schlüsselerlebnis und Durchbruch, das tägliche Erbrechen zeitweise aussetzen zu können. Welchen Einfluss ihr neuer Partner konkret ausgeübt hat, um sie in dieser Entwicklung zu unterstützen, bleibt unklar. Er wird jedoch in diesem Zusammenhang positiv erwähnt. Auf der Suche nach Erklärungen für die Veränderung in ihrem Verhalten sieht sie offenbar die Impulse von außen kommend. Sowohl ihre Freundin als auch ihr Freund werden dabei als signifikante Bezugspersonen eingeführt, die positive Entwicklungen auszulösen vermögen. Der Parisaufenthalt wird in dieser Form zur Schlüsselszene in ihrer Biographie, in der sie selbst positive Veränderungen wahrzunehmen beginnt.

IV Selbstbild und Selbststigmatisierung

In diesem Abschnitt werden unterschiedliche Aspekte ihrer Haltung zu sich selbst dargestellt.

Die negativ gefärbte Haltung gegenüber dem eigenen Körper

Wie bereits herausgearbeitet, übernimmt Magdalena offenbar die negativen Zuschreibungen, die sie in den auf ihre körperliche Erscheinung bezogenen Hänseleien erfährt, da sie sich als unattraktiv und zu dick beschreibt. Daraus entwickelt sie die Überzeugung, dass sich insbesondere Jungs nicht für sie interessieren:

E: Und hab aber eben permanent sehr drunter gelitten äh – immer hässlich und fett zu sein(`) (..) man hat auch also es war auch völlig – völlig ausgeschlossen(`) ähm – dass sich irgendwie'n Junge für mich interessieren könnte(`) [...] Weil völlig klar war (.) jemanden wie mich – will keiner! [106-115]

So entwickelt sich schon früh die Haltung: „jemanden wie mich – will keiner!“, aus der ein Rückzugsverhalten resultiert, das sie lange Zeit praktiziert. Damit antizipiert sie automatisch, in Interaktionen mit Gleichaltrigen, besonders mit Jungs, auf Ablehnung und Desinteresse zu stoßen. Zwar scheint sich diese Haltung im Laufe der Zeit mit ihren Partnerschaften zu verändern. Bis heute kann Magdalena aber ihren eigenen Körper offenbar nicht so akzeptieren, wie er ist. In der Erzählkoda bilanziert sie:

E: ...also ich bin [...] weiß Gott nich glücklich mit meiner jetzigen Figur(`) weil's auch wirklich viel zu viel is(`). [529f.]

Hierin kommt zum Ausdruck, dass sich an ihrer Einstellung zu ihrem äußeren Erscheinungsbild im Vergleich zu früheren Phasen offenbar nichts wesentlich geändert hat. Sie leidet immer noch unter dem Eindruck, zu dick zu sein, obwohl der Augenschein während des Interviews dies keinesfalls bestätigt.

Magdalena kann offenbar trotz positiver Erfahrungen insgesamt keinen Frieden mit ihrer körperlichen Erscheinung schließen.

Die frühe Verinnerlichung von Leistungserwartungen und der Zweifel an der Leistungsfähigkeit

In Magdalenas Familie stehen die schulischen Leistungen im Zentrum der Aufmerksamkeit und werden schon früh zum Bewertungsmaßstab ihrer Person. Zuwendung (Belohnung) erfolgt offenbar gekoppelt an schulische Leistungen. Negative Zukunftsszenarien, wie sie der Vater beispielsweise als „Fließbandnäherin mit Abitur" entwirft, untergraben schon früh ihr Vertrauen in die eigene Leistungsfähigkeit, da ihre überwiegend guten Leistungen auf diese Weise keine Anerkennung finden. Stattdessen entsteht der Eindruck, dass die Messlatte immer höher gelegt wird. Offenbar verinnerlicht Magdalena diese hohen Leistungserwartungen und unterbewertet ihre eigenen Leistungen in der Regel. So setzt sie sich z.B. im Nachfrageteil mit ihrer fehlenden Selbstanerkennung im Rahmen des Studiums auseinander und generalisiert dies:

> E: ...das is einfach so dass ich dass ich egal – was es is in meinem Leben(`) ähm – immer denk ich kann nix, ich bin nix, also – ich hab mich ich hab nie die Sachen die ich gemacht hab gut gefunden(`). [NFT:835-837]

Damit reflektiert sie ihre geringe Selbstwertschätzung, die sie auf viele Leistungen und Lebensbereiche ausgedehnt hat. Es schließt sich eine längere argumentative Auseinandersetzung mit Erinnerungen an das Studium und ihre sechsjährige Berufslaufbahn bis in die heutige Zeit an. Abschließend bilanziert sie: „Aber das – also wenigstens das Studium das hab ich fertig gemacht ja" [NFT:870]. Die Formulierung, „wenigstens" das Studium abgeschlossen zu haben, schränkt ihre vielen anderen Leistungen ein: das Abitur bestanden zu haben, die für das Studium geltenden Aufnahmebedingungen (künstlerische Bewerbungsmappe) alleine bewältigt zu haben, nach dem Studium nicht arbeitslos gewesen zu sein, in unterschiedlichen Unternehmen gearbeitet und dabei sogar fachfremde Aufgaben bewältigt zu haben, all dies zählt in diesem Kontext offenbar nicht mehr. Darin dokumentiert sich, dass die Reflexion ihrer fehlenden Selbstwertschätzung, wie sie sie kurz zuvor noch geleistet hat, noch nicht dazu beigetragen hat, einen Blick auf ihre Fähigkeiten und Ressourcen zu entwickeln, der zu einem positiveren Selbstbild führen könnte. So überwiegt die eher gering schätzende Haltung gegenüber den eigenen Leistungen.

Die Selbststigmatisierungen: „depressiv" und „fettsüchtig" zu sein

Magdalena verwendet schon in Bezug auf ihre Situation in der Kindheit Formulierungen, die Auffälligkeiten bezeichnen. „Außenseiterpunkte" [41], „eigentlich nie Freunde" [42], „keine Freunde" [57], „zurückgezogen, abgekapselt“ [61], „hässlich und fett“ [107] usw. In ihren Erinnerungen an eine Zeit im Sommer, etwa während der Pubertät, als sie sich zurückzieht, kommentiert sie ihren inneren Zustand wie folgt:

E: ...und ich hab [...] irgendwie eigentlich schon meine depressiven – Gedanken gehabt... [127f.]

Rückwirkend stigmatisiert sie sich auf diese Weise als auffällig, wobei sie „depressiv“ nicht näher spezifiziert verwendet, sondern eher mit einer alltagssprachlichen Bedeutung im Sinne von Traurigkeit, Zurückgezogenheit, Melancholie usw. Möglicherweise kennzeichnet sie mit der Formulierung „schon gehabt“ einen Zustand, der auch später wiederkehrte. Aus dem Kontext der Lebensgeschichte ist dies nachvollziehbar, da darin anhaltende Phasen der Orientierungslosigkeit, zahlreiche Konflikte mit Eltern und ihrem ersten Freund und schließlich Leiden unter der Störungsdynamik deutlich werden. In der Erzählkoda, in der die Interviewten in der Regel eine Gesamtbilanzierung ihres Lebensablaufs vornehmen, bezeichnet Magdalena sich als „fettsüchtig“ [499] und ‚labelt‘ damit ihr Essverhalten im Sinne einer weiteren ‚Sucht‘.

V Die Herausarbeitung von Differenzen ihres individuellen Falles gegenüber gängigen Deutungen von ‚Essstörungen‘

Magdalena betont an verschiedenen Stellen des Interviews, dass sich ihr Fall von anderen ‚typischen‘ Fällen unterscheide. Dabei bezieht sie sich offenbar auf Wissen über ‚Essstörungen‘ aus Gesprächen. So führt sie beispielsweise ihr großes Bedürfnis nach einer Partnerbeziehung und Sexualität als atypisch an:

E: ...also das dieses Bedürfnis war ja eigentlich schon lange da nach – nach ’nem Freund und nach Körperlichkeiten. Und das is ja glaub ich was was viele – irgendwie nich so haben die diese diese Bulimie hatten was ich so aus Gesprächen weiß aber das war bei mir eigentlich – wollt ich immer nur (..) attraktiv sein und eigentlich Liebe haben und äh – mein Körper hat mir das ja nich erlaubt sozusagen mein Aussehen mein – dass dass ich so was bekomme. [213-219]

Aus dem Erfahrungsaustausch mit anderen betroffenen Menschen hat sie offenbar die Meinung entwickelt, dass „bulimische“ Personen kein ausgeprägtes Interesse an Partnerschaft und Sexualität hätten. Daraus leitet sie für sich ab, kein ‚typischer‘ Fall zu sein, bzw. sie stellt die Differenz zwischen sich und anderen betroffenen Menschen heraus. Der Gegensatz zu anderen wird von ihr noch dadurch verstärkt hervorgehoben, dass sie sogar einen ausgeprägten Wunsch nach Partnerschaft und Liebe verspürte, der ihr jedoch durch ihre (von ihr unterstellte) Unattraktivität verwehrt blieb.

In einer weiteren Textpassage aus dem Nachfrageteil erinnert sie, dass sie in Nürnberg für zwei Sitzungen in eine angeleitete Gruppe gegangen sei, sich dort jedoch nicht wohlgefühlt habe, weshalb sie nach kurzer Zeit nicht mehr hingegangen sei. Dabei hebt sie erneut ihre Differenzerfahrungen hervor:

E: ... einmal war das so ne so ne Gruppengeschichte (`) da war ich zweimal da (`) und hatte aber da irgendwie auch schon das Gefühl ich ich ich hab mich da nich wohlgefühlt und hatte auch das Gefühl irgendwie das passt irgendwie nich das (..) ich ha- also ich hatte irgendwie immer das Gefühl ich – gehör da irgendwie nich ganz mit meinen Problemen dazu. Also speziell die hatten auch irgendwann irgendwie Probleme mit Männern oder so das war irgendwie die wollten eigentlich keine Frauen sein die Frauen. [...] Und ich wollt eigentlich immer nur ne perfekte Frau sein, ich wollte – perfekt also (..) alles was nich perfekt war an mir – hat mich gestört, ich wollte nie – keine Frau sein, ich wollte eine wunderschöne tolle Frau sein. [...] Und – hab mich da irgendwie – nich nich wohlgefühlt in der Gruppe. [NFT:776-789]

Offenbar fällt es ihr zwar schwer, diese Abgrenzung zu formulieren (Wortwiederholungen, Redeabbrüche, Formulierungsschleifen usw.). Insgesamt drückt sie dadurch aber ein diffuses Gefühl aus, mit ihren Problemen nicht so richtig in den Rahmen gepasst zu haben. Ihr Erklärungsversuch richtet sich dann auf den Unterschied in der Identifikation mit Weiblichkeit: die anderen Frauen hätten Probleme gehabt, sich als Frau zu fühlen und zu präsentieren, bis hin zu Problemen in Beziehungen zu Männern. Im Gegensatz dazu stellt sie ihr starkes Bedürfnis heraus, „eine wunderschöne tolle Frau sein“ zu wollen. Aus dieser Differenzerfahrung, die sich ähnlich wie im Beispiel zuvor darstellt, leitet sie ihren Rückzug ein und begründet damit implizit, warum sie an solchen (Therapie-)Gruppen nicht teilnehmen könne. Darin zeigt sich unter Umständen ihre ambivalente Haltung gegenüber psychotherapeutischen Maßnahmen. Außerdem ist es möglich, dass sie sich mit Menschen mit ‚Essstörungen‘ vergleicht, die z.B. unter einer anderen Symptomatik leiden, denn ihre Beschreibung könnte auf vereinfachte Deutungen der „Magersucht“ zutreffen.

Im Nachfrageteil bringt sie an einer weiteren Stelle einen Kommentar ein, in dem sie zum Ausdruck bringt, dass ihre Offenheit, sich mit ihrer Problematik anderen anzuvertrauen, ebenso „untypisch“ sei:

E: Das wussten relativ viele Leute von mir was auch untypisch is eigentlich. [NFT:811]

Sie führt hier ihr Mitteilungsbedürfnis als ein weiteres Indiz für ihr Anderssein an, wohingegen andere betroffene Menschen nach ihrer Auffassung ihre Praktiken verheimlichten.

Insgesamt wird deutlich, dass Magdalena ihre selbst diagnostizierten Differenzen zu anderen betroffenen Menschen insbesondere auf das Frausein, die Suche nach Partnerschaft und Sexualität sowie auf den offenen Umgang mit der ‚Essstörung‘ bezieht. Diese argumentative Auseinandersetzung, die sie schon im Vorfeld einbrachte und im Verlauf des Interviews mehrmals wiederholte, scheint sie besonders zu beschäftigen. Möglicherweise steht sie im Zusammenhang mit der Suche nach therapeutischer bzw. professioneller Unterstützung, da sie ein auf ihren Fall zugeschnittenes Angebot erwartet und dieses bisher nicht gefunden hat.

VI Die ambivalente Haltung gegenüber Strategien des „Diätens" und „Erbrechens" zur Gewichtskontrolle

In Magdalenas Kommentaren und argumentativen Auseinandersetzungen dokumentiert sich eine ambivalente Haltung gegenüber Praktiken der Gewichtskontrolle mittels Fasten und Erbrechen. Insbesondere in der Erzählkoda setzt sie sich intensiv argumentativ mit dem Erbrechen, Fasten, ihren Essproblemen und ihrer Körperunzufriedenheit auseinander [508-534]. Es fällt ihr dabei schwer, sich eindeutig vom Erbrechen als nicht-legitime Strategie abzugrenzen. So entwickelt sie argumentative Schleifen, in denen sie selbst hin und her gerissen ist, einerseits über ein erfolgreiches Auslassen des Erbrechens froh zu sein, andererseits nach ‚Essanfällen' dem Druck des Erbrechens zu erliegen. Bis heute sieht sie im Erbrechen offenbar die Möglichkeit, ohne Reue essen bzw. das Gewicht halten zu können. So bilanziert sie in der Erzählung zum Beispiel ihre jahrelangen Praktiken:

E: ... und hätt ich nich gekotzt(`) hätt ich ja zugenommen. Und zunehmen wollt ich ja um Gottes Willen nich mehr also ich hab lang dieses Gewicht(`) zwischen 63 es war dann irgendwann mal bei 55 das war das niedrigste(`) is dann aber so hat sich bei 60 so um die 60, 62 immer so eingependelt. Also das war dann das konnt ich jahrelang halten. Aber eigentlich nur mit – Essen und Brechen. [490-495]

Darin dokumentiert sich ihre verallgemeinerte Erfahrung (Eigentheorie), dass das Erbrechen die einzige Möglichkeit darstelle, eine Gewichtszunahme langfristig zu verhindern. Sie begründet dies mit ihrem über die Zeit weitgehend kontinuierlich gebliebenen Körpergewicht. In der Art und Weise, wie sie darüber spricht, entsteht der Eindruck, als spreche sie über eine legitime Strategie. Ihre abschließende Bemerkung: „aber eigentlich nur mit – Essen und Brechen" untermauert die Legitimität der Ess-Brech-Praxis und schließt andere Möglichkeiten aus.

Dass Magdalena die Strategien zur Gewichtsreduktion nicht grundsätzlich in Frage stellt, wird an ihrer argumentativen Auseinandersetzung im Rahmen der Erzählkoda deutlich. Sie setzt sich dabei zunächst mit ihrem Problem auseinander, aufgrund gesundheitlicher Folgeschäden nicht mehr erfolgreich „diäten" zu können:

E: ...aber – diese ganzen Stoffwechselgeschichten und durch das tausend Diäten is das halt für mich sehr sehr schwer abzunehmen. Also das – ham mir schon auch

> mittlerweile x Ärzte und so was bestätigt (-) Also ähm – das is nich – sehr einfach. [531-533]

Hier stellt sie ihre Zielsetzung der Gewichtsreduktion grundsätzlich nicht in Frage, denn unmittelbar vorher bilanziert sie, dass sie mit ihrer gegenwärtigen körperlichen Erscheinung unzufrieden ist: „also ich bin zwar – weiß Gott nich glücklich mit meiner jetzigen Figur(`) weil's auch wirklich viel zu viel is(`)" [529-530]. Das heißt, ihre Unzufriedenheit mit dem äußeren Erscheinungsbild legitimiert nach wie vor Strategien zur Gewichtskontrolle, dies trotz der Erfahrung der damit verbundenen Dynamiken. Da ihr gesundheitlicher Zustand („Stoffwechselgeschichten") offenbar ein erfolgreiches „Diäten" nicht mehr zulässt, muss sie, das wird hier implizit ausgedrückt, gegebenenfalls auf andere Strategien (Erbrechen) zurückgreifen. Durch diese Argumentation gelangt sie also zur positiven Bewertung des Erbrechens als adäquate Form der Gewichtskontrolle zurück, da – ärztlich diagnostiziert – andere Formen der „Diät" bei ihr nicht mehr anschlagen.

Insgesamt wird somit deutlich, dass sich die Praktiken des Erbrechens und Fastens verselbständigt haben und offenbar nach wie vor in ihr Leben integriert sind. Darüber hinaus kommt in ihrer argumentativen Auseinandersetzung die aktuelle Relevanz des Themas Gewichtskontrolle, Attraktivität zum Ausdruck, da die bestehende Unzufriedenheit mit dem eigenen Körper bis heute stark ausgeprägt ist. Vordergründig scheint sie dabei einem Schönheitsideal zu folgen, was sich bei näherer Betrachtung, wie in der Fallrekonstruktion geschehen, als zu kurz gegriffen erweist. Magdalena kann sich selbst nicht annehmen. So wie sie ihre Erfolge (beispielsweise im Beruf) übergeht, kann sie ihre körperliche Erscheinung nicht wertschätzen und unterzieht sich daher grundsätzlich einer kritischen Bewertung. Die Dynamiken ihrer Esskontrolle hängen damit letztlich nicht mit einem äußerlichen Schönheitsideal zusammen, sondern mit einem tiefen Gefühl der Unzulänglichkeit.

4.2 Cornelia

4.2.1 Einführende Bemerkungen

Cornelia ist zur Zeit des Interviews 39 Jahre alt. In ihrer Lebensgeschichte bildet sich eine mittlerweile breite Störungsdynamik ab, die bis in den somatischen Bereich hineinwirkt. Ihr auffällig verändertes Ess- und Sozialverhalten reicht fast 26 Jahre zurück und ist von unterschiedlichen (Auf- und Abwärts-) Entwicklungen gekennzeichnet. Bis zum 13. Lebensjahr baut sich im Lebensablauf eine Problemgemengelage auf, die Cornelia überfordert und auf die sie mit Fasten reagiert. Zu diesem Zeitpunkt bricht die Störungsverlaufskurve auf, und es folgen wechselnde Phasen der Stabilisierung und Dynamisierung im Zusammenwirken mit Interventionen. Im Alter von etwa 17 Jahren findet eine Verschärfung und Veränderung in der Störungsdynamik statt, die sich im weiteren Verlauf immer weiter steigert und in andere Lebensbereiche transformiert. Es kommt zu Phasen des „Fressens", des Abführmittelmissbrauchs, des Erbrechens und des erhöhten Alkoholkonsums. Ihr Gesamtzustand entwickelt sich durch ‚depressive' Phasen hindurch bis zu Suizidplanungen, wobei zwischenzeitlich auch ein Aufwärtstrend in Folge von Bearbeitungs- und Veränderungsversuchen sichtbar wird. Das Interview findet in einer Phase statt, in der sich Cornelia nach einer tiefen Krise und einem gescheiterten Behandlungsversuch in einer Spezialklinik langsam wieder stabilisiert, jedoch unter verschiedenen Problemlagen, wie ihrer sozialen Isolation, starken Stimmungsschwankungen, ihrer Ess-Brech-Dynamik, beruflichen Belastungen, körperlichen Beeinträchtigungen usw. leidet. In der Fallanalyse wird deutlich, dass sich im Verlauf ihres Lebens unterschiedliche Problemdimensionen aufgebaut haben, die bis heute akut wirken. Dies sind vor allem die ungelösten Familienprobleme, die Unfähigkeit, über innere Problemlagen zu sprechen, eine schwankende Geschlechtsidentität, ungelöste lebenszyklische Ablauf- und Erwartungsmuster des Lebensablaufs sowie ein negatives Selbstbild. Die Interviewsituation selbst stellt für Cornelia in dieser Phase offenbar eine Herausforderung dar, denn sie überwindet dabei ihre soziale Isolation, öffnet sich einem fremden Menschen und erzählt ihr Leben, das besonders auch von traumatischen Ereignissen gekennzeichnet ist.

Der Kontakt kam über eine Anzeige im Internet zustande. Auf einer von der Universität Leipzig kontinuierlich betreuten Seite zur Thematik ‚Essstörungen' veröffentlichte ich Anfang März 2002 mein Vorhaben. Daraufhin nahmen mehrere Menschen mit ‚Essstörungen' per E-Mail Kontakt zu mir auf, so auch Cornelia, die Interesse zeigte. Wir vereinbarten einen telefonischen Kontakt, der sehr schnell hergestellt wurde. Für Cornelia war es offenbar wichtig, dass ich in der Anzeige von meiner eigenen ehemaligen Betroffenheit berichtet hatte. In dem Telefonat erzählte sie unter anderem, dass sie schon mehrere stationäre Aufenthalte hinter sich habe und dass sie glaube, dass Ärzte nicht nachvollziehen könnten, wie es ihr wirklich gehe. Möglicherweise war die Gelegenheit, besonders über ihre traumatischen Erlebnisse mit Interventionen zu erzählen, für sie ein Grund, das Interview zu führen. In Bezug auf mein Forschungsvorhaben stellte ich deutlich heraus, dass es mir nicht nur um die Krankengeschichte gehe. Wir vereinbarten, nach ihrem bevorstehenden Urlaub erneut Kontakt aufzunehmen und einen Termin abzusprechen.

An einem Wochenende im Mai 2002 durfte ich dann mit Cornelia ein Interview in ihrer Wohnung führen. Cornelia lebt allein in einer mittelgroßen Stadt in Bayern. Beruflich ist sie selbständig und unterhält ein kleines Unternehmen, welches offenbar ganz gut floriert. Bei unserem Treffen lernte ich eine Frau kennen, die sehr freundlich und unkompliziert auf mich wirkte. Sie spricht sehr starken Dialekt und sehr schnell, so dass ich teilweise Probleme hatte, ihr zu folgen. Wir begannen relativ zügig mit dem Interview. Den Erzählimpuls richtete ich bewusst auf die gesamte Lebensgeschichte, wobei Cornelia mit der Erzählung dort einsetzte, wo sie offenbar den Ursprung ihres Leidensprozesses sieht. Erst im Nachfrageteil erfuhr ich mehr über ihre Kindheit, wobei Cornelia auch hier immer wieder auf die als problematisch erlebte Familiensituation fokussiert war. Auffällig war, dass sie beim Erzählen meistens aus dem Fenster schaute. Während des Interviews veränderte sich manchmal ihr Gesichtsausdruck, und sie wirkte dann nachdenklich, traurig, verzweifelt oder bewegt von der eigenen Vergangenheit. Darüber hinaus versuchte Cornelia offenbar immer wieder, durch derbe Kommentare oder ein Lachen Distanz zu Schamgefühlen oder traumatischen Erlebnissen herzustellen. Nach Beendigung ihrer Erzählung, als ich mit Nachfragen begonnen hatte, holte sie ein Fotoalbum und erinnerte konkrete Lebenssituationen anhand von einzelnen Fotos, wodurch sie mir einen Eindruck von ihrer damaligen Situation vermittelte. So zeigte sie mir z.B., wie abgemagert sie vor ihrem ersten Klinikaufenthalt war oder wie ein Bewegungsmesser am Fußgelenk angebracht war. Ich hatte dabei den Eindruck, dass sie durch die Fotos von ihren Erinnerungen wieder stark eingeholt wurde und erneut in einen Erzählstrom hineingeriet. Am Ende des Interviews wird deutlich, dass sie traumatische Erfahrungen insbesondere im Rahmen von Interventionen erinnert, die sie bis heute belasten und die sie noch nicht verarbeitet hat. Nachdem das Aufnahmegerät ausgeschaltet war stellte ich Cornelia u.a. die Frage, warum sie trotz ihrer starken körperlichen Folgeschäden ihr Essverhalten aufrechterhalte. Sie meinte darauf, dass es sich um eine Sucht handele und darin doch der Suchtcharakter sehr deutlich zum Vorschein käme. Sie wisse zwar, was sie sich antue, könne allerdings nicht aufhören, obwohl sie Angst vor körperlichen Folgen habe. Diese Haltung steht in Zusammenhang mit der Eigentheorie, dass sie ihrem Schicksal nicht entrinnen könne, so dass sie mittlerweile kaum noch Hoffnung auf eine Veränderung hat.

Im weiteren Forschungsprozess hatte ich immer wieder losen Mail-Kontakt zu Cornelia. Ich musste miterleben, wie sich ihr psychischer und physischer Zustand zunehmend verschlechterte. So befand sie sich ca. ein dreiviertel Jahr nach dem Interview in einer Phase, in der sie wieder stark Alkohol konsumierte und die körperlichen Probleme sie immer mehr beanspruchten.

Abschließend ist anzumerken, dass Cornelias autobiographische Stegreiferzählung zu den Fallgeschichten gehört, die von langen, abschüssigen Dynamiken und weitreichenden Transformationen der Verlaufskurvenprozesse in andere Lebensbereiche gekennzeichnet sind, wobei besonders die traumatischen Erlebnisse im Rahmen von medizinischen und therapeutischen Interventionen herausragen. Die eigentliche Störungsdynamik des auffälligen Ess- und Sozialverhaltens geht überwiegend aus einer Transformation der im familiären Zusammenhang aufgeschichteten Problemgemengelage hervor. Im Lebensablauf wird Cornelia von einer Dynamik beherrscht, in der immer weitere Probleme entstehen, die von ihr nicht bewältigt werden. Die parallel dazu deutlich werdenden Ressourcen und Stärken, die z.B. im erfolgreichen Abschluss des Abiturs und einer anschließenden Berufsausbildung liegen, werden davon fortwährend überschattet. So ist der Beruf zwar ein zentraler identitätsstiftender Lebensbereich, in dem sie durch ihre Störung jedoch zunehmend eingeschränkt und beeinträchtigt wird. Letztlich verwendet Cornelia viel Energie darauf, den beruflichen Anforderungen gerecht zu werden, was jedoch die Gesamtdynamik beschleunigt, weil sie immer mehr auszubrennen droht. Parallel dazu bleibt das Problem bestehen, dass in ihrer Familie bis heute offenbar weder der Raum noch die Fähigkeit gegeben ist, Probleme zur Sprache zu bringen, weshalb sie sich in ihrer Situation nach wie vor weitgehend allein gelassen fühlt.

4.2.2 Die analytische Beschreibung des Lebensablaufs

Cornelias Haupterzählung setzt relativ zügig dort ein, wo sie offenbar den Ursprung für ihre Probleme sieht. Erst im weiteren Verlauf der Erzählung sowie im Nachfrageteil wird der soziale Rahmen und die familiäre Situation anhand von ausschnitthaften Beschreibungen an verschiedenen Stellen deutlich. Ihre Erzähllinie orientiert sich im Wesentlichen an ihrer Störungsentwicklung. Einzelheiten zur Kindheit und Pubertät erinnert sie z.B. erst auf Nachfrage im Anschluss an die Haupterzählung. So war es für die analytische Beschreibung des Lebensablaufs notwendig, auf Informationen aus dem Nachfrageteil zurückzugreifen, die hier in *kursiver* Schrift bzw. durch einen konkreten Hinweis gekennzeichnet sind, um Lücken aus der Haupterzählung zu schließen und den Lebensablauf so zu rekonstruieren.

I Die Entwicklung von Problemlagen und inneren Konflikten in der Kindheit und Pubertät; die familiären Problemgemengelagen, die sich auf Cornelias Entwicklung negativ auswirken

Cornelia wird Mitte der sechziger Jahre geboren *und wächst in einer kleinen Gemeinde in Bayern (Nähe einer größeren Stadt) auf.* Der Vater ist im öffentlichen Dienst tätig und steht als Regionalpolitiker in der Öffentlichkeit. Bedingt durch seine politische Rolle ist er viel unterwegs. *Die Mutter ist Schneiderin* und zugleich diejenige, die mit der Erziehung der Kinder und dem Haushalt beschäftigt ist. *Auffällig ist, dass sie ihren Mann offenbar nicht zu den diversen öffentlichen Veranstaltungen begleitet, sondern eher etwas mit ihren vier Kindern oder der Freundin unternimmt.*

In Cornelias Erinnerungen an die Kindheit und frühe Jugend sind Konflikte in der Familie dominant, so beginnt sie das Interview mit folgender Passage:

E: Also ich bin's dritte von – vier Kindern(`) hab zwoa ältere Schweschtern(`) ähm – war eigentlich immer ganz unauffällig eigentlich zu unauffällig glaub i jetz im Nachhinein (-) ähm [stöhnt] – hab halt als Kind arg glitten unter der Sit- Situation dahoim(`) weil mei Vater is Alkoholiker(`) und dann – is halt nie heimkommen – und wenn er heimkommen is hat er halt – meischtens war er betrunken(`) – also es war a ständige Angscht irgendwie. (-) [10-15]

In dieser Präambel der Haupterzählung spricht Cornelia den familiären Rahmen kurz an, wobei sie auf ihre Geschwister verweist, dies allerdings unvollständig, da sie hier zunächst nur die älteren Schwestern, nicht jedoch den sechs Jahre jüngeren Bruder erwähnt. Als Nächstes folgt eine Selbstbeschreibung als „zu unauffällig“, die deutlich als Ergebnis von Reflexionen gekennzeichnet ist („glaub i jetz im Nachhinein“). Diese Andeutung einer eigentheoretischen Bewertung ihrer Rolle im Familiensystem verweist auf ein zentrales Argumentationsschema, das an späteren Stellen des Interviews wieder in Erscheinung tritt. Cornelia stellt dann unmittelbar folgend einen ersten Leidensprozess dar, den sie für ihre Kindheit als kennzeichnend sieht. Sie beschreibt die Situation zuhause als besonders vom Vater und seinem übermäßigen Alkoholkonsum bestimmt. Aus ihrer Perspektive dominiert die Angst davor, dass der Vater betrunken nach Hause kommt, ohne dass an dieser Stelle entwickelt wird, was dann zu erwarten war. An dieser Stelle findet sich auch keine Beschreibung einer konkreten Situation, sondern die Generalisierung von Erlebnissen als bestimmend für das Familienklima. Im Zusammenhang mit anderen Stellen im Interview entsteht der Eindruck, dass die Beziehung zwischen den Ehepartnern[1] von Konflikten und Spannungen gekennzeichnet war. Inwieweit ein gemeinsames Familienleben existierte, bleibt unklar.

Die Kinder werden katholisch erzogen. Die älteste Schwester ist als Kind schwer krank, denn sie leidet an einer „Knochenkrankheit" und muss dadurch bedingt für ca. ein Jahr in stationäre Behandlung. Im Anschluss ist sie weitere zwei Jahre gesundheitlich schwer beeinträchtigt. Demzufolge ist anzunehmen, dass damit für die Mutter ein erhöhter Pflegeaufwand verbunden ist und die älteste Tochter ein gewisses Maß der mütterlichen Aufmerksamkeit auf sich zieht.

In einzelnen Beschreibungen wird immer wieder ein enges, rigides und kontrollierendes Familienklima deutlich. So leben die vier Kinder bis ins Erwachsenenalter im Elternhaus gemeinsam in einem Zimmer. Der Vater erlaubt es z.B. nicht, sich im Bad einzuschließen. Dies steht symbolisch für die fehlenden Rückzugs- und Intimitätsräume. Ebenso dokumentiert sich in unterschiedlichen Szenen des familiären Lebens, dass es weder Raum noch eine Sprache dafür gibt, über Probleme und Konflikte zu sprechen. Kontrollmechanismen sowie die Versuche, Konflikte auszublenden, stehen offenbar im Zusammenhang mit den Problemgemengelagen im Familiensystem, wobei versucht wird, aufgrund der öffentlichen Funktion des Vaters ein ‚gutes Bild' aufrechtzuerhalten. In diesem Zusammenhang sieht sich Cornelia in der Verantwortung, den Vater zu begleiten und vom Trinken abzuhalten, was an anderer Stelle noch eingehender zu untersuchen sein wird.

In der frühen Kindheit und im Vorschulalter fühlt sich Cornelia offenbar sehr allein, da die *ältere Schwester sehr mit sich und ihren gesundheitlichen Problemen beschäftigt ist und zwischen Cornelia und der zweiten Schwester eher ein Konkurrenzverhältnis besteht.* Zudem verfügt Cornelia kaum über Gleichaltrigenkontakte außerhalb der Familie in der Vorschulzeit („...hab – net mit Freunde gspielt nix..." [20f.]).

So ergibt sich das Bild, dass Cornelia in der Kindheit alleine und zurückgezogen ist und sehr unter der angespannten familiären Situation leidet. Sie erweitert die Situationsbeschreibung im Nachfrageteil und macht darin besonders deutlich, dass sie von Schamgefühlen geplagt wird, da sie die soziale Kontrolle im Heimatort angesichts der Trinkgewohnheiten des Vaters deutlich wahrnimmt:

E: Des is so a kleine Gemeinde wo i aufgwachsen bin also Dorfhofen da(`) wo halt – wo er scho bekannt war und i hab mi immer so gschämt wenn der dann (..) bsoffen da durch'd Straß' gwankt is woasch? Der war in der Stadtratsitzung um halb fünfe und dann um – kommt er in der Früh um drei hoim! Also des war

1 Da der Vater in der Öffentlichkeit steht und die Eheleute katholisch sind, ist anzunehmen, dass es ihnen in den sechziger, siebziger Jahren kaum möglich ist, sich offiziell zu trennen. In der nach außen intakten Ehe gehen die Ehepartner offenbar letztlich ihrer eigenen Wege. In den Achtzigern trennen sich die Eltern.

ganz normal, also es war ganz normal dass mein Vater(`) täglich nicht vor oins zwoi hoimkommt und immer mit immensen Mengen Alkohol intus ge (-). [NFT:927-932]

In der Erinnerung dominiert das Bild des regelmäßig spät heimkommenden, betrunkenen Vaters, der dafür öffentlich bekannt ist, wofür sie sich schämt. Offenbar kann sie jedoch mit niemandem darüber sprechen, um sich zu entlasten. Auch scheint die Mutter in diesem Zusammenhang nicht als Ansprechperson präsent zu sein, so dass Cornelia diese Probleme alleine zu bewältigen versucht.

Die ersten Versuche, die familiäre Situation zu verändern und zu entlasten

Cornelia leidet unter dieser Situation offenbar so stark, dass sie mit ihren kindlichen Mitteln nach Strategien sucht, die Probleme abzuwenden. *So beginnt sie im Vorschulalter, intensiv zu beten, um Veränderungen herbeizuführen:*

E: I hab dann immer gdacht i muss – bin katholisch erzogen Bayern woisch(`) so – ja – dann hab i ogfongen i muss beten. I muss Vaterunser beten gegrüßt seist du Maria. Und dann – hab i des gsteigert, i war dann(`) (..) pro Tag wieder bei (..) sag mal 25 Vaterunser 25 Gegrüßt seist du Maria und und der is trotzdem besoffen heimkommen also war's immer no zwenig. Woisch. [NFT:941-945]

Hierin dokumentiert sich die kindliche Hilflosigkeit, trotz ihrer vielen Gebete nichts erreicht zu haben. Sie sucht nach anderen Möglichkeiten, Veränderungen herbeizuführen. *So glaubt sie in einer Phase offenbar, dass sie zu eitel sei, und beginnt, ein entsprechendes Opfer zu bringen und keine schönen Kleider mehr zu tragen.* Im weiteren Verlauf muss sie feststellen, dass ihre Versuche nichts an der Situation verändern. So entwickelt sie im Grundschulalter ein neues Handlungsschema. Ihre Strategie ist nun, den Vater auf alle möglichen Feste zu begleiten und ihn durch ihre Anwesenheit vom Trinken abzuhalten. So begleitet Cornelia den Vater nach der Schule und an Wochenenden offenbar auf viele Veranstaltungen.

E: Ja und dann hab i immer versucht ihn davon abzumhalten bin überall mit der war Politiker bei auf alle Anver- Veranstaltungen wo es irgendwie möglich war bin i mit obwohl mi das so okotzt hat echt (-) Feuerwehrfeschte und *Kreistagsversammlungen* und – ah des war – des war der Horror echt. [lacht] [15-19]

Cornelia stellt sich in dieser Zeit, die offenbar bis ins zwölfte Lebensjahr reicht, ganz in den Dienst der Sache, den Vater vom Trinken abzuhalten, obwohl sie dadurch in innere Konflikte mit eigenen Bedürfnissen gerät („obwohl mi das so okotzt hat echt"), da sie sich immer in der Welt von Erwachsenen bewegt. Unklar bleibt in diesem Zusammenhang, wie die Mutter und ihre Geschwister auf ihre Aktivitäten reagieren, denn Cornelia erzählt hierzu gar nichts. Offenbar spricht sie mit niemandem über ihre Ängste, Schamgefühle usw., sondern macht alles mit sich selbst aus und verzichtet darauf, mit Gleichaltrigen etwas zu unternehmen.

Exkurs: Die schulische Laufbahn und die Verunsicherung gegenüber Gleichaltrigen

Parallel zum Vorhaben, den Vater vom Trinken abzuhalten, kommt sie in die Grundschule. Bei der Einschulung wird die einzige ihr vertraute Person, die Nachbarstochter, zu einer anderen Schülerin gesetzt. Darüber ist sie sehr traurig, jedoch kann sie zuhause mit niemandem darüber sprechen und bleibt so mit ihrem Problem wieder allein. Sie kann bereits lesen, jedoch traut sie sich im Unterricht nicht, dieses Wissen zu zeigen. Ab der zweiten Klasse scheint sich die Schulsituation etwas zu verbessern, da sie offenbar mehr Selbstvertrauen erlangt, wobei ein junger Lehrer auf sie eingeht. Ihre Leistungen sind offenbar so gut, dass sie nach der vierten Klasse auf das Gymnasium wechselt. Auch hier ist sie sehr unsicher im Umgang mit den Gleichaltrigen und leidet zunächst unter der neuen Situation, denn sie kommt wieder in eine Klasse, in der sie bis auf ein Mädchen niemanden kennt. Sie braucht wieder Zeit, um sich einzuleben und in Kontakt mit Gleichaltrigen zu kommen. Insgesamt wird deutlich, dass Cornelia in den ersten Schuljahren eher verunsichert, ängstlich und verschüchtert im Kontakt zu Gleichaltrigen ist. Sie erinnert nichts zu Freunden, mit denen sie auch unbeschwert spielen oder sich über ihre Probleme austauschen hätte können. Selbst ihre Schwestern scheinen in diesem Zusammenhang keine Rolle gespielt zu haben. In Bezug auf die Schulleistungen wird deutlich, dass sie anscheinend keine größeren Probleme hat und in das Gymnasium wechseln kann. Es liegt nahe, dass ihre Situation zum damaligen Zeitpunkt sehr stark von der Aufmerksamkeit gegenüber ihrem Vater bestimmt ist und sie sich deshalb nicht so unbeschwert unter Gleichaltrigen bewegt.

Wachsende innere Widersprüche zwischen der Orientierung auf das Familiensystem und der Orientierung auf die eigene Entwicklung

Die Versuche, den Vater durch die eigene Anwesenheit vom Trinken abzuhalten und damit das Familienklima zu entlasten, sind jedoch nicht erfolgreich, was Cornelia zunehmend erkennt.

E: Auf jeden Fall hab i ihn net abhalten können vom Trinken(`) und i bin immer verbitterter worden weil das alles umsonscht war. [19f.]

Neben der Erkenntnis der Erfolglosigkeit ihrer Bemühungen mischen sich Verbitterung und Wut darüber, dass sie trotz aller Opferbereitschaft nichts verändern kann. Opfer musste sie offenbar dadurch bringen, dass sie bis ins Alter von ca. elf Jahren darauf verzichtet hat, ihre Freizeit mit Gleichaltrigen zu verbringen. So bekommt sie erst spät Zugang zu einer Clique, mit der sie gemeinsam etwas unternimmt.

E: ...bin i zwölf worden und dann hab i langsam irgendwie so Interesse – entdeckt wie nett des is mit die andern ins Freibad gehen und da war ma soa Clique in der Schul'(') und da hab ich – endlich mal leicht Anschluss gfunden [...] und – dann hab i irgendwie gmerkt wie toll des is dass ma da – is in die Ferien au' ganga dass ma da mitnander ins Freibad geht und Radtouren macht. (-) [23-29]

Diese positiven Erfahrungen unter Gleichaltrigen, die sie gegenüber ihrem vorherigen Dasein als „Einzelgängerin" [27] als wohltuend beschreibt, bringen sie aber in Widerspruch zur selbst auferlegten Pflicht, den Vater zu den Veranstaltungen zu begleiten. So kommt sie in einen Konflikt zwischen Familienorientierung und Verantwortungsgefühl einerseits, ersten Versuchen der Individuierung und Ablösung von der Familie andererseits. Diese problematische Situation wird dadurch verstärkt, dass sie wieder mit niemandem darüber redet.

Körperliche Entwicklung, beginnende Pubertät und Ausgrenzungserfahrungen unter Gleichaltrigen

Cornelia erlebt offenbar im Alter von zehn bzw. elf Jahren einen Wachstumsschub, denn sie erinnert sich, sehr schnell gewachsen zu sein, und beschreibt sich zu diesem Zeitpunkt als „so richtig schlaksig" [36]. Im Alter von etwa zwölfeinhalb Jahren, also in der Zeit, in der sie sich in dem eben beschriebenen Interessenkonflikt befindet und zugleich die Pubertät beginnt, nimmt sie an einem Sommerferienlager teil. Hier erinnert sie in der Erzählung, von Gleichaltrigen gehänselt worden zu sein:

E: ...dann war i in dem Zeltlager und da ham's mi immer ausglacht wegen meinem furchbaren Gstell('). [38f.]

Cornelia bezieht die Hänseleien offenbar auf ihre damalige körperliche Erscheinung und erinnert dazu im Nachfrageteil detaillierter: „...ham's mir immer nachplärrt du mit deim Kübelarsch" [lacht] [NFT:1259f.]. Für Cornelia scheint diese Situation aus heutiger Sicht ein Auslöser für ihre späteren Probleme mit unbeschwertem Essen zu sein. Sie führt dieses Erlebnis als Schlüsselsituation relativ früh in ihre Erzählung ein und begründet damit einen „ersten Knacks" [39]. In jedem Fall leidet Cornelia unter dieser Ausgrenzungserfahrung. Hierbei spielen vermutlich einerseits ihre fehlenden Erfahrungen mit Gleichaltrigen eine Rolle, denn sie kann die Hänseleien offenbar nicht einordnen, weshalb sie sie besonders stark treffen. Andererseits verweist das Alter auf die beginnende Pubertät und die damit einhergehende Verunsicherung in Bezug auf die Körperwahrnehmung. Es liegt also nahe, dass sie auf Äußerungen, die sich auf ihren Körper beziehen, besonders sensibel reagiert.

Im Zusammenhang mit den erst kürzlich aufgebauten Gleichaltrigenkontakten, die sie als befriedigend erlebte, ist es wahrscheinlich, dass sie diese Erlebnisse während der Ferienfreizeit als tiefe Enttäuschung empfindet. Dafür spricht, dass sie damit relativ früh, am Anfang des Interviews, argumentiert. Vor dem Hintergrund der gerade beginnenden Ablösungsversuche von der Verpflichtung dem Vater gegenüber kommt diesen Erlebnissen eine besondere Bedeutung zu.

Cornelia befindet sich zu diesem Zeitpunkt also offenbar in einer Problemgemengelage, in der sie sich aus familiärer Enge, Zwängen und Verpflichtungen zu lösen versucht, in der sie durch die entwicklungsbedingten Veränderungen der beginnenden Pubertät verunsichert ist, durch Hänseleien unter Gleichaltrigen zusätzlich verunsichert wird und insgesamt offenbar nicht über eine Vertrauensperson verfügt, mit der sie über ihre Konflikte und Probleme sprechen kann. Sie bleibt in dieser krisenhaften Situation auf sich gestellt.

II Die Reduzierung der Nahrungsaufnahme – Das Aufbrechen der Störungsverlaufskurve

Cornelia reagiert auf die Hänseleien in ihrer Erinnerung unmittelbar mit einem veränderten Essverhalten, denn sie reduziert ihre Nahrungsaufnahme, ohne jedoch gezielt abnehmen zu wollen.

E: Und wie i dann wieder hoimkommen bin hab i immer (..) hab i einfach nimmer so unbeschwert essen können wie vorher. Des is mir dann aufgfallen so nach zwo Monaten denk i ma des gibt's ja net mi regt des so auf i muss immer ans Essen denken was i gessen hab und dass des net richtig war und dass des – zuviel Süßes war oder zu – viel und – und des hot mi eigentlich momentan *nur* aufgregt! [40-45]

An dieser Stelle hebt sie hervor, wie ihr die Unbeschwertheit beim Essen verloren geht. Offenbar steht Cornelia in der durch die Hänseleien ausgelösten Verunsicherung kein anderes Mittel zur Verfügung, um zu reagieren. Etwas später realisiert sie, dass sie von den Gedanken an das Essen bzw. an die Esskontrolle dominiert wird und sich dagegen nicht wehren kann. Gleichzeitig entwickelt sie offenbar Unmut darüber, von den Gedanken an das Essen und die Esskontrolle dominiert zu werden. Deutlich wird, dass Cornelia nicht nur vorübergehend mit einem veränderten Essverhalten reagiert, sondern dass sich diese Veränderung bereits manifestiert und sie bemerkt, von einer inneren Dynamik getrieben zu sein.

Im Zuge dieser Entwicklung konzentriert sich Cornelia zunehmend auf sich selbst. Die früher dominanten Konflikte und Probleme treten dadurch anscheinend in den Hintergrund. Dies wird an einer Interviewstelle aus dem Nachfrageteil deutlich, in der sie sich mit ihrer veränderten Haltung gegenüber dem Alkoholkonsum des Vaters auseinander setzt:

E: Also i hab's in Erinnerung – von so 6 kann i m- 6 Jahr' bis eben – 12. Und dann wo i die Magersucht kriegt hab war ma des – es hat mi schon no belaschtet aber mir war's nimmer wichtig also – mir hat's scho gstunken wenn er wieder bsoffen war und i hab's schlimm gfunden aber des is nimmer nimmer so wie vorher. Des is echt – also net abprallt aber des – mei den kannsch eh net ändern oder so oder – des steht net in meiner deiner Macht (-) Des is dann scho umgschnackt. (..) [NFT:989-994]

Hier reflektiert sie zunächst die lange Zeitspanne von ca. sechs Jahren, in der sie sich auf die Versuche, den Vater vom übermäßigen Alkoholkonsum abzubringen, konzentrierte. Mit dem Beginn ihrer Konzentration auf sich selbst, den sie über die „Magersucht" kennzeichnet („wo i die Magersucht kriegt hab"), erinnert sie zugleich, dass die unveränderten Trinkgewohnheiten des Vaters ihr nicht mehr so bedrohlich erschienen. Dabei entsteht ein Bild, in dem sie ihre veränderte Aufmerksamkeit („war's nimmer wichtig") neben einer Einsicht in die Wirkungslosigkeit ihrer Bemühungen („den kannsch eh net ändern") und einer gleichzeitigen Abgrenzung gegenüber den familiären Problemen sichtbar macht, indem sie – wenn auch relativiert – das Wort „abprallt" verwendet. An dieser Stelle zeigt sich sicherlich auch eine alterstypisch erwartbare Abgrenzung gegenüber der im Kindesalter vorherrschenden Familienorientierung. Auch aus diesem Grund kann die bis dahin vorherrschende Fokussierung auf den Vater zurückgestellt werden.

Innerhalb eines halben Jahres erreicht Cornelia ein starkes Untergewicht von *29 Kilo bei einer Körpergröße von circa 1,57.* Die Schule bewältigt sie offenbar ohne weitere Probleme, jedoch ist sie nun so stark auf ihr Essverhalten fokussiert, dass sie sich zurückzieht und keine Gleichaltrigenkontakte entwickelt. Die soziale Umwelt wird durch ihr auffällig werdendes Essverhalten und durch den zunehmend abmagernden Körper auf Cornelia aufmerksam. Auch in der Familie wird dies wahrgenommen, wo Cornelias Probleme sonst kaum Raum hatten. *Die Eltern sind verunsichert und vermuten Probleme mit dem Magen. Auch in der Schule wird eine Lehrerin auf Cornelia aufmerksam.*

Mit dem veränderten Essverhalten erfährt Cornelia also mehr Aufmerksamkeit. Gleichzeitig verändert sich ihre Haltung zu den familiären Problemen und Spannungen, für die sie sich nicht mehr in dem Maße wie früher verantwortlich fühlt. Sie rücken offenbar weiter in den Hintergrund. Vermutlich trägt dieser anfängliche ‚Gewinn' dazu bei, dass sich Cornelias Essverhalten manifestieren kann und eine Eigendynamik entwickelt. Dass aus dem sozialen Umfeld zu diesem frühen Zeitpunkt noch niemand alarmiert reagiert, ist sicher darauf zurückzuführen, dass der öffentliche Kenntnisstand über ‚Essstörungen' in den späten siebziger Jahren noch gering ist.

III Die Dynamisierung der Störungsverlaufskurve im Zuge von Interventionen

In der nun folgenden Phase zwischen dem 13. und 17. Lebensjahr durchläuft Cornelia mehrfach medizinisch-therapeutische Interventionen, die sie überwiegend traumatisch erlebt.

Die Stigmatisierung und Zwangsernährung während eines ersten Klinikaufenthaltes

Vermutlich auf Initiative der Eltern bzw. des Hausarztes wird Cornelia auf die Intensivstation einer Kinderklinik eingewiesen, da offenbar *körperliche Ursachen angenommen werden.*

E: I hab gar net gwusst was do jetz passiert. Und des is halt schnell gangen, des war dann von September(`) – bis März bin i abgmagert von 42 auf 29 Kilo. Und dann war i eh scho – äh behandlungsbedürftig ge. Dann war i im Krankenhaus in – Kinderklinik auf Intensiv ham's mi mit – Flaschen hochpäppelt mit Infusionsnahrung(`) ham aber gleich gsagt dass des a psychische Erkran– also des hot ma zu der Zeit des war eben neunzehnhundertsech- simnasiebzig. Hot koiner – da war i echt als äh a Exot als Magersüchtiger ge die ham gar net gwusst was des is so richtig. Was jetz da los is. Und dann hat aber der Chefarzt – der hat a Bekannte ghabt die im Institut für Psychiatrie gearbeitet hat die Frau Schmidt Doktor Schmidt die hat – und – er hat dann gmoint i soll in des Institut gehen nach Südstadt.

I: Mhm

E: Also i hab überhaupt net gwusst was da mit mir los is ge – nix! Irgendwie hab i nix peilt echt [lacht]. Ja mit 13 i bin da mit offne – Augen und – Münd- Mund immer durch'd Gegend glatscht und hä was die alle machen und bin dann in a Punkteprogramm kommen wo i am Tag 200 Gramm hab zunehmen müssen(`) hab i natürlich hint und vorn net gschafft.(`) [45-60]

An dieser Stelle beginnt eine längere Folge von Sequenzen, in denen Cornelia zu verstehen gibt, dass mit ihr etwas geschehen ist, was sie nicht nachvollziehen konnte. Ausgehend von einer Phase, in der sie offenbar schnell abgemagert ist, wird sie in eine Intensivstation eingeliefert und mit Infusionsnahrung „hochpäppelt". Damit verbunden ist offenbar die Diagnose, dass Cornelia psychisch krank sei. An dieser Stelle gerät eine Behandlungskette in Gang, in der nicht nur sie selbst als Betroffene, sondern auch die Ärzte mangels Kenntnisstand die Übersicht verlieren. Sie wird daher später in eine Spezialbehandlung überführt werden, ohne zu wissen, was dort weiter mit ihr geschieht. Mit dem „Punkteprogramm" wird an dieser Stelle bereits eine folgende Station der Behandlungskette eingeführt, unter der sie besonders gelitten hat. In der Erzählung wird an der Stelle, an der sie den Begriff psychische Erkrankung einführen will, mit einem Redeabbruch und darauf folgenden Detaillierungen deutlich, dass hier eine Prozessierung in Gang kommt, der sie nicht mehr folgen kann. An mehreren Stellen markiert sie z.B. deutlich ihre Verwirrung und wie sie den Bezug zu sich selbst verliert („i hab gar net gwusst was do jetz passiert“ [44], „also i hab überhaupt net gwusst was da mit mir los is ge – nix! Irgendwie hab i nix peilt echt“ [56f.] usw.). Mit diesem massiven Sich-Selbst-Gegenüber-Fremd-Werden und den daran anschließenden Prozessen beginnt eine abschüssige Verlaufskurvenentwicklung, in der Cornelia über längere Zeit verschiedene medizinisch-therapeutische Interventionen erleidet, von einer inneren Dynamik zwischen Esskontrolle, Bewegungsdrang usw. getrieben wird und von Gefühlen des Alleingelassenseins bestimmt ist. Im Erzählverlauf bricht sich diese Erinnerungsdynamik an der Stelle Bahn, an der sie mit ihrer Stigmatisierung als psychisch krank konfrontiert wird.

Im folgenden Textausschnitt aus dem Nachfrageteil wird detailliert, wie sie am Beginn der Behandlungskette traumatisiert wird.

E: Mei i woiß no da ham's mi da ins – ach des sind immer so Horrordinger die da immer no – wie in so'm Film kommt des da liegsch so im Bett und ziehst an dem – Infusionsflaschenständer mit +Fettemulsion, Traubenzucker+ [ganz deutlich ausgesprochen, setzt sich auch anders hin und schaut nach oben]

I: Mhhm

E: No mal Traubenzucker und Kochsalz und dann rechnesch immer die Kalorien zamm weil die stehn da drauf [lacht] (-) 500 pro Liter pro halber und pro Liter oder a halber Liter Flasche und am Tag hab i sechs Flaschen mit 3000 Kalorien + und das is Fett und der Traubenzucker – und i lieg so im Bett + [mit hoher Stimme] – da is mir echt da – also – des sind halt die Symptome. Du kriegsch da wie Panikattacken, mir is hoiß worn im Kopf, ...

I: Mhm

E: ...i hab Herzrasen kriegt und hab des glesen da, hu [panisch] – des is jetz mei Untergang des des is mei – Tod was können die [lacht] und im Bett liegen woisch. [lacht] (-) [NFT:1311-1324]

An dieser Stelle erinnert sie sehr plastisch und detailliert die Eingriffe in ihren Körper, die offenbar ohne Informationen und unter Zwang durchgeführt wurden, was sie als ihr angetane Gewalt erlebte. Bis heute scheint sie davon so bewegt zu sein, dass sie sich durch Lachen zu distanzieren versucht. Die Sprache („Untergang“, „Tod“) markiert, wie sehr sie sich bedroht und ausgeliefert fühlte. Die Zwangsernährung symbolisiert den Verlust der Kontrolle über den eigenen Körper, der ihr auf diese Weise fremd wird. Auch die aufgenommene Nahrung („Fett“, „Traubenzucker“, „3000 Kalorien“) bleibt ihr fremd. Sie hat keine Alternative, als diese Zwangssituation über sich ergehen zu lassen. Sie beginnt jedoch auch, sich den Regeln (im Bett zu liegen) zu widersetzen, da sie aufsteht und mit dem Tropf durch die Klinik „rumtollt“ [NFT:1330]. Wie lange sie auf dieser Station ist und ob psychotherapeutische Maßnahmen eingeleitet werden, bleibt unklar. Zumindest wird ihr Gewichtszustand über die Infusionsnahrung stabilisiert, und der Chefarzt empfiehlt, sie in eine andere Einrichtung zu überweisen, in der Patienten wie sie behandelt werden.

Die Überweisung in eine Spezialklinik – Gewichtsprogramme und Anpassungszwänge

Cornelia kommt auf Anraten eines Arztes in eine Spezialklinik in einer ca. 80 Kilometer entfernten Großstadt (Südstadt). Hier wird sie auf eine Erwachsenenstation eingewiesen, auf der Menschen mit ‚Essstörungen' behandelt werden.

Zunächst wird mehrere Tage nur beobachtet, wie sich jetzt ihr Essverhalten entwickelt. Da sie weiterhin an Gewicht verliert, wird sie in das schon erwähnte „Punkteprogramm" überführt, wo sie nach Plan täglich 200 Gramm an Gewicht zunehmen muss. Jedes Unterschreiten des Zielgewichtes führt zu Sanktionen und Einschränkungen im Klinikalltag.

Im Rahmen dieses Aufenthalts erlebt Cornelia entwürdigende Situationen. So muss sie sich nackt vor dem Pflegepersonal wiegen und wird damit – insbesondere in der pubertären Phase – jeglicher Intimität beraubt. Sie erinnert dementsprechend ein starkes Schamgefühl. *Bis auf die Toilette wird sie begleitet und trägt am Bein einen Bewegungsmesser zur Kontrolle ihrer Aktivitäten.* Über ihrem Bett hängt ein Koordinatensystem, in dem ihre Gewichtsentwicklung in einer Kurve dargestellt ist, was ihr täglich den Druck der Gewichtszunahme verdeutlicht. In der Klinik wiederholt und verschärft sich somit die totale Kontrolle und die fehlende Intimität, die schon für die Enge des familiären Systems kennzeichnend ist.

Cornelia schafft es nicht, die vorgegebenen Gewichtsstandards zu erreichen, und verliert zunehmend die ‚Freiheiten' des Klinikalltags. *Des Weiteren kommt es zu Sanktionen, da sie Nahrungsmittel verschwinden lässt.* Aus Sicht der Professionellen wird dies als störungstypisch betrachtet. Aus Cornelias Perspektive dokumentiert sich darin jedoch der Versuch, sich selbst zu behaupten bzw. mit einer inneren Spannung umzugehen, die aus dem äußeren Druck, zu essen, und aus der inneren Dynamik der Esskontrolle entsteht. Letztendlich gelangt Cornelia so in die höchste Stufe der Sanktionen, in die totale Isolation. Hiermit wird ihr gespiegelt, dass sie nicht therapiefähig bzw. compliant ist.

Es kommt dann – offenbar durch eine Intervention des Vaters – jedoch zu einer Veränderung der Situation, da Cornelia die Chance erhält, das Programm von vorne zu beginnen, dies aber unter der Voraussetzung, noch höhere Tagesgewichtsziele zu erreichen. In der folgenden Zeit nimmt sie stetig zu, so dass sie in der Regel den Klinikalltag ohne Einschränkungen mitmachen kann. Ihr Gewichtszustand stabilisiert sich langsam. Dieser Aufenthalt dauert fünf Monate, in denen sie allerdings von der Entwicklung sozialer Kontakte unter Gleichaltrigen ausgeschlossen ist. Es bleibt unklar, warum es Cornelia beim zweiten Anlauf im „Punkteprogramm“, wo von ihr noch höhere Gewichtszunahmen gefordert werden, gelingt, diesen Anforderungen nachzukommen. Vielleicht steht es im Zusammenhang mit der väterlichen Intervention, die sie als Zuwendung erfahren haben mag, oder aber mit der Angst vor erneuter Isolation.

Die Rückkehr in das Familiensystem, das die Kontrollverantwortung der Klinik übernimmt – Die Dynamisierung der Störungsentwicklung

Im September 1977 wird Cornelia mit einem Körpergewicht von 47 Kilo entlassen. *Ihr bisheriges Verhalten lässt Ärzte sowie Angehörige und sie selbst auf einen weiterhin positiven Verlauf hoffen.* Cornelia erinnert sich, guten Mutes gewesen zu sein: „I hab mir einfach dacht des isch jetz koi Problem mehr, is überwunden(`)...“ [96]. Diese Anmerkung steht für ihre Hoffnung, dass diese Torturen mit Zwangsernährung und Punkteprogrammen nachhaltig etwas im Sinne einer Heilung gebracht haben. Auf diese Weise erhalten ihre traumatischen Erlebnisse in dieser Situation rückwirkend möglicherweise einen Sinn.

Aus dem festen Kontrollsystem der Klinik entlassen, kommt Cornelia in ihre alte Lebenswelt, die sie seit ihrer Kindheit belastet, zurück und wird nun durch Familienmitglieder zu einem regelmäßigen Essen angehalten. Die Esskontrolle von außen wird fortgesetzt, ohne dass jedoch die Bewegungskontrolle, wie sie in der Klinik ausgeübt wurde, fortbesteht. Unter diesen Bedingungen entfaltet sich die Störungsdynamik allerdings erneut:

E: ...dann bin i hoimkommen und nachm hoiben Monat – is scho wieder voll – also – dermaßen der Schuss nach hinten losgangen. Und zwar no – jetz so richtig mit dene anorektischen Auswüchse mit – i hab ja’n Bewegungsdrang ghabt des war ja der Wahn... [97-100]

Zunächst stellt Cornelia die Situation so dar, dass die Dynamisierung nach einer gewissen Zeit und offenbar ohne erkennbaren Grund „losgangen“ ist. Kennzeichnend ist jetzt ein neuer Bewegungsdrang als qualitative Veränderung und Erweiterung der Störungsdynamik. Auf die in diesem Zitat enthaltenen selbststigmatisierenden Kommentare („anorektischen Auswüchse“, „Wahn“) wird an anderer Stelle noch genauer eingegangen.

Cornelia beginnt, dem äußeren Esszwang durch compliantes Verhalten zu begegnen, indem sie entsprechend den Erwartungen isst. Nach innen hin entwickelt Cornelia jedoch Strategien, die Zwänge zu unterlaufen, indem sie heimlich Sport treibt. In der Erzählung wird deutlich, dass dieses neue Kontrollmuster (Bewegung) schon bald wieder eine unkontrollierbare Eigendynamik entwickelt, einen Bewegungsdrang, den sie selbst als „Wahn“ bewertet:

E: Dann Mittagessen hab i au essen müssen, nach'm Mittagessen da hab i natürlich koi Pause machen können hab ja Essen im Bauch dann sofort aufs Fahrrad(`) 40 50 des hat si dann gsteigert 60 100 Kilometer radeln (-)... [118-120]

An den steigenden Kilometerzahlen wird das Maßlose dieser Entwicklung deutlich, die dadurch ausgelöst ist, dass sie es nicht aushalten kann, Essen im Bauch zu haben. Ein weiteres Beispiel für den wachsenden Bewegungsdrang ist ihr Laufen auf dem Sportplatz, wozu sie früh aufsteht, um heimlich dort ihre Runden zu drehen. So auch im Winter, wenn sie sich trotz Schnee aufmacht und ihre festgelegte Anzahl an Runden absolviert, bevor die Familie aufwacht. Mit dem Bewegungsdrang erlebt sie damals offenbar auch Stärke, Disziplin, Durchhaltevermögen und Selbstbestimmung.

Mit der erhöhten Energieverbrennung geht erneut ein Gewichtsverlust einher. Interessant ist, dass in der Familie offenbar niemand die an der Gewichtsabnahme sichtbare Entwicklung anspricht, selbst die drei Geschwister nicht, mit denen sie in einem Zimmer schläft. Ob dies wirklich niemand wahrnimmt, bleibt unklar, zumindest wird nicht darüber geredet. Vielleicht ist für Cornelias Probleme nach wie vor kein Platz, vielleicht werden sie durch die Behandlung in der Klinik als gelöst angesehen, jedenfalls werden sie nicht thematisiert, zumal sie regelmäßig isst.

Cornelias Situation ist zu diesem Zeitpunkt offenbar davon bestimmt, dass sie äußerlich Anpassung zeigt, letztlich aber davon getrieben ist, neue Strategien zu entwickeln, der Nahrungsaufnahme und Gewichtszunahme entgegenzuwirken. Der sich daraus entwickelnde Bewegungsdrang gerät außer Kontrolle und beansprucht ihre ganze Energie und Aufmerksamkeit. Wieder bleibt sie isoliert und auf ihre Aktivitäten konzentriert. Wieder fehlen Gesprächspartner für ihre Probleme.

Das zunehmende Erleiden des Bewegungsdrangs und ein Orientierungszusammenbruch

Innerhalb eines Jahres steigert sich ihr Bewegungsdrang zunehmend und sie nimmt erneut bis auf 37 Kilogramm Körpergewicht ab. Offenbar befindet sie sich dabei in einem Zustand, in dem sie die Kontrollverluste bewusst erlebt und ihre Situation erleidet, jedoch selbst nicht gegensteuern kann. Sie kann weder Hilfe innerhalb der Familie noch in der Schule in Anspruch nehmen. Sie kommt darüber in einen Zustand der totalen Erschöpfung, in dem sie sich offenbar ruhigstellen will. So wacht Cornelia an einem Morgen auf und nimmt im Affekt alle Schlaftabletten ein, die sie im Haushalt findet. Offenbar sieht sie keine andere Lösung, mit dem Getriebensein umzugehen:

E: ...bin i aufgstanden hab die ganzen Schlaftabletten mei Vater hat an Herzinfarkt ghabt und hat – also a halbs Jahr vorher und hat da Valium daghabt und hab i – so ganze i glaub zwo Schachteln alles was i derwischt hab an Schlaftabletten gnommen und bin ins Bett gangen. Hab i mir dacht + naa ich kann nimmer + [lacht] des war's Ende, i mog nimmer. [135-145]

Inwieweit es sich hierbei auch um einen Hilferuf handelt, bzw. ob sie so die innere Dynamik zum Stillstand bringen will, jedoch nicht Selbstmord begehen möchte, bleibt unklar. Zumindest wird in dem Zitat deutlich, dass ihre Orientierung völlig zusammengebrochen ist und sie im Affekt reagiert. In diesem Zusammenhang berichtet Cornelia, dass der Vater ein halbes Jahr zuvor einen Herzinfarkt erlitten hatte. Dies mag zu Cornelias Affekthandlung beigetragen haben, da der Vater mehrfach als wichtige Person in Erscheinung getreten war. Durch den Herzinfarkt ist mit Sicherheit ein weiteres gravierendes Problem in der Familie aufgetaucht, das die bestehenden Gemengelagen noch erweitert. Möglicherweise hielt das Cornelia auch davon ab, sich jemandem in der Familie anzuvertrauen, um weitere Belastungen zu vermeiden, zumal sie in der Vergangenheit schon nicht den Raum dazu fand, ihre Probleme anzusprechen.

Die Tabletteneinnahme wird entdeckt, sie wird bewusstlos in die Klinik eingeliefert und verbleibt dort eine Woche. Cornelia hat zu dieser Zeit keine weitere Erinnerung, bis auf die, dass die Mutter mit einer Schwester in die Klinik auf Besuch kommt und ihr in Aussicht stellt, mit der Kirchengemeinde eine Reise nach Rom unternehmen zu können. In ihrer Erinnerung ist dominant, dass der Vater nicht erscheint, worüber sie offenbar enttäuscht ist, und dass über den Vorfall nicht weiter geredet wird („...und da is kein Wort gfallen. Kein Wort." [143]). Am Verhalten der Mutter dokumentiert sich zwar der Versuch, Cornelia etwas Gutes zu tun, jedoch auch die Unfähigkeit, die Probleme ihrer Tochter zur Sprache zu bringen.[2] Dass Cornelia auch nach der Rückkehr aus der Klinik weiterhin ein Bedürfnis hat, über ihre Probleme zu sprechen, wird in der folgenden Erinnerung sichtbar:

E: Hab ja überhaupt nix umrissen irgendwie i hab mi bloß so umgschaut dahoim dass des irgendwie zur Sprache kommt was i da jetz gmacht hab. [147-149]

Hier drückt sie deutlich aus, dass sie darauf wartet, angesprochen zu werden. Gleichzeitig vermittelt sie den Eindruck, dass sie sich selbst in dieser Situation völlig fremd war. Aber es wurde ihr auch nach diesem Ereignis innerhalb der Familie keine Hilfe zuteil.

2 Die Gründe dafür können vielschichtig sein, insgesamt entsteht an verschiedenen Stellen des Interviews der Eindruck, dass nicht nur die Überforderung durch vielfältige Probleme in der Familie eine Rolle spielte, sondern auch die Zuschreibung, Cornelia sei eben ‚abnormal', weshalb sich jedes Reden erübrige.

Die weitere Störungsdynamisierung nach vorübergehender Beruhigung

Nach dem Tablettenmissbrauch tritt Cornelias Bewegungsdrang offenbar temporär in den Hintergrund. Sie fährt mit einer Jugendgruppe und ihrer Schwester nach Rom. Dort kehren jedoch die alten Verhaltensweisen zurück. So läuft sie das Treppenhaus im Hotel immer wieder auf und ab. Dieses Verhalten fällt offenbar auch ihrer Schwester auf, jedoch spricht sie dies nach der Heimkehr nicht konkret an, sondern meint zur Mutter: „...mei Cornelia war furchtbar!“ [157f.]. Selbst auf diesen Kommentar folgen offenbar keine weiteren Reaktionen der Mutter bzw. anderer Familienmitglieder, was auf die generelle Tendenz der Ausblendung von Problemen verweist bzw. darauf, dass Cornelia aufgrund der früheren Stigmatisierung, „psychisch krank“ zu sein, möglicherweise einen entsprechenden Status in der Familie innehat, weshalb ihre Verhaltensweisen einfach hingenommen werden. Das bringt Cornelia in ein Dilemma, denn ihre Versuche, auf sich aufmerksam zu machen, führen dann gerade dazu, sie als ‚auffällig‘, ‚krank‘ oder Ähnliches gewähren zu lassen.

Nach Hause zurückgekehrt, steigt der Bewegungsdrang wieder kontinuierlich an, wodurch sie noch mehr an Gewicht verliert. Im Unterschied zu früher nimmt Cornelia nun offenbar wahr, dass sie nicht mehr selbst gegensteuern kann:

E: ...dann hab ich no mal abgnommen ghabt und dann (..) hab i scho gmerkt jetz komm – bin i scho wieder im selben Fahrwa- -wasser... [163f.]

Trotz dieser Einsicht gelingt es ihr jedoch wieder nicht, sich jemandem anzuvertrauen. Stattdessen simuliert sie offenbar eine akute Blinddarmentzündung, um in ein Krankenhaus eingewiesen zu werden, vermutlich, um dort Hilfe zu erhalten.

Die erneute Stigmatisierung als ‚psychisch krank‘ und darauf folgender Orientierungszusammenbruch in einer totalen Institution

Cornelia kommt zunächst in eine Klinik, in der sie auf körperliche Leiden untersucht wird, jedoch ohne Befund. Stattdessen wird dort offenbar „Magersucht“ diagnostiziert, in ihrer Erinnerung als „psychischer Fall Magersucht“ [171], woraufhin sie in eine kinder- und jugendpsychiatrische Klinik in der 80 Kilometer entfernten Großstadt (Südstadt) eingewiesen wird. Dadurch wird sie erneut aus der Lebenswelt und dem Schulalltag herausgenommen, wobei sie die schulischen Anforderungen offenbar noch bewältigen konnte. In dieser Klinik kommt sie mit Gleichaltrigen zusammen und scheint sich etwas wohler zu fühlen. Es gelingt ihr, Anschluss zu *zwei älteren Mädchen* zu finden. Zudem herrscht in dieser Klinik anscheinend kein straff kontrolliertes, an der Gewichtszunahme orientiertes therapeutisches Programm. Offenbar isst sie sehr wenig und nimmt nicht weiter an Gewicht zu. Demgegenüber scheint sich ihr Bewegungsdrang aber etwas beruhigt zu haben. Insgesamt scheint sie sich in diesem Rahmen wohl zu fühlen und gerade den Kontakt zu Gleichaltrigen zu schätzen.

Nach zwei Monaten wird Cornelia durch die Mutter unvermutet vor die Tatsache gestellt, dass sie in eine andere Klinik verlegt werde, in der bei „Anorexie" ein spezielles Programm mit einer „Schlaftherapie" durchgeführt werde.

E: Auf jeden Fall hat's ghoißen du gehsch jetz ins Stifts-Krankenhaus du – mir holen die ab und mir fahrn ins Stifts-Krankenhaus nach Sonnenburg da machen se Schlaftherapie. Bei Anorexie. Hab i mir dacht na ja Schlaftherapie horcht si net ganz schlecht an, kriegsch nix mit(') nimmst paar Kilo zu ohne das alles erleben + zu müssen. (-) [186-190]

Cornelia verbindet mit „Schlaftherapie" offenbar einen erträglichen Zustand, in dem sie eine Gewichtszunahme erreichen kann, ohne die damit verbundenen Maßnahmen bewusst wahrnehmen zu müssen. Im Zusammenhang mit ihrem vorher erlebten Bewegungsdrang, dem sie offenbar gerade durch einen Klinikaufenthalt zu entgehen versuchte, erscheint es als plausibel, dass sie mit einer „Schlaftherapie" eine Beruhigung verbindet. Über genauere Informationen, was sie dort erwartet, verfügt sie aber anscheinend nicht. Die Gründe, die die Mutter dazu bewogen haben, Cornelia in die „Schlaftherapie" zu verlegen, werden ebenso nicht deutlich. Es liegt aber auf der Hand, dass nach der immer noch nicht stattfindenden Gewichtszunahme weiter nach einer wirksamen Methode gesucht wird, Cornelias Zustand zu normalisieren. Es ist auffällig, dass Cornelia sich zu keinem Zeitpunkt daran erinnert, dass mit ihr Gespräche über ihr Befinden und ihre Probleme geführt wurden. In diesem Kontext entsteht der Eindruck, dass sie als ‚Kranke' insbesondere von der Mutter nicht in die Maßnahmen einbezogen wird, die zu ihrer Behandlung geplant sind.

Mittlerweile ist sie 15 Jahre alt, die Klinik befindet sich in der Nähe des familiären Wohnortes und wird von Ordensschwestern geführt. Cornelia hat offenbar keine Vorstellung davon, was „Schlaftherapie" konkret bedeutet.

In Cornelias autobiographischer Stegreiferzählung schließen sich jetzt unmittelbar traumatische Erlebnisse an: Nach einer kurzen Phase des Einlebens wird sie plötzlich damit konfrontiert, dass ihr eine Magensonde gelegt und sie durch Betäubungsmittel für sechs Wochen in Tiefschlaf versetzt werden soll. Diese Eröffnung lässt Cornelia total verzweifeln. Sie beginnt sich mit aller Kraft gegen diese Intervention zu wehren und reißt sich unter Schmerzen die Sonde heraus. Daraufhin wird sie fixiert und anschließend das Betäubungsmittel injiziert. Hierbei muss sie erleben, wie sie zunehmend machtlos wird und jegliche Selbststeuerung verliert. Im abnehmenden Bewusstseinszustand wird ihr die Sonde wieder eingeführt:

E: Hab e- echt i hab um mich geschlagen die ham mi neigurtet ins + Bett + [lacht] und irgendwann hab i gmerkt dass mir a Spritze irgendwo neighaut ham und dann bin i echt + wie in so am + [lacht] Psychiatrie-Film – immer lahmer worden + i hab + [lacht] hab i i wollt mi wehrn und es is nimmer ganga des war so schlimm echt die Arm' sind so schwer worn und Augen und reden hab i nimmer kennen und – dann ham's mir irgendwie die Magensonde – no rechtzeitig nei... [211-216]

In dieser Erzählsequenz erinnert Cornelia, wie ihr Widerstand durch die Medikamentenwirkung langsam erlahmt. In der Sprache spiegelt sich die in der Situation erlebte Gewalt wider („ham mi neigurtet ins +Bett"; „Spritze irgendwo neighaut ham"). Gleichzeitig versucht sie sich durch Lachen von der durch die Erzähldynamik ausgelösten Unmittelbarkeit der Erinnerung zu distanzieren und eine Betrachterperspektive einzunehmen („Psychiatrie-Film"). Im erinnerten Erleben dokumentiert sich, wie sie sich selbst fremd wird, da ihr Selbstbestimmung und Selbststeuerung geraubt werden: Sie kann sich zwar selbst noch beobachten, aber nicht mehr fühlen und steuern. In dieser Situation wiederholt sich ein Cornelia bereits bekanntes Erleben, nämlich, die Steuerung über den Körper verloren zu haben. War dies das erste Mal der Fall, als sie während des ersten Klinikaufenthalts per Sonde ernährt wurde, so setzte sich dieses Erleben später mit dem unkontrollierbaren Bewegungsdrang fort und findet in der beschriebenen Situation einen vorläufigen Höhepunkt durch Fixierung, Betäubung und Zwangsernährung. In all diesen Situationen hat Cornelia keinen Einfluss mehr auf ihren Körper, auf ihr Handeln usw. Durch diese Fremdbestimmungen, durch den Verlust der Selbststeuerung wird ein Höhepunkt in der Verlaufskurvenentwicklung sichtbar, der auch im weiteren Verlauf nicht an Dynamik verliert.

Während der „Schlaftherapie" befindet sich Cornelia entweder in einem Schlaf- oder Dämmerzustand, wodurch sie jeglicher Selbstpflege (eigenständige Ernährung, Körperpflege, Bewegung usw.) beraubt ist, was stellvertretend vom Pflegepersonal übernommen wird. Das Zimmer, in dem sie sich mit zwei weiteren Patientinnen befindet, ist immer abgedunkelt, so dass jegliches Zeitgefühl verloren geht. Im Kontakt mit den Pflegekräften erinnert sie, dass sie Versuche unternahm, sich zu äußern, jedoch wurden ihre Gefühle, Ängste, Bedürfnisse ignoriert.

Cornelia erinnert aus der Zeit der „Schlaftherapie" offenbar weitere einschneidende Erlebnisse, die im Kontext mit dem Verlust der Selbststeuerung stehen:

E: Na ja und dann ham di uns halt immer so – ois neidruckt und – i bin dann einfach öfter aufgwacht und hab gmerkt dass i in meiner Kotze lieg. Da hat's so gschwabbelt um Ohren, um Kopf(') m äh ja i war ja im Dämmerzustand. [266-269]

In dieser Beschreibung entwickelt Cornelia ein Bild von der gewaltsamen Verabreichung von Nahrung während der „Schlaftherapie" („ham di uns [...] ois neidruckt"), wobei sie im kollektiven Wir der Patientinnen spricht und das Pflegepersonal als diffuse Macht („di") dem gegenüberstellt. Weiterhin stellt sie einen Zusammenhang zwischen der im Dämmerzustand wahrgenommenen Zwangsernährung und dem Erbrechen her. Obwohl davon auszugehen ist, dass sie durch die Medikamentierung nur über eine sehr eingeschränkte Wahrnehmung verfügte, muss es Erlebnisse gegeben haben, in denen sie sich in ihrem Erbrochenen wiedergefunden hat. Sie versucht sich dies in einer längeren Passage zum Beispiel dadurch zu erklären, dass der Brei zu heiß verabreicht worden sei. Auch geht sie davon aus, dass das Pflegepersonal gerade mit „Magersüchtigen" nicht besonders sorgsam umgegangen sei („...die ham eigentlich auch kein Bock ghabt auf die Magersüchtigen" [260f.]). Sie erklärt sich das Erbrechen im Dämmerzustand dadurch, dass ihr Körper unbewusst die gewaltsam herbeigeführte Nahrungsaufnahme verweigert hat, und sieht darin den Ursprung ihrer später einsetzenden „Bulimie" („Einsteigermodell so für die Bulimie" [274]). An dieser Textstelle ist der Unterschied zwischen einer konkreten Erinnerung und einer retrospektiven Erklärung nicht mehr deutlich zu erkennen, aber es bildet sich ein traumatischer Erlebnishintergrund ab, in dem der Verlust der Selbststeuerung bzw. das Fremdwerden des eigenen Körpers deutlich wird. Diese Zusammenhänge betrachtet Cornelia als Schlüsselerlebnisse im Rahmen ihrer Biographie und weist ihnen eine besondere Bedeutung für die weitere Störungsentwicklung zu.

Nach einigen Tagen gelangt Cornelia offenbar in einen wacheren Zustand, in dem sie sich ihrer Situation bewusst wird und einen Fluchtversuch unternimmt. Noch unter dem Einfluss von dämpfenden Medikamenten, gelingt es ihr, in Nachtkleidung und mit der Sonde zu fliehen. Sie sucht Zuflucht bei einer nahe wohnenden Schulkameradin. Dieser Versuch, der Fremdbestimmung zu entgehen, scheitert letztlich daran, dass ihre Mutter von den Eltern der Schulkameradin gerufen wird. Cornelia erinnert in diesem Zusammenhang nichts weiter, als dass die Mutter sofort kommt und sie wieder zurück in die Klinik bringt: „...mei Mutter is dann komma und hot mi neigfahrn" [237]. Es ist wahrscheinlich, dass die Mutter mit der Situation überfordert ist. Jedenfalls gibt es keine Erinnerung an eine Situation, in der Cornelia Trost, Zuflucht oder Wärme erhält. Ihr Fluchtversuch führt also nicht zu einer positiven Veränderung ihrer Situation, sondern zu einer Verschärfung der Behandlung. Jeder weitere Fluchtversuch soll unmöglich gemacht werden, indem das Zimmer abgesperrt wird.

Unabhängig davon, ob Cornelias Erinnerungen an die „Schlaftherapie", die Bedingungen der Zwangsernährung und ihren Fluchtversuch den konkreten Ereignissen entsprechen, zeigt sich hier, wie sie einer totalen Institution ausgeliefert ist, in der die Bedingungen und Maßnahmen für sie keinen Sinn machen, sondern Gewaltausübung bedeuten, von den Professionellen und den signifikanten Anderen aber als therapeutisch notwendig definiert sind. Cornelia erlebt ihre Flucht dementsprechend als authentisches Handeln zum Selbstschutz, was von der Umgebung jedoch als nicht compliant gedeutet und dementsprechend sanktioniert wird. Dies wird ihr durch verschärfte Zwangsmaßnahmen gespiegelt und führt letztendlich zu einem weiteren Verlust der Selbststeuerung im Sinne eines „Sich-Selbst-Gegenüber-Fremd-Werdens". War durch die zwangsweise Integration in das „Schlaftherapieprogramm" bereits ein vorläufiger Höhepunkt der Verlaufskurvendynamik erreicht, so wird diese im Verlauf der Therapie bzw. in Folge des gescheiterten Fluchtversuchs noch einmal gesteigert. Cornelia erlebt sich als hilflos ausgeliefert, erfährt weder Verständnis noch Zuwendung und erleidet den totalen Verlust der Selbststeuerung und Selbstbestimmung und damit einen vollständigen Orientierungszusammenbruch.

IV Anpassung und Rückzug in sich selbst nach der „Schaftherapie"

Nach der „Schlaftherapie" kommt Cornelia wieder nach Hause. Sie redet mit niemandem und verhält sich angepasst und unauffällig, denn sie hat große Angst, erneut solche Erfahrungen wie während der „Schlaftherapie" machen zu müssen. Im Nachfrageteil macht Cornelia diese Angst sehr drastisch deutlich:

E: ...i hab so Angscht ghabt i muss des no mal machen ge. Da hab i au beschlossen i häng mi auf wenn i no mal Schlaftherapie mach häng i mi auf. [lacht] [NFT:1525-1527]

Diese kompromisslose Haltung dazu verdeutlich noch einmal, wie brutal und traumatisch sie diese Ereignisse erlebt haben muss.

Ein weiterer Grund für ihre Zurückhaltung und Anpassung nach dem Klinikaufenthalt liegt sicherlich darin, dass sie die Familie nicht weiter belasten will. Im Nachfrageteil bezieht sie sich an einer Stelle noch einmal auf diese Situation und macht darin deutlich, dass für ihre Probleme innerhalb der Familie kein Platz gewesen sei:

E: Die [die Mutter, d. Verf.] hat die Essstörung voll verdrängt echt Wahnsinn. Weil des auch so a Belaschtung anscheinend war(`) zu dem allen Sumpf no, zur Ulla mit ihrer Skoliose und mit meim Vater und dann i oo no(`) der da entgleist aus der Bahn (-) Drum hab i au nix mehr gsagt dann wo i – nach der Schlaftherapie da hab i mir dacht jetz is gnua. Also wenn i was hab dann muss i mir mit mir alloinig des ausmachen, i belast die andern nimmer. [NFT:1161-1166].

Zunächst meint Cornelia, die Mutter habe ihre „Essstörung" völlig verdrängt, da sie mit all den familiären Problemen („zu dem allen Sumpf no") überlastet war. In diesem Zusammenhang führt sie die schwere Krankheit einer Schwester (Ulla) sowie des Vaters und ihre eigenen Probleme an. Sie spricht dabei von ‚Entgleisung' und markiert damit in selbststigmatisierender Form ihr Verhalten. Da die Mutter offenbar die einzige Person in der Familie ist, von der Hilfe und Verständnis zu erwarten wäre, Cornelia aber damals wahrnimmt, dass sie überlastet ist, zieht sie sich in sich selbst zurück und beschließt, die Probleme mit sich selbst auszumachen. Aus dem Satz: „i belast die andern nimmer" scheint zudem eine Art schlechtes Gewissen zu sprechen, den anderen zur Last gefallen zu sein. In jedem Fall steckt sie im Dilemma, niemanden zu haben, dem sie sich anvertrauen kann.

Cornelia geht weiter zur Schule. Trotz der mehrmaligen Klinikaufenthalte fällt es ihr offenbar nicht schwer, den versäumten Stoff nachzuholen. Im Zusammenhang mit den Schulleistungen erinnert sie keinerlei Probleme und ein bewusst *unauffälliges Verhalten.* Inwieweit ihr innerer Rückzug sich auch auf die Interaktion mit Gleichaltrigen auswirkt und sie weiterhin nicht dazu in der Lage ist, Freundschaften und Peer-Kontakte herzustellen, ist unklar. Da sie mittlerweile um die 16 Jahre alt ist, werden nun auch lebenszyklische Ablauf- und Erwartungsmuster aktuell, wie zum Beispiel Erwartungen an eine heterosexuelle Partnerbeziehung usw.

Die äußerliche Stabilisierung dauert offenbar ca. ein Jahr an, wobei sie sich zunehmend wieder mehr bewegt, jedoch nicht mehr so intensiv wie in vorherigen Phasen. Mit Bewegung verbindet Cornelia jetzt anscheinend auch andere Interessen als Kontrolle bzw. Bewältigung eines Unwohlseins nach dem Essen. Sich zu bewegen stellt für sie jetzt eine Möglichkeit dar, Freude zu haben, sich selbst zu erleben.

Kennzeichnend für diese Phase nach der „Schlaftherapie" ist, dass sich Cornelia mangels Gesprächspartnern und aus Angst vor Wiederholung der traumatischen Erlebnisse völlig in sich selbst zurückzieht. Dabei wirkt sich negativ aus, dass sie über keine Gleichaltrigenkontakte verfügt, nicht sozial integriert ist und dass ihr Möglichkeiten fehlen, ihre Erlebnisse in einem vertrauten Rahmen zu verarbeiten. Die soziale Isolation und das Auf-sich-selbst-gestellt-Sein schreibt die problematische Situation fort, in der sie sich schon lange befindet. So kann sie auch nicht die Kompetenz entwickeln, ihre Probleme anzusprechen.

Zwar scheint sich die Störungsdynamik in dieser Phase nach der „Schlaftherapie" etwas zu beruhigen. Immerhin ist Cornelia offenbar dazu in der Lage, den schulischen Leistungsanforderungen gerecht zu werden und für sich einen Ausgleich durch Bewegung herzustellen, ohne dass sie wieder einen Kontrollverlust erlebt. Aber im Hintergrund bleibt die Angst vor einer erneuten Dynamisierung, insbesondere vor der Wiederholung der traumatischen Erlebnisse im Rahmen einer Behandlung. Zudem werden in ihrer sozialen Isolation offenbar auch lebenszyklische Ablauf- und Erwartungsmuster aufgeschoben, die z.B. die Entwicklung eigenständiger Beziehungen zu Gleichaltrigen und die Gewinnung einer Geschlechtsidentität sowie den Umgang mit dem durch die Pubertät veränderten Körper betreffen. Damit ist absehbar, dass zu den bestehenden unverarbeiteten Problemen neue als weitere Verlaufskurvenpotenziale hinzutreten.

V Die qualitative Veränderung der Störungsdynamik

Die Phase der Beruhigung der Störungsdynamik nach der „Schlaftherapie" dauert etwa ein Jahr an. Dann ereignet sich eine qualitative Veränderung und Dynamisierung der Störungsverlaufskurve (insbesondere im Symptomgeschehen).

Das plötzliche Auftreten von Heißhungeranfällen als neue Störungsqualität

Etwa zum Zeitpunkt von Cornelias 17. Geburtstag kommt es zu Situationen, in denen sie die Kontrolle über ihr Essverhalten verliert:

> E: Und dann hab i zum Fressen angfangen, dann is umkippt. [...] Und [lacht] i woiß net da warma in der Schul' ghockt + da war der – der Stufensitz im Physikraum + [lacht] unten alles voll Fressalien bloß no Schoklad neigstopft (-) Es war Vormittag zehne oder was – i hab bestimmt scho fünf sechs Tafeln Schoklad gessen ghabt – Semmeln – und dann hat der Gong gläut und i hab nimmer aufstehen können. [lacht] + I hab fast nimmer schnaufen können, hab nimmer aufstehen können i war so vollgfressen + [lacht]. Und sag das mal irgendjemand i hab ja eh in der Zeit eigentlich koine Freund' nimmer ghabt... [297-308]

Cornelia beschreibt an dieser Stelle detailliert eine Situation im Klassenraum, in der sie allein mehrere Tafeln Schokolade sowie Brötchen in sich hineinschlingt, bis es klingelt und sie sich kaum noch bewegen kann. Dass sie diese Mengen von Schokolade und anderen Lebensmitteln bei sich hat, verweist darauf, dass sie bereits Heißhungergefühle verspürt und dementsprechend vorgesorgt hat. Hierin dokumentiert sich ein Getriebensein von einer inneren Dynamik: Sie isst ohne ein Gefühl von Sättigung an einem Ort, an dem sie in jedem Moment entdeckt werden kann, und wird erst durch die Schulklingel aus der Dynamik geholt. Das Gefühl von totaler Übersättigung verdeutlicht ihren inneren Zustand. Gleichzeitig erinnert sie, dass sie zu diesem Zeitpunkt bereits keine Freunde hatte, denen sie sich anvertrauen konnte. Diese Äußerung enthält gleichzeitig die Dimension der Scham, sich mit solcherlei Kontrollverlusten auch niemandem anvertrauen zu können. Dieses Schamgefühl entwickelt sie auch gegenüber sich selbst, da sie die Kontrolle verliert und sich in einer unwürdigen Situation wiederfindet: „...da hab i mi vor mir selber so geschämt(') dass der volle Wille(') dass der – der war wirklich net da in dem Fall..." [298-301]. Auch in dieser Situation wird deutlich, dass sie ihr Verhalten nicht versteht bzw. dass es ihr fremd ist, weshalb sie sich schämt und auch zurückzieht. Damit ist eine negative Spiralenentwicklung von Ursachen und Folgen sozialer Isolation angesprochen.

Ein Auslöser für die neu auftretenden Kontrollverluste wird von Cornelia nicht erinnert. Aber es erscheint als möglich, dass sie zu diesem Zeitpunkt – noch immer untergewichtig und wenig Nahrung zu sich nehmend – ihren Hunger nicht mehr kontrollieren kann. Da sie sich offenbar vorgenommen hat, für die Familie nicht mehr belastend zu sein und die traumatischen Therapieerlebnisse zu vermeiden, muss sie essen. Offenbar verfügt sie nicht über die Fähigkeit, dabei ein angemessenes Maß zu finden. Entweder kann sie das Hungergefühl nur radikal bekämpfen oder sie schlingt große Mengen an Lebensmitteln in sich hinein.

Innerhalb eines halben Jahres findet ein Wechsel zwischen „Fressen" und kontrolliertem Essverhalten statt. Fasten und „Fressen" wechseln sich ab und werden zu einem unauflösbaren Problem. Sie selbst erlebt offenbar eine totale Veränderung ihrer Person, die sie nicht verstehen kann, einen Wechsel zwischen dem Gefühl von Stärke und totaler Scham sich selbst gegenüber. Hierbei wird ihr ein immer großer Lebensmittelvorrat zuhause zum Verhängnis. In dieser Zeit geht es ihr offenbar sehr schlecht und sie verspürt einen großen Leidensdruck, der dadurch verstärkt wird, dass sie sich nach wie vor niemandem anvertrauen kann. Cornelia antizipiert dabei auch, dass niemand ihr Dilemma nachvollziehen kann:

E: I kann ja niemand verzählen du – i hab zviel gessen mir is schlecht und da hätt jeder gsagt + mei du bisch ja immer no so dürr! + [nachahmend] [310-312]

Darin kommt zum Ausdruck, dass sie glaubt, sich niemandem begreiflich machen zu können, da alleine ihre körperliche Erscheinung als dünner Mensch bei jedem Gegenüber die Auffassung erzeugt, dass sie ruhig essen und zunehmen könne. An solchen Stellen wird immer wieder ihr Dilemma deutlich, dass sie sich nicht verständlich machen kann oder dass sie davon ausgeht, kein Verständnis zu finden.

Die neue Störungsqualität bindet ihre Energien und Aufmerksamkeit. Aufgrund des Völlegefühls und des beeinträchtigten Wohlbefindens zieht sie sich auch noch aus den letzten verbliebenen sozialen Zusammenhängen zurück, beispielsweise aus dem Besuch von Schulpartys oder aus dem Baskettballtraining. Neben dem vollständigen sozialen Rückzug kommt es zu ersten Transformationen der Dynamik in den schulischen Bereich, da sie nun auch dort Termine versäumt. Hiermit deutet sich an, dass der Bereich, in dem sie bisher immer weitgehend stabil geblieben war, nun auch in die Verlaufskurvendynamik einbezogen ist.

Misslingende Kontrollstrategien durch Abführmittelgebrauch und eine daraus resultierende Erweiterung der Störungsdynamik

Im weiteren Verlauf versucht Cornelia offenbar verstärkt, über verschiedene Methoden die Kontrolle über ihre Essanfälle und deren Konsequenzen (Unwohlsein, Unbeweglichkeit, Gewichtszunahme usw.) zurückzugewinnen und Erleichterung zu finden. So beginnt Cornelia Abführmittel einzunehmen, wobei sie die Einnahme bis auf dreimal täglich massiv steigert. Cornelia greift dafür offenbar auf das Vorbild ihrer Oma zurück, die *bei Verstopfung regelmäßig Tee aus Sennesblättern trinkt.* Dass sie hierbei wieder von einem inneren Druck geleitet ist, wird daran deutlich, dass sie *trotz einsetzender starker Magenkrämpfe* die Einnahme nicht reduziert. Zudem treibt sie wieder vermehrt Sport und kontrolliert ihr Essverhalten. Sie schwankt in dieser Zeit zwischen „Fressanfällen", Fasten, Einnahme von Abführmitteln und sportlichen Aktivitäten. Somit hält sie einen Kreislauf aufrecht, den sie zunächst nicht erkennt, da sie eigentlich nur die Folgen der „Fressanfälle" bearbeiten will, wodurch sich die Störungsdynamik erneut erweitert. Da sie niemanden hat, dem sie sich anvertrauen kann, bleibt sie in ihrem Bewusstheitskontext und kann nicht erkennen, dass selbst ihre Gegenstrategien Teil der Dynamik sind.

VI Die Entwicklung der Störungsverlaufskurve im Zusammenhang mit schulischen und ausbildungsbedingten Anforderungen

Mit dem Ende der Schulzeit im Gymnasium wächst auf Cornelia der Druck, das institutionelle Ablauf- und Erwartungsmuster Schulbildung mit Erfolg zu beenden. Damit folgt auf die zuletzt beschriebene Phase der Störungsentwicklung, in der Qualitätsveränderungen und Dynamisierungen zu beobachten waren, vorübergehend eine Phase, in der Cornelia sich durch die Konzentration auf die schulischen Leistungen in einem labilen Gleichgewichtszustand befindet, in dem sie sowohl die Leistungsanforderungen als auch die zur Störungsdynamik gehörenden Aktivitäten integriert.

Die Bewältigung schulischer Anforderungen

Mittlerweile steht die Bewältigung der Abiturprüfung bevor, bis zu der sie sich trotz aller sonstigen Probleme erfolgreich durchgearbeitet hat. In der Zeit seit den ersten „Fressanfällen" bis zum Abitur hat sie offenbar wieder an Gewicht zugenommen. Sie wiegt jetzt etwa 50 Kilogramm und ist nach außen hin auf dem Weg der Besserung. Von ihren Aktivitäten, die zwischen „Fressanfällen", massivem Abführmittelgebrauch und Sport wechseln, bekommt die soziale Umwelt offenbar nichts mit.

E: Und des hab i dann – hab – immer no die Fressanfälle ghabt und Abführmittel und viel Sport(`) und dann hot si des so eipendelt bis zum Abitur da hab i dann mittlerweile fuchzig Kilo gewogen(`) also ich war a ganz normaler Jugendlicher i war eher eher schlank. Aber hab viel Sport gmacht und – so war des irgendwie erträglich. [332-336]

Cornelia hebt an dieser Stelle hervor, dass sie nach außen offenbar normal wirkt und wahrscheinlich deshalb auch nicht mit Sanktionen bzw. Kontrollen konfrontiert ist. Entsprechend beschreibt sie ihre Situation als „erträglich".

Obwohl sie nach wie vor von der Eigendynamik bestimmt ist, scheint sie dies in ihren Tagesablauf so integriert zu haben, dass daneben auch noch andere Aktivitäten und Erfahrungen Platz haben und die Störungsdynamik nicht allein das Erleben bestimmt.

In ihrem Zeitmanagement nehmen allerdings die Radtouren nach der Schule einen wichtigen Raum ein. Das zwingt sie dazu, den Tag rigide zu strukturieren, was ihr im Übergang zum Beruf später Probleme bereiten wird. Sie absolviert aber das Abitur offenbar ohne größere Schwierigkeiten. Möglicherweise wird sie während der intensiven Vorbereitungszeit so vom Lernen beansprucht, dass die Dominanz des Essens zwischenzeitlich in den Hintergrund rückt. Parallel dazu setzt sie sich mit bevorstehenden institutionellen Ablaufmustern (Berufsausbildung) auseinander. Sie entwickelt dabei für sich eine berufliche Zukunft in Form einer Ausbildung im Schreinerhandwerk, dies im Gegensatz zu ihren Geschwistern und Mitschülern, die mehrheitlich ein Studium beginnen. Was sie zu diesem ungewöhnlichen Schritt bewegt und wie die soziale Umwelt darauf reagiert, bleibt unklar. Sie leitet die notwendigen Maßnahmen (wie Bewerbung und Vorstellungsgespräche) offenbar selbst ein und kann unmittelbar nach dem Abitur mit der Ausbildung beginnen. Damit wird deutlich, dass sie trotz der Störungsdynamik die Schulbildung erfolgreich abschließen und eine neue biographische Linie entwickeln kann.

In dieser Phase wirkt Cornelia nach außen offenbar weitgehend ‚normal' und leistungsfähig. Sie wird den Anforderungen an die Gestaltung des Lebenslaufs gerecht, wenn auch in unkonventioneller Weise, da sie nach dem Abitur einen typisch männlichen Handwerksberuf wählt. Aus ihrem früher offensichtlichen Problem ist nun ein ‚unsichtbares' geworden, das sie durch geheime Praktiken verdeckt.

Destabilisierung und Störungsdynamisierung beim Eintritt in die Berufsausbildung

Mit dem Eintritt in die Berufsausbildung geraten Cornelias ritualisierte Alltagsabläufe zwischen Bewältigung von äußeren Anforderungen, Bewegungsdrang und Essverhalten zunehmend ins Trudeln, da sie nun stark durch die Arbeitszeit strukturiert wird. Sie befindet sich als junge Frau in einem Ausbildungsbetrieb, in dem die anderen Beschäftigten alle männlich und deutlich älter als sie sind (zwischen dreißig und fünfzig Jahre alt). Hier ergeben sich offenbar kaum Chancen für Peer-Kontakte, die auch in die Freizeit reichen. Zudem ist sie den ganzen Tag unterwegs und arbeitet schwer körperlich, so dass sie abends erschöpft ist. Es fehlen ihr Energien und Gelegenheiten zur Freizeitgestaltung mit anderen. So wird sie wieder in ihre Einsamkeit zurückgeworfen. Mit dieser Situation kommt sie offenbar nicht zurecht und reagiert darauf, indem sie kaum noch etwas isst und das wenige anschließend auch noch erbricht. In Bezug auf diese Phase spricht Cornelia nicht von „Fressanfällen". Dass sie nun wieder abnimmt, ist entweder auf die starke körperliche Beanspruchung zurückzuführen oder aber auf ihre Kontrollversuche aus Angst vor Gewichtszunahme, da sie nicht mehr über die Möglichkeiten zur sportlichen Betätigung verfügt. Mit dem nun beginnenden Ess-Brech-Verhalten im Zusammenhang mit Fasten bekommt das Symptomgeschehen eine neue Qualität. Das Erbrechen hat sie offenbar kurz nach dem Abitur gelegentlich praktiziert, um die Folgen eines „Fressanfalls" auszugleichen. Sie glaubt zu diesem Zeitpunkt offenbar, dieses Verhalten steuern zu können:

E: Und dann hab i halt des Kotzen entdeckt und dann hab i mir dacht ah ja super dann kannscht es wenigstens wieder ausgleichen woisch – und du moinsch ja du kannsch jederzeit aufhören. [NFT:1838-1840]

In der neuen Lebenssituation während der Ausbildung werden Cornelias Alltagsroutinen aus der Schulzeit erschüttert, was ihren Gesamtzustand destabilisiert. Zusammen mit den körperlichen Belastungen und der ungewohnten sozialen Situation unter älteren Männern ergibt sich daraus eine Lebenssituation, auf die sie offenbar unwillkürlich mit weiterer Auszehrung und im Rückgriff auf ein früher bereits erprobtes Muster (Erbrechen) reagiert. Dadurch erhält die Störungsverlaufskurve (insbesondere das Symptomgeschehen) eine neue Qualität und wird wieder dynamisiert.

Körperliche Ausfallserscheinungen als Erweiterung der Störungsdynamik

Innerhalb des ersten Lehrjahres, Cornelia ist mittlerweile ca. 20 Jahre alt, wiegt sie wieder unter vierzig Kilo. Ihr Körper wird offensichtlich durch die mangelnde Ernährung, durch das Erbrechen und die hohen körperlichen Belastungen zunehmend ausgezehrt, so dass es zu körperlichen Ausfallserscheinungen kommt:

E: Ja – und dann hab i Krämpf' kriegt übera- also i hab fascht nimmer arbeiten können i woiß – i tät heut daheim bleiben i tät mi ins Bett legen und nimmer aufstehn. I hab – da wenn i da irgendwie so a Kante hab schleifen müssen da simmir die Finger immer so drin blieben. Ganz schlimme Krämpfe i gar überhaupt kein (-) Und und i hab mi eigentlich – i hab d'Augen nimmer aufhalten können! I hab scho laufen können no das hat mi zwar oo ogstrengt aber d'Augen aufhalten war so schwierig. Des war ganz + schlimm! I war immer bei meiner Hobelbank + [lacht] und d'Augen sind zugfallen und der ganze Tag des war – den Tag rumbringen des war ein Kampf. Du acht Stund' Arbeit – oh [stöhnt] Wahnsinn. I war ein bockschlechter Lehrling echt. [353-362]

An dieser Stelle beschreibt Cornelia detailliert ihre körperlichen Leiden, die Müdigkeit und Energielosigkeit sowie besonders die Krämpfe, wegen denen sie ihre Arbeit kaum noch verrichten kann. Rückblickend schätzt sie die Lage so ein, dass sie den Ausbildungsanforderungen kaum gerecht werden konnte.

Gleichzeitig wird deutlich, mit welcher Energie sie sich an der Arbeit hält („des war ein Kampf"). Ihren körperlichen Zustand bewertet sie aus heutiger Sicht als so schlecht, dass sie hätte im Bett bleiben müssen. Die Beschreibung ist gekennzeichnet von sprachlichen Markierungen der Anstrengung und der Qual bzw. entsprechender innerer Zustände. Es wird deutlich, dass sie ihren Körper zeitweise nicht mehr unter Kontrolle hat, bzw. dass er ihr dadurch fremd wird. Zugleich spricht ihr Lachen dafür, dass sie versucht, Distanz zu diesen Erinnerungen herzustellen.

Obwohl sie ausgezehrt ist, fährt sie immer noch mit dem Rad bei Wind und Wetter zur Arbeitsstelle, arbeitet, isst kaum etwas bzw. erbricht, was sie zu sich genommen hat, und nimmt Abführmittel. Sie versucht den Ausbildungsanforderungen gerecht und *nicht auffällig* zu werden, was sehr viel Kraft kostet. Die Ausbildung scheint ihr so wichtig zu sein, dass sie mit aller Anstrengung daran festhält. Gerade das Radfahren ist für sie offenbar ein Beweis dafür, dass sie durchzuhalten vermag, obwohl sich in diesem Verhalten schon längst dokumentiert, wie sie sich als Getriebene auszehrt.

Sie befindet sich zu diesem Zeitpunkt wieder in einer Dynamik, aus der sie selbst offenbar keinen Ausweg findet. Interessant ist dabei, dass sie aus der sozialen Umwelt, insbesondere im Ausbildungsbetrieb, keine Thematisierung ihres offensichtlichen Zustandes erinnert. Entweder konnten Ausbilder und Kollegen mit dem Problem nicht umgehen, oder sie hat entsprechende Vorstöße nicht wahrgenommen. Sie erscheint jedenfalls mit ihrem Problem allein.

Die Ausdehnung der Störungsdynamik auf Alkoholkonsum als weiterer Bewältigungsversuch

In dieser Phase der totalen Auszehrung verändert sich zunehmend ihre Stimmung, denn sie leidet unter dem Alleinsein, der beruflichen Belastung sowie den körperlichen Problemen. Eine weitere Ursache dafür sind vermutlich die Mangelerscheinungen infolge der Unterernährung und des Erbrechens. In dieser Situation beginnt Cornelia offenbar, im Alkoholkonsum Erleichterung zu suchen:

> E: ...und dann hab i no ogfanga zum Trinken, Alkohol. Da weil da die Stimmung – des war einfach die Stimmung bei so – in der ganzen Scheiße. [lacht] [363-365]

Sie scheint sich in dieser Phase erneut an einem absoluten Tiefpunkt zu befinden. Auf der Suche nach Entspannung entwickelt sie nun ein weiteres Muster, das im weiteren Verlauf zusätzliche körperliche Belastungen und damit eine weitere negative Eigendynamik entfaltet. Von der Arbeit erschöpft, sozial weitgehend isoliert, obwohl sie noch zuhause wohnt, verfügt sie offenbar über keine anderen Möglichkeiten, den psychischen und körperlichen Belastungen zu begegnen. Auf diese Weise treibt sie im Verlauf des ersten Lehrjahres immer weiter in die Dynamik und die Isolation.

Exkurs: Die nach wie vor problematische Lebenssituation im engen familiären Rahmen

An der Stelle in der Erzählung, als Cornelia mit dem beginnenden Alkoholkonsum eine weitere Verschärfung ihrer Situation erinnert, schiebt sie eine längere Passage ein, in der sie das Leben im familiären Rahmen beschreibt, und damit auch die Bedingungen, unter denen es ihr gelingt, ihre Praktiken zu vertuschen. Dabei erwähnt sie implizit, dass sich während des ersten Lehrjahres ihre Störungsdynamik dahingehend gewandelt hat, dass inzwischen auch wieder „Fressanfälle" auftreten, die sie nun durch Erbrechen zu kompensieren versucht. Während dieser Zeit lebt Cornelia nach wie vor in ihrem Elternhaus:

> E: ...also dahoim des war ja alles(`) muscht dir vorstellen – a heimlicher Film, i hab ja ganz lang dahoim gwohnt bis i 27 war und mir waren zu dritt in einem Zimmer mir ham's Kinderzimmer ghabt. Und dann hab i wo i eben die Kotzerei ogfangen hab hab i in meinem Schrank da waren vier so Schränke nebenander wie do(`) für jeds Kind oin- oiner wir waren ja vier Kinder(`) und da hab i die Tetraederpacks von der Milch gsammelt und da hab i neikotzt. [...] Die hab i in dem Schrank b- verbunkert. [371-379]

In der Beschreibung dokumentiert sich ein enges familiäres System, das den inzwischen erwachsenen ‚Kindern' noch immer kaum Intimitäts- und Rückzugsmöglichkeiten zugesteht. Die Formulierung „Kinderzimmer" steht als Symbol dafür, wie in der Familie das Erwachsenwerden der Geschwister keinen adäquaten Rahmen findet. Unter diesen Bedingungen ist es offenbar schwer, Eigenständigkeit und Intimität zu erlangen. In dieser Enge muss Cornelia Strategien entwickeln, mit denen sie ihre Praktiken verbergen kann. Sie greift unter ihrem inneren Druck zu besonderen Mitteln, z.B. ihr Erbrochenes in Milchverpackungen im Schrank zu verstecken. Dabei gerät sie in das Dilemma, Angst vor Entdeckung zu haben, dies aber auch nicht unterlassen zu können und sich vielleicht auch der ‚Abartigkeit' ihrer Praktiken bewusst zu sein. Gleichzeitig könnte dieses Verhalten aber auch als subtile Form des Widerstands gegen die familiäre Enge und Kontrolle gedeutet werden, so als fände Cornelia unter diesen Bedingungen die Möglichkeit, das System mit unorthodoxen Mitteln zu unterlaufen.

Im Verlauf der Ausbildung richtet sich Cornelia im Keller des Elternhauses eine Werkstatt ein. Sie erhält damit familiäre Unterstützung in ihren beruflichen Interessen, zugleich aber auch einen ersten Rückzugsraum, der allerdings für alle zugänglich bleibt, da er nicht abgeschlossen werden darf. Dort kann sie sich vermutlich ohne Legitimation aufhalten. Dieser Raum wird zugleich zu einem Ort, an dem sie heimlich essen, erbrechen und trinken kann. Sie kann hier legitim ihre beginnende berufliche Identität mit der geheimen Praxis des Essens, Erbrechens, Alkoholtrinkens verbinden. Im Zusammenhang der Darstellungen dokumentiert sich darin Cornelias Versuch, einerseits Selbstbestimmung zu gewinnen, gleichzeitig äußeren Anforderung gerecht zu werden und heimlich ihre aus der Störungsdynamik bedingten Praktiken damit zu verbinden.

Diese Möglichkeit, sich in die Kellerwerkstatt zurückzuziehen und dort Lebensmittel für Essanfälle zu lagern, heimlich zu trinken und ihre Aktivitäten zu vertuschen, treibt sie zugleich weiter in das Dilemma der sozialen Isolation hinein.

Die Bewältigung der Ausbildungsanforderungen durch Kontrollversuche der Störungsdynamik

Die oben geschilderte Dynamisierung ist besonders kennzeichnend für das erste Ausbildungsjahr, wobei sie sich auszehrt und die körperlichen Probleme immer größer werden. Es entsteht der Eindruck, als steuere sie – stark untergewichtig, von körperlichen Schwächen geplagt, durch zusätzlichen Alkoholkonsum gezeichnet – auf einen Orientierungszusammenbruch zu. Hierzu kommt es jedoch nicht, es gelingt ihr offenbar, sich im weiteren Verlauf der Ausbildung wieder etwas zu stabilisieren. Cornelia erkennt, dass sie etwas gegen ihre Situation unternehmen muss.

E: ...i hab mi dann scho zammgrissen, i hab eben unter der Arbeit – nimmer – also i hab dann so im zwoten Lehrjahr ogfangen unter der Arbeit nimmer zum kotzen. [...] Weil das das wär nimmer ganga echt des war der Hammer dann dann hasch immer Farbflecken gsehen und voll Kreislauf-Kaschperl und Zitteranfälle und Schweißausbrüche kriegt und alles sollsch hei- verheimlichen... [410-416]

Cornelia erinnert hier ihre körperlichen Probleme, deren Verheimlichung ihr vermutlich immer schwerer fällt. Daraus entwickelt sie die Einsicht, etwas tun zu müssen, um die Ausbildung nicht zu gefährden. So verändert sie ihr Verhalten während der Arbeit, denn sie versucht z.B. dort nicht mehr zu erbrechen. Welche Strategien sie noch entwickelt, um gegenzusteuern (z.B. regelmäßig zu essen), bleibt unklar. In diese Zeit fällt offenbar die Verschiebung der Störungsdynamik auf den Feierabend mit Ess-Brech-Anfällen in der häuslichen Werkstatt („Hobelbank"):

E: Na ja do Hobelbank und do dann glei die + Tetraederpacks + [lacht]. Und des hab i dann gmacht von – von sechse bis – neune halb zehne und dann bin i ins Bett gangen. Und dann bin i aufgstanden um halb fünfe meischtens in der Fria(') (..) ja (..) dann is der Tag wieder angangen. [402-407]

Diese Sequenz zeigt, wie sich Cornelia mit ihrer Störungsdynamik und den Strategien des Vertuschens („Tetraederpacks") so eingerichtet hat, dass sie den beschwerlichen Alltag bewältigen kann. Den erfolgreichen Abschluss der Lehre im Oktober 1985 erinnert sie wie folgt: „...hab dann Prüfung bstanden was mi gwundert hat..." [409f.]. Daran zeigt sich, dass sie selbst zur damaligen Zeit an ihrer Leistungsfähigkeit zweifelt und ein Scheitern in Betracht gezogen hat.

Anschließend kann sie für drei weitere Monate in dem Ausbildungsunternehmen weiterarbeiten, jedoch ohne Option auf einen festen Arbeitsvertrag. Inwieweit die konjunkturelle Lage dazu führt oder aber der Eindruck des Meisters, dass sie zu einer dauerhaften Beschäftigung körperlich nicht in der Lage ist, bleibt unklar.

In dieser Phase zeigt Cornelia erneut, dass sie mit äußerem Erwartungsdruck an institutionelle Ablaufmuster (hier: Berufsausbildung) so weit umgehen kann, dass sie rechtzeitig vor einem Scheitern Kontrollstrategien entwickelt, durch die sie den Anforderungen gerecht wird, ohne jedoch die Störungsdynamik vollständig unter Kontrolle zu bekommen. Cornelia schafft es, zu ‚überleben'.

VII Die Entwicklung der Störungsverlaufskurve im Zusammenhang mit Veränderungen in der beruflichen Situation

In den folgenden Jahren durchläuft Cornelia wechselnde berufliche Situationen zwischen Arbeitslosigkeit und verschiedenen Beschäftigungsverhältnissen. Darin dokumentiert sich ein Zusammenhang zwischen beruflichem Auf und Ab und der Störungsdynamik.

Die Arbeitslosigkeit als Verlust der Alltagsstruktur und -stabilität mit einer erneut dynamisierten Störungsentwicklung

Zu Beginn des Jahres 1986 wird Cornelia arbeitslos und verliert damit einen strukturierenden und mittlerweile stabilen Bestandteil in ihrem Lebensalltag. Sie ist nun wieder voll auf ihre Familie zurückgeworfen, da sie noch im Elternhaus lebt. Es fehlen ihr andere Perspektiven. Ihr bis dato labiles Lebensarrangement, sich während der Arbeit zusammenzureißen und erst abends zu essen, zu erbrechen, zu trinken usw. gerät durcheinander, und die Störungsdynamik verlagert sich auf den gesamten Tagesablauf. Sie beginnt schon am Morgen Alkohol zu trinken, über den Tag verteilt unkontrolliert Lebensmittel in sich hineinzuschlingen, sie anschließend zu erbrechen und sich gleichzeitig sozial weiter zurückzuziehen.

Cornelia versucht offenbar, sich gegen diese Dynamiken zu wehren, sich diesem Rhythmus von „fressen", „kotzen", „fressen", trinken usw. entgegenzustellen. Der folgenden Sequenz ging die Erinnerung an eine Situation in der Küche voran, wo sie im Beisein der Oma schon „zehn Brote" verschlungen hatte und anschließend in der Werkstatt im Keller weiter isst und erbricht:

E: Manchmal hab i s erscht gschafft bis Nachmittag zwo drei dass i s – dass i mi losreißen kann. Von dene ewigen Fress-Kotz-Anfälle also den ganzen Tag is des durchgangen muscht dir vorstellen. Und dann bin i meischtens mim Rad wegg-

> fahren so a Stund' und dann – war's danach wenigschtens mal für zwo drei Stund' besser. [438-442]

Es wird deutlich, dass Cornelia zu dieser Zeit offenbar vollständig von wechselnden Ess-Brech-Anfällen bestimmt wird. Die Bewegung durch Radfahren, zu der sie sich nicht immer „losreißen" kann, bringt ihr nur eine kurze Erleichterung. Ansonsten ist sie im Wechsel mit Alkoholkonsum den ganzen Tag über von der Störungsdynamik beherrscht:

> E: ...und dann is wieder ogangen. Obends bis – gfressen in der Werkstatt alles unten im Keller fressen kotzen fressen kotzen und saufen – Bett gehen (-). [449-450]

Die deutlich stärker werdende Dynamik zeigt sich auch im zunehmenden Alkoholkonsum, denn sie trinkt täglich größere Mengen („Minimum war a Liter Wein und a paar Schnäpse. Vielleicht no a Halbe Bier dazu" [467]). Obwohl sie den ganzen Tag zuhause ist und es zu Situationen kommt, in denen ihr Ess- bzw. Trinkverhalten auffällig werden müsste, spricht offenbar niemand aus der Familie Cornelia konkret darauf an. So stellt sie sich z.B. jeden Abend einen „Kübel" ans Bett oder sie begegnet ihrem Bruder schwankend auf der Treppe – trotzdem wird dies alles nicht thematisiert.

Deutlich wird, dass die Arbeitslosigkeit bei Cornelia eine umfassende Krise auslöst, in der sie eine den Alltag prägende Struktur verliert und die Störungsdynamik die Oberhand gewinnt; sie fällt in alte Muster zurück, und die Sprachlosigkeit in der Familie setzt sich fort. Hierbei wird deutlich, dass das Radfahren und das anschließende Arbeiten an der Hobelbank offenbar ihre einzigen Ressourcen sind, auf die sie jedoch nicht immer zurückgreifen kann. Durch sie gelingt es ihr aber, wenigstens vorübergehend die Dynamik des Essens, Erbrechens und Trinkens zurückzudrängen und etwas Ruhe zu finden.

Eine erfolgreiche Initiative zur Arbeitssuche und die vorübergehende Stabilisierung des Gesamtzustandes

Obwohl sie in der Arbeitslosigkeit, die über ein halbes Jahr andauert, immer wieder in der oben beschriebenen Dynamik gefangen ist, versucht sie parallel, ihre Lebenssituation unter Kontrolle zu bringen. Sie fährt z.B. auf eine Handwerksmesse, vermutlich um fachlich auf dem aktuellen Stand zu bleiben und sich nach Arbeitsmöglichkeiten umzuschauen. Dort trifft sie auf ihren Lehrmeister, der ihr anbietet, sie wieder einzustellen. Sie sieht darin für sich eine Chance, nimmt das Angebot an und versucht, regelmäßig etwas zu essen, da sie bestrebt ist, belastbar zu sein und sich konzentrieren zu können, was ihr offenbar auch gelingt. Nebenbei arbeitet sie zuhause an der Hobelbank, um ihre Fertigkeiten weiterzuentwickeln. Insgesamt wird deutlich, dass Cornelia mit der erneuten Arbeitsaufnahme Energien freisetzt, die sie einerseits in die

Kontrolle der Störungsdynamik, andererseits in ihre berufliche Entwicklung investiert, und dass sie durch ihre Berufstätigkeit einen wichtigen Lebensbestandteil zurückgewinnt, worüber sie sich langsam stabilisiert. Vermutlich spielt dabei auch eine Rolle, dass sie auf diese Weise aus ihrer Isolation tritt, Sinn und Struktur für den Alltag zurückgewinnt.

Cornelia ist dann über zweieinhalb Jahre in ihrem ehemaligen Lehrbetrieb angestellt. In dieser Zeit stabilisiert sich offenbar ihr Gesamtzustand. Inwieweit sie weiter Alkohol trinkt und „Fressanfälle" hat, wird nicht erwähnt. Nach dieser Zeit wird sie erneut gekündigt und wechselt direkt im Anschluss in einen anderen Betrieb. Das zeigt, dass sie sofort neue Perspektiven bereit hat.

Cornelia hat in dieser Phase aus eigener Initiative eine tiefe Krise überwunden und damit auch ihre Störungsdynamik offenbar etwas in den Hintergrund gedrängt. Trotz aller Probleme verfügt sie über die Kompetenzen, ihre berufliche Situation zu gestalten und sich darüber zu stabilisieren.

Die berufliche Überlastung nach dem Arbeitsplatzwechsel und eine erneute Störungsdynamisierung

In ihrem neuen Job ist Cornelia von den dort herrschenden Anforderungen bald überfordert. Sie wird körperlich stark beansprucht und muss zahlreiche Überstunden (60-Stunden-Woche) leisten, so dass ihr kaum noch freie Zeit bleibt. Diese Arbeitssituation bringt ihr Lebensarrangement wieder durcheinander. Erste soziale Kontakte, das Radfahren usw. sind durch die hohen Arbeitsbelastungen kaum noch möglich. Cornelia kommt nun sehr spät und körperlich ausgepowert nach Hause. Sie zieht sich in ihre Werkstatt zurück, wo sie nur noch Lebensmittel verschlingt, erbricht und anschließend schlafen geht. *In dieser Phase erinnert sie im Nachfrageteil, dass das Essen etwas war, auf das sie sich nach dem stressigen Tag gefreut habe.* Zugleich ist es offensichtlich, dass sie unter den körperlichen Belastungen auch mehr Nahrung benötigt, um sich regenerieren zu können. Anhand der folgenden kurzen Schilderung wird deutlich, wie sie auf der Suche nach Entspannung am Wochenende in alte Verhaltensweisen zurückfällt und sich dabei sozial immer weiter isoliert:

E: I hab des oinzige Ziel war hoimkommen, fressen und kotzen, Bett gehen. Aufstehen(`) und Sonntag kann i dann voll durchkotzen. Also immer alles halt dann hab i ma – eben immer no die Werkstatt im Keller – als – manchmal bin i mim Rad nausgfahren mit – Fressalien hab da gfressen und – glei mit meine Tetraederpacks zum Entsorgen. Auf jeden Fall – hab i überhaupt niemand mehr troffen – also – des war halt alles a ganz a ganz a einsame Zeit. [502-507]

Hierin zeigt sich, dass sie offenbar über keine anderen Strategien zur Entspannung und Erholung verfügt und die Wochenenden mit den bekannten Mustern verbringt. Sie trägt alle Belastungen mit sich selbst und über ihr Essverhalten aus, anstatt nach anderen Wegen der Bewältigung zu suchen. Selbst das Radfahren, das zuletzt eine Ressource für Entspannung war, wird zu diesem Zeitpunkt in den Dienst der Ess-Brech-Dynamik gestellt. Cornelia detailliert ihre soziale Isolation in der unmittelbar anschließenden Textstelle:

> E: Des hab i eigentlich alles mit mir selber ausgmacht, gredet hab i drüber überhaupt nix(') [...] zu gar niemand weil i mir einfach [...] du bischt selber Schuld [...] reiß di bloß mal zamm. Und i hab mir des au niemand eben sagen traun was i – für'n Vogel hab für'n extremen ge (-). [507-514]

Darin kommt zum Ausdruck, dass Cornelia damals Probleme hat, sich jemandem anzuvertrauen. Ihr Selbstbild, nicht normal zu sein („was i – für'n Vogel hab für'n extremen“), führt zu einem starken Schamgefühl und zu der Überzeugung, sich niemandem offenbaren zu können. Stattdessen meint sie, ihre Probleme mit Selbstdisziplin lösen zu müssen („reiß di bloß mal zamm“). Dies macht es u.a. erklärlich, warum sie bis dato keine (professionelle) Unterstützung sucht. Demgegenüber steht jedoch die Erfahrung, der Dynamik *bereits seit 5 bis 6 Jahren* hilflos ausgeliefert zu sein. Darin dokumentiert sich ein für Cornelia zentrales Dilemma, was sie auch immer wieder in die Einsamkeit treibt. Da zu diesem Zeitpunkt das Phänomen „Bulimie“ noch kaum öffentlich diskutiert wird, fehlen Cornelia auch Informationen, die ihr helfen könnten, ihre Situation besser zu verstehen und zu entindividualisieren.

Bis an diese Stelle ihres Lebensablaufs wird mit dem Wandel von einem kontrollierten Essverhalten (Fasten) hin zur unkontrollierten Nahrungsaufnahme deutlich, wie sich die Störungsverlaufskurve über die Zeit hinweg verändert und erweitert, wie sie beispielsweise in den körperlichen, in den seelischen, den sozialen wie beruflichen Bereich hinein transformiert und ihre Qualität (insbesondere im Symptomgeschehen) verändert. Cornelia entwickelt neben der Ess-Brech-Dynamik eine weitere des Alkoholkonsums und damit Bewältigungsversuche, die besonders in Krisensituationen (Arbeitslosigkeit) zum Vorschein kommen, sich insgesamt aber als ungeeignet erweisen, da sie zunehmend darunter leidet. Andererseits entwickelt Cornelia erfolgreich Eigeninitiativen zur Veränderung ihrer beruflichen Situation, durch die die Störungsdynamik zeitweise in den Hintergrund gedrängt wird. Ihre Lebenssituation ist derweil davon gekennzeichnet, dass sie als über zwanzigjährige Frau noch mit Geschwistern in einem Zimmer im Elternhaus lebt, kaum über eigene soziale Kontakte (geschweige denn über eine Partnerbeziehung) verfügt und damit hinter Entwicklungserwartungen an eine junge, erwachsene Frau zurückliegt. Die familiäre Situation bleibt prekär, da es keine Sprache für anliegende Probleme gibt. In dieser Gemengelage wirken ihre Ess-Brech- und Trink-Dynamiken nicht alleine als Leidensprozesse, sondern auch als subtile Strategien, die familiäre Kontrolle zu unterlaufen, und als Versuch, etwas Intimes zu gewinnen. Ihr Leiden zeigt jedoch, dass diese Versuche mit untauglichen Mitteln bestritten werden. Die fortwährende Einsamkeit und das Dilemma, sich jemandem anvertrauen zu wollen, dies aber aufgrund der Selbststigmatisierung („extremen Vogel“) nicht zu können, stehen für die Aufschichtung weiterer Verlaufskurvenpotenziale.

VIII Der Beginn einer längerfristigen Aufwärtsbewegung

Kennzeichnend für die folgenden zehn Jahre ist, dass sich Cornelias Gesamtzustand überwiegend stabilisiert, dass sie damit beginnt, aufgeschobene ‚Entwicklungsaufgaben‘ zu bearbeiten und ihre eigene biographische Entfaltung voranzutreiben. In dieser Phase überwiegen zunehmend die positiven Erinnerungen, und es entsteht der Eindruck, dass die Störungsdynamik in den Hintergrund tritt. Teilweise beginnt der Aufwärtstrend schon in früheren Phasen, ist in seinen Anfängen zeitlich jedoch schwer zu verorten, da sich die Geschehnisse offenbar überschneiden und in ihrer Wirkung erst später sichtbar werden.

Ein Zeitungsartikel als Impuls für eine reflexive Auseinandersetzung mit ihrer Lebenssituation

Irgendwann im Verlauf ihrer sie stark beanspruchenden Berufstätigkeit liest Cornelia in einer Zeitung von der Existenz einer Selbsthilfegruppe für Menschen mit ‚Essstörungen‘ in den Räumen der Drogenhilfe einer nahe gelegenen, größeren Stadt. Cornelia ist inzwischen sensibel für die Thematik geworden und fühlt sich durch den Artikel angesprochen. Im folgenden halben Jahr setzt sie sich offenbar mit der Thematik auseinander und nimmt dann Kontakt auf.

Die erste selbstbestimmte Kontaktaufnahme zu einer Beratungseinrichtung und der anschließende regelmäßige Besuch einer Selbsthilfegruppe

Durch den wachsenden Leidensdruck infolge der hohen Arbeitsbelastung fasst sie vermutlich den Entschluss, Hilfe zu suchen und bei dieser Kontaktstelle anzurufen:

E: Da hab ich allen Mut zammgnommen dass i da ooruf und dann – sag ja i bin a Betroffene. Ja wie sich’s auswirkt des wollt i dann scho gar net sagen hab gsagt ja i iss halt immer sehr viel und schau dass i’s loswer – ja wie – brechen – ja auch und – war mir alles ultrapeinlich(`). [516-519]

Die Kontaktaufnahme kostet Cornelia offenbar große Anstrengungen, und sie schämt sich sehr, ihre Probleme auszusprechen. Dennoch findet sie den Weg in die Beratungsstelle. Wie groß jedoch ihr Schamgefühl ist, sich jemandem gegenüber zu offenbaren, zeigt sich in einer detaillierten Beschreibung einer Situation in den Beratungsräumen, wo sie von einem „Junkie“ nach ihrem

Problem befragt wird. Rückblickend erinnert sie die Gefühle, die durch die Frage ausgelöst wurden:

E: Also i hab + [lacht] i hab mi *so* gschämt i hab mi *so* gschämt i hab mir dacht wenn i bloß sagen könnt i bin heroinsüchtig. Wenn i des bloß sagen könnt. Aber naa i fress und + kotz des wieder is ja so abartig. + [lacht] [529-532]

Hier bringt sie zum Ausdruck, dass sie sich mit ihrer Problematik im Vergleich zu Heroinsüchtigen, deren Krankheit in der Gesellschaft besonders stigmatisiert ist, als noch tiefer stehend einordnet. Dadurch wird deutlich, welchen Problemen sie ausgesetzt ist, wenn sie versucht, ihre Problematik zu thematisieren.

Cornelia nimmt dennoch an einem ersten Gruppentreffen teil und erlebt hier eine große Erleichterung. Im geschützten Raum der Gruppe kann sie das erste Mal darüber reden, was sie bedrückt. Sie entdeckt eine Sprache für ihr Innenleben. Sie gibt ihre Probleme preis und erlebt, dass die anderen betroffenen Frauen sie nicht stigmatisieren. Darüber hinaus erfährt sie, dass es sich um ein Problem handelt, von dem auch andere betroffen sind, das zugleich als Krankheit betrachtet wird. Sie ist motiviert, regelmäßig in die Gruppe zu gehen, wobei sie selbst in den weiteren Treffen eher zurückhaltend bleibt. Dieses niedrigschwellige Angebot scheint für Cornelia zu diesem Zeitpunkt das Richtige zu sein, denn sie besucht die Gruppe die nächsten zweieinhalb Jahre regelmäßig. Sie kommt dadurch kontinuierlich mit anderen Menschen in Kontakt und erfährt darüber hinaus, wie andere ihre Probleme zu bearbeiten versuchen. Als die Gruppe schließlich aufgelöst wird, entwickelt sie die Einsicht, andere Aktivitäten ergreifen zu müssen:

E: Ja okay und dann hab i mir dacht wo die Gruppe ausglaufen is nach zwoahalb Jahr' war (?s am Ende) jetz muscht di auf d'Hinterfüß stellen. [545-547]

Im Unterschied zu früher und bestärkt durch die Erfahrungen, über solche Probleme sprechen zu können, hat Cornelia jetzt offenkundig ein stärkeres Bewusstsein davon, weiter an sich selbst arbeiten zu müssen.

Weitere Bearbeitungsversuche des problematischen Essverhaltens, das Nachholen von ‚Entwicklungsaufgaben' sowie die Entwicklung neuer beruflicher Perspektiven

Mit dem Beginn der Mitgliedschaft in der Selbsthilfegruppe entwickelt Cornelia über einen Zeitraum von ca. zehn Jahren zahlreiche Initiativen, ihr eigenes Verhalten zu reflektieren, es zu verändern bzw. zu steuern. Sie erarbeitet sich z.B. neue Fähigkeiten, mit Ruhe umzugehen und diese zuzulassen:

E: Und i hab halt dann au mittlerweile mi dann – hilegen können und Musik hören dass ma da echt – des hab i vorher erst net kennt, i hab ja bloß entweder – fressen kotzen oder rumrennen. Also immer die Bewegung und wenn du dann hab i irgendwie mir mal Ruhe gönnen da hab i mir dacht des is Scheiße dann – leg di doch hi und horch Musik... [551-555]

Ihr Essverhalten ist weniger dominant, denn sie hat offenbar weniger Ess-Brech-Anfälle. Innerhalb von zwei Jahren steigt ihr Körpergewicht von 40 auf 50 Kilogramm an, was auf eine Normalisierung des Essverhaltens hinweist. Sie konzentriert sich auf ihren Beruf, *spielt in einer Gruppe der Drogeneinrichtung regelmäßig Basketball und engagiert sich selbst in der Drogeneinrichtung als Anleiterin*. Darin wird deutlich, dass sie aktiv wird und versucht, sich aus ihrer Isolation zu befreien. Ihre Aufmerksamkeit ist nicht mehr nur auf die Alltagsbewältigung fokussiert, sondern richtet sich auch auf ihre Zukunft. So löst sich Cornelia mit 27 Jahren (um 1990) räumlich von der Familie und nimmt sich eine eigene Wohnung. Durch einen Arbeitsplatzwechsel lernt sie eine andere Frau kennen, die drogenabhängig war und mit der sie zusammenzieht. Beide sind motiviert, sich gegenseitig bei der Bearbeitung ihrer Probleme zu unterstützen. In dieser Zeit entwickelt sie offenbar auch das Gefühl, beruflich zu mehr in der Lage zu sein. Zudem möchte sie dem Arbeitsrhythmus entfliehen und sucht nach einer Möglichkeit, andere Menschen kennen zu lernen. So entwickelt sie die Vorstellung, eine Ausbildung zur Meisterin zu absolvieren. Cornelia verfügt in dieser Phase über genügend Selbstvertrauen und bewirbt sich um 1990/1991 für die Schreinermeisterausbildung.

In dieser Zeit kann Cornelia offenbar auch mit auftretenden Krisen besser umgehen, ohne dass es sich sofort auf ihr Essverhalten auswirkt. So kommt es z.B. zu einem ersten Versuch, eine Partnerbeziehung zu einem Mann aufzunehmen, der jedoch scheitert. Sie ist inzwischen 29 Jahre alt und sammelt hier offenbar erste Erfahrungen im Umgang mit Sexualität. Jedoch kann sie mit der Nähe und der Körperlichkeit in der Beziehung offenbar nicht umgehen, was sie aber nicht aus der Bahn wirft. Auch der Rückfall ihrer Mitbewohnerin in die Drogenabhängigkeit bedroht Cornelias Gleichgewicht nicht, obwohl sie in problematische Situationen wie z.B. mit Drogendealern gerät, was ihre Energien absorbiert. Sie kann sich offenbar davon abgrenzen und ihr eigenes Ziel – die Bewerbung zur Meisterausbildung – weiter vorantreiben.

Cornelia bekommt eine Zusage und beginnt mit der Meisterschule. Dadurch verändert sich für die nächsten zwei Jahre ihr Tagesrhythmus, da sie nun nicht arbeiten muss, sondern wieder in die Schule geht. Nach etwa zwei Jahren (ca. 1993) schließt Cornelia die Meisterprüfung erfolgreich ab. Danach ist sie arbeitslos. Im Vergleich zur ersten Arbeitslosigkeit, in der sie orientierungslos war und die sie völlig destabilisierte, nutzt sie diese Zeit nun für sich als eine Orientierungsphase: Sie eruiert, wie ihr Weg weitergehen soll, und wägt verschiedene Möglichkeiten (Stelle als Meisterin, Studium, Selbständigkeit) ab. Zudem bringt sie ihre beruflichen Fähigkeiten für Bekannte zum Einsatz, wodurch sie Anerkennung erhält und in Kontakt mit anderen steht. Diese

Zeit erstreckt sich offenbar über ca. ein Jahr. Am Ende entscheidet sich Cornelia 1994 für die berufliche Selbständigkeit:

E: Ja i hab eigentlich a Meischterstelle net kriagt(`) und angstellt wollt i eigentlich nimmer arbeiten i hab mir dacht i hab koan Bock mehr auf Chefs. Ja genau und da hab i mal kurz in – ins Auge gfasst zu studieren(`) (..) war aber scho über dreißig da isch mir gsagt worden i krieg kei BAFÖG mehr [...] und dann – hab i mir dacht jetz mach i mi selbstständig. Es war scho oo a Wagnis aber (..) i hab mir dann immer gsagt i hab nix zu verlieren. [643-650]

Diese Entscheidung, mit der berufliches wie privates Risiko einhergeht, verweist darauf, dass Cornelia mittlerweile aufgrund von positiven Erfahrungen und Entwicklungen ein Selbstvertrauen in sich und ihre Fähigkeiten entwickelt hat. Sicher spielt auch eine Rolle, dass sie unabhängig sein möchte. In der Erzählung entsteht der Eindruck, dass sie diese Entscheidung allein trifft und auch allein diesen Weg geht, mit den natürlichen Ängsten, dass es schief gehen könnte (signifikante Bezugspersonen kommen nicht vor).

Neben diesen positiven Entwicklungen muss jedoch festgehalten werden, dass sich Cornelia mit ihrem Essverhalten in einer gewissen Art und Weise arrangiert hat, da sie weiterhin isst und anschließend erbricht („eben nur abendliche Fressanfälle“ [638]), dies jedoch offenbar in reduziertem Umfang („eben nur“). Auch entwickelt sie zu diesem Zeitpunkt Strategien, ihre „Fressanfälle“ mit wenig Geld weiterführen zu können:

E: ...Brot backen und Marmelad kocht, bin in Wald gfahren Beerle gsammelt. Geld hab i ja net viel ghabt i hab ganz wenig also – 1000 Mark damals. [635f.]

Das verweist darauf, dass sie trotz einer schon länger anhaltenden Stabilisierung ihrer Lebensbedingungen, trotz sozialer Kontakte und vielfältiger Initiativen zur Verbesserung ihrer Situation von ihrem Ess-Brech-Muster nicht vollständig loskommt. In diesem Zusammenhang ist die geplante Selbständigkeit für sie möglicherweise auch eine Gelegenheit, sich mit ihren reduzierten Störungsdynamiken beruflich arrangieren zu können.

Die Motivation, das Symptomgeschehen mittels professioneller Unterstützung endgültig zu bearbeiten

Nach dem Schritt in die Selbständigkeit läuft Cornelias Unternehmen in den nächsten Jahren offenbar ohne größere Probleme, was auf ihren Einsatz und die geschäftliche Integration in ihrer Region verweist. In diesem Verlauf entwickelt sie auch die Motivation, ihre ‚Essproblematik‘ weiterzubearbeiten und dabei professionelle Unterstützung hinzuzuziehen. Vermutlich merkt sie, dass sie alleine nicht weiterkommt und Unterstützung benötigt. Sie erinnert:

E: I hab bloß dacht okay des muss i ganz wegbringen i will jetz des ganz weghaben, i hab kein Bock mehr und – mit dem oo des – des bissle Kotzen des muss net sei. [679-681]

In diesem Textausschnitt wird deutlich, dass sie ihre Ess-Problematik mittlerweile schon zurückgedrängt hat („des bissle Kotzen") und sie nun vollständig „weghaben" will.

So sucht Cornelia ca. 1998/1999 eine Beratungseinrichtung zur Einzelberatung auf. In diesem Schritt wird deutlich, dass Cornelia mittlerweile dazu in der Lage ist, professionelle Hilfe in Anspruch zu nehmen und die Schwelle einer solchen Einrichtung ohne große Schamgefühle, wie noch zur Zeit der Selbsthilfegruppe, zu überwinden. Auch die traumatischen Erfahrungen aus der Kindheit scheinen diesbezüglich keine Rolle mehr zu spielen. Möglicherweise ist diese Bereitschaft durch die Erfahrungen in der Selbsthilfegruppe gefördert worden und auch dadurch, dass sie mittlerweile genügend Selbstsicherheit besitzt. Die Beratende bietet ihr an, in eine (von ihr angeleitete) Gruppe zu gehen. Cornelia nimmt dieses Angebot an.

IX Eine Beziehungsproblematik löst eine tiefe Lebenskrise mit wieder aufbrechender und beschleunigter Störungsdynamik aus

Cornelia besucht die angeleitete Gruppe und lernt dort eine Frau kennen, in die sie sich verliebt. Damit entdeckt sie an sich plötzlich ein neues ‚Stigma', nämlich lesbisch zu sein, was sie offenbar sehr tief trifft und nahezu verzweifeln lässt:

E: ...war i in der Gruppe und lern a Frau kennen verknall mi in a Frau. Aber i hab mi *so* verliebt in die Frau(`) und i hab genau gwusst des is einseitig und des hot – also des hot mir an Rescht versetzt. Des hot mir so(`) da hab i mir dacht oh man jetz – gehsch no auf so a Schiene! Bischt du bläd? Bisch du bisch doch de doofste (-) Also woisch irgendwie – des hat mi voll aus der Bahn ghaut. [682-687]

An dieser Stelle treten offenbar gleich mehrere Probleme auf: zu dem Gefühl, aufgrund des Essverhaltens schon ‚abartig' zu sein, tritt hier ein neues ‚Stigma', das der weiblichen Homosexualität, hinzu; obendrein ist die Liebe anscheinend einseitig. Damit wiederholt sich ein weiteres Muster, nämlich dass sich für sie und ihre Gefühle niemand interessiert. Weibliche Homosexualität ist in ihrem katholischen Umfeld (Familie) sowie in einer mittleren Stadt und im männlich geprägten Handwerkermilieu vermutlich besonders stigmatisiert und mit entsprechenden Vorurteilen belegt.

Trotz der Gefahr, einerseits stigmatisiert zu werden, andererseits eine Enttäuschung zu erleben, unternimmt sie den Versuch, ihre Gefühle dieser Frau mitzuteilen; diese erwidert allerdings Cornelias Gefühle nicht, was die Krise noch verschärft. Dass sie sich dieser Frau überhaupt anvertraut, zeugt jedoch von ihrem Mut. Ob Cornelia in dieser Zeit eine Vertrauensperson hat, mit der sie über ihre alten und neuen Probleme sprechen kann, ob sie darüber in der Therapiegruppe sprechen kann, ist unklar. Aus dem obigen Zitat entsteht jedenfalls der Eindruck, dass Cornelia über die Entdeckung ihres ‚Lesbischseins‘ nahezu verzweifelt und so tief getroffen ist, dass sie sich mit ihren – jetzt nach eigener Auffassung mehrfachen – Abweichungen vom Normalverhalten niemandem mehr anvertraut.

Mit dieser Krise setzt eine abschüssige Entwicklung ein, in der sie weit hinter ihre bis dato erreichten Fortschritte im Essverhalten, im beruflichen und sozialen Leben zurückfällt. Sie reagiert mit ihren alten Mustern, denn sie isst weniger bis gar nichts mehr, beginnt alles zu erbrechen und zunehmend Alkohol zu trinken. Dies steigert sich im Verlauf eines Jahres. Schließlich trinkt sie jeden Abend mindestens eine Flasche Sekt. Cornelia zieht sich wieder sozial zurück, benötigt zunehmend Energie, um ihren Arbeitsalltag aufrechtzuerhalten und unauffällig zu bleiben. Ihre Selbständigkeit und die damit verbundenen Zugzwänge (Selbstverantwortung, Auftragserfüllung, Zukunftssicherheit durch gute Leistungserbringung usw.) sowie die handwerkliche Arbeit geben ihr noch eine Alltagsstruktur und schützen sie vor der totalen Isolation, setzen sie jedoch zusätzlich unter Druck. So ist sie trotz ihres Leidens dem Zwang ausgesetzt, funktionieren zu müssen. Cornelias Kräfte schwinden zunehmend, so dass die Aufrechterhaltung ihrer ‚Fassade‘ sowie die Bewältigung der beruflichen Anforderungen zu einer immer größeren Anstrengung wird. Die Gesamtdynamik wirkt sich zunehmend auf ihre seelische Verfassung aus, denn ihre Stimmung wird immer melancholischer und sie verliert jegliche Perspektive. Sie bleibt Tage im Bett, zieht sich total zurück, geht anderen aus dem Weg, vermeidet das Telefon. Vermutlich hat sie bis dato noch keine engen sozialen Beziehungen aufbauen können, denn offenbar reagiert niemand auf ihren Rückzug. Folglich kann sie auch mit niemandem über ihre Probleme sprechen. So steuert sie auf einen Orientierungszusammenbruch hin, denn ihre Lebenssituation und ihre Kraftanstrengungen werden für sie so unerträglich, dass sie nur noch in einem Selbstmord eine Lösung sieht. Cornelia entwickelt Suizidgedanken, unternimmt jedoch keinen Suizidversuch im Affekt, sondern beginnt diesen zu planen.

X Die Selbstmordplanung als positive Bilanzierung und Quelle für neue Perspektiven

Mit der Planung ihres Selbstmordes, in der sie sich konkret mit der Auflösung ihres Betriebes, mit den ihr nahe stehenden Personen usw. auseinander setzt, geht offenbar eine Bilanzierung ihres Lebens und der bisher stattgefundenen Entwicklungen einher. Sie beginnt ihr Leben zu ordnen, Abschiedsbriefe zu schreiben usw. Bis dato hatte sie vermutlich keine eigene Wertschätzung gehabt und sich eher mit ihren ‚Abnormitäten‘ auseinander gesetzt. In der technischen Abwicklung ihrer Suizidplanung (sie fährt umher und sucht nach geeigneten Orten, setzt sich mit Selbstmordtechniken auseinander, entwickelt Anweisungen für die Angehörigen, ihren Betrieb aufzulösen) wird sie offenbar auch mit ihren Lebensleistungen konfrontiert.

Darüber hinaus entwickelt Cornelia in dem Moment, in dem die Planung abgeschlossen ist und sie den Suizid vollziehen könnte, ein Bewusstsein davon, ihr Leben selbst in der Hand zu haben. Sie spürt auf einmal eine Leichtigkeit, keinen Druck mehr zu haben und nicht mehr funktionieren zu müssen, denn sie glaubt, ihr Leben jederzeit selbstbestimmt beenden zu können:

E: ...und dann wo i des wo i mi praktisch entschlossen hab i – i mog nimmer leben, i bring mi um – dann is' mir plötzlich gut gangen. Oder halt besser gangen, da hab i echt wieder da hab i mir dacht i mu- wenn i nimmer kann i muss net weitermachen. Mi zwingt koiner dass i weitermachen muss weil des so mühsam war ge – [725-729]

Obwohl Cornelia offenbar auf einen Orientierungszusammenbruch zugesteuert ist, unterliegt sie selbst in diesem Moment nicht dem Affekt, sondern entwickelt in der Handlungsplanung des Suizids ein Gefühl der Autonomie, über ihr Leben selbst bestimmen zu können, und daraus neue Zukunftsperspektiven. Dieses Gefühl sowie ihre rückblickende Bilanzierung lösen letztlich einen Stabilisierungsprozess aus, der darauf hinausläuft, dass Cornelia Kontakt zu Professionellen aufnimmt.

Diese Phase der abschüssigen Entwicklung seit dem Entdecken eines neuen ‚Stigmas' bis hin zur Neuorientierung dauert offenbar ca. zwei bis zweieinhalb Jahre. Nachdem sie sich für ihr Leben entschieden hat, wird sie langsam wieder aktiv. Sie merkt jedoch, dass sie es allein nicht schafft, aus ihren Stimmungen und Problemen herauszukommen, und fasst den Entschluss, erneut professionelle Hilfe in Anspruch zu nehmen, dieses Mal in einer Spezialklinik. Dabei steht für Cornelia offenbar die Bearbeitung ihrer „Schwierigkeiten im Leben" [762] im Vordergrund, womit sich ihre Problemdefinition nicht mehr allein um ihr ‚Ess- und Trinkverhalten' dreht. Mit diesem Entschluss, in ein klinisches Setting zu gehen, übertritt sie eine gerade in ihrem Fall große Schwelle, denn im Rahmen stationärer Aufenthalte hatte sie in der Kindheit traumatische Erlebnisse. Außerdem ist damit eine Auszeit in ihrem Unternehmen und ein finanzieller Ausfall verbunden, den sie in Kauf nimmt. Somit spiegelt sich in ihrer Bereitschaft ein starker Leidensdruck und ein Wunsch nach Unterstützung wider.

Nach der Anmeldung muss sie acht Monate auf einen Platz in der Klinik warten. In dieser langen Zeit kann sie ihr labiles Gleichgewicht halten. Mitte 2001 geht sie dann in die Klinik. Ihrer sozialen Umwelt teilt sie mit, dass sie zur Kur gehe, ohne den wirklichen Grund anzugeben, stattdessen verweist sie auf in ihrem Beruf nachvollziehbare Rückenprobleme. Daran wird einerseits deutlich, dass sie sich bis dato niemandem anvertraut hat, andererseits, dass offenbar wieder niemand aus dem sozialen Umfeld ihre lange Zeit abschüssige Entwicklung bemerkt und sie darauf angesprochen hat.

XI Der Klinikaufenthalt als scheiternder Behandlungsversuch

Cornelia kommt aus ihrer Alltagsroutine, in der sie sich nach der aufgegebenen Suizidabsicht langsam wieder eingerichtet hat und selbstbestimmt agiert, in ein System von Regeln, von Kontrolle, von wenig Intimitätsraum und eingeschränkten Freiheiten. *Dort trifft sie zudem auf Personal, das sie aus ihrem ersten längeren Klinikaufenthalt, aus dem „Punkteprogramm", kennt.* Sie wird mit ähnlichen Situationen wie in den früheren Aufenthalten konfrontiert: „Und da is wieder die Wiegerei und mit Gwichtsvertrag und – und da – i bin so aggressiv worn!" [750f.]. Sie erlebt, dass im Mittelpunkt ihr Gewicht und ihr Essverhalten stehen, obwohl ihr Anliegen die „Schwierigkeiten im Leben" [762] bzw. Gedanken an den Tod sind. Dass ihre Motivation, sich der Therapie zu unterziehen, auf diese Weise nicht zum Gegenstand wird, macht sie „aggressiv" und verschließt sie offenbar gegenüber den medizinisch-therapeutischen Maßnahmen. In den ersten Tagen versucht sie zwar, sich dem System unterzuordnen. So gelingt es ihr, über mehrere Tage hinweg nicht zu erbrechen. *Nach 10 Tagen beginnt sie jedoch die Regeln zu unterwandern, da sie in ihrem Auto heimlich isst und erbricht.* In der Woche hat sie offenbar ein Einzelgespräch sowie zwei Gruppensitzungen. Das therapeutische Setting nimmt sie als einen großen, anonymen Rahmen wahr. Die Gruppengespräche erlebt sie als unproduktiv, da ein ständiger Wechsel von Klienten keine intensiveren Gespräche in einer vertrauten Gruppe zulässt, und für ihre Probleme als unangemessen. In der Beschreibung der Gruppengespräche wird deutlich, dass Cornelia sich auf die Situation nicht einlässt, sich cool und über den Dingen stehend gibt. Sie ist offenbar nicht in der Lage, das Gespräch zu suchen, und betrachtet die Bedingungen dort als für sich kontraproduktiv („I hab mir dacht des sind nur Rückschritte" [751]); sie entschließt sich, den Aufenthalt abzubrechen. Dies tut sie nicht heimlich, sondern spricht es konkret in der Teamrunde an und teilt den anderen mit, was ihr nicht gefällt.

Deutlich wird, dass bei diesem Aufenthalt verschiedene Punkte aufeinander treffen: die aktivierte Erinnerung an frühere stationäre Aufenthalte und eine daraus resultierende Abwehr bis hin zu Aggressionen; ein Gefühl, auf die ‚Essstörung' reduziert zu werden, obwohl andere Probleme sie mehr belasten; sich nicht richtig aufgehoben zu fühlen und keine Gesprächspartner zu finden usw. Außerdem muss sie in der Klinik auf viele Freiheiten verzichten, die sie sich inzwischen hart erkämpft hat (eigene Wohnung, Selbstbestimmung in Alltag und Beruf, natürlich auch der Raum für ihre Ess-Brech-Praktiken). Darüber hinaus gerät sie hier auch an Grenzen, nämlich nicht sprechen zu wollen, abzublocken und insgeheim ihre Ess-Brech-Praktiken aufrechtzuerhalten. Sie wehrt sich dagegen, sich dem Rahmen anzupassen. Cornelia bewertet diesen Aufenthalt als ein Scheitern und als Enttäuschung. Demgegenüber dokumentieren sich in ihrem Entschluss, den Aufenthalt abzubrechen, sowie in ihrer Haltung den Professionellen gegenüber positive Aspekte: Sie entscheidet für sich, und es gelingt ihr, sich gegenüber den Professionellen mit ihrer Kritik über die unangemessene Form der Therapie zu äußern. *Des Weiteren bringt sie in einem Gespräch beim ärztlichen Direktor (dem ehemaligen Oberarzt der Klinik, in der sie als Kind dem „Punkteprogramm" unterworfen war) zum Ausdruck, dass sie sich damals gedemütigt gefühlt habe und dass sie heute – 25 Jahre später – von sich aus komme und Unterstützung erwarte.* In einer langen Textpassage [NFT:2000-2023] wird deutlich, dass sie die aktuelle Therapie unter anderem deshalb nicht erfolgreich weiterführen kann, weil sie ein ähnliches „Schienensystem" [NFT:2002] und personelle Übereinstimmungen zu einer ihrer traumatisch erlebten Therapien aus der Kindheit entdeckt. Die Vertrauensbasis zum Personal („so a großes Arschloch" [NFT:2022]) ist aufgrund dieser früheren Erfahrungen so erschüttert, dass sie diesen selbst initiierten Therapieversuch abbricht. In der unmittelbaren Auseinandersetzung mit dem ärztlichen Direktor zeigt Cornelia aber auch einen besonderen Willen zur Selbstbehauptung.

Ein positiver Aspekt ist auch, dass Cornelia während des Klinikaufenthalts andere Frauen kennen lernt, die – wie sie selbst – über viele Jahre betroffen sind. Aufgrund des Leids anderer (wie z.B. einer Frau, der es gesundheitlich sehr schlecht geht) kann sie ihre Lebenssituation relativieren.

Für Cornelia erweist es sich als nachteilig, dass sie – nachdem sie sich trotz traumatischer Erfahrungen zur Hilfesuche in einer Klinik entschlossen hat – in ihren Erwartungen enttäuscht wird: Sie trifft auf Personen, mit denen sie frühere traumatische Erfahrungen assoziiert, und wird offenbar wieder einem standardisierten Programm unterzogen, bei dem die Therapie auf die Gewichts- und Esskontrolle ausgerichtet ist. In Cornelias Fall ist dies besonders tragisch, da es sie große Überwindung kostet, professionelle Hilfe in Anspruch zu nehmen. Durch diese Erfahrung gerät sie zwischenzeitlich wieder ins Trudeln.

Cornelia kehrt in ihre alte Umgebung mit ihren Problemen zurück und beginnt unmittelbar nach der Rückkehr zu trinken. Ihr übermäßiger Alkoholkonsum und ihr Ess-Brech-Verhalten sind wieder über mehrere Wochen sehr dominant, jedoch fängt sie sich und entwickelt langsam ein labiles Gleichgewicht. Hier endet die Erzählung, und es setzt die Erzählkoda ein, in der sie ihr aktuelles Leben bilanziert.

XII Ihre Situation zur Zeit des Interviews

Seit dem Klinikaufenthalt (bis zum Interview im Mai 2002) hat sie so ein labiles Gleichgewicht entwickelt und schwankt dabei zwischen Phasen mit mehr und weniger Alkoholkonsum. Ihr Essverhalten (Essen und Erbrechen) hat sich auf den Abend verlagert, wobei sie während der Arbeit versucht, das Essen bei sich zu behalten, um leistungsfähig zu bleiben. Möglicherweise spielt die Beziehungsebene hier eine zentrale Rolle, denn mit ihrem Mitarbeiter kann sie offenbar besser regelmäßig und ausreichend essen. Insgesamt wird deutlich, dass sie sich mit ihrem Essverhalten eingerichtet hat und es zu ihrem Tagesablauf gehört. Das Essen nach der Arbeit ist dabei offenbar mit einem Gefühl der Entspannung und Belohnung verbunden. Andererseits gibt es aber auch noch Momente, in denen sie offenbar versucht, zu fasten. Die mit ihrem Essverhalten verbundene Dynamik überschaut sie jedoch nur zum Teil.

In ihrer beruflichen Laufbahn wechseln Momente, in denen sie Erfolge sieht, mit solchen, in denen sie sich überfordert fühlt, worauf sie teilweise mit ihrem gewohnten Muster des Essens und Erbrechens reagiert. In der Werkstatt ist sie nicht allein, wodurch sie einen wichtigen sozialen Kontakt hat. Privat lebt sie sehr zurückgezogen und hat Probleme, sich zu motivieren, etwas mit anderen zu unternehmen. Sie beginnt jedoch wieder, sich aus ihrer Isolation zu lösen und sich mit anderen zu treffen. *Auch nimmt sie an einem Yogakurs teil und zwingt sich, regelmäßig hinzugehen.* Mittlerweile leidet sie unter zum Teil massiven somatischen Folgen, so dass hier möglicherweise neue Probleme und Dynamisierungen anstehen.

Cornelias Geschichte verläuft in zirkulären Entwicklungen vorübergehender Stabilisierung und Destabilisierung, woraus sie mittlerweile eine Eigentheorie vom wellenförmigen Verlauf ihrer Störungsdynamik entwickelt hat. Damit einher geht ihre pessimistische Haltung gegenüber einer Heilung, die durch ihre Suchtthese bekräftigt wird. Deutlich wird, dass sie trotz aller zwischenzeitlich errungenen Erfolge immer wieder in Krisen gerät, in denen die Störungsdynamik mit Ess-Brech-Anfällen, Alkoholkonsum, Stimmungsschwankungen bis hin zu Suizidgedanken usw. jeweils beherrschend wird. Dennoch verfügt sie immer wieder über die Kraft, in unterschiedlichen Situationen Handlungsstrategien, zum Teil sehr erfolgreich, zu entwickeln und ihre Situation, insbesondere beruflich, zu verändern. Dennoch bleibt sie verletzlich, weil eine Reihe von Verlaufskurvenpotenzialen nach wie vor wirksam sind: z.B. traumatische Erlebnisse aus stationären Aufenthalten; die in der Familie unterbliebene Aufmerksamkeit und Wärme; fehlende Erfahrungen mit Liebesbeziehungen; soziale Isolation; die weitgehend fehlende Sprache für Probleme; Unsicherheiten über ihre Geschlechtsidentität; wachsende körperliche Probleme usw. Zudem scheint Cornelia mit jedem Rückschlag in ihren Bemühungen um Besserung immer mehr Hoffnung und zunehmend die Energie zu verlieren, um neue Versuche zu unternehmen. Sie versucht sich in diesem Leben einzurichten.

4.2.3 Die autobiographischen Thematisierungen

I Allgemeine Beobachtungen

In der den Erzählteil abschließenden Erzählkoda bilanziert Cornelia ihre Erzählung wie folgt:

E: Mei des (?kann nicht wahr sein). Des sind scho die Outing-Storys. Des derfscht gar nimmer ohören dann. [lacht] [874f.]

Hiermit bringt sie zum Ausdruck, dass sie sich in dem Interview umfassend ‚geoutet' hat, indem sie der Interviewerin einen Einblick in all ihre Probleme und ‚Abnormalitäten' gewährt hat. Dabei kommt sie offenbar selber zu der Überzeugung, dass sie eine unglaubliche Häufung von demoralisierenden Episoden und Problemen aufzuweisen hat („Mei des (?kann nicht wahr sein)"). Dieses offensichtliche Erstaunen hängt vermutlich mit der Erzählsituation zusammen, die Cornelia in die Lage versetzt hat, ihre Lebensgeschichte in einem gesamten Bogen zu sehen. Sie ist offenbar dabei der Auffassung („Des derfscht gar nimmer ohören dann"), dass das Anhören des Interviews für die Rezipientin unangenehm oder erdrückend sein muss. An dieser Stelle fällt die Bilanzierung ihrerseits eher bedrückend und negativ aus, wobei sie mit dem Lachen eine Distanzierung herzustellen bzw. eine peinliche Berührtheit zu überspielen versucht.

In der Auseinandersetzung mit ihrer Störungsgeschichte wird besonders deutlich, wie sie einerseits von Ereignissen und der Problemgemengelage im Erzählprozess überwältigt wird, z.B. im Kontext der Phase ihrer ersten Arbeitslosigkeit, wo sie sehr stark von ihrem Ess- und Trinkverhalten dominiert wurde: „Des hab i – a halbs Jahr gmacht. [leise] Echt a halbs Jahr. (6 Sek.) Boh! [lacht in sich] [468f.]", oder im Kontext ihrer Rückkehr nach dem letzten Klinikaufenthalt, wo sie stark ‚rückfällig' wird und zunächst die Kontrolle über den Alkoholkonsum verliert: „Oh Wahnsinn echt" [781]. Andererseits versucht sie sich traumatische Erlebnisse fremd zu machen. Hierbei nimmt sie entweder eine Beobachterperspektive ein, wie z.B.: „[lacht] So krank echt i muss – manchmal wenn i so erzähl denk i ma – des is a ganz a bläder Film wo i da aaschau und net wahr sei kann ge" [131-133] oder „[lacht] wie in so am Psychiatrie-Film" [213], bzw. sie versucht über Lachen oder derbe Kommentare Distanz zu gewinnen.

Auffällig ist, dass Cornelia gegenüber der Interviewpartnerin offenbar immer wieder ihre eigene Perspektive zu rechtfertigen bzw. ihre ‚Unschuld' zu betonen versucht. Es entsteht der Eindruck, als wolle sie dem Eindruck entgegenwirken, dass sie an ihrem Leiden selbst Schuld trage. Dies wird beispielsweise im Kontext ihres Erbrechens während der „Schlaftherapie" deutlich:

E: Ja und dann hab i au no s Speiben also des des – war nicht – war wirklich net äh mutwillig. Die ham den die Sondennahrung des war so a hoißer Brei den ham die manchmal z'hoiß gmacht die Schweschtern. [258-260]

An dieser Stelle ist es ihr offenbar wichtig, zu betonen, dass das Erbrechen von ihr nicht intentional ausgelöst wurde. Auslöser sind nach ihrer Auffassung vielmehr die Bedingungen der Behandlung, die sie als quälend („a hoißer Brei", „z'hoiß gmacht") empfindet. Kurz darauf unterstreicht sie dies in folgender Interviewstelle:

E: ....und – da hat's im – [lacht] des war wirklich net i hab i hab hätt ja gar net die Kraft ghabt zum Erbrechen. [271f.]

Auf diese Weise entsteht vage eine Theorie der fremd ausgelösten Störung, die der Rechtfertigung und Erklärung dient.

Ebenso versucht sie, mögliche Zusammenhänge zwischen ihrer Störung und ihrer Leistungsfähigkeit im Kontext der Kündigung nach dem Ende der Ausbildung auszuschließen:

E: ...glei – bloß befristete Stelle kriegt also net dass – da war i jetz net die Erkrankung schuld sondern der hat glei bloß gsagt drei Monat' kannsch arbeiten und so. [422-424]

Auch hier hebt Cornelia fremdbestimmte Bedingungen hervor.

Auffällig ist auch, dass Cornelia in ihrer Erzählung gelegentlich die männlichen Bezeichnungen benutzt, wenn es um ihre Person geht, was sie offenbar nicht reflektiert: „Einzelgänger" [27], „Magersüchtiger" [51], „mit dem", „der is ja" [155]. Dies ist insofern interessant, als im späteren Teil des Interviews die Verunsicherung ihrer Geschlechtsidentität als Bestandteil ihres Leidens in Erscheinung tritt. Diese Formulierungen könnten ein weiterer Hinweis darauf sein.

Insgesamt ist ihre Haltung sich selbst gegenüber von der Dominanz ihrer Leidensprozesse sowie von negativen Fremd- und Selbstzuschreibungen gekennzeichnet. Diese untermauert sie durch Eigentheorien wie z.B. von zyklischen Prozessen des Erleidens, von Suchtverhalten und ‚Einschreibungen in den Körper', die kaum Hoffnung auf eine Heilung zulassen. Ihre insgesamt pessimistische Grundhaltung wird durch eine positive Bilanz ihrer beruflichen Entwicklung (siehe unten) kaum gemildert. Eine in Ansätzen positive Zwischenbilanzierung der aktuellen Situation scheint allerdings in der Erzählkoda durch:

E: Dass i immer- mi sehr aufraffen muss mit Leit was unternehmen. Also grad mit andre Menschen. Ge (-) Aber ma sieht ja dass mir besser geht sonsch hätt i des mit dem Termin mit dir nie ausgmacht echt. (-) [849-851]

Sie betont darin, dass sie inzwischen wieder in der Lage ist, soziale Kontakte aufzunehmen, was an ihrer Bereitschaft, ein Interview zu führen, deutlich werde. Entgegen der ansonsten bestehenden Isolation sieht sie hier offenbar einen Fortschritt. Dieser Kommentar verweist auch auf die Bedeutung des Interviews, da sie ansonsten über keine Gesprächspartner verfügt, und zugleich auf die damit verbundene Leistung, eine solche Schwelle zu überspringen.

II Argumentative Auseinandersetzungen mit dem Ursprung der Störung

In der Erzählung sowie im Nachfrageteil gibt es unterschiedliche argumentative bzw. eigentheoretische Darstellungen, die sich auf den Ursprung ihrer Störung beziehen.

Gleich zu Beginn der Erzählung führt Cornelia mit einem Kommentar ein, dass sie sich aus heutiger Sicht damals als zu angepasst sieht:

E: Ähm – war eigentlich immer ganz unauffällig eigentlich zu unauffällig glaub i jetz im Nachhinein. (-) [11f.]

Dies ist nur im Zusammenhang mit ihrer familiären Situation zu verstehen, in der sie kein Aufsehen erregen wollte und sich für die Harmonie verantwortlich fühlte, da dies aus ihrer Sicht niemand anderes tat. Im Nachfrageteil setzt sie sich entsprechend mit ihrer Rolle in der Familie aus familiensystemischer Sicht auseinander, favorisiert letztlich jedoch eher eine genetische Disposition als Ursprung der Störung:

E: ...mei i woiß es au net was da i moan – die die – Meinungen der Psychologen dass dass – in so rer – wenn's halt net so hihaut dass oiner des immer abkriegt. Oder dass dann auf oim – dass oiner – krank wird in der Familie in so'm Syschtem da gibt's doch des

I: Mhm

E: so Fa- Familie oder was alles gibt i woiß es net aber i bin mir net so sicher ob – ob des net scho mehr einfach ähm (..) ob des unabhängig von der Familie is einfach so Veranlagung. Die – also die Veranlagung zur Sucht moin i jetz, das hab i vielleich von meim Vater geerbt des glaub i jetz echt. [NFT:1057-1065]

Die genetische Disposition zur Sucht, der sie neben Alkoholabhängigkeit eben auch die ‚Essstörung' zuordnet, ist eine zentrale und durchgängige Theorie, über die sie vieles zu erklären versucht. Die daraus resultierende Grundhaltung, einer Veranlagung letztlich ausgeliefert zu sein, dokumentiert sich immer wieder in ihren Kommentaren.

Cornelia geht jedoch auch immer wieder auf ihre Rolle und ihr ‚angepasstes Verhalten' in der Familie ein. In der folgenden Textpassage setzt sie sich z.B. mit ihrer früheren Haltung, nicht die Familie mit eigenen Problemen belasten zu wollen, auseinander:

E: Weil i irgendwie Angsch ghabt hab i kann net mit meine Lapp- – Lappalien da – die Familie no mehr belaschten ge wie's schon belastet is irgendwie. Und i woiß net was da für a Denken scho – also keine Ahnung – des hat mir koiner gsagt oder so also des des – woher so was kommt. Möglichst unauffällig halt immer bleiben und da is' ma eigentlich – bodenlos schlecht ganga. [NFT:1094-1098]

Auffallend ist hierbei, dass sie ihre Probleme im Vergleich zu denen der Familie als „Lappalien“ bezeichnet. Dadurch vermittelt sie einen Eindruck davon, wie stark sie den Problemdruck der Familie (Alkoholismus des Vaters, Krankheit der ältesten Schwester) wahrgenommen hat. Allerdings macht sie auch deutlich, dass ihr Versuch, „möglichst unauffällig“ zu bleiben, ihr selbst großes Leiden verursachte („bodenlos schlecht ganga“). Gleichzeitig ist für sie die Frage unbeantwortet, woher dieses Verhalten ursächlich kommt. An früherer Stelle hat sie dazu jedoch schon eine Theorie aus Beratungen oder Literatur übernommen:

E: ...i moan – die die – Meinungen der Psychologen dass dass – in so rer – wenn's halt net so hihaut dass oiner des immer abkriegt. Oder dass dann auf oim – dass oiner – krank wird in der Familie in so'm Syschtem... [NFT:1058-1060]

Demnach ist sie nach ihrer Auffassung offenbar dafür bestimmt, die Symptomträgerin in der Familie zu sein.

Auch führt sie den Beginn ihrer ‚Essstörung‘ auf einen inneren Anpassungskonflikt und mangelndes Selbstbewusstsein zurück. So habe sie sich an den Vater angepasst, obwohl sie auch gern mit Gleichaltrigen zusammengewesen wäre. Dieses Bedürfnis habe sie aber nicht zum Ausdruck bringen können, sondern weiterhin ihren Vater begleitet. Mit dieser Argumentation leitet sie das Interview im Hinblick auf den Störungsbeginn ein und bilanziert: „Und irgendwie hat des halt net zammpasst [...] des – des muss irgendwie schätz i jetz im Nachhinein der Auslöser gewesen sei...“ [31f.]. In ähnlicher Weise argumentiert sie im Nachfrageteil:

E: Und do des hat eben aber – zu der Zeit nimmer zammpasst mit dem (..) Kindle des bei seim Papa immer bleibt. Also des is – und da hot halt des – da war mei Selbstbewusstsein zu schwach dass i des and- die andre was mir eigentlich scho gfallen hätt ge (-) (7 Sek.) naja... [NFT:1127-1130]

Die Erwähnung des anderen, was ihr schon gefallen hätte, bezeichnet im Kontext des Interviews die zurückgestellten Peer-Kontakte, worunter sie offenbar sehr gelitten hat. Ihre fehlende Fähigkeit, sich gegenüber dem Vater abzugrenzen, führt sie hier auf ihr Selbstbewusstsein zurück, was sie als „zu schwach“ bewertet. Hierin sieht sie einen Zusammenhang mit ihrer Abgrenzungs- und Anpassungsproblematik.

In ihren eigentheoretischen Auseinandersetzungen mit den Gründen für ihre Störung sind zwei Dimensionen bedeutsam: zum einen eine genetische Theorie, zum anderen eine familiensystemische Sichtweise.

Exkurs: Das Versagen des Familiensystems – Das Phänomen des Nichtredens

Cornelia ist offenbar bis heute darüber erstaunt, dass die Familienangehörigen mit ihr nie über ihre Probleme gesprochen haben. So erinnert sie beispielsweise im Anschluss an die gescheiterte erste stationäre Therapie („Punkteprogramm") einen Orientierungszusammenbruch, in dessen Verlauf sie sich durch eine Überdosis Tabletten ruhigstellen wollte, was mit einem Klinikaufenthalt endete. In diesem Kontext kommentiert sie: „...da is kein Wort gfallen. Kein Wort." [143] Darin drückt sie zum einen ihr Unverständnis aus, dass sich niemand aus der Familie für die Gründe ihres Verhaltens interessierte, zum anderen schwingt darin ein verdeckter Vorwurf mit, dass für ihre Probleme kein Platz war. Es entsteht der Eindruck eines erdrückenden Familienklimas, in dem Probleme ‚unter dem Deckel' gehalten werden. Im Zusammenhang mit anderen Interviewstellen wird deutlich, dass die Familie durch Problemgemengelagen stark belastet ist und zusätzlich auftauchende Probleme auszublenden versucht. Dieses Muster wird auch in Situationen deutlich, die Cornelia später erlebt, hier in Bezug auf ihren Bruder:

> E: ...dann war mei oi Schweschter scho auszogen, dann war bloß no mein Bruder im Zimmer. Mir ham im Stockbett + gschlafen + [lacht] der is sechs Jahr' jünger (-) + Und i war + [lacht] unten im Stockbett und hab – weil i eben so viel trunken hab i hab'n Kübel neben's Bett gstellt jeden Abend. Kommt er (?an) und sagt wieso brauchscht'n du'n Kübel am Bett? – Mir is einfach so schlecht, mir is immer so schlecht. – Aha. Mhm. Der hat so woischt i denk mir jetz im Nachhinein da – des is doch Wahnsinn! In der Familie da wird nix gredet. Des is doch der absolute Wahnsinn! [451-458]

Cornelia beschreibt eine Situation, in der sie sich auffällig verhalten hat, so dass Familienmitglieder eigentlich etwas hätten bemerken und ansprechen müssen. Ihre Erklärung für ein Nichtreden und die Unfähigkeit, Konflikte auszutragen, ist, dass in ihrer Familie einfach „nix gredet" wird. Hierin wird eine klare Zuschreibung an das Familiensystem deutlich, dass seine Mitglieder nicht über die Kompetenzen verfügen, Probleme zu bearbeiten. Ähnlich argumentiert sie im Nachfrageteil. Hier erinnert sie detailliert Situationen, in denen ihre Schwester sie zwar auf ihren merkwürdigen Geruch („du stinksch immer so – sauer" [NFT:1193]) ansprach, wobei dies jedoch ohne Konsequenzen blieb. Sie bilanziert in diesem Zusammenhang mit Unverständnis: „Also des – i kann's mir net vorstellen dass ma des net merkt. I kann's mir wirklich net vorstellen!" [NFT:1187]

Das Phänomen, dass in der Familie über die entscheidenden Probleme nicht geredet wurde, wirkt offenbar bis heute. Sie selber hat aktuell noch die Schwierigkeit, dass sie sich nicht traut, ihre Problematik in der Familie anzusprechen. Hierzu entsteht eine Argumentation in der Erzählkoda, in der die Auseinandersetzung mit aktuellen Verdeckungsstrategien im Familienrahmen (so z.B. in Situationen gegenüber ihrem Bruder, in denen sie sein liebevoll zubereitetes Essen heimlich erbricht) einen breiten Raum einnimmt. In diesem Zusammenhang zieht Cornelia aber offenbar nicht in Betracht, dass sie selbst mit einem Versuch, ihre Probleme anzusprechen, eventuell eine Entspannung der Situation erreichen könnte. Offenbar erkennt sie ihren eigenen Anteil an dieser ‚Schweigespirale' nicht.

III Eigentheorien und Argumentationen zur Symptomatik und Störungsdynamik

Die oben genannte Vererbungstheorie steht immer wieder im Zusammenhang mit ihrer Suchttheorie.

Die Deutung ihres Ess- und Trinkverhaltens als Suchtzyklen

Cornelia ist offenbar davon überzeugt, dass es sich bei ihrer Problematik um eine Sucht handelt, denn sie verwendet immer wieder diesen Begriff (wie z.B. „in den fuchzehn Jahr' Sucht" [610f.] oder „Weil si des eben sonsch hätt i – vielleicht a andre – Sucht oder a andre Störung entwickelt net grad äh Magersucht" [NFT:1148f.]). Dabei entsteht jedoch der Eindruck, dass sie nicht zwischen Alkoholkonsum und Essverhalten differenziert.

Im Zusammenhang mit der Suchtthese und der genetischen Disposition ist wieder der Bezug zum Vater dominant:

E: ...– da hab ich aa scho wieder a Zeitlang viel trunken also des kommt halt immer wieder. Die Well- und – vielleicht liegt des weil mei Vater Alkoholiker is i woiß net. [782-784]

Die Vermutung, die „Veranlagung zur Sucht" vom Vater geerbt zu haben, wiederholt sie nochmals im Nachfrageteil:

E: Die – also die Veranlagung zur Sucht moin i jetz, das hab i vielleich von meim Vater geerbt des glaub i jetz echt. [NFT:1064f.]

Im Zusammenhang mit der Suchtthese, die sie für ihr Ess- und Trinkverhalten gleichermaßen verwendet, diagnostiziert sie für sich, dass ihr im Vergleich zu anderen Menschen die notwendige Verhaltenskontrolle („Grenze") fehle:

E: ...– i denk so Veranlagung is einfach da. Und des is halt einfach a Sucht und des – und i woiß net ob die Ärzte des so – wahrnehmen alle oo – oo die gschulten (-) dass da einfach die Sucht dahintersteckt. Und das zwanghafte – Wesen. Und und dass halt – a Wesen von der Magersucht sag i mal oder – von so rer Essstörung is dass ma net heil- also – ich hab oo a – Bekannte die sehr auf ihr Figur achtet und viel Sport macht(`) aber die tät jetz nix machen, die tät den Körper jetz net dafür kaputtmachen. Die die Grenze fehlt ja. Die Hürde überspringsch du – um die Ziel zu erreichen. Ge um eben des ganze Essen loszuwerden oder um – des niederschte Gwicht – is ja au wurscht ohne – Rücksicht auf'n Körper. Ge (-) [963-971]

Hierbei ist interessant, dass sie einen Vergleich zu einer Freundin zieht, die auch figurbewusst sei, sich jedoch dafür nicht schädigen würde. Diese zum Selbstschutz notwendige „Grenze“ fehle ihr. In einem abgebrochenen Nebensatz formuliert sie darüber hinaus die Auffassung, dass dieses der Störung zugrunde liegende Verhalten nicht heilbar sei („dass man net heil-“), und sie unterstellt den Professionellen („geschulten“), dass sie dieses Suchtphänomen in ihrer Behandlung nicht berücksichtigten, was letztlich eine Heilung ausschließe.

In eine ähnliche Richtung weisen ihre Beschreibungen von den wellenförmigen Verläufen des Suchtverhaltens, denen sie quasi machtlos ausgeliefert sei. Hinweise sind z.B. im weiter oben diskutierten Zitat zu finden („...des kommt halt immer wieder“ [783]). Dass sie diese Vorstellung von zyklischen Verläufen letztlich auf die gesamte Störungsentwicklung bezieht, wird im Nachfrageteil deutlich, wo sie die Phase der Selbstmordplanung erinnert und anschließend bilanziert:

E: Des is a des is a langer mühsamer Weg da hab i eben zehn Jahr’ braucht(`) dann hab i mir des schnell kaputtgmacht und wenn i jetz wieder zehn Jahr’ brauch bis i auf dem Level bin na ja dann bin ich bald fuchzig – dann geht’s + wieder von vorn an + [lacht]. [NFT:1974-1976]

Darin wird deutlich, dass sie diese zyklischen Bewegungen auch auf längere Zeitspannen ausgedehnt sieht und dabei insgesamt eine negative Grundhaltung entwickelt, nämlich aus diesen Zyklen nicht aussteigen zu können.

Ein weiteres Beispiel für zyklische und unausweichliche Probleme steckt auch in der folgenden Formulierung:

E: ...und dann war eben der Übertritt – immer so – so Einschnitte – ins Gymnasium. Und do – war wieder Tiefschlag. [NFT:1115-1117]

Hierbei ist kennzeichnend, dass sie verallgemeinert: „immer so – so Einschnitte“, die sie gleichsetzt mit Tiefschlägen. Daraus spricht eine spezifisch negative Erwartung an ihren Lebensablauf.

Das Sicheinrichten mit der „Bulimie“

Die in den vorher dargestellten Argumentationen zum Ausdruck kommenden Theoriebestandteile führen bei Cornelia dazu, ihre Situation offenbar als unausweichlich anzusehen und sich mit ihrer Störung zu „arrangieren“ [641]. Sie meint damit, ihre Ess-Brech-Praktiken in den Alltag zu integrieren. An anderer Stelle setzt sie sich jedoch mit den Gefahren und Folgen des Sicheinrichtens auseinander:

E: ...-is ma anscheinend zu guat gangen(`) also mit meinem arrangierten mit meiner arrangierten Bulimie(`) wo i meine – Fressanfälle hab und die aber – trotzdem i hab nix vernachlässigt, i bin überall hingangen. Wenn ich au mal – gfressen und kotzt hab und mir war’s schlecht und i hab aber ausgmacht i geh wohin i bin hingangen. I hab mir dacht das lauft nimmer. Das musch dir vorher überlegen. Also des – an Termin absagen wegen der – Essstörung des des lauft einfach nimmer und – des war scho so(`) gewisse Härte gegenüber mir selber aber des is halt immer kost' viel Energie. Und des is nämlich – des is des was die wenn du bissle in an schlechten in an psychischen Zustand kommsch – bringscht es nimmer auf. Und dann kippt nämlich des – [661-670]

Mit dem Kommentar, dass es ihr offenbar zu gut gegangen sei, kündigt sie in der Erzählung einen nahenden Zusammenbruch – nach einer zehnjährigen Stabilisierungsphase – an. Dass ihre Fortschritte des zehnjährigen Aufwärtstrends sie nicht vor einer neuen Krise schützen konnten, führt sie auf das Sicheinrichten mit der „Bulimie" zurück. Die Selbstdisziplin, die sie dabei aufbringen muss, um ihre sozialen und beruflichen Kontakte nicht zu vernachlässigen, verlangt ihr viel Energie ab. Darin wird deutlich, dass sie den labilen Zustand des ‚Arrangements' erkennt und damit die Gefahr eines Zusammenbruchs bei auftretenden Problemen bzw. Krisen verbindet. Genau diese Gefahr detailliert sie kurz darauf im Kontext ihrer Krise, als sie sich in eine Frau verliebt und die Störungsdynamik wieder dominant wird:

E: Also des hätt i net(`) des des war des is eben des wemma des net wegbringt, wemma si damit eben so halbseiden arrangiert und da kommt oi Tiefschlag im Leben wo man net wo ma si net auskennt was weiß i oder es kommt a Todesfall oder a Trennung – oder was. Und dann bisch wieder voll dabei. [700-703]

Die Konsequenz wäre somit die vollständige Bewältigung der Störungsdynamik, die für Cornelia aus heutiger Sicht kaum vorstellbar ist (siehe auch Abschnitt V).

Die Kreisläufe und Kettenreaktionen der Störungsdynamik

Cornelia hat in ihren Erlebnissen offenbar die Beobachtung gemacht, dass sich Krisen und Symptomatiken wechselseitig verstärken:

E: ...des geht dann gibt dann so'n Kreislauf ge du hascht nix mehr was di jetz neben der Arbeit so aufbaut(`) nurmehr die Arbeit(`) und das gibt dann so Fruscht und des dafür steigt halt die Fresserei und die Kotzerei und des verstärkt wieder den den Schwermut und – des halt do wieder ausbrechen is scho schwierig. [NFT:1967-1970]

Deutlich wird, dass sie das Bild einer Kettenreaktion entwickelt hat, in der sich Frust, Essverhalten und „Schwermut" wechselseitig bedingen und ablösen. Dabei kann selbst der Beruf nicht mehr als möglicher positiver Gegenpol wirken. Aufgrund dieser Erkenntnis bemüht sie sich aktuell offenbar, soziale Kontakte zu aktivieren, um ein weiteres Gegengewicht zu diesen Dynamiken zu entwickeln. Gleiches versucht sie durch den Besuch von Yogakursen, um sich körperlich und sozial zu stabilisieren. Diese Anstrengungen, einem eingefahrenen Mechanismus zu entfliehen, zeigen, dass Cornelia trotz aller Negativerwartungen dennoch nach Möglichkeiten sucht, ihre Erfahrungen von Kreisläufen und Kettenreaktionen zu durchbrechen.

Der fremdausgelöste Einstieg in die „Bulimie"

In der Erzählung betont Cornelia ihre Nichtverantwortung für die ersten Erfahrungen mit dem Erbrechen. Sie führt den Einstieg auf äußere Einflüsse während der „Schlaftherapie" zurück, nämlich auf die Verabreichung eines zu heißen Breis über die Sonde, den sie im Dämmerzustand ohne Absicht wieder erbrach. Sie bilanziert abschließend:

E: Und do ab dem Zeitpunkt is halt des – seitdem kann i halt ganz leicht brechen ge (-) Brauch mi bloß bucken und dann is des – des is kei Problem. Also das war sag ma mal des Einsteigermodell so für die Bulimie muss ich mal sagen. (..) [272-275]

Interessant ist, wie sie später auch den Beginn des Erbrechens als körperlichen Automatismus beschreibt: „Alles was i gessen hab is kotzt worden" [347f.], „...– is rauskommen" [349]. Hier taucht Cornelia erneut nicht als Subjekt auf, sondern es geschieht etwas mit ihr. Noch später in der Erzählung erklärt sie, dass sie nicht alles einfach essen könne, denn „Des bleibt einfach net drin des des – kommt scho automatisch raus beim Sitzen! Also es – äh i schätz Magen hat einfach Schaden genommen(`)..." [569f.]. Inwiefern sie hierbei ihre langjährige Ess-Brech-Praxis als Ursprung reflektiert, bleibt unklar. Es scheint jedoch, dass sie eine Theorie der fremdausgelösten Schädigung ihres Körpers, für die sie nicht verantwortlich ist, entwickelt hat.

Die Haltung gegenüber dem eigenen Essverhalten

Cornelia nimmt bis heute offenbar eine eher latent positive Haltung gegenüber dem Fasten ein. Sie fühlt sich dabei stark. Cornelia erklärt diese positive Haltung mit einer tiefen Verankerung in ihrer Person, der sie ausgeliefert sei. In der Erzählkoda setzt sie sich im Zusammenhang mit ihren gesundheitlichen Problemen diskursiv mit dem Fasten, dem Gefühl der Stärke und der inneren Verankerung auseinander:

E: Aber mei es is halt – was i was au net webringsch i bin zum – wenn i zum Beispiel net – koin Hunger hab und nix essen muss da bin i stolz drauf und iss a nix. Also des des – baut mi einfach unheimlich auf und da fühl i mi saustark. Da fühl i mi einfach stark. Wenn i mol dann – was woiß i – um Nachmittag um drei zum erschten Mal was iss. Des kommt ganz selten vor mittlerweile weil i hab einfach i muss wenn i Hunger hab muss i einfach was essen ge (-) Und i bin scho froh wenn i dann was iss und net z'viel iss und net speiben muss und so – des is – des is scho ganz guat aber – des dass des immer no so'n Stolz verursacht, des is einfach – des bleibt glaub i. I sag immer des is auf der Feschtplatte im Hirn is des ei-geätzt. Des bringsch nimmer raus. [836-844]

Hierin dokumentiert sich die anhaltend große Bedeutung des Themas Esskontrolle in ihrem Leben. Einerseits spricht sie vom Stolz, längere Zeit dem Essbedürfnis zu widerstehen (Fasten), andererseits erkennt sie die Notwendigkeit, bei Hunger etwas essen zu müssen, wobei sie dann aber das rechte Maß finden und das Erbrechen unterdrücken muss. Damit zeigt sie, dass sie Esskontrolle auf unterschiedlichen Ebenen betreibt: das Bedürfnis nach Essen hinauszuzögern oder dem Hunger nachzugeben, aber nicht in „Fressanfällen" zu landen bzw. das Essen bei sich zu behalten. Sie bilanziert, dass sie in ihren Bemühungen, die Dynamik der Ess- und Brech-Anfälle einzudämmen, bereits Erfolge erzielt hat, aber sie schränkt auch ein, dass der mit dem Fasten verbundene Stolz immer noch dominant ist und wohl nicht mehr verändert werden könne („Des bringsch nimmer raus"). Die Erklärung, dass der mit dem Fasten verbundene Stolz ‚eingeschrieben' ist, erleichtert es ihr, die Esskontrolle weiter zu praktizieren, ohne sich selbst dafür zu verurteilen. Diese Argumentation hat damit auch einen legitimatorischen Charakter.

Die Theorie von der Chronifizierung – „manifeschtiert im Hirn"

Im eben angeführten Zitat dokumentiert sich eine weitere Erklärungstheorie. Cornelia geht davon aus, dass bestimmte Haltungen („Stolz") unverrückbar mit ihrer Person verbunden sind: „I sag immer des is auf der Feschtplatte im Hirn is des ei-geätzt. Des bringsch nimmer raus" [834f.]. In einer später im Nachfrageteil einsetzenden argumentativen Auseinandersetzung mit der Frage, ob es für sie noch Heilung gäbe, kommt diese Theorie des ‚Eingeschriebenseins' in ihre Person („Hirn") erneut zum Vorschein, womit sie deutlich zu machen versucht, dass die Anstrengungen, etwas dagegen zu unternehmen, für sie schwierig zu bewältigen sind:

E: I hab einfach a Ess- Essproblem des is so manifeschtiert im Hirn(') und wenn i dagegen ankämpf des stre- ko- koschtet Anstrengung und da muss ich halt schaue dass i die Kraft immer no hab. [NFT:1985-1987]

Sie betrachtet die Essproblematik mittlerweile als tief in ihr verankert, ähnlich wie in der Theorie von der genetischen Disposition. Im Gegensatz dazu sieht sie hier offenbar aber einen stattgefundenen Prozess, in dem sie sich etwas angeeignet hat. Darin dokumentiert sich so etwas wie eine Lerntheorie. Im ersten Zitat verwendet sie den Begriff des Einätzens („ei-geätzt"), was in der Wortwahl auf einen nicht mehr rückgängig zu machenden Prozess verweist. Demgegenüber wird im zweiten Zitat eine Vorstellung von Bearbeitungsmöglichkeiten deutlich, die sie jedoch mit Kraftanstrengungen verbindet, welche sie ihrer Meinung nach nur schwer bewältigen kann.

Die in diesem Zusammenhang vorgebrachten Argumente verweisen auf eine Art Chronifizierungsthese: dass ihr Verhalten tief eingeschrieben und daher nicht mehr leicht zu ändern sei. Dafür hat Cornelia offenbar zwei Kriterien: die Zeitdauer im Sinne einer langen Praxis und die Verfestigung im Denken, Fühlen, Handeln, wofür sie offenbar das Gehirn als körperlichen Ort bezeichnet, so auch im folgenden Zitat: „I war eigentlich voll in der Krankheit des geht ja net so schnell des – die Umstellung im Hirn" [151]. Eine Normalisierung auffälligen Ess- und Bewegungsverhaltens ist aus ihrer Sicht nicht unmittelbar möglich, sondern bedarf kognitiver Veränderungen.

Insgesamt gesehen hat Cornelia ein komplexes System aus verschiedenen Erklärungen für ihre Situation und ihr Verhalten entwickelt, das unterschiedliche Dimensionen enthält, wobei sie selbst immer wieder als ein Subjekt in Erscheinung tritt, das diesen Bedingungen hilflos ausgeliefert ist: die Sozialisation zur Anpassung im Familiensystem; die fehlende Beachtung ihrer Probleme dort; die Vererbung einer Suchtdisposition; die wiederkehrenden (zyklischen) Krisen und Tiefschläge; die Chronifizierung ihrer Störung; das Ausgeliefertsein gegenüber gewalttätigen Eingriffen in ihren Körper als Auslöser usw. Obwohl es nach diesen Theorien für Cornelia nahezu aussichtslos erscheinen müsste, eine Besserung zu erreichen, sucht sie dennoch nach Wegen, diese Entwicklungsdynamiken zu durchbrechen.

IV Die Selbststigmatisierungen

Cornelia verwendet an vielen Stellen im Interview Begriffe wie „Wahn" [z.B. 100, 103, 164, 289, 898], „krank" [z.B. 108, 131, 151, 1060], „extremen Vogel" [513] usw., mit denen sie ihr eigenes Verhalten stigmatisiert. Dabei handelt es sich offenbar um Bewertungen, die sie sowohl aus eigenen Leidenserfahrungen vornimmt als auch von anderen übernimmt. Besonders deutlich kommt dies am Beispiel ihres übermäßigen Bewegungsverhaltens zum Ausdruck. In diesem Zusammenhang spricht sie z.B. auch von „anorektischen Auswüchsen" [99]. Im Nachfrageteil resümiert sie z.B. in der Erinnerung an den Schlafmittelmissbrauch, der durch ihren nicht mehr kontrollierbaren Bewegungsdrang ausgelöst wurde:

E: Ah ja bei dem Sportwahn da is der Wahnsinn.
I: Mhm
E: Des war die Hölle echt. [NFT:1475-1477]

In dem Zitat verwendet Cornelia „Sportwahn", „Wahnsinn" und „Hölle" als Begriffe, die unterschiedliche Qualitäten bezeichnen. „Sportwahn" steht bei ihr für den zeitweise ausufernden Bewegungsdrang, den sie nicht unter Kontrolle bekam. „Is der Wahnsinn" scheint eine alltagssprachliche und dialekteingefärbte Formulierung zur Markierung der besonderen Intensität zu sein. Die Wortwahl „Hölle" steht für den Leidensprozess und das Getriebensein in der Zeit des übermäßigen Bewegungsdranges. Insgesamt ergibt sich daraus das Bild einer extremen Erlebnisintensität, die mit Leiden und Kontrollverlusten verbunden ist und in Verbindung mit Selbststigmatisierungen im Sinne von nicht steuerbaren Prozessen krankhafter Aktivitäten steht. An anderen Stellen pathologisiert sie rückblickend ihr Verhalten in der Kindheit, zu beten oder sich unattraktiv zu kleiden, und spricht hierbei von „Wahn“ (z.B. „Ja und des war des war einfach a Wahn“ [NFT:957]) oder von „Zwängen“ [NFT:941]. Dass sie die Stigmatisierung auch auf ihre Kindheit ausdehnt, ist offenbar einerseits auf ihre bereits diskutierten Theorien zurückzuführen, in denen sie von Dispositionen und Vererbungen ausgeht, andererseits auf ihr angeeignetes Fremdwissen über ‚Essstörungen‘, dass nämlich bei betroffenen Menschen häufig zwanghafte Verhaltensweisen auftreten.

Besonders in Erinnerungen an frühere Haltungen sich selbst gegenüber wird deutlich, dass Cornelia insbesondere im Zuge der „Fressanfälle“ nach den Jahren der rigiden Esskontrolle das Selbstbild entwickelt, dass ihr ‚Wille gebrochen‘ („...der volle Wille [...] da war er gebrochen.“ [301f.]) und dass sie ‚abnormal‘ sei (z.B. „...was i – für’n Vogel hab für’n extremen...“ [513f.]). Diese stigmatisierende Selbstzuschreibung war offenbar bis zum Besuch der Selbsthilfe besonders massiv, da Cornelia wegen fehlenden Wissens über „Bulimie“ auf keine anderen Deutungsmöglichkeiten zurückgreifen konnte.

Im Nachfrageteil setzt sich Cornelia mit ihrem Körperideal auseinander, wobei die Kategorien ‚krank‘ und ‚normal‘ eine Rolle spielen.

E: Also i find des n- net erstrebenswert da so – so – Hungerharken zu sein. Des is – sagen’s immer ja warum bisch dann selber so dünn dann sag i ja des is oo des is eben so a Ding – von der Krankheit. Des is alles normal(`). [NFT:1700-1702]

Im Kontext wird deutlich, dass sie Schlanksein nicht aus einem Schönheitsideal heraus anstrebt, sondern dass sie sich als krankheitsbedingt sehr dünn betrachtet. Sie bezeichnet sich also als ‚krank‘, und in diesem Zusammenhang sieht sie es wiederum als ‚normal‘ (im Sinne von krankheitstypisch) an, relativ dünn zu sein. Mit dieser Formulierung normalisiert sie gleichzeitig für sich offenbar das ‚Kranksein‘. In ihrer Innenwelt stellt sich damit ‚Normalität‘ her, die Selbststigmatisierung tritt offenbar nur im Vergleich mit den ‚Normalitäten‘ der Außenwelt in Kraft.

V Die negative Beurteilung von Heilungschancen

Cornelia steht heute einer möglichen Genesung eher skeptisch gegenüber. Hierzu tragen ihre Erfahrungen von Rückschlägen, von scheiternden Bearbeitungsversuchen sowie ihre Theorien z.B. über Sucht, Suchtzyklen und Chronifizierung bei. In der Erzählung wie im Nachfrageteil gibt es jeweils eine zentrale Passage, in der sie sich konkret mit Heilungschancen auseinander setzt und wo sie eine eher pessimistische Haltung ausdrückt. Ein wichtiger Hintergrund ist hierbei vermutlich, dass sie nicht auf positive Erfahrungen mit professioneller Unterstützung zurückblicken kann, Veränderungen also auf ihre eigenen Kraftanstrengungen zurückführt, sich jedoch mittlerweile als kraftlos betrachtet.

In der Erzählkoda bilanziert sie:

E: I sag immer des is auf der Feschtplatte im Hirn is des ei-geätzt. Des bringsch nimmer raus. I kann mir bloß no vorstellen dass ma des – Essgestörten – i also i sieh jetz oo dass i – Heilung glaub i gibt's nimmer, es gibt a Besserung(`). [843-846]

Aufgrund der von ihr angenommenen Chronifizierung betrachtet sie eine Heilung als nicht möglich, sondern lediglich eine Besserung. Sie generalisiert diese These über ihren Einzelfall hinaus („Essgestörten"). Kriterien für eine solche Besserung entwickelt sie an anderen Stellen (siehe unten).

Im Nachfrageteil setzt sie sich mit ihrem langen Weg an Bewältigungsversuchen auseinander. Dabei betont sie zunächst die ihrer Erfahrung nach immer längeren Zeiträume, in denen es Hoffnung auf Veränderung gibt:

E: Aber i – hab halt frü- i hab bis bis vor zehn Jahr' hab i no Hoffnung ghabt, da hab i echt no dacht – okay du musch jetz di durchbeißen und grad mit dem anstrengenden Essen dass ma net – zuviel isst und so(`) also keine Fressanfälle baut(`) hab i mir dacht okay und des – da reischt di zamm und dann dauert's halt zwo Jahre, da dauert's fünf Jahre, dauert zehn Jahre und dann geht des. Aber des geht net. Des mach i mir jetz nimmer vor! I woiß dass des – i brauch ma net so a Hoffnung einreden die's net gibt also mittlerweile bin i mir sicher des gibt's net. I hab einfach a Ess- Essproblem des is so manifeschtiert im Hirn(`) und wenn i dagegen ankämpf des stre- ko- koschtet Anstrengung und da muss ich halt schaue dass i die Kraft immer no hab. Dass i net – soviel arbeit' oder oder – dass i halt oo wirklich n Ausgleich hab und mei wenn i des net – wenn des z'kurz kommt dann geht's halt wieder bergab. Also des is mir mittlerweile klar. [NFT:1979-1990]

Die Gesamtbilanz an dieser Stelle zeigt, dass Cornelia die Hoffnung auf eine grundlegende Veränderung weitgehend aufgegeben hat, da sie mit ihrem Essproblem trotz aller Kämpfe immer wieder konfrontiert worden ist. Daraus leitet sich ihre Haltung ab, das Essproblem als gegeben zu sehen. Es entsteht auch der Eindruck, als wolle sie sich vor möglichen Enttäuschungen schützen und für sich kleinere Ziele abstecken. Im Kern ihrer Auseinandersetzung steht das Haushalten mit ihren begrenzten Kräften. Demnach möchte sie diese nicht darin verschleißen, eine für sie unmögliche Heilung anzustreben, sondern z.B. durch weniger Arbeit oder durch Organisation eines Ausgleichs eine Besserung zu erreichen. Dahinter steht ihr Erfahrungswissen, dass sie ohne eine solche (labile) Balance gefährdet ist, wieder in unkontrollierbare Dynamiken abzurutschen. Cornelia schreibt sich dabei eine aktive Rolle zu, um Besserungen zu erreichen.

VI Die Bewertungsmaßstäbe für erträgliche Lebenssituationen und Entwicklungsfortschritte

Cornelia macht an verschiedenen Stellen des Interviews deutlich, wie sie Besserungen in ihrer Lebenssituation bezogen auf die Störungsdynamik bewertet. Sie entwickelt anhand verschiedener Situationen die Maßstäbe für Erträglichkeit. In einer ersten Textpassage bewertet Cornelia z.B. rückblickend ihren Gesamtzustand vor dem Abitur:

E: Aber hab viel Sport gmacht und – so war des irgendwie erträglich. Das war ganz okay also i hab – eben obends meischtens gfressen untertags – wenig gessen(`) und halt den vielen Sport(`). [335-337]

Im Gegensatz zur einer Phase davor, in der sie stark von ihrem Bewegungsdrang beherrscht war, scheint sie in dieser Phase ein erträgliches Arrangement gefunden zu haben, in dem sie die Essanfälle auf bestimmte Tageszeiten begrenzen und den noch immer großen Bewegungsdrang relativ unter Kontrolle halten kann. Sie bewertet heute ihren damaligen Zustand als „ganz okay“ und unterscheidet ihn dadurch von den akuten Phasen des Kontrollverlustes über ihren Bewegungsdrang und ihr Essverhalten.

Das folgende Zitat bezieht sich auf ihre aktuelle Befindlichkeit, die sie anhand eines Treffens mit ihrer Schwester am Abend vor dem Interview wie folgt resümiert:

E: Geschtern zum Beispiel geschtern abends war i beim – Konzert von meiner Schweschter und da hamma warma simma danach weggangen und da hab i oi Glas Wein trunken. Und des is gut ganga also hab – i hab kei Bedürfnis nach mehr ghabt. Des is meischtens wenn i alloine trink. Und da hab i sogar a Suppe gessen also war o- war echt – hab mi guat gfühlt und dann geht des au ganz gut. Klar hab i no gfressen wo i spät abends hoimkommen bin. Aber des is ja wurscht auf jeden Fall war des a netter Obend und – des reicht mir scho so kleine Schr- Erfolgsschritte wieder. [790-794]

Darin wird deutlich, an welch detaillierten Erlebnissen sie kleine Erfolgsschritte bewertet. Zunächst kann es bei einem Glas Wein bleiben, ohne dass sich Kontrollverluste einstellen. Dann wird das Essen einer Suppe als Leistung und die Situation insgesamt als angenehm dargestellt. Ihr später zuhause trotzdem stattfindendes unkontrolliertes Essen (und Erbrechen) tritt dagegen in den Hintergrund. Darin dokumentiert sich, dass es für Cornelia offenbar außergewöhnlich ist, Essen und Trinken in Maßen ohne größere Kontrollanstrengungen zu erleben. Dabei spielt offenbar der gesellige Rahmen eine wichtige Rolle, denn sie stellt den Kontrast zum Alleinsein her, bei dem sich häufig Kontrollverluste einstellen. Cornelia verbucht dieses Erlebnis für sich als einen Erfolg.

Zur Bewertung von erträglichen bzw. verbesserten Situationen gibt sie im Nachfrageteil einen Maßstab zu erkennen:

E: Ja so dass halt – i bin scho immer zfrieden wenn die – untertags keine Essanfälle hab. Da bin i echt scho glücklich. [NFT:1909f.]

Darin wird deutlich, dass Erträglichkeit bzw. Besserung offenbar dann gegeben sind, wenn sie wenigstens zeitweise Ruhe von der Störungsdynamik findet. Da sie dies zum Zeitpunkt des Interviews offenbar relativ häufig so erlebt, bilanziert sie in der Erzählkoda ihre aktuelle Situation wie folgt:

E: ...wobei i jetz so wie's jetz grad lauft eigentlich ganz – find i no halbwegs okay. (-) [846f.]

Anhand der diskutierten Textpassagen wird deutlich, wie Cornelia Veränderungen im Sinne von Besserung bzw. Erträglichkeit wahrnimmt und bewertet. Die Maßstäbe orientieren sich dabei an den Störungsdynamiken, wie sie sie in akuten Phasen erlebt hat, so dass sie schon vorübergehende Abschwächungen als Entlastung empfindet. Dabei gehören für sie alltägliche „abendliche Fressanfälle“ immer noch zur Normalität. Gleichzeitig wird aber deutlich, dass das Aufbrechen sozialer Isolation offenbar ein wichtiges Moment zur Entspannung der Störungsdynamik darstellt.

VII Die positive Bilanzierung in Bezug auf die beruflichen Entwicklungen

In der Erzählung wird deutlich, dass die schulische und berufliche Ausbildung in Cornelias Lebensablauf einen wichtigen roten Faden darstellt und ein wichtiger Bestandteil ihrer Identität ist. Cornelia nimmt gegenüber ihrer beruflichen Entwicklung eine überwiegend positive Haltung ein. So bewertet sie z.B. ihre beruflichen Fähigkeiten zur Zeit nach der Meisterschule, wo sie für Bekannte Schreinerarbeiten macht, positiv: „I hab nämlich i hab handwerklich was konnt(`)“ [630f.]. Die notwendige Bestätigung dafür bekommt sie offenbar aus den Rückmeldungen von Bekannten, für die sie in dieser Zeit verschiedene Arbeiten ausführt.

In der Erzählung zieht sie etwas später eine positive Gesamtbilanz ihrer beruflichen Entwicklung bis in die aktuelle Situation:

E: I bin jetz eben seit acht Jahr' selbstständig und das hab immer viel Arbeit ghabt, jetz heiers eben s erschte Mal de- dass ma den Konjunktureinbruch langsam merkt. Was aber überhaupt net – vom Finanziellen bis jetzt noch net bes- äh besorgniserregend is. Ge? Und hab mir do eigentlich ganz scheens Image jetz aufbaut i bin da im ganzen Land bald bekannt. Mei klar a Schreinermeischterin gibt's net so viel selb- die alloine au no arbeiten ab und zu mal a Umschülerin(`) zur Zeit bin i wieder alloinig(`)(...) [654-660]

Hier fällt die Bilanz differenziert aus und erstreckt sich auf die Bewertung der schon acht Jahre währenden Selbständigkeit, auf die wirtschaftlich relativ erfolgreiche Arbeit, auf ihr offenbar gutes Image in der Region und auf die Besonderheit nach geschlechtsspezifischen Aspekten als allein arbeitende Meisterin. In der Darstellung kommt darüber hinaus zum Ausdruck, dass sie sich in einer aktiven Rolle sieht („hab mir do [...] aufbaut"). Diesen Bereich ihres Lebens nimmt sie offenbar bewusst und differenziert als positiv und selbstbestimmt wahr.

VIII Die Haltung gegenüber Professionellen und ihren Interventionen

Cornelia hat aufgrund ihrer negativen bis traumatischen Erlebnisse im Rahmen professioneller Interventionen eine durchgehend negative Haltung gegenüber Ärzten und Therapeuten bzw. stationären Settings entwickelt. Mit den Interventionen, insbesondere während des stationären „Punkteprogramms" und der „Schlaftherapie", verbindet sie herabwürdigende Situationen, Gewalt- und Ohnmachtserfahrungen sowie Stigmatisierungen und Schuldzuweisungen. Darüber hinaus verortet sie den fremdausgelösten Einstieg in die „Bulimie" im Bereich stationärer Aufenthalte (siehe oben). Weiterhin hegt sie aufgrund ihr möglicherweise vorenthaltener Informationen offenbar den Verdacht, dass während der „Schlaftherapie" süchtig machende Betäubungsmittel eingesetzt wurden: „...die [eine Anästhesistin, d. Verf.] hat gsagt die ham uns mit Benzodiazepine also des is ja Valium der Scheiß und da kannsch ja süchtig werden ge – ..." [224f.]. An dieser Stelle bringt Cornelia zum Ausdruck, dass sie keinen Einblick hatte, was mit ihr gemacht wurde und welche möglichen Folgeschäden damit verbunden sein können. Hier existiert ein ‚blinder Fleck' in ihrer Biographie, der zugleich mit einem tiefen Misstrauen gegenüber medizinisch-therapeutischen Settings verbunden ist.

Im Folgenden wird ihre Haltung und ihr Misstrauen anhand weiterer Textpassagen verdeutlicht, wobei sie durchweg die ihr angetane Gewalt, die fehlende Auseinandersetzung mit ihren Problemen und sogar die Zerstörung ihrer Persönlichkeit hervorhebt. Wie oben erwähnt, wird im Erzähltext deutlich, dass sie die traumatischen Ereignisse noch wenig verarbeitet hat. Immer wieder versucht sie, Distanz dazu herzustellen. Dies äußert sich in der Kommunikation durch Lachen, durch Wortabbrüche, die die Probleme beim Erzählen verdeutlichen, sowie durch das Assoziieren immer neuer Szenen zur Detaillierung der Erlebnisse. Sie vergleicht in diesem Kontext auffällig häufig ihre Erlebnisse mit Filmszenen. Das ermöglicht es ihr, die Perspektive einer nicht unmittelbar betroffenen Beobachterin einzunehmen. Andererseits identifiziert sie sich offenbar mit dem Leid der Psychiatrie-Insassen im „Psychiatriefilm" [213] und vergleicht im Nachfrageteil ihre Situation während der „Schlaftherapie" konkret mit dem Film „Einer flog übers Kuckucksnest" [NFT:1504], womit sie die Gewalt und Brutalität des Systems herausstellt und offenbar zu verdeutlichen versucht, dass das System sie krank machte. Sie schafft sich damit auch die Möglichkeit, sich mit Leidensdarstellungen von anderen zu identifizieren und sich so in einen kollektiven Zusammenhang zu rücken.

In der längeren Erzählsequenz zur „Schlaftherapie“ erinnert Cornelia konkret und offenbar emotional davon wieder ergriffen, wie ihr Zimmer abgesperrt war, wie nicht mit ihr geredet wurde, selbst wenn sie mit anderen Kontakt aufnehmen wollte usw. In einem Kommentar verdeutlicht sie ihre heutige Haltung gegenüber diesen Maßnahmen:

> E: ..und des des hab i des war für mi des is Sklaverei, des ham's am – machen's ja nimmer, des ham's vielleicht a paar Jahr' gmacht die – des war für mi die Hölle echt. Des war Wahnsinn. [245-247]

Die Begriffswahl „Sklaverei“ bringt zum Ausdruck, dass aus ihrer Sicht mit ihr menschenverachtend (Abhängigkeit, Gewalt, fehlende Selbstbestimmung) umgegangen wurde. Die daran anschließenden Bezeichnungen („Hölle“ und „Wahnsinn“) verweisen auf die nicht mehr steigerungsfähige Unerträglichkeit der Situation. Die in diesem Kommentar noch eingefügte Hintergrundinformation, dass diese Therapieform nur ein paar Jahre durchgeführt wurde, und ihre Anmerkungen zu den bekannten Gefahren der Betäubungsmittel (siehe oben) verweisen auf ihre Haltung, ‚zur falschen Zeit am falschen Ort gewesen zu sein‘, was die Schicksalhaftigkeit ihrer besonderen Geschichte unterstreicht.

Cornelia schließt kurz darauf die Erzählsequenz zur „Schlaftherapie“ mit einer Bilanzierung ab, wobei sie auch vorherige Klinikaufenthalte einbezieht.

> E: Also das war sag ma mal des Einsteigermodell so für die Bulimie muss ich mal sagen. (..) Na ja aber auf jeden Fall – des war eigentlich – des war a ganz schlimme Demütigung die Schlaftherapie für mi scho. Scho die Therapie vorher im Institut(`) weil do – also i hab da als – Botschaft rüberkriegt – ähm du bisch selber schuld(`) du h- bisch so verbohrt(`) und der Arzt hat a mal zu meiner Mutter gsagt der Psychologe man muss den Willen brechen. Also irgendwie voller Irrweg und des geht nur mit Gewalt und Strafe. [275-280]

Deutlich wird, dass die negativen bzw. traumatischen Erlebnisse im Rahmen stationärer Aufenthalte in ihrer Erinnerung überwiegen und den Hintergrund ihrer Bewertung darstellen: das „Einsteigermodell“ als Beginn der „Bulimie“, die „Schlaftherapie“ als Demütigung, Schuldzuschreibungen und Stigmatisierungen schon während einer früheren stationären Therapie sowie das Ausgeliefertsein gegenüber professionellen Strategien, die auf das Brechen des „Willens“ abzielen. Gerade die auf die Persönlichkeit zielenden Strategien werden von ihr als besonders bedrohlich und nachhaltig in ihren Wirkungen bewertet. Cornelia schreibt den stationären Aufenthalten neben dem Einstieg in die „Bulimie“ ihre Persönlichkeitsveränderungen zu, dass sie ihre Stärke verloren habe und in unkontrollierte Essanfälle getrieben worden sei. So resümiert sie den Übergang vom „Hungern“ in das „Fressen“ etwas später:

„...dass der volle Wille(`) dass der – der war wirklich net da in dem Fall – da war er brochen“ [301f.]. Implizit bilanziert sie auf diese Weise, dass ihre Persönlichkeit gebrochen worden sei und sie damit nicht mehr über alternative Handlungsoptionen verfügte.

Auch in ihrem letzten Klinikaufenthalt, der zum Zeitpunkt des Interviews erst wenige Monate zurückliegt, kann sie nichts Positives im Sinne einer Unterstützung finden, sondern betrachtet ihn eher als verschenkte Zeit („also des – des – freiwillig hab i's au no gmacht i wär gscheiter nach Neuseeland gfahren oder so (?tät'n)“ [lacht] [756-758]), weil sie hier nicht nur mit Personal aus früheren stationären Aufenthalten konfrontiert wurde, sondern auch mit ähnlichen Rahmenbedingungen.

Folgende Textpassage stammt aus dem Nachfrageteil, wo Cornelia auf ihren letzten Klinikaufenthalt nochmals angesprochen wird und sie sich argumentativ mit dem Nutzen solcher Behandlungssettings auseinander setzt. Dabei greift sie auf Gespräche mit anderen Patientinnen zurück, die offenbar auch schon in anderen Kliniken waren und ähnliche Haltungen gegenüber stationären Settings einnahmen:

E: Die ham [Betroffene in anderen stationären Settings, d. Verf.] an ganzen Tag Gruppen und – alles psycho also – da kommsch wirklich verdreht raus ge (-). Aber so Stationäres – des bringt mir nix mehr. We- wenn des irgendwo osetzen muss dann im Alltag da hab i eigentlich Schwierigkeiten. [NFT:2035-2037]

Deutlich wird, dass Cornelia für sich die Konsequenz gezogen hat, dass ein stationärer Aufenthalt ihr nichts bringt. Diese Haltung bestimmt ihr Verhalten bei der Suche nach Unterstützungsmöglichkeiten. Aus ihrer Sicht wäre Unterstützung bei der Alltagsbewältigung relevant. Zugleich dokumentiert sich in dieser Textstelle ihr verallgemeinertes negatives Bild von Therapie („alles psycho“), wobei sie nicht nur die Wirkung anzweifelt, sondern besonders das Setting, in dem die Persönlichkeit „verdreht“ wird. Aus Cornelias Formulierungen wird ihre tiefe Verletzung und Skepsis gegenüber therapeutischen Settings deutlich, was sie daran hindert, in ihrer Situation fremde Hilfe in Anspruch zu nehmen. Es handelt sich dabei offenbar nicht um ein gängiges Psychiatrieklischee, sondern um teils traumatische Erfahrungen, der Selbständigkeit und der Persönlichkeitsrechte durch Fremdbestimmung und Körpereingriffe beraubt worden zu sein. Dies lässt ihre Haltung nachvollziehbar werden, allerdings hat sie dadurch eine sehr schlechte Ausgangsbasis, um das nötige Vertrauen in weitere professionelle Unterstützung zu gewinnen.

4.3 Kerstin

4.3.1 Einführende Bemerkungen

Kerstin ist zur Zeit des Interviews etwa 50 Jahre alt und betrachtet sich als eine Person, die keine Probleme mehr mit ‚Essstörungen' hat. Seit ca. sieben Jahren engagiert sie sich in einer Selbsthilfegruppe. Darüber hinaus widmet sie sich der Thematik ‚Essstörungen' als freiberufliche Autorin. In der Öffentlichkeit ist Kerstin als Expertin für die Seite der Betroffenen gefragt. Zum Zeitpunkt des Interviews ist sie offenbar an einem Punkt, sich neu zu orientieren, da sie ihre ehrenamtliche Arbeit in diesem Bereich aufgeben und sich einem neuen Aufgabengebiet zuwenden möchte. Beruflich ist sie mit einer halben Stelle angestellt und ansonsten freiberuflich als Autorin und Journalistin tätig.

Zum Kontakt kam es, da ich über die Selbsthilfegruppe versuchte, an potenzielle Gesprächspartnerinnen zu kommen, und sie als Ansprechpartnerin vermittelt bekam. Sie zeigte sich sehr interessiert an dem Forschungsprojekt und stellte sich sofort für ein autobiographisch-narratives Interview zur Verfügung. Wir lernten uns bei einem Gruppentreffen persönlich kennen, bei dem ich den Gruppenmitgliedern von meinem Vorhaben berichtete und Interessierte zu motivieren versuchte. Im Anschluss an meinen Besuch in der Gruppe vereinbarten wir einen Termin.

Im Januar 2002 durfte ich das Interview mit Kerstin in ihrer Wohnung führen. Im Vorfeld unterhielten wir uns allgemein über die Selbsthilfegruppe und über mein Vorhaben. Hierbei betonte ich, dass mich die gesamte Lebensgeschichte der (ehemals) betroffenen Menschen interessiere. In Bezug auf die Aufnahmegeräte meinte sie, dass sie damit kein Problem habe, da sie selbst als freie Journalistin Beiträge für den Rundfunk mache und dabei oft Interviews führe. Es entwickelte sich eine Atmosphäre zwischen Expertinnen.

Der Erzählimpuls wurde von mir dann eindeutig auf die gesamte Lebensgeschichte gerichtet, jedoch begann Kerstin sofort mit ihrer ‚Krankheitsgeschichte', denn sie setzte da ein, wo es aus ihrer Sicht offenbar erste Indizien bzw. sichtbare Hinweise für eine Entwicklung der ‚Essstörung' gibt, und beendete die Haupterzählung mit ihrem Weg aus der Störung heraus und mit der Bilanzierung der damit verbundenen Veränderungen und Wandlungen in ihrem Leben. Erst im Nachfrageteil erzählte sie durch narrative Frageimpulse auch etwas zu früheren Lebensphasen wie Kindheit und Jugend. Insgesamt wird in der Haupterzählung deutlich, dass sie die Geschichte der Entwicklung und Bewältigung ihrer ‚Essstörung' präsentiert und dabei für sie unrelevant erscheinende Lebensabschnitte außen vor lässt. Dabei entsteht allerdings immer wieder der Eindruck, als würde sie zunächst versuchen, ihre Lebensgeschichte – so wie im Buch – in geschlossener Form zu präsentieren. Den Zugzwängen des Erzählens scheint sie zunächst auszuweichen und Brüche dadurch verhindern zu wollen, dass sie Zeitspannen ausspart. Für die spätere Analyse war es wichtig, sich bewusst zu machen, dass Kerstin eine erfahrene und geübte Erzählerin ihrer Störungsgeschichte ist, da sie diese bereits in Form eines Buches veröffentlicht hat und im Interview zwar den Status einer sich erinnernden Person, aber auch den einer Expertin für das Thema einnahm. Dass sie mit ihrer Geschichte immer wieder auch Botschaften an ein Publikum richtet, wurde vor allem in ihren Begründungen, Kommentaren oder Bewertungen deutlich.

Nach dem Interview blieben Kerstin und ich weiterhin in Kontakt.

Abschließend ist anzumerken, dass dieses Interview trotz der erwähnten Einschränkungen als sehr aussagekräftig betrachtet und dementsprechend in den intensiven Auswertungsprozess hineingenommen wurde. So ergibt sich letztlich ein Bild, das nicht so eindeutig ist, wie es zunächst erscheint: Es gibt eine Reihe von Grundkonflikten, die Kerstin entweder auszublenden versucht oder deren Zusammenhang zur Störungsgeschichte sie weniger erkennt. Im Gesamtüberblick entfalten sich unterschiedliche Entwicklungslinien: ein nahezu dreißig Jahre währender Beziehungskonflikt in einer Partnerschaft und eine damit verbundene Problematik, sich nicht angenommen und geliebt zu fühlen; der Verlauf der ‚Essstörung' als besonders sichtbarer Höhepunkt einer Krisenentwicklung sowie die Linie der Selbstentfaltung. In der Analyse wird hierbei ein Zusammenhang zwischen Symptomgeschehen und Problemgemengelagen besonders deutlich. In Bezug auf die in der Lebensgeschichte völlig ausgeblendet bleibende Kindheit und Jugend werden im Nachfrageteil biographische bzw. soziale Hintergrundsfolien sichtbar, die mitunter schon auf ein sich aufhäufendes Verlaufskurvenpotenzial verweisen.

4.3.2 Die analytische Beschreibung des Lebensablaufs

Der erste Abschnitt (Kindheit, Jugend und Wohnortwechsel) basiert im Wesentlichen auf Datenmaterial aus dem Nachfrageteil.[1] Wie schon erwähnt, nimmt Kerstin in der Haupterzählung nicht auf die ersten 30 Lebensjahre Bezug, da diese ihrer Meinung nach offenbar nicht so relevant sind. Die Rekonstruktion der Kindheits- und Jugendphase sowie der ersten Jahre in der Stadt in Süddeutschland ist eher bruchstückhaft und zum Teil vage, da Kerstin nicht ausführlich darauf eingeht. Trotzdem sind darin Informationen enthalten, aus denen erste Verlaufskurvenpotenziale sichtbar werden, die für den Gesamtverlauf als relevant erscheinen, ebenso wie ihre Ressourcen.

1 Der folgende Text bis zum Punkt IV wird aufgrund dieses Hinweises nicht in kursiver Schrift kenntlich gemacht. Darauf folgende Textstellen (ab IV), die kursiv hervorgehoben sind, verweisen auf den Rückgriff in den Nachfrageteil.

I Die Kindheit und Jugend

Aufwachsen zwischen den Großeltern und der berufstätigen Mutter – eine uneingelöste Mutter-Tochter-Beziehung sowie das Fehlen eines Vaters

Kerstin wird Anfang der 50er Jahre in einer Großstadt im Norden Deutschlands geboren. Bis zur Vollendung ihres 21. Lebensjahres wächst sie dort auf. Ihr Vater stirbt sieben Wochen nach der Geburt Kerstins und hinterlässt die Mutter mit dem Säugling. Die Mutter bleibt seitdem ohne Mann und lebt zunächst mit Kerstin zusammen bei ihren Eltern, mitten in der Stadt in einer großen Wohnung mit Garten. Da die Großeltern zuhause sind, kann die Mutter ihrer Berufstätigkeit voll nachgehen, und Kerstin kann behütet aufwachsen. Der Großvater kompensiert möglicherweise das Fehlen des Vaters zum Teil. Wenn Kerstin aus der Schule kommt, wird gemeinsam gegessen. Sie macht Hausaufgaben, und anschließend kommen die Freundinnen, um gemeinsam mit ihr im Garten zu spielen. Offenbar übernehmen in den ersten Lebensjahren die Großeltern die Fürsorge und Erziehung für das heranwachsende Kind.

Die erste Lebenskrise durch Trennungs- und Verlusterlebnisse

Als Kerstin elf Jahre ist, verändert sich die Umgebung ihrer bis dahin als „sehr schön" [NFT:468] bezeichneten Kindheit, da die Großeltern in ein Altersheim gehen:

E: Dann sind meine Großeltern ins Altersheim gezogen und meine Mutter und ich wir sind auf die andere Seite von X-Fluss in Nordstadt in ne Zweieinhalbzimmerwohnung und da kann ich mich so erinnern das war so'n ziemlicher Einbruch für mich erst mal – von einer Seite von X-Fluss auf die andere Seite(`) ehm ich kam dann auch in ne andere Schule und musste eigentlich so Freundeskreis alles erst mal neu wieder aufbauen und überhaupt die neue Umgebung erkunden(`). [NFT:468-473]

Kerstin erinnert hier, wie sich die Wohnbedingungen durch die Verkleinerung der Wohnung drastisch veränderten. Außerdem bedeutet der Wohnortwechsel auf die andere Seite des Flusses einen Verlust der bisherigen Freundschaftsbeziehungen. Darüber hinaus verliert sie zu diesem Zeitpunkt mit den räumlich getrennten Großeltern die früher täglich verfügbaren unmittelbaren Bezugspersonen. Der Kommentar „das war so'n ziemlicher Einbruch für mich erst mal" fasst diese für sie offenbar belastende und bedrückende Situation zusammen. Sie erinnert sich, anfangs dort „relativ unglücklich" [474] gewesen zu sein. Durch den mit dem Umzug verbundenen Schulwechsel muss sie sich auf eine komplett neue soziale Situation einstellen. Wenn sie dann nach Hause kommt, ist sie allein. Es ist niemand da, der mit ihr isst, redet usw., denn die Mutter kommt erst spät am Nachmittag von der Arbeit zurück. Den

Kontakt zu ihren Großeltern kann sie jedoch aufrechterhalten, indem sie sie nach der Schule mit der U-Bahn im Altersheim besucht, was zunächst ihre Energie beansprucht. Im weiteren Verlauf gelingt es ihr aber, sich mit der neuen Lebenssituation zu arrangieren, Kontakt zu Schulfreunden aufzunehmen und zunehmend auch die Vorteile der neuen Lebenssituation für sich zu entdecken.

Gleichaltrigenkontakte und die Bewältigung institutioneller Ablauf- und Erwartungsmuster an Schule und Ausbildung als Ressource

In der Kindheit und Jugend hat sie Kontakt zu Gleichaltrigen und verbringt mit ihnen gemeinsam Zeit. Die Schulzeit verläuft offenbar ohne größere Probleme. Nach der Grundschule geht sie auf die Realschule und beendet diese mit der zehnten Klasse. Anschließend nimmt sie eine Ausbildung an einer höheren Handels- und Fremdsprachenschule auf und schließt diese nach zwei Jahren ab. Mit ca. 19 Jahren beginnt ihre berufliche Laufbahn. Sie erhält einen Job als Sekretärin und Fremdsprachensachbearbeiterin bei einem größeren Unternehmen. Damit wird sie den gesellschaftlichen Erwartungen an eine schulische und berufliche Laufbahn gerecht. In dieser Zeit wohnt Kerstin offenbar noch bei der Mutter.

Das familiäre Klima

Zum familiären Rahmen: In Kerstins Herkunftsfamilie gab es enge Beziehungen zwischen ihrem Vater, ihrer Mutter und ihrer Tante, wobei durch ihre Geburt offenbar Lebensentscheidungen beeinflusst wurden. Kerstin berichtet, dass ihr Vater seine gemeinsamen Perspektiven mit ihrer Tante in Übersee aufgab und stattdessen mit der Mutter in Nordstadt blieb. Nur einige Wochen nach ihrer Geburt starb er dann an einem Schlaganfall. Durch den plötzlichen Tod des Vaters sind wahrscheinlich viele Fragen offen geblieben, und die Mutter war durch diese Situation offenbar sehr belastet.

Aus Beschreibungen bzw. Darstellungen von Situationen wird deutlich, dass besonderer Wert auf schulische Leistungen gelegt wurde, dass Kerstin entsprechenden Erwartungen ausgesetzt war, dass der Umgang mit Gefühlen und dem inneren Erleben offenbar unterdrückt sowie eine gewisse Härte gegenüber sich selbst erwartet wurde. Kerstin erinnert, dass die Mutter sie immer ermahnte, den Gefühlen nicht freien Lauf zu lassen, sondern sich „an'n Riemen [zu] reißen“ [NFT:513] und nicht ängstlich zu sein. In einer Situationsbeschreibung (allein im Keller) wird deutlich, dass die Mutter die Ängste Kerstins (vermutlich vor der Dunkelheit) negiert bzw. bagatellisiert. In einer weiteren Erinnerung findet Kerstin ein Beispiel für die Probleme, mit ihrer Mutter über ihre Sorgen und Nöte zu sprechen:

E: ... und ehm ich bin einmal ziemlich belästigt worden, da war ich wohl so zwölf dreizehn Jahre alt eeh in der U-Bahn von einem – Mann aber das hätte ich mir zu dem Zeitpunkt eben auch niemals getraut zuhause dann zu sagen. [NFT:516-518]

Dies verweist darauf, dass zwischen ihr und der Mutter kein Vertrauensverhältnis bestand, das es ermöglicht hätte, sich der Mutter anzuvertrauen. Somit bleibt sie mit diesem Erlebnis und den damit verbundenen Schamgefühlen alleine. In einem anderen Kommentar bezeichnet Kerstin ihre Familie zwar als „regelrecht harmoniesüchtig" [NFT:509f.], aber es entsteht der Eindruck, dass dies im Sinne von ‚keine Probleme zulassen wollen' zu verstehen ist, dass Konflikte offenbar vermieden werden sollten. Andere Erinnerungen legen es nahe, dass in Kerstins Familie Probleme eher ‚zugedeckt' wurden und von den Familienmitgliedern Anpassung erwartet wurde.

Zusammenfassend wird bis hierher deutlich, dass sich insgesamt zwar kein Bild einer tragischen Kindheit und Jugend ergibt, dass jedoch die von Kerstin im Nachfrageteil positiv bilanzierte Kindheit und Jugend bei genauerer Analyse der vorhandenen Daten auch Potenziale offenbart, die nicht ohne Bedeutung für die spätere Verlaufskurvenentwicklung sind. So lässt sich beobachten, dass in ihrer Kindheit und Jugend Sozialisationsbedingungen existieren, die sich auf ihre persönliche Entfaltung beeinträchtigend ausgewirkt haben können. In der Familie existieren verwickelte Beziehungskonstellationen, die spätestens durch die Schwangerschaft und Kerstins Geburt an die Oberfläche treten und durch den plötzlichen Tod des Vaters einen Höhepunkt erreichen. Vermutlich haben diese verwickelten Verhältnisse einen unterschwelligen Einfluss auf die familiäre Atmosphäre. Im weiteren Verlauf durchlebt Kerstin mit elf Jahren eine erste Trennungskrise, wobei es ihr gelingt, sich an die neue Lebenssituation anzupassen. Ein weiteres Merkmal ihrer Entwicklung ist, dass sie ohne Vater aufwächst. Darüber hinaus ist ihre Beziehung zur Mutter offenbar schon sehr früh beeinträchtigt, da die Erziehung und Betreuung zunächst an die Großeltern delegiert wird. Die Mutter ist vermutlich mit der Lebenssituation überlastet. Gründe dafür könnten z.B. die vorausgegangene verwickelte Beziehung, Trauer über den Verlust des Lebenspartners, die Prägung durch Kriegs- und Nachkriegserlebnisse sowie die schwierig zu vereinbarenden Rollen der voll berufstätigen Frau und der allein erziehenden Mutter sein. Sie muss im Alltag ihren ‚Mann' stehen, und nachdem die Großeltern nicht mehr die Fürsorge für die Tochter übernehmen können, ist sie vollends dafür verantwortlich. Offenbar erwartete die Mutter von ihrer Tochter, spätestens nach dem Auszug der Großeltern, ein selbständiges und ‚vorbildliches' Verhalten. Die Mutter ist Kerstins nächste Bezugsperson und damit zentral für Anerkennung und Zuwendung. Kerstins äußerlich vorbildliche Entwicklung verweist darauf, dass sie den Erwartungen gerecht zu werden versucht. Der emotional-affektive Bereich unterliegt allerdings einer kontrollierten Erziehung. Darüber hinaus herrscht zwischen der Mutter und der Tochter offenbar eine Atmosphäre, in der ein Reden über innere Zustände,

Probleme bzw. Konflikte kaum möglich ist. Diese Sozialisationsbedingungen innerhalb der Familie tragen offenbar dazu bei, dass Kerstin nicht darin unterstützt wird, eine Sprache für Probleme bzw. für den Umgang mit Gefühlen zu lernen. Zudem ist die Mutter das Frauenmodell, welches Kerstin zur Identifikation (nach dem elften Lebensjahr) zur Verfügung steht und das offenbar durch Härte gegenüber sich selbst und durch Leistungsfähigkeit (männliche Attribute) gekennzeichnet ist. In Bezug auf die spätere Krisenentwicklung soll ein weiterer Faktor angesprochen werden: Kerstin beginnt nach der Realschule unmittelbar eine Ausbildung, jedoch bleibt unklar, ob dies ihrem eigenen Wunsch entspricht oder ob sie den Erwartungen ihrer Mutter folgt bzw. finanzielle Zwänge ausschlaggebend sind.

II Biographische Initiativen zur beruflichen Entwicklung und Ablösung

Kerstin fasst schon während ihrer Jugend für sich den Entschluss, bei Eintreten des Erwachsenenstatus (mit 21 Jahren) aus ihrer Heimatstadt in den Süden Deutschlands zu gehen. Sie wählt eine Großstadt, die in den 70er Jahren eine angesagte Stadt ist, insbesondere im Medienbereich. Warum sie unbedingt von ihrer Heimat fort und in diese süddeutsche Stadt möchte, ist unklar. Dass dieser Entschluss sehr konkret ist und sie stark antreibt, wird daran deutlich, dass sie Maßnahmen zur Umsetzung plant und durchführt, so dass sie mit 21 Jahren bei einem größeren Unternehmen einen Job annimmt und ihren Wohnort wechselt. Damit distanziert sie sich von der Mutter räumlich. In der Erzählsequenz redet sie kaum über ihr Verhältnis zur Mutter, besonders nachdem die Großeltern ins Altersheim gegangen sind. Möglicherweise deutet der Entschluss, bei Erreichen der Volljährigkeit in eine weit entfernte Stadt zu gehen, auf ein angespanntes Verhältnis zwischen der Mutter und der erwachsen werdenden Kerstin hin. Verstärkt wird diese Vermutung dadurch, dass sie in den ersten drei Jahren nicht zurück in ihre Heimat fährt. Unabhängig von diesen hypothetischen Überlegungen wird darin jedoch deutlich, dass Kerstin sehr früh dazu in der Lage ist, sich von der Familie zu trennen und sich auf einen offenen Prozess der Zukunftsplanung einzulassen.

III Der Wohnortwechsel und der Beginn einer problematischen Partnerbeziehung

Kerstin lernt in dem Unternehmen, in dem sie zu arbeiten beginnt, ihren zukünftigen, neun Jahre älteren Lebenspartner kennen und gelangt damit in eine problematische Partnerbeziehungsstruktur, die in den ersten drei Jahren dadurch gekennzeichnet ist, dass der Mann eine feste Beziehung zu einer anderen Frau unterhält und sie die Rolle einer heimlichen Geliebten einnimmt. Offenbar versucht sie damit umzugehen und kompensiert dies durch Unternehmungen mit Freunden. Nach drei Jahren trennt sich der Mann von seiner

Partnerin und geht mit Kerstin ein engeres Verhältnis ein, wobei weiterhin eine Grundproblematik bestehen bleibt: Über die folgenden Jahre hält er sie nämlich dazu an, ihre Wohnung zu behalten, obwohl sie die meiste Zeit bei ihm lebt. Offenbar spricht sie dieses Thema mehrmals an, jedoch kommt es dann immer zu Diskussionen, in denen er sich letztlich durchsetzt. Dieser Konflikt vermittelt ihr immer wieder ein unsicheres Gefühl hinsichtlich der Haltung des Partners ihr gegenüber. Anzumerken ist, dass das Sich-nicht-einlassen-können dem Zeitgeist der Selbstverwirklichung in den 70er Jahren entsprach. In dieser Zeit wechselt Kerstin offenbar ihre Arbeitsstelle in ein Unternehmen der Film- und Medienbranche, wo sie als Sekretärin angestellt wird. In diesem Unternehmen herrscht ein Klima, in dem Äußerlichkeiten und Außergewöhnlichkeiten eine große Rolle spielen. Möglicherweise ist diese Berufswelt mit ihren Schönheits- und Leistungsidealen ein für Kerstin damals wichtiger Orientierungsrahmen.

Deutlich wird, dass Kerstin kurz nach dem Wohnortwechsel in eine problematische Partnerbeziehung gerät, die ihre weitere Entwicklung beeinträchtigt. Sie ist mit der Problematik konfrontiert, sich nicht angenommen und geliebt zu fühlen, da der Partner keine eindeutige Stellung zu ihr bezieht. In ihrem Verhalten, immer wieder Kompromisse einzugehen, dokumentiert sich, dass sie sich den Forderungen des Partners anpasst und ihre Bedürfnisse nicht durchzusetzen lernt. Darüber hinaus ist zu vermuten, dass sie durch die Beziehung sehr fokussiert ist und weitere Optionen, die sie möglicherweise mit dem Wohnortwechsel verbunden hatte, zurückstellt. Beruflich orientiert sie sich jedoch um in eine Welt, in der Äußerlichkeiten eine zentrale Rolle spielen. So vergehen fast zehn Jahre.

Kerstins Haupterzählung im Interview setzt in etwa dieser Phase kurz vor ihrem 30. Geburtstag ein.

IV Mit der Bilanzierung eines Lebensabschnittes einhergehende Körperfokussierung und das Erlernen eines erfolgreichen Handlungsschemas der Esskontrolle („Diät")

Ein halbes Jahr vor ihrem 30. Geburtstag ist Kerstin offenbar mit ihrer körperlichen Erscheinung unzufrieden und setzt sich das Ziel, eine bestimmte Konfektionsgröße zu erreichen. Sie beginnt zu fasten und verliert offenbar ohne größere Probleme an Gewicht:

> E: Und eh hab dann auch eh ja wirklich harmlos mit Brigitte-Diät und zwischendurch mal eine Woche Ananasdiät angefangen und die Kilos purzelten und ich hab's geschafft an meinem dreißigsten Geburtstag hatte ich Kleidergröße achtunddreißig, war sehr glücklich. [17-20]

In diesem Erzählsegment wird deutlich, wie Kerstin den Einstieg in ihre Esskontrolle als zunächst „harmloses" und gängiges Muster erinnert. Der Erfolg ihrer Bemühungen um Gewichtsabnahme erfüllt sie mit Stolz, der während ihres „großen Geburtstagsfestes“ [22] durch positive Bemerkungen ihrer sozialen Umwelt bestätigt wird. Mit diesen positiven Erfahrungen und dem Gefühl der Attraktivität geht einher, dass Kerstin ihr Gewicht behalten möchte und von nun an ihr Essverhalten und ihr Körpergewicht offenbar stärker kontrolliert. Deutlich wird, dass der bevorstehende runde 30. Geburtstag eine Lebensetappe markiert und Auslöser für Bilanzierungen über das Erreichen institutioneller und lebenszyklischer Ablauf- und Erwartungsmuster an Familiengründung, Mutterschaft, Berufskarriere ist. Dies löst in Kerstin etwas aus und bewegt sie dazu, an ihrem Aussehen etwas zu verändern. In dieser Phase erlernt sie ein Handlungsschema, das ihr Selbstbestimmung, Disziplin und Erfolg vermittelt, was später zu einer Falle wird.

V Das Aufbrechen der Beziehungskonflikte mit anschließender Trennung – die Dynamisierung der bis dato entwickelten Problemgemengelage

Über ein Jahr nach ihrem 30. Geburtstag kommt es zum Aufbrechen des schwelenden Konfliktes in der zehnjährigen Partnerbeziehung und zu einer anschließenden Trennung. Vorausgegangen war, dass Kerstins Partner die Wohnung gekündigt worden war und sie dies zum Anlass nahm, ihm erneut ein gemeinsames Wohnprojekt anzubieten. Dies lehnte er jedoch erneut ab und bezog damit weiterhin eine unklare Haltung gegenüber Kerstin. Die kurz darauf folgende Trennung trifft sie offenbar tief: „...nach dieser Trennung e hatte ich so das Gefühl (–) ja wie in so’n Loch gefallen zu sein...“ [35f.] und löst in ihr eine kritische Bilanzierung dessen aus, was sie bis dato erreicht hat:

> E: ... und eh stellte sich so die Frage, was kann ich eigentlich(`) ehm war auch irgendwo unzufrieden mit meinem Job ... [37f.]

Hierin zeigt sich, dass die in der Trennung mündende Beziehungskrise offenbar weitere Fragen und Zweifel an der eigenen Identität auslöst, die sich dann auch auf die berufliche Tätigkeit erstrecken. Diese Situation wirkt offensichtlich in doppelter Hinsicht als Falle: Einerseits kann Kerstin sich in ihrer Beziehungskrise nicht auf eine erfüllende Arbeit stützen, andererseits verstärkt die fehlende berufliche Zufriedenheit im Zuge der Trennung ihre allgemeine (Sinn-)Krise. In dieser Phase tritt außerdem der Orientierungsrahmen ihrer beruflichen Welt, in der sie sich bewegt und wo Äußerlichkeiten gefragt sind, hinzu. Möglicherweise sieht sie hier Idealbilder, mit denen sie sich vergleicht und die ihre Unzufriedenheit verstärken.

Anhand der wenigen Informationen lässt sich immerhin rekonstruieren, dass sich bis hierher Problempotenziale aufgeschichtet haben und dass, ausgelöst durch die Trennung, eine Problemgemengelage aufbricht, die sie destabilisiert. Die Beziehungskrise, ihr Lebensalter und die damit verbundenen Erwartungen an Partnerschaft, Familiengründung bzw. beruflichen Erfolg und Selbstverwirklichung usw. sowie die Lebensmodelle aus ihrer sozialen Bezugswelt üben offenbar Druck auf sie aus und tragen zu einer Krise bei, der sie wenig entgegensetzen kann.

VI Der Versuch einer Krisenbearbeitung durch ein zielgerichtetes Projekt der Gewichtsabnahme – das Aufbrechen der Störungsverlaufskurve

Wie sich schon in der Aktivität der Gewichtsreduktion zum 30. Geburtstag dokumentiert, stellen das Aussehen und die Attraktivität für Kerstin etwas Zentrales dar. In dieser Phase ist sie sehr empfänglich für dieses Thema und sieht in einer äußeren Veränderung einen Ausweg aus ihrer Situation. Dies ist insofern nachvollziehbar, als sie sich nach der Trennung für potenzielle Partner attraktiv machen muss und hierbei die körperliche Erscheinung eine wichtige Rolle spielt. Darüber hinaus ist sie aufgrund der gescheiterten Beziehung verunsichert in Bezug darauf, was ihren Partner davon abhielt, sich voll auf sie einzulassen. Möglicherweise sieht sie in fehlender Attraktivität einen Grund. Im Gespräch mit einer Arbeitskollegin sieht Kerstin heute offenbar den Auslöser für ihre „Diät", die im Verlauf außer Kontrolle gerät:

E: Ich hatte damals eine Arbeitskollegin und die hatte immer gesagt +ja mein Idealgewicht sind fünfzig Kilo, aber mein Superidealgewicht sind achtundvierzig Kilo+ [nachahmen, etwas naiv] +und ich weiß es noch wie heute wie die dies so gesagt+ [schmunzelt] hat und wie bei mir oben im Hinterkopf wie so'ne Schraube – klick gemacht hat und ich das Gefühl hatte plötzlich – +ja! fünfzig Kilo? Na ja zweiundfünfzig Kilo eh wär auch in Ordnung, ja das wär's eigentlich. (.) Und dis – strebe ich jetzt mal an. [41-45]

Im Gespräch dieser beiden Frauen spielt die Auseinandersetzung um Kriterien für körperliche Attraktivität eine Rolle, wobei Kerstin die Situation aus heutiger Sicht so erinnert, als habe sie eine plötzliche ‚Eingebung' gehabt („klick gemacht"), dass die Lösung ihrer Probleme durch Gewichtsabnahme zu erreichen sei. An dieser Textstelle ist nicht ganz deutlich, ob es sich hierbei um eine detaillierte Erinnerung handelt, oder ob Kerstin entsprechend ihrer Eigentheorie, von einem Schönheitsideal geleitet gewesen zu sein, die Situation retrospektiv ausdeutet. Entscheidend ist jedoch, dass Kerstin den Beginn einer verstärkten Orientierung an Gewichts- und Esskontrolle im Zeitraum nach der Trennung von ihrem Partner verortet.

Der Beginn einer konsequenten und radikalen „Diät"

Sie beginnt jetzt gezielt, ihr Vorhaben umzusetzen. Im Unterschied zu ihrer vorherigen Phase des Fastens steht sie nun offenbar unter einem stärkeren inneren Druck, unmittelbar Erfolge für sich zu verbuchen.

E: Ja und dann hab ich eh ziemlich extrem angefangen mit ner Ananasdiät – wirklich nur morgens Knäckebrot, mittags und abends jeweils 'ne halbe Ananas und so'n bisschen Hüttenkäse dazu und das ging hervorragend, die Kilos gingen also wirklich weg weg weg (.) und irgendwann hatte ich zweiundfünfzig Kilo(') dann habe ich die fünfzig Kilo eh angestrebt und dann war ich aber in einem Strudel drin und war so begeistert und so fasziniert eh wie dis funktioniert und hab – offensichtlich auch kein – Stoppen mehr gefunden. [52-57]

In dieser Passage erinnert Kerstin detailliert die Praktiken, mit denen sie die Gewichtsabnahme in kurzer Zeit erfolgreich durchführt. Offenbar verläuft bis hierher alles ohne größere Anstrengungen und ist mit positiven Erfahrungen verbunden: Sie erhält Anerkennung von außen und hat aus der Krise heraus für sich etwas gefunden, an dem sie konkret und erfolgreich arbeitet. Sie kann sich darüber zunächst offenbar stabilisieren. Dann deutet sie aber auch aus heutiger Sicht an, dass sich in dieser zunächst erfolgreichen und befriedigenden Situation eine Eigendynamik anbahnt, die es ihr nicht mehr erlaubt, die Esskontrolle beim Erreichen ihres Gewichtszieles zu beenden.

Die Entwicklung einer Eigendynamik

Im weiteren Verlauf dokumentiert sich in ihrem Essverhalten, ihrer Esskontrolle und ihrem Sozialverhalten eine Eigendynamik, in der sie zunehmend die Kontrolle verliert und sich in einem eigenen Bewusstheitskontext bewegt. Kontinuierlich nimmt Kerstin immer weiter ab. Jedes erreichte Ziel wird zum Ausgangspunkt für ein weiteres Ziel. Mit zunehmender Gewichtsabnahme wird es für sie jedoch schwieriger, weiterhin an Gewicht zu verlieren. Sie verbringt zunehmend mehr Zeit damit, ihr Essen zu planen und sich damit auseinander zu setzen. Sie führt täglich Buch darüber, was sie essen darf und was sie gegessen hat. Wie die tägliche Bilanzierung des Essensplans wird die Gewichtskontrolle im Verlauf immer mehr zum Mittel der Kontrolle und Visualisierung der Ergebnisse. Im Verlauf entwickelt sich in ihrer Esskontrolle eine neue Qualität. Sie beginnt zusätzlich, Appetitzügler einzunehmen:

E: ... und hab dann immer auch mehr noch mein Essen reduziert, hab angefangen Rekatol zu nehmen, diese Appetithemmer(') was dann auch ganz gut funktioniert hat und dann hatt ich irgendwann sechsundvierzig Kilo('). [63-65]

Das verweist darauf, dass sie nach einem Mittel sucht, Hungergefühle zu unterdrücken, um so ihre Gewichtsreduzierung weiterführen bzw. beschleunigen zu können. Damit wird deutlich, dass sich ihre Aufmerksamkeit immer mehr auf ihr Gewichtsabnahme-Projekt fokussiert und ihr Kontrollbedürfnis immer rigider und stärker wird. Die für Dritte mittlerweile unrealistisch erscheinenden Zielgewichte (48, 46, 45 Kilogramm usw. [vgl. 52ff.]) und rigiden Festlegungen der Nahrungseinnahme sowie die kontinuierliche Unterdrückung von Körperbedürfnissen durch Appetitzügler usw. verweisen darauf, dass Kerstin mit zunehmender Gewichtsabnahme die Kontrolle über sich und ihre Esskontrolle verliert. Sie selbst erlebt sich allerdings noch als jemand, die die Kontrolle hat, und erlebt ihre Selbstdisziplin und Umsetzung ihrer Ziele als positiv, worin eine veränderte Wahrnehmung deutlich wird. So reflektiert Kerstin heute, dass sie irgendwann in einem „Strudel“ [56] war, es jedoch damals anders erlebte: „... war so begeistert und so fasziniert eh wie dis funktioniert ...“ [56]. Kerstin erkennt heute, dass sie damals „jeglichen Bezug zur Realität verloren“ [62] hatte, jedoch trotz niedrigem Gewicht immer noch das Gefühl hatte, weitermachen zu müssen:

E: ... und dann nur noch das Gefühl hatte, jetzt muss ich weitermachen – ich muss – so weitermachen [abgehackt] ... [62]

Mit der Fokussierung ihrer Aufmerksamkeit auf ihre Esskontrolle sowie der damit verbundenen Rigidität des Tagesablaufs geht eine zunehmende Einschränkung von sozialen Aktivitäten wie Konzert- oder Theaterbesuchen sowie der Rückzug aus sozialen Beziehungen einher. Da sie sich selbst lange als körperlich leistungsfähig erlebt, ist sie weiterhin voll berufstätig. Parallel hat sie offenbar auch losen Kontakt zu ihrem ehemaligen Lebenspartner, was darauf verweist, dass hier keine endgültige Trennung stattgefunden hat.

VII Die Reaktionen der sozialen Umwelt auf ihr verändertes Sozialverhalten und ihre körperliche Erscheinung bewirken zunächst keine Irritationen in ihrem ‚Kosmos‘

Mit fortschreitender Gewichtsabnahme kommt es zu verschiedenen Reaktionen der sozialen Umwelt, die zunächst noch keine Irritationen in Kerstins Wahrnehmung auslösen. So begegnen z.B. die Mutter und die Tante Kerstin im Sommer (ca. ein halbes Jahr nach der Trennung) erschrocken, als sie sie sehen. Diese Reaktionen kann Kerstin nicht nachvollziehen:

E: Die waren also zu Tode erschrocken und ich wusste eigentlich gar nicht warum wieso weshalb ich fand mich völlig normal – eher immer noch zu dick. [59f.]

Die Erinnerung an diese Situation steht für eine Veränderung in der eigenen Wahrnehmung, die sich so verselbständigt hat, dass sie mit der Wahrnehmung von Interaktionspartnern nicht mehr übereinstimmt. Sie werden ihr fremd, da auch die Normen über Gewichtsstandards und Gesundheitsverhalten nicht mehr gemeinsam geteilt werden. Das Gespräch mit einer Freundin, die sie davor warnt, dass sie „magersüchtig“ [68] werden könnte, worüber Kerstin sich offenbar echauffiert, zeigt ebenfalls das Fremdwerden ehemals vertrauter Personen. Hierbei ist anzumerken, dass Anfang der achtziger Jahre noch wenig Wissen über ‚Essstörungen‘ in der Öffentlichkeit vorhanden war.

Bis hierher wird ein prozesshaftes Geschehen deutlich, in dem sich aus einer anfänglichen Stabilisierung eine Eigendynamik in Kerstins Kontrollstrategien entwickelt, die sich durch immer stärkere Esskontrolle und Hinzuziehen neuer Mittel wie Appetitzügler verschärft und in andere Lebensbereiche transformiert. Sind Gewichts- und Esskontrolle zunächst Teilbestandteil des Alltags, so nehmen sie im Verlauf zunehmend Raum ein, werden immer rigider. Mit diesem Prozess verbunden ist ein Phänomen der fehlenden Wahrnehmung und Reflexion des Getriebenseins. Somit wird aus der sich anfänglich dokumentierenden Stärke, etwas durchzuhalten, etwas Zwanghaftes, etwas, was die betroffene Person zu einer Getriebenen werden lässt, wobei sie diese Entwicklung nicht erkennt. Selbst erschrockene Reaktionen aus der nahen Bezugswelt auf die äußerlich sichtbare körperliche Veränderung entfalten trotz des Fremdwerdens der ehemals vertrauten Interaktionspartnerinnen zunächst keine Wirkung. Im Zuge dieser Störungsentwicklung kommt es einerseits zu neuen Problemen wie sozialer Isolation, andererseits ist Kerstins Aufmerksamkeit so fokussiert, dass sie die Probleme (wie z.B. nicht gelingende partnerschaftliche Beziehung bzw. Familiengründung, berufliche Unzufriedenheit), die mit zu ihrer Krise führten, nicht weiter bearbeiten kann.

VIII Erste Anstöße, das eigene Verhalten in Frage zu stellen

Wie beschrieben, nimmt Kerstin offenbar lange Zeit nicht bewusst wahr bzw. sie verdrängt, dass sie die Steuerung über ihr Verhalten verloren hat. Mit dem starken Untergewicht und der niedrigen Energiezufuhr gehen jedoch Körperreaktionen einher, unter denen sie zunehmend leidet: Sie hat Kreislaufprobleme und friert ständig. In Bezug auf das Frieren folgt sie nahe liegenden Strategien, indem sie sich mehr Kleidung anzieht. Trotzdem kommt es jetzt zu Momenten, in denen sie über ihr eigenes Verhalten verwundert ist bzw. darunter leidet, ständig zu frieren. Die Verwunderung darüber drückt sich in einer Szene aus, in der sie sich eingehüllt in mehrere Schichten ins Bett legt und sich vorstellt, dass sich nicht einmal ihre Oma so verhalten hätte. In diesem Kontext wird bei Kerstin deutlich, dass sie irritiert ist und zugleich beginnt, mit einer Vergleichperspektive (Oma) ihr Verhalten in Frage zu stellen.

In dieser Zeit, offenbar um die Weihnachtstage und etwa ein Jahr nach der Trennung, hat sie mittlerweile ein starkes Untergewicht von knapp 40 Kilogramm erreicht und fährt über die Feiertage zu ihrer Mutter in ihre Heimatstadt. Dieses Vorhaben, mit der Bahn vom Süden in den Norden Deutschlands zu fahren, lässt vermuten, dass sie offenbar noch nicht wahrnimmt bzw. verdrängt, wie ausgezehrt sie ist. Eine ungewohnte Reaktion der Mutter auf ihre Erscheinung löst in ihr offenbar etwas aus, denn Kerstin erinnert diese Szene noch sehr genau und markiert sie als etwas Besonderes.

E: Gut hab mir dann aber doch immer mehrere Sachen übereinander gezogen (–) musste ich auch weil ich so gefroren habe und meine Mutter hatte also schier der Schlag getroffen wie sie mich gesehen hat zum einen(`) eehm zum anderen saß sie dann eines Morgens wirklich weinend am Frühstückstisch und ich sagte noch so flapsig zu ihr: Was ist denn mit dir los? Hast du schlecht geschlafen? Oder ehm – hast Kopfschmerzen oder so und darauf hin sagte sie nur: +nein. es tut mir weh <u>dich</u> so zu sehen.+ [ganz deutlich ausgesprochen] [106-112]

Die Mutter ist vermutlich geschockt und berührt von der körperlichen Erscheinung ihrer Tochter, und es kommt zu einer offenbar ungewöhnlichen Situation der Nähe zwischen Mutter und Tochter, in der Gefühle gezeigt werden, was Kerstin bis dahin nicht gewohnt ist. Trotz ihrer „flapsigen" Reaktion, mit der sie sich die ungewohnte Nähe zunächst fernzuhalten versucht, stößt die Situation bei ihr scheinbar ein Nachdenken an.

IX Ein durch eine ‚zufällige' Diagnose angestoßener innerer Zusammenbruch und ein anschließender Reflexionsprozess – die Entwicklung erster Kontroll- und Behandlungsstrategien

Zurück vom Besuch ihrer Mutter läuft alles zunächst weiter wie bisher, bis Kerstin einen regulären Krebsvorsorgetermin wahrnimmt:

E: ...und hatte dann im März einen Termin bei meinem Frauenarzt ganz normal Krebsvorsorge(`) der hat mich gesehen, hat gesagt ja eh kommen sie mal gleich rein. Und hab ich gesagt ich bin doch grad – grad erst gekommen da sitzen ja noch.-Ja nee komm se mal gleich rein. Und dann saß ich bei dem drin und der guckt mich an und sagt mir auf den Kopf zu – Frau Reinke Sie sind magersüchtig! [117-121]

Kerstin wird auf diese Weise von einem Experten unerwartet mit der Diagnose, dass sie „magersüchtig" ist, konfrontiert. Diese Diagnose untermauert er mit der Beobachtung, dass ihre Menstruation[2] ausgeblieben ist. Der Arzt provoziert damit, dass Kerstin sich mit den Realitäten auseinander setzt. Kerstin wehrt die Diagnose zunächst jedoch ab. Der Arzt bittet sie aber, ihren Internisten zu kontaktieren. Diese Situation, die von Kerstin insgesamt detailliert erinnert wird, erweist sich als Schlüsselsituation auf dem Weg zu ersten Bearbeitungs- und Behandlungsversuchen, da sie dem Rat des Frauenarztes nachkommt, sich weitere Hilfe zu suchen. Der Schlüsselcharakter dokumentiert sich auch in der anschließenden, detailliert erinnerten Situation, wo es nach der Heimfahrt vom Frauenarzt in Folge der Diagnose zu einem inneren Zusammenbruch kommt und sie sich darüber bewusst wird, dass etwas mit ihr nicht stimmt: Sie ist zunächst irritiert darüber, dass sie in ihrem Alter aufgrund des Frierens ein Taxi genommen hat, und beginnt über ihre Situation und ihr Verhalten nachzudenken. Ihr wird bewusst, wie schwach sie ist, und sie gesteht sich ein, dass etwas nicht in Ordnung ist. Danach befolgt sie unmittelbar den Rat (die Anweisung) des Frauenarztes und kontaktiert ihren Internisten. Sie erhält kurzfristig einen Termin. Aus der Beschreibung der Situa-

---

2 Memo: Im Rahmen der gesamten Lebensgeschichte entsteht mehrfach der Eindruck, dass Kerstin gern eine Familie gründen würde. Das Thema Menstruation spricht sie in der Lebensgeschichte in zwei Kontexten an: Diagnose ‚krank' und Genesung. Möglicherweise spielt die ausbleibende Menstruation (Fruchtbarkeit) und das Lebensalter eine zentrale Rolle bei ihrer sich verändernden Haltung gegenüber sich selbst.

tion zwischen Kerstin und ihrem Internisten wird deutlich, dass das Verhalten des Arztes Kerstin gegenüber von Einfühlsamkeit, Empathie und durch eine Vertrauensbeziehung gekennzeichnet ist. Nach der erneuten Konfrontation mit der Diagnose „Magersucht" versucht der Arzt im Gespräch, Kerstin für eine mögliche Behandlung zu motivieren, und bietet ihr an, sich darum zu kümmern, ohne sie jedoch zu bedrängen. Sie willigt unmittelbar ein, in eine Klinik zu gehen, überlässt dem Internisten die Initiative und gibt damit ein Stück Verantwortung ab: „ja machen Sie mal" [151]. Andererseits zeigt sie sich bereit, selbst aktiv zu werden und eine Vertrauensärztin zu konsultieren, was für eine stationäre Behandlung offenbar notwendig ist. Der Arzt und Kerstin entwerfen gemeinsam ein Handlungsschema der Kontrolle und Behandlung der Störungsdynamik, wobei die Initiative zunächst stark vom Arzt ausgeht. In der detaillierten Erinnerung dokumentiert sich eine innere Veränderung bei Kerstin. Mit der Bestätigung der Diagnose bricht in ihr etwas zusammen und verändert sich ihre Haltung zu sich selbst, indem Gefühle von Hilflosigkeit, Zweifel und Ohnmacht entstehen und dominieren, so dass sie die Verantwortung für sich selbst (temporär) in die Hände anderer legt und Kontrollinterventionen zulässt. Mit der Zuschreibung, krank zu sein, ist in Kerstins Fall offenbar verbunden, dass sich ihr ein Raum bietet, sich fallen zu lassen und eine bis dato nur temporär gefühlte, insgesamt jedoch verdrängte Hilflosigkeit zuzulassen.

X Eine langsame (Gewichts-)Stabilisierung durch erste Kontrollversuche der Störungsdynamik sowie eine wachsende Behandlungsmotivation

In Kerstins Fall kommt es zu einer Wartezeit von vier Monaten bis zum Klinikaufenthalt. In dieser Zwischenzeit beginnt sie langsam, sich mit ihrem Essverhalten auseinander zu setzen und gegen die innere Dynamik zu kämpfen, worüber sie eine weitere Gewichtsabnahme stoppt. Dies fällt ihr jedoch schwer, denn sie entwickelt zwar nach dem Zusammenbruch die Einsicht, dass etwas mit ihr nicht stimmt, jedoch ist sie weiterhin von einem Schwanken gekennzeichnet: einerseits essen und zunehmen zu wollen, andererseits Angst vor einer Gewichtszunahme zu haben. Folgendes Zitat stammt aus dem Nachfrageteil, wo sie sich damit auseinander setzt, wie schwer es ihr fiel, wieder zu essen:

> E: Weil ich war ja immer so in diesem Gefühl ich hatte ja einerseits Angst zuzunehmen und andererseits wollte ich zunehmen und ich hatte als Ziel vor Augen ich möchte +irgendwann+ [abgehackt] mal wieder eh eine Mahlzeit genießen und nicht Zahlen von Kalorien essen. [NFT:761-764]

Darin zeigt sich die ambivalente Haltung zwischen Störungsdynamik und dem Wunsch, etwas zu verändern.

Trotz dieses inneren Zwiespalts gelingt es ihr, ihren Gewichtszustand langsam zu stabilisieren. Auch ihre Haltung gegenüber einer Behandlung wird immer klarer. Anhand der Erzählung lassen sich einige Faktoren herausarbeiten, die sie in diesem Prozess offenbar unterstützen. So leistet eine erneute Diagnose von „hochgradiger Anorexie" [200] durch die Vertrauensärztin vermutlich weitere Anstöße für ein Problembewusstsein und eine Motivation, etwas zu unternehmen. Darüber hinaus beginnt sie, sich bewusster mit der Thematik ‚Essstörung' und deren Behandlung auseinander zu setzen, da sie sich gezielt Informationen[3] über Literatur einholt. Kerstin versucht auch, zu einer ehemals betroffenen jungen Frau über ungewohnte Wege (z.B. über den Verlag einer Zeitschrift) Kontakt aufzunehmen. Es gelingt ihr, mit dieser in einen Austausch zu treten, der für sie offenbar wichtig ist. So erhält sie Informationen über die Behandlungsmöglichkeiten und ein Modell für eine erfolgreiche Bewältigung. Sie wird von der jungen Frau darin bestärkt, in eine Klinik zu gehen. Die ehemals betroffene Frau berichtet zudem davon, dass bei einem starken Untergewicht Sondenernährung angewandt wird. Auf diese Thematik bezieht sich auch folgende Stelle aus der Haupterzählung:

E: Also bis zu meim meiner Klinikeinweisung hatte ich mich selber von so neununddreißig auf – knappe dreiundvierzig Kilo hochgearbeitet und weil damals war es ja auch immer so'n noch so'n bisschen dis eh Gerede ja wenn man zu akutes Untergewicht hat, dass man dann an die Sonde kommt und so und das hat mir alles Angst gemacht, so was wollte ich nich. [230-234]

Kerstin macht hiermit deutlich, dass sie aus Angst vor Sondenernährung ihr Gewicht aus eigenem Antrieb soweit stabilisiert hat, dass sie dieser Behandlung entgeht. Für Kerstin ist die Vorstellung einer Sondenernährung mit Zwang verbunden. Diese Vorstellung von Fremdbestimmung löst bei Kerstin Angst aus, weshalb sie selbst versucht, gegenzusteuern und ihr Körpergewicht zu erhöhen. Der Entschluss, in eine Spezialklinik zu gehen, wird später wohl durch eine Person aus dem Bekanntenkreis nochmals bestärkt, da diese von positiven Erfahrungen mit dieser Einrichtung berichtet. *In der Wartezeit wird sie außerdem von ihrem Internisten begleitet, denn sie nimmt sein Angebot an, in regelmäßigen Abständen zu ihm zu kommen und darüber zu berichten, wie es ihr geht. In den Gesprächen gelingt es ihm offenbar, sie etwas zu motivieren, auch einmal mit Genuss etwas zu essen.* Neben den regelmäßigen Kontakten zum Hausarzt trifft sich Kerstin auch mit Freunden und spricht konkret über ihre Problematik und ihren bevorstehenden Klinikaufenthalt, wobei sie offenbar Bestätigung findet.

3 An dieser Stelle ist anzumerken, dass Mitte der achtziger Jahre im Verhältnis zu heute viel weniger Literatur zur Verfügung stand und dass der Selbsthilfe- bzw. Beratungsbereich erst in den Anfängen steckte.

Nochmals: Unterschiedliche Faktoren tragen in Kerstins Fall dazu bei, dass sie beginnt, sich mit der Situation aktiv auseinander zu setzen und selbst aktiv gegen die Eigendynamik anzukämpfen. So wird Kerstin nach ihrem inneren Zusammenbruch von verschiedenen Professionellen unterstützt. Ihr Internist leitet für sie eine Behandlung in die Wege, wozu ihr selbst zunächst der Überblick fehlt.[4] Dabei ist wichtig, dass der Arzt sich (offenbar schon in den achtziger Jahren) in diesem Störungsbereich auskennt, seiner Klientin nicht hilflos gegenübertreten muss und einen Aufenthalt in einer Spezialklinik anstrebt. Die Vertrauensbeziehung zwischen dem Arzt und Kerstin sowie sein Angebot einer überbrückenden Begleitung sind in dieser Phase wichtige Ressourcen, die neben ihrer unmittelbaren Wirkung zu einer Erfahrung beitragen, die später für Kerstins Hilfesucheverhalten wichtig sein wird. Neben dieser Unterstützung im beginnenden Prozess der Motivation und Kontrollversuche der Störungsdynamik ist offenbar auch eine Angst, die Selbstkontrolle abgeben zu müssen, ausschlaggebend. Das Fallbeispiel der Sondenernährung ist ein negativer Gegenhorizont und motiviert sie, selbstverantwortlich zu handeln. Dieser Prozess wird außerdem durch den Austausch mit Freunden und deren Erwartungen an Kerstin gefördert.

XI Ein erster Aufwärtstrend – die Stabilisierung von Essverhalten und Gewicht sowie erste Bearbeitungsversuche der sozialen Isolation und die Entdeckung kreativer Potenziale

Ein Handlungsschema der Behandlung – Klinik I – Die Kontrolle des Symptomgeschehens

In der Haupterzählung wird relativ wenig über den Verlauf des Klinikaufenthaltes deutlich, wobei die Erinnerung – sich im Klinikalltag durchsetzen und behaupten zu können – sehr stark ist, was darauf verweist, dass dies für sie offenbar von großer Bedeutung war.

Kurz nach ihrem 33. Geburtstag kann Kerstin Ende Juli ihren Aufenthalt in einer Klinik antreten, die neben unterschiedlichen psychosomatischen Problematiken auch speziell Menschen mit ‚Essstörungen' behandelt. Sie wird von ihrem ehemaligen Lebenspartner in die 80 Kilometer von ihrem Wohnort entfernte Klinik gebracht:

E: Mein Exfreund von dem ich mich ja getrennt hatte(') wir hatten aber so sporadisch immer Kontakt – der hat mich an dem Tag – es war ein total heißer Sommertag – hat der mich da in die Klinik gefahren und mich da abgeliefert. [210-212]

4 Offensichtlich gerät sie hier an einen Arzt mit Spezialkenntnissen, der sie gut berät, ihr Raum für eigene Entscheidungen gibt und sie zugleich mit möglichen Gefahren konfrontiert.

Diese Stelle ist ein Hinweis darauf, dass biographisch wichtige Stationen, wie der freiwillige Gang in eine Spezialklinik, immer noch von dem ehemaligen Partner begleitet werden. Das deutet darauf hin, dass die Störungsdynamik mit einer Beziehungsgeschichte verwoben ist, deren Problematik das ganze Interview im Hintergrund durchzieht. In der Klinik angekommen, versucht sie sich zunächst offen auf alles einzulassen. Als sie mit dem Setting allerdings konkret konfrontiert wird, unternimmt sie Maßnahmen, sich dem nicht anzupassen. So hat sie eine eigene Vorstellung davon, was gut für sie ist und was nicht. Dementsprechend versucht sie, die sich anbahnende Situation, auf eine „Essgestörten-Station" [215f.] zu kommen und an einem „Essgestörten-Tisch" [216] zu essen, zu verändern:[5]

E: Bin zu der einen Therapeutin hin und hab gesagt, nee also ich muss hier in eine Station gehen ehm wo auch andere Leute sind, wenn ich nur mit denen an einem Tisch sitze da werd ich ja nie gesund. Ich bin ja jetzt hierher gekommen weil ich was lernen will – und so lerne ich nichts wenn die da alle weiter in ihrem Essen rumstochern stocher ich genauso mit. [217-221]

Kerstin handelt in ihrer Erinnerung bereits theoriegeleitet, da sie von der wechselseitigen Verstärkung des Verhaltens von betroffenen Menschen ausgeht, und greift auf dieser Basis aktiv in die Gestaltung ihres therapeutischen Settings ein. Es gelingt ihr, die Therapeuten zu überzeugen, dass es gut sei, die Gruppe zu wechseln, denn sie kommt daraufhin in eine gemischte Gruppe.

Der Klinikaufenthalt ist zunächst für sechs Wochen geplant, wird jedoch um weitere sechs verlängert, was offenbar auch berufstechnisch ohne weitere Probleme möglich ist. Nachdem sie in eine andere Therapiegruppe gekommen ist, verhält sie sich offenbar den Regeln entsprechend, denn sie nimmt innerhalb der zwölf Wochen kontinuierlich an Gewicht zu. Ein weiteres Verlängerungsangebot lehnt sie jedoch ab, da sie sich mit 49 Kilogramm stabil fühlt.

Während des Aufenthalts beginnt sie über ihre soziale Isolation nachzudenken und versucht, über das Schreiben von Briefen wieder Kontakt zu Freunden aufzunehmen. Des Weiteren wird deutlich, dass sie neben Gruppengesprächen, in denen sie offenbar auch ihre Kindheit reflektiert, an Ergo- und Maltherapien teilnimmt, wo sie alte Fähigkeiten wiederentdeckt und neu belebt. Unklar ist jedoch, inwieweit sie im Rahmen von Gesprächen beispielsweise ihre aktuelle Lebenssituation, ihre Beziehungsproblematik und die diffusen Familienstrukturen mit anderen reflektiert und neue Lebensformen bzw. Veränderungsmöglichkeiten eruiert. Im Rahmen der Therapie scheinen insgesamt das Körpergewicht sowie das Essverhalten und damit ein verhal-

5 Was genau der Auslöser dafür ist, bleibt unklar: Sie meint zwar, dass sie damals annahm, von den anderen könne sie nichts lernen, möglicherweise wollte sie jedoch auch nicht mit den Betroffenen identifiziert werden.

tenstherapeutisches Konzept im Mittelpunkt zu stehen, wobei auch Fähigkeiten und Fertigkeiten in ‚Kreativitätstherapien' angesprochen werden.

Der Übergang in eine ambulante Therapie und die zunehmende Stabilisierung von Essverhalten und Gewicht – temporäre Destabilisierung durch einen wieder aufbrechenden Grundkonflikt

Ende Oktober verlässt Kerstin mit Empfehlungen für eine ambulante Weiterbehandlung die Klinik. Sie kehrt in ihre Wohnung zurück und nimmt zum empfohlenen Therapeuten Kontakt auf, was darauf verweist, dass sie daran interessiert ist, weiterhin an sich zu arbeiten, und dass sie erkannt hat, Unterstützung zu benötigen. Vermutlich geht sie nun auch wieder ihrer Berufstätigkeit nach. Zum Jahreswechsel kommt es jedoch zu einer temporären Destabilisierung ihres Aufwärtstrends. An Neujahr erfährt sie, dass ihr ehemaliger Lebenspartner mit einer anderen Frau zusammengezogen ist:

E: ... hab dann erfahren dass der Freund von dem ich mich getrennt hatte mit einer Frau zusammenzieht ehm die ich auch von früher her noch kannte und das war so'ne ganz kleine zierliche und da war plötzlich wieder so dieses Bild da, ah ja, klein, zierlich, sehr hübsch, lange Haare und – Kleidergröße vierunddreißig – genau und ich ich trag jetzt schon wieder Kleidergröße sechsunddreißig oder achtunddreißig – und das war wie so'n Peng! und ich hab wieder angefangen eh mein Essen zu reduzieren. [246-251]

In ihrer Erinnerung stellt Kerstin die Konkurrenz zu einer anderen Frau als Auslöser („das war wie so'n Peng!") für den nun folgenden ‚Rückfall' in ein altes Muster der Esskontrolle dar. Für diese Konkurrenzsituation hat sie auf das Körpergewicht und das Aussehen bezogene Indikatoren entwickelt, von denen sie die äußere Attraktivität abhängig macht. Letztlich sieht sie sich darin als die Unterlegene, da ihr ehemaliger Partner diese Frau nun Kerstin vorzieht und sogar mit ihr zusammen eine Wohnung nimmt, was ihr immer versagt blieb. Sie steht offenbar in einem umfassenden Vergleich mit den Vorzügen einer anderen Frau, wobei ihr ehemaliger Partner die Schlüsselfigur ist, da sie dessen (ihm unterstellten) Werte zu ihrem Maßstab macht. Dies löst in ihr eine Krise aus, auf die sie mit ihr bekannten Mustern der Nahrungskontrolle reagiert. In der Beschleunigung der weiterhin existierenden Störungsdynamik dokumentiert sich, dass die Beziehung ihrerseits zu diesem Zeitpunkt noch nicht eindeutig geklärt ist und damit grundlegende Verlaufskurvenpotenziale unbearbeitet sind. Ihr Gesamtzustand ist noch sehr labil, und sie ist offenbar nicht dazu in der Lage, sich selbst als positiv zu erleben und wertzuschätzen.

Im weiteren Verlauf kommt es jedoch wieder zur Stabilisierung ihres Zustands, was vermutlich auch auf die kontinuierliche therapeutische Betreuung zurückzuführen ist.

Die kontinuierliche Stabilisierung und Normalisierung des Essverhaltens und des Körpergewichts

Nach dieser temporären Destabilisierung gelingt es ihr jedoch zunehmend, das Essverhalten langsam zu normalisieren und darüber auch wieder das Körpergewicht zu stabilisieren. Im Sommer desselben Jahres erreicht sie ein Körpergewicht von über 50 Kilogramm, so dass sich ihre Menstruation (Fruchtbarkeit) von allein wieder einstellt. Beruflich ist sie offenbar weiterhin in dem Medienunternehmen beschäftigt. In ihrer Freizeit trifft sie sich wieder mit Freunden, unternimmt mit diesen gemeinsam etwas und baut somit ihre soziale Isolation ab. Ihre Aufmerksamkeit ist nicht mehr so einseitig auf die Ess- und Gewichtskontrolle fokussiert, denn andere Lebensbereiche nehmen wieder mehr Raum ein. Mit der Gewichtszunahme geht darüber hinaus eine veränderte Körperwahrnehmung einher, denn sie friert nicht mehr so. Etwa eineinhalb Jahre nach dem Klinikaufenthalt hat Kerstin ein Gewicht von 56 bis 57 Kilo erreicht und verfügt über aktiv gestaltete soziale Beziehungen.

In diesen Entwicklungen seit der Diagnose wird deutlich, dass Kerstin über verhaltenstherapeutische Programme zunehmend ihr Essverhalten und ihre Angst vor der Gewichtszunahme in den Griff bekommt und dass sie aktiv ihre soziale Isolation bearbeitet. Darüber hinaus wird jedoch aus der Haupterzählung (wie dem Nachfrageteil) nicht sichtbar, ob und wie sie sich mit Grundproblematiken der latenten beruflichen Unzufriedenheit oder der uneingelösten Beziehungswünsche auseinander setzt.

XII Erneutes Aktivwerden der Störungsdynamik durch die Konfrontation mit ungelösten Problemen

In der Erzählung wird nach dem längeren Aufwärtstrend eine erneute Verlaufskurvendynamisierung deutlich, wobei Kerstin in diesem Zusammenhang eine Schlüsselsituation erinnert. Sie ist mittlerweile etwa 35 Jahre alt, arbeitet weiterhin im Büro und lebt offenbar alleine. Im Frühjahr ist sie bei ihrer Freundin zur Taufe ihres Patenkindes in ihrer Heimatstadt eingeladen. Im Rahmen dieser Feier trifft sie auf Bekannte und Freunde:

E: ... zu dem Zeitpunkt hatte ich so sechsundfünfzig siebenundfünfzig Kilo(`) also ganz normal(`) hab mich recht wohl gefühlt und von meiner Freundin in Nordstadt die Schwester sagt: na du bist ja wieder richtig gesund. Man sieht gar nichts mehr von deiner Magerkeit. (.) [...] aber es ging wie eine Jalousie hier oben [zeigt auf Kopf] – <u>wusch!</u> runter in dem Moment (.) und ich hatte – das Gefühl – [...] aber irgendwie hatte ich das Gefühl – wieso? nach was werd ich eigentlich beurteilt? Kein Mensch sagt irgendwie hast nen schönes Kleid an oder so was sondern den Leuten fällt nur auf – du bist runder geworden, du hast ja ein volleres Gesicht gekriegt, man sieht nichts mehr von deiner Magerkeit. Und dis stand die Frage – bei mir vor Augen (.) was kann ich eigentlich außer – hungern. Oder – wo ist überhaupt jetzt meine ganze Disziplin hin? [260-273]

Aus heutiger Sicht markiert Kerstin am Anfang des Zitates, dass sie zum damaligen Zeitpunkt körperlich in relativ gesunder und normaler Verfassung war. Die eigentlich positive Rückmeldung, sie sehe „wieder richtig gesund aus", löst bei ihr offenbar ganz andere Assoziationen und Denkprozesse aus. Denn sie beschreibt in der Erinnerung mittels eines Bildes (‚Jalousie runter'), wie sie sich in der Interaktion plötzlich verschließt und darüber nachzudenken beginnt, nach welchen Kriterien sie von außen bewertet wird, und gerät darüber anscheinend in Selbstzweifel („was kann ich eigentlich"). In einer Situation wie bei einer Kindstaufe, wo sich junge Paare und Familien treffen, wo über bereits Erreichtes im Beruflichen wie Privaten gesprochen wird, ist es nicht verwunderlich, dass Kerstin vor dem Hintergrund ihrer Lebenssituation in die Stimmung gerät, sich zu vergleichen. In diesem Zusammenhang werden ihre Grundkonflikte und Probleme wie die berufliche Unzufriedenheit, die fehlende Partnerschaft usw. wieder virulent, ohne dass sie dies in der Situation bewusst wahrnimmt. Kerstin entschließt sich unmittelbar abzunehmen und setzt sich wieder ein Zielgewicht. Zur Beschleunigung wendet sie wieder ein bekanntes Mittel an und geht am nächsten Tag, einem Sonntag, in eine Apotheke, um sich Appetitzügler zu kaufen. In den nächsten Wochen wird deutlich, dass sie plötzlich wieder unter einem inneren Druck steht und unkontrolliert aktiv wird. Sie kann in dieser Situation nicht ihr Verhalten reflektieren und die Lernprozesse und Entwicklungen der letzten Monate berücksichtigen. Innerhalb kurzer Zeit nimmt sie ab und sieht dies wieder als Erfolg: 52, 50, 48 bis 46 kg. Sie wird erneut getrieben.

In der durch dieses Ereignis ausgelösten Krise gelingt es Kerstin offenbar nicht, die Ursachen für ihre Unzufriedenheit anders als in ihrem Körper zu verorten. Wie schon in früheren Situationen reagiert sie mit Strategien der Esskontrolle, wodurch die Verlaufskurvendynamik mit all ihren Dimensionen wieder in den Vordergrund rückt.

XIII Das Bewusstwerden des erneuten Kontrollverlustes und der Beginn eines weitreichenden biographischen Entwicklungs- und Veränderungsprozesses

Zu der darauf folgenden Zeit erzählt Kerstin relativ wenig, insbesondere über die Phase zwischen der erneuten Arztkonsultation und dem dann folgenden Klinikaufenthalt.

Das ‚Aufwachen' und Ergreifen eines Handlungsschemas der Hilfesuche

Kerstin ist wieder getrieben von einem inneren Zwang, ihr Essverhalten und ihr Gewicht zu kontrollieren und zu reduzieren. Inwieweit diese Entwicklungen von Bezugspersonen beobachtet werden und inwieweit auf die sichtbaren Veränderungen (Körper und Essverhalten) Reaktionen erfolgen, ob sie in dieser Zeit noch in Kontakt zu ihrem Therapeuten steht, all dies wird nicht deutlich. Sie nimmt aber wieder stark ab. Im Unterschied zur ersten Verlaufskurvenentfaltung kommt es bei Kerstin jedoch bei einem Gewicht von 46 Kilo zu einem ‚Aufwachen', d.h. zu einem Bewusstwerden darüber, was mit ihr passiert ist. In der folgenden Textstelle wird deutlich, dass sie erkennt, wieder in etwas hineingerutscht zu sein:

E: – und als ich bei sechsundvierzig habe ich war – +hab ich gedacht, was mach ich da eigentlich?+ [leise] Es geht ja jetzt wieder genauso den Bach runter(`) und bin dann zum Doktor Brauer – wieder hin zu meinem Internisten(`) hab gesagt, Sie also irgendwie – hab ich das glaube ich noch nicht ganz gepackt. Hab zwar nen furchtbar schlechtes Gewissen und alle Leute werden jetzt denken – die is ja immer noch nicht normal und de die spinnt ja schon wieder(`). [285-289]

In dieser Textstelle wird zunächst deutlich, dass Kerstin in der abschüssigen Entwicklung ihres Körpergewichts dieses Mal das sich abbildende Muster selbst erkennt. Aufgrund der positiven Erfahrungen mit ihrem Internisten entwickelt sie ein Handlungsschema der Hilfesuche und geht zu ihrem Arzt. Gleichzeitig entwickelt sie ein Schamgefühl, dass sie es bisher nicht geschafft hat, die Störung zu bewältigen. Diese Erkenntnis trifft sie besonders stark, da dieses Versagen nicht ihrem Selbstbild der kontrollierten Frau entspricht. Offenbar befürchtet sie vor allem negative Reaktionen aus dem sozialen Umfeld, was in ihr einen zusätzlichen Leidensdruck erzeugt.

Der Arzt legt ihr in dem Gespräch nahe, nochmals in eine Klinik zu gehen, was sie vermutlich nicht abwehrt. Beide entwickeln erneut gemeinsam ein Handlungsschema der Behandlung (Klinik II), wobei der Arzt wieder die Initiative übernimmt und das Verfahren einleitet. Was in der Wartezeit bis zum Klinikantritt geschieht, bleibt unklar. Kerstin steht jedoch dem ganzen Vorhaben zunächst ambivalent gegenüber:

E: ...also war so zweigespalten. Hab mich einerseits gefragt, wieso ich eigentlich jetzt schon wieder in'ne Klinik gehe für vier Wochen äh ich bin doch ganz gesund, ich fühl mich doch ganz fit, ich geh doch auch ganz normal arbeiten(`) (.) und andererseits – war mir auch klar mit meinem Essverhalten stimmte es nun wirklich hinten und vorne nich – ich hab nur – esse nur in Zahlen von Kalorien. Und das kanns ja wohl auch nich sein(`). [298-302]

Deutlich wird, dass sie einen Klinikaufenthalt offenbar nicht für nötig hält, da sie sich einerseits als leistungsfähig wahrnimmt und relativ gesund fühlt. Andererseits bemerkt sie, dass sie ihr Essverhalten nach wie vor nicht selbst steuern kann und noch Unterstützung braucht.

Ein Handlungsschema der Behandlung – Klinik II – Impulse für einen biographischen Entwicklungsprozess

Trotz ihrer ambivalenten Haltung gegenüber ihrem aktuellen Zustand ist Kerstin – mittlerweile 36 Jahre alt – bereit, im Oktober (desselben Jahres der Kindstaufe) für zunächst vier Wochen in eine Klinik zu gehen. Wie es zu der Auswahl der Klinik gekommen ist und ob der Arzt damit eine besondere Intention verbunden hat, bleibt unklar. Zumindest befindet sie sich nun in einer Klinik, die im Vergleich zur ersten offenbar ein anderes Konzept verfolgt. Der Schwerpunkt ist nicht symptombezogen, sondern konzentriert sich stärker auf die Körperarbeit und die Erschließung kreativer Potenziale. An dieser Stelle ist anzumerken, dass Kerstin offenbar – wie beim ersten Klinikaufenthalt – keine Probleme mit ihrer Arbeitsstelle in Bezug auf ihre Krankenzeiten hat, was eine wichtige Ressource insbesondere für ein Sich-einlassen-können auf ein klinisches Setting darstellt.

In Kerstins Erinnerung an den zweiten Klinikaufenthalt sind Erlebnisse dominant, die offenbar neu für sie waren und zu Schlüsselerlebnissen in Bezug auf den eigenen Körper führten:

E: Ja und dann hab ich so zwei Mal die Woche dort so Einzelatemtherapie gehabt und es hat mir wahnsinnig gut getan. Also es wurde sehr viel Wert – auf Körperwahrnehmung gelegt. Und das war noch mal wie so'n Aha-Erlebnis, dass Körperwahrnehmung da ehm nen Schwerpunkt war, weil ich hatte das Gefühl i ich hab so viel geredet in der anderen Therapie aber – das Reden allein is es auch nicht. [311-316]

Diese Textstelle ist eingebettet in eine längere Detaillierung von therapeutischen Maßnahmen. Dabei steht die neue Körpererfahrung im Vordergrund, und die damalige Bilanzierung, dass das Reden allein noch nicht zum Erfolg geführt habe. Die Körperübungen wirken offenbar wie Schlüsselerlebnisse, in denen die Auseinandersetzung mit den eigenen Sinnen, dem Spüren des Körpers und weiterreichend dann auch mit der eigenen Weiblichkeit angeregt wird. So geht sie beispielsweise mit einer Patientin in die Stadt und kauft sich aus einem neu erlebten Bedürfnis heraus sehr weibliche Kleidung (Kleid) und beginnt diese zu tragen. Ebenso geht sie erstmals in ein Kosmetikstudio und empfindet die Gesichtsbehandlung als angenehm und wohltuend. In diesem Zusammenhang stellt Kerstin rückblickend ein Bild von sich dar, nach dem sie bis dato offenbar eher auf ein ‚emanzipiertes Äußeres' (Hosen, keine Kosmetikbehandlung) Wert legte, wie es dem damaligen Zeitgeist durchaus auch entsprach.[6] Neben den neuen Körpererfahrungen entdeckt und baut sie

6 Es scheint ein Widerspruch darin zu bestehen, dass sich Kerstin in vorangegangenen Situationen mit weiblichen Schönheitsidealen vergleicht, hier jedoch eher ein dazu kontrastierendes Selbstbild der emanzipierten Frau mit äußeren Merkmalen entwirft, wie sie in der Frauenbewegung der späten 70er und 80er Jahre aktuell waren. Dieser Widerspruch kann nicht aufgeklärt werden, aber es liegt nahe, dass

im Rahmen dieses Klinikaufenthalts ihre Kreativpotenziale aus, wie beispielsweise sich über das Schreiben von Gedichten auszudrücken oder durch das Schreiben von Briefen nicht nur soziale Kontakte zu pflegen, sondern auch ihre Situation zu reflektieren.

E: Und ehm ja bei diesem zweiten Klinikaufenthalt is für mich auch so die Idee entstanden – ich möchte nur noch halbtags (.) eh festangestellt sein und halbtags freiberuflich arbeiten. Mh. Und freiberuflich möchte ich was mit Malen machen und was mit Schreiben machen – vielleicht auch was eh über meine Magersucht mal schreiben (–) ich hatte noch nicht konkret ne Vorstellung aber – ich will nur noch halb fest angestellt sein. [344-349]

Aus dieser Erfahrung heraus entwickelt sie konkret biographische Perspektiven der Selbstverwirklichung und Strategien zur Veränderung ihrer beruflichen Situation. Bei ihren Vorstellungen über die freiberufliche Tätigkeit spielt von Anfang an aber offenbar auch die Motivation eine Rolle, die eigene Geschichte mit der „Magersucht“ literarisch zu verarbeiten.

Der Aufenthalt verlängert sich letztlich auf insgesamt sechs Wochen, so dass sie im November mit 50-52 Kilogramm entlassen wird. Sie hat einerseits ihr Gewicht stabilisiert, andererseits kommt sie nun mit einem neuen Körpererleben, mit ersten Zukunftsvorstellungen und neuen Entdeckungen von kreativen Fähigkeiten (wie das Schreiben von Gedichten) zurück.

Kommentar: Der Unterschied zum ersten Klinikaufenthalt

Kerstin durchläuft insgesamt zwei stationäre Settings, wobei unterschiedlich weit reichende Wirkungen und Entwicklungen sichtbar werden, die einerseits auf ihre eigene Position in der Verlaufskurvenentwicklung, andererseits auf die jeweiligen therapeutischen Schwerpunkte zurückzuführen sind. So war der erste Aufenthalt kognitiv reflexiv und fokussierte sich sehr stark auf die Symptomebene. In dieser Zeit war Kerstins Gesundheitszustand viel kritischer. Sie brauchte zunächst Zeit, um zu verstehen, was mit ihr passiert war, und musste ihre Kraft sowie Aufmerksamkeit zunächst darauf richten, wieder essen zu lernen und sich körperlich zu stabilisieren. Demgegenüber erscheint das zweite Setting tiefer gehend, was einerseits auf das therapeutische Konzept, andererseits vermutlich auch auf eine ganz andere Ausgangssituation Kerstins zurückzuführen ist. Sie hat kein so starkes Untergewicht und kennt mittlerweile aus Erfahrung bestimmte Prozesse der Veränderung. Möglicherweise trägt auch die Erfahrung, dass sich die Prozessstrukturen wiederholt haben, sowie die Erkenntnis, dass die Veränderung des Essverhaltens und ei-

ihre Verunsicherung in ihrer Weiblichkeit unter anderem auch durch die Sozialisation in der Einelternfamilie mit einer Mutter zurückzuführen ist, die ‚ihren Mann stehen‘ musste, für Emotionalität nicht viel Raum ließ und daher möglicherweise wenig weibliche Attribute vermittelte.

ne Gewichtszunahme alleine nicht ausreichen, dazu bei, sich offener auf Selbstreflexionen einzulassen. Daher können die therapeutischen Maßnahmen, die ihren Kontrolltyp für Momente außer Kraft setzen und die nicht nur die kognitive Ebene ansprechen, Kerstin in dieser Phase besser erreichen. Im Unterschied zu vorherigen Bewältigungsversuchen unternimmt sie hier den ersten Schritt, sich mit ihrer beruflichen Unzufriedenheit auseinander zu setzen, biographische Zukunftspläne zu entwickeln und ihre Fähigkeiten bewusst zu fördern. In diesem Kontext erscheint der stationäre Aufenthalt wie ein Moratorium, in dem sie geschützt neue Erfahrungen machen und sich mit ihrer Zukunft auseinander setzen kann.

Interessant ist außerdem, was hinsichtlich ihrer Wahrnehmung der eigenen Weiblichkeit im Rahmen des zweiten Klinikaufenthaltes geschieht: Bis dahin vermittelt sie nach außen scheinbar eher ein Bild der emanzipierten Frau in Hosen, die keine Kosmetikbehandlung braucht. Möglicherweise verbarg sich dahinter eine große Unsicherheit, sich als Frau zu präsentieren. In diesem Kontext ist die eher mit männlichen Attributen verbundene Beschreibung ihrer Mutter interessant, die ihr in ihrer Kindheit offenbar ein entsprechendes Modell von Weiblichkeit geboten hat. Auch mag die Ende der 70er Jahre stark öffentlich präsente Frauenbewegung ein entsprechendes Vorbild gegeben haben. Vermutlich hatte Kerstin bis zu diesem Klinikaufenthalt entsprechend geformte Vorbilder. Während des zweiten Klinikaufenthalts entwickelt sie offenbar ein anderes Selbstbild, das weitere Veränderungen ermöglicht.

Bis hierher reicht ihre Haupterzählung. In der sich anschließenden Erzählkoda bilanziert sie den weiteren Verlauf bis in die Gegenwart.

XIV Kontinuierliche Stabilisierung des Essverhaltens und des Gewichtszustandes bei gleichzeitiger Bearbeitung von zugrunde liegenden Problemen

Vom Klinikaufenthalt (im November) in die gewohnte Umgebung zurückgekommen, macht sie offenbar keine weiterführende ambulante Therapie. Die in der Klinik begonnenen ersten biographischen Entwürfe gewinnen in der folgenden Zeit für Kerstin immer klarere Strukturen: So entschließt sie sich, ihren Beruf nicht mehr fortzuführen, und konkretisiert ihre Idee, halbtags einen festen Job zu haben und die andere Hälfte freiberuflich[7] tätig zu sein, obwohl sie zunächst noch nicht genau weiß, was sie freiberuflich machen möchte. Bis dato hat sie jedoch bei sich Fähigkeiten (wie Schreiben und Malen) entdeckt und weiterentwickelt, die sie in ihrem Vorhaben bestärken. In diesen biographischen Entwürfen wird unter anderem deutlich, dass sie es für ihre eigene

7 Diese Strategie sichert einerseits ein Grundeinkommen zum Bestreiten der wichtigsten Lebenshaltungskosten, andererseits gestattet sie den Freiraum zur Selbstverwirklichung.

Zukunft als wichtig erachtet, sich einen Raum zu schaffen, um sich selbst mit eigenen Vorstellungen und Fähigkeiten verwirklichen zu können. Da sie mittlerweile um die 36 Jahre alt ist, spielt hierbei vermutlich auch altersbedingter Druck eine Rolle, der sie antreibt, etwas zu verändern.

Das Projekt der beruflichen Veränderung reift zunehmend in ihr, so dass sie im folgenden Jahr die Umsetzung zu planen und Initiativen zu ergreifen beginnt. Damit einher geht vermutlich eine Verschiebung ihrer Aufmerksamkeit auf neue Lebensbereiche und Aufgaben. So bewirbt sie sich auf eine Anzeige und bekommt ohne Probleme einen Halbtagsjob in einem öffentlichen Medienunternehmen, was sich später doppelt auszahlen wird. Trotz kritischer Stimmen im Freundeskreis gibt sie die Vollberuflichkeit auf und nimmt den Halbtagsjob an, der ihre fixen Kosten sichern soll. Sie verzichtet auf volle Sicherheit und langfristige Rentenansprüche und geht nun ein offenes und neues Lebensprojekt ein, was mit entsprechenden Risiken verbunden ist. In diesen biographischen Initiativen wird deutlich, wie ernst es ihr ist, zu diesem Zeitpunkt etwas zu verändern bzw. auszuprobieren.

In ihrer Fähigkeit zum Schreiben sieht Kerstin offenbar eine Ressource zur Selbstentfaltung, denn nur kurze Zeit nach dem Berufswechsel veröffentlicht sie ein Kochbuch. Daran anschließend arbeitet sie aktiv an ihrer Idee, über ihre Erlebnisse mit der „Magersucht" zu schreiben. Sie bekommt einen Verlagsvertrag und beginnt, ihre Erlebnisse und Erfahrungen, die sie in einem Tagebuch festgehalten hat, in einem Buch zu verarbeiten. In diesem Zusammenhang hat sie die Möglichkeit, sich nochmals intensiv mit ihrer Geschichte auseinander zu setzen und sie zu reflektieren. Das Buch erscheint Anfang der 90er Jahre. In dieser Zeit beginnt sie auch, sich ehrenamtlich zu engagieren. So ist Kerstin zunächst in der Suchtberatung aktiv und gründet Mitte der 90er eine Selbsthilfegruppe für Menschen mit ‚Essstörungen'. *Die Gründung und Leitung einer solchen Initiative geht auf eine Idee zurück, die sie schon seit dem ersten Klinikaufenthalt in sich trug, und die sie nun umzusetzen beginnt.*

Deutlich wird, dass Kerstin seit dem zweiten Klinikaufenthalt Ende der 80er Jahre einen weitreichenden Veränderungsprozess in Gang setzt und dass sie sich in den folgenden Jahren kontinuierlich stabilisiert. Dabei finden sich wechselseitig positiv verstärkende Prozesse statt. Sie entwickelt zunehmend neue Lebensperspektiven und Lebensbereiche, in denen sie aktiv wird. Parallel dazu verliert die Störungsdynamik zunehmend an Dominanz. Kerstin entwickelt Kontinuität und Stärke bei der Umsetzung ihrer Ziele und verfügt dabei über die Fähigkeit, sich in offene Prozesse hineinzubegeben, wobei sie ihre Lebenssituation weiterhin unter Kontrolle behält (indem sie für eine gewisse Sicherheit sorgt). Insgesamt entsteht der Eindruck, als würde es ihr nun gelingen, ihre Kraft und Energie, die sie früher für die Beziehungsproblematik, später für die Esskontrolle und Körpermanipulation aufgewendet hatte, für die eigene Selbstentfaltung zu nutzen. Möglicherweise tragen hier auch ganz frühe Kindheitswünsche, Zukunftsvorstellungen, die sie nach ihrer beruflichen Ausbildung nicht umsetzen konnte, dazu bei, mit über 36 Jahren etwas zu verändern. So spricht sie in der Erzählkoda einerseits von lang verschütteten Fähigkeiten, andererseits von Kindheitsvorstellungen, wie z.B. einmal Albert Schweitzer in Afrika zu unterstützen, die sie später in die Tat umsetzt, da sie Ende der 90er Jahre in ein Dritte-Welt-Hilfsprojekt aktiv einsteigt. Seit dem zweiten Klinikaufenthalt baut sich Kerstin einen neuen Lebensbereich auf, der zu einem wichtigen Identitätsbestandteil wird, wobei die damit verbundenen Erfahrungen des Gelingens sie weiterhin bestärken. Sie entwickelt einen hohen Anspruch als Autorin, den sie ohne entsprechende Vorbildung realisiert, womit sie offenbar einem grundlegenden Selbstwertproblem entgegenwirkt. Darüber hinaus kann Kerstin aus der Reflexion ihrer eigenen Störungsgeschichte (Buchprojekt, Selbsthilfe) Impulse für diesen Entwicklungsprozess gewinnen und sich immer wieder mit der Thematik auseinander setzen.

Für Kerstin ist mit der Bilanzierung ihrer persönlichen Entwicklung die Geschichte ihrer ‚Essstörung' abgeschlossen. Heute betrachtet sie sich als Expertin und kann auf ein erfolgreiches Lebensmodell verweisen. In der Erzählkoda sowie im Nachfrageteil wird jedoch deutlich, dass einige Grundkonflikte, insbesondere die Beziehungsproblematik, weiterhin unbearbeitet bleiben und sie dadurch erneut in Krisen gerät, die jedoch nicht mehr die alten Muster der Ess- und Gewichtskontrolle in Gang setzen.

XV Die über die Bearbeitung der Störungsdynamik hinaus bestehenden Grundkonflikte und ihre Wirkungen

Exkurs: Gesundheitliche Folgen des Fastens und Appetitzüglermissbrauchs als Transformation in den körperlichen Bereich

In der frühen Phase des Veränderungsprozesses, Anfang der 90er Jahre, bekommt Kerstin ein gesundheitliches Problem. Sie erleidet ständig Gallenkoliken, woraufhin ihr 1992 die Gallenblase entfernt werden muss. Dass die Gallenblase in Mitleidenschaft gezogen worden ist, lässt sich vermutlich auf zweierlei zurückführen: ihre langen Phasen der Nahrungsreduktion und des Appetitzüglermissbrauchs sowie psychosomatische Reaktionen auf unterschwellige Problemlagen, die sie belasten (wie die ungeklärte Beziehung zu ihrem ehemaligen Lebenspartner, die weiterhin anstehenden institutionellen Erwartungen wie Partnerschaft, Mutterschaft sowie ihre Familiengeschichte). Die mit der Operation verbundene Notwendigkeit, das Essverhalten temporär einzuschränken, scheint hier jedoch keine Gefahr für eine rückläufige Entwicklung gewesen zu sein.

Das Virulentwerden der Partnerbeziehungsproblematik sowie institutioneller Ablauf- und Erwartungsmuster, die zu einer Destabilisierung führen

Anfang der 90er Jahre feiert Kerstin ihren 40. Geburtstag. Mit diesem runden Geburtstag gehen vermutlich auch wieder Bilanzierungen einher. Im Vergleich zu den Lebensphasen der Trennung um ihren 31. Geburtstag oder zur Taufe ihres Patenkindes kann sie zwar auf Erfolge und Fortschritte in ihrer beruflichen Entwicklung und Selbstentfaltung verweisen, jedoch sind andere Lebensthemen weiterhin unbearbeitet, zu deren Umsetzung immer weniger Lebenszeit zur Verfügung steht. Kurz nach ihrem 40. Geburtstag geht Kerstin mit ihrem ehemaligen Lebenspartner, zu dem sie über die Jahre hinweg immer losen Kontakt hatte, erneut eine partnerschaftliche Beziehung ein, die nochmals sieben Jahre andauert. *Sie unternimmt einen erneuten Versuch, eine Beziehung aufzubauen. In dieser Beziehung wird sie jedoch erneut mit denselben Konflikten wie in den ersten zehn gemeinsamen Jahren konfrontiert: Ihr Partner lehnt es wieder ab, gemeinsam mit ihr in eine Wohnung zu ziehen, und fordert von ihr, die Wohnung zu behalten, was sie auch tut. Wieder entscheidet er sich nicht klar für sie. Nach vier Jahren dieser zweiten Beziehungsphase kommt es zu einem akuten Konflikt in der Beziehung, der die fortwährende Grundproblematik (welche Haltung der Lebenspartner gegenüber Kerstin und einem gemeinsamen Lebensprojekt einnimmt) an die Oberfläche bringt. Kerstin ist mit 44 Jahren schwanger und hat noch 14 Tage Zeit, sich für oder gegen das Kind zu entscheiden:*

E: Dann sind wir an meinem vierzigsten Geburtstag – sind wir aber so langsam wieder zusammengekommen(') sporadisch gab es ja immer Kontakt auch in der Zeit und dann waren wir wieder zusammen eh er wollte aber trotzdem auch diese Wohnung weiter behalten(') und nach fünf Jahren unserer gemeinsamen Beziehung oder vier gut vier Jahren bin ich dann schwanger gewesen und ehm (..) dieses Kind kam für ihn <u>überhaupt nicht</u> in Frage(') absolut nicht, das war auch die erste Reaktion als ich ihm das gesagt hab dass ich schwanger bin das kommt überhaupt nicht in Frage und du als eh süchtige da hat er mir dann meine Magersucht vorgeworfen wieder du als süchtige was willst du denn diesem Kind – mitgeben obwohl ich längst längst gesund war und eh dieses Kind wird ja auch gleich magersüchtig und eh wenn das Kind geboren ist dann eh oder wenn das Kind in die Schule kommt dann bin ich sechzig also er und eh dann hat das Kind ja nen Groß- Großvater als Vater und eh nee das kommt überhaupt nicht in Frage. [NFT:562-573]

In dieser Sequenz aus dem Nachfrageteil lässt Kerstin zunächst erkennen, dass die Beziehung zu ihrem Partner über lange Strecken als „sporadischer" Kontakt weiter bestand und dass es auf dieser Basis nach knapp zehn Jahren Trennung zu einer neuen Beziehung kommt. Auch diese ist über mehrere Jahre offensichtlich von einem fehlenden Bekenntnis des Mannes zu Kerstin gekennzeichnet, denn die getrennten Wohnungen bleiben erhalten. Durch die Schwangerschaft wird die Beziehung auf eine harte Probe gestellt. Kerstins Frage, inwiefern sich ihr Partner zu ihr bekennt, erhält hier eine neue und massivere Qualität. Die ablehnenden Reaktionen des Partners bekommen durch seine Vorwürfe, eine „Magersüchtige" könne kein Kind aufziehen, eine besonders verletzende Qualität. Zusätzlich wird auch die Altersdimension als Ablehnungsgrund ins Feld geführt.

Einen Tag vor dem Fristende entscheidet sich Kerstin gegen das Kind. Dass sie bis auf die letzte Minute wartet, verweist darauf, dass es ihr vermutlich schwer fällt, diese Entscheidung[8] *zu treffen. Mit der Erfahrung, dass sich ihr Lebenspartner letztlich gegen ein familiär orientiertes Lebensprojekt mit ihr ausspricht, sowie mit der Verantwortung für eine Abtreibung geht offenbar eine tiefe Enttäuschung und Verletzung einher. Nach weiteren drei Jahren beendet Kerstin Ende der 90er Jahre die Beziehung. In der Trennungsphase wird sie nochmals von ihm auf die Probe gestellt, da er sich nun bereit zeigt, sich auf ein gemeinsames Lebensprojekt einzulassen. Sie geht auf das Angebot (offenbar unter Schmerzen) nicht ein, was ihre neue Haltung gegenüber dem ehemaligen Partner zeigt.*

Während der Zeit des Schwangerschaftsabbruchs sowie während der Trennungsphase kommt Kerstin erneut in kritische Lebenssituationen, in denen ihr bis dato aufgebautes Gleichgewicht erneut ins Schwanken gerät („das war für mich eine fürchterliche Zeit" [NFT:573]). Kerstin erzählt diese Zusammenhänge erst im Nachfrageteil, was darauf verweisen könnte, dass sie diese schmerzhaften und verletzenden Erfahrungen zunächst nicht erzählen wollte. Deutlich wird erneut die besondere Rolle, die der Partner über lange Jahre im Leben von Kerstin spielt, da nahezu alle einschneidenden Erlebnisse an seine Person gebunden sind.

Die Krisenbewältigung durch den Rückgriff auf professionelle Hilfeleistungen sowie durch Zugzwänge der neu entfalteten Lebensbereiche

In diesen kritischen Lebenssituationen wendet Kerstin jetzt das ihr bekannte und offenbar als positiv erlebte Handlungsschema der Hilfesuche an: *Sie nimmt in dieser Zeitspanne wieder Sitzungen bei ihrem Therapeuten und wird dabei auch von ihrem Internisten unterstützt.* Darin wird deutlich, dass es sich um zwei Personen handelt, denen sie sich anvertrauen kann und bei denen sie das Gefühl hat, Unterstützung zu erhalten. Im Verlauf gelingt es ihr, sich zu stabilisieren und nicht auf das alte Muster des Fastens zurückzugreifen. *Wäh-*

8 Die Schwangerschaft war für sie offenbar etwas sehr Bedeutsames. Sicher sah sie darin eine letzte Chance, ein Kind zu bekommen und eine Familie zu gründen. Da sie mittlerweile 44/45 Jahre alt ist, verbindet sich mit dieser Entscheidung etwas Endgültiges – eine Entscheidung für ein Leben ohne Kinder.

rend der Trennungsphase verliert sie zwar etwas an Gewicht, worauf ihre soziale Umwelt auch kritisch reagiert, jedoch handelt es sich hierbei im Unterschied zu früheren Phasen um eine geringere Abnahme in Folge einer mit dem Gemütszustand verbundenen Appetitlosigkeit. Neben den therapeutischen Gesprächen tragen offenbar noch weitere Faktoren dazu bei, sich nicht völlig zu destabilisieren. Die beruflichen Entwicklungen und damit verbundenen Verpflichtungen und Aufgaben bringen sie einerseits in Arbeitszugzwänge, andererseits ergeben sich dadurch Möglichkeiten zur ,Flucht'. Konnte Kerstin in früheren kritischen Lebenssituationen keine positiven Aktivitäten entgegensetzen, so ist sie heute dazu in der Lage. Ein Beispiel ist, *dass sie im Jahr der Trennung den Jahreswechsel in Afrika auf einer Anti-Beschneidungs-Konferenz verbringt* und damit vor einer möglichen Krise flüchtet. Dass sie diese Krise ohne Rückgriff auf ihr altes Muster des Fastens bewältigt, hängt letztlich auch mit einem Lernprozess zusammen, den Kerstin selbst bilanziert:

> E: Und eh – ja das war – war dann schon auch noch mal eh ehm streckenweise ne recht dramatische Zeit aber wo ich sagen muss – nach dem ich nachdem ja klar war ich werde mich nie mehr oder Hungern ist nicht die Lösung, habe ich auch die Probleme mit dem Schwangerschaftsabbruch und eh auch die Trennung von Heinz ehm nicht mit Hungern beantwortet oder nicht eh Hungern als Lösung eingesetzt. [NFT:616-620]

Entscheidend ist an dieser Textstelle, dass Kerstin erinnert, dass sie auf diese Krise nicht mit „Hungern" reagiert und damit ein altes Muster durchbrochen hat. Sie beschreibt damit eine Art Lernprozess, der auch mit den enttäuschten Erwartungen an ihren ehemaligen Partner zusammenhängt, der sich trotz aller ihrer Versuche, sich körperlich und beruflich attraktiver zu machen, wiederholt nicht für Kerstin entscheiden konnte.

Insgesamt wird deutlich, dass bis weit über die Bewältigung des Symptomgeschehens und der Entwicklung und Umsetzung biographischer Initiativen hinaus die Dimension der Partnerbeziehungsproblematik bestehen bleibt und virulent ist. Kerstin gelingt es nicht, eine Beziehung zu realisieren, in der sie sich geliebt und angenommen fühlt. Insgesamt vermittelt Kerstin das Bild, dass sie vieles erfolgreich bewältigt hat und jemand ist, der soziale Kontakte und Selbstaktivitäten auf- und ausbaut. Es besteht jedoch Zweifel, ob eine grundlegende Bearbeitung der immer wieder Krisen auslösenden Potenziale erfolgt. Der Zweifel resultiert allein aus der Platzierung beispielsweise der Beziehungskrise im Interview, eben nach einer ,abgerundeten' Geschichte. So werden in der Erzählkoda wie im Nachfrageteil Lebensthemen deutlich, die schwierig waren, die sich wiederholen und immer wieder Krisen auslösen. Im Unterschied jedoch zu vorherigen Phasen gelingt es ihr, sich jetzt zu stabilisieren und Versuche zu unternehmen, diese Problematik zu bearbeiten. Möglicherweise ist sie erst jetzt, nach einer tief gehenden Enttäuschung und aufgrund eigener positiver Entwicklungen, in der Lage, sich abzugrenzen und ihren eigenen Weg zu gehen. In ihrer Erzählung reflektiert sie nicht den sich über fast 30 Jahre hinziehenden Partnerbeziehungskonflikt, in dem es zwischen dem Angenommen-sein und Abgelehnt-werden als Hauptmuster hin und her geht. Möglicherweise hadert sie heute noch teilweise mit der misslungenen Partnerschaft und den nicht eingelösten Vorstellungen von Partnerschaft und Familiengründung. Demgegenüber versucht sie zu Recht, ihre schließlich positiv bilanzierte Entwicklung und ihre errungene soziale Verankerung dem entgegenzusetzen.

Abschließend sei angemerkt, dass der 30 Jahre währende Versuch, zu einem Mann eine Beziehung aufzubauen und dort Liebe und Geborgenheit zu finden, immer wieder misslingt und ihre gesamte Lebensgeschichte offenbar so stark beeinträchtigt und tiefe Leidensprozesse ausgelöst hat, dass es ihr nur mit Mühe gelingt, sich daraus zu befreien und eine eigenständige Entwicklung entgegenzusetzen. Vor diesem Hintergrund ist es verständlich, dass sie in der Haupterzählung versucht, bestimmte Phasen auszublenden. Bewundernswert ist, wie sie nach all diesen Niederschlägen einen eigenständigen Weg entwickelt. Kerstins Störungsdynamik erscheint jedoch in diesem Zusammenhang auch als eine Auseinandersetzung mit der weiblichen Geschlechtsidentität, wie es besonders im Rahmen der zweiten Therapie und der plötzlichen Entdeckung ihres Körpers und ihrer Weiblichkeit deutlich wird. Im familiären Zusammenhang hatte sie schon bei der Mutter offenbar keine entsprechende Identifikationsperson gefunden. Und in dem langjährigen, misslingenden Beziehungsversuch erfuhr sie wohl ebenfalls keine Bestätigung in ihrer Weiblichkeit. Dies ist mit Sicherheit ein wichtiger Hintergrund, um Kerstins Verlaufskurvendynamik zu verstehen. Insgesamt wird anhand der analytischen Beschreibung ein Zusammenhang zwischen Symptomgeschehen und Problemgemengelage deutlich.

4.3.3 Die autobiographischen Thematisierungen

Im Gespräch mit Kerstin wird deutlich, dass sie sich in vielen Prozessen mit ihrer Lebensgeschichte und ihrer „Magersucht" auseinander gesetzt und diese reflektiert hat. Dabei hat sie eine klare Eigentheorie entwickelt: die ‚Essstörung' sei für sie notwendig gewesen, um einen Weg zur Selbstfindung einschlagen zu können. Sie hat ihre Lebensgeschichte in einem Buch verarbeitet und hält dazu zahlreiche öffentliche Vorträge. Die in diesem Zusammenhang präsentierte Lebensgeschichte erfasst reflexiv allerdings weniger einen Teil der Prozessstrukturen, die sich in der Fallanalyse offenbaren. Die Bedeutung der Partnerbeziehungsproblematik wird beispielsweise erst auf Nachfragen der Interviewerin im Anschluss an die Haupterzählung elaboriert, wobei sie dieses Thema – entgegen der sonstigen Klarheit in der Erzählung – auch diskursiv entwickelt und bis heute offen gebliebene Fragen, wie z.B. die Haltung ihres Lebenspartners ihr gegenüber, erkennen lässt. Insgesamt gelingt es Kerstin, aus der eigenen Störungs- und Gesundungsgeschichte jedoch Kohärenz für die eigene Biographie zu gewinnen, was in der Erzählkoda besonders deutlich wird.

I Die Argumentation von der „unproblematischen Kindheit" als Abgrenzung gegenüber gängigen familiensystemischen Erklärungsmodellen und als Einführung der Eigentheorie von ihrem angepassten Verhalten an den Lebenspartner

Kerstin antizipiert im Interview zunächst offenbar ein besonderes Interesse meinerseits an einem Zusammenhang zwischen Lebensgeschichte und ‚Essstörung'. Daher wählt sie den Beginn und das Ende ihrer Erzählung offensichtlich jeweils zu Zeitpunkten, die sie eigentheoretisch in Zusammenhang mit der sich später entwickelnden „Magersucht" und deren Bewältigung sieht. So beginnt sie die Haupterzählung mit einem ausgewählten Schlüsselereignis zum dreißigsten Geburtstag. Das führte dazu, dass ich im Nachfrageteil Kerstin noch einmal dazu aufforderte, aus ihrer Kindheit und Jugend zu erzählen. Darauf antwortet sie unmittelbar:

E: Also – Kindheit denke ich mal also Kindheit und Jugend is eigentlich – relativ oder sehr unproblematisch gewesen. (-) [NFT:457f.]

Neben der Bewertung ihrer Kindheit als unproblematisch, die den ihr sicher bekannten, familiensystemisch orientierten Erklärungsmodellen zunächst einmal widerspricht, argumentiert sie hiermit gleichzeitig gegenüber meiner Person: Sie unterstellt mir ein ähnlich gelagertes Frageinteresse, das sie so entkräften möchte. Damit kennzeichnet Kerstin auch die Individualität ihres Falles, der spezifisch durch das späte Auftreten der „Magersucht" gekennzeichnet ist. Diese Eigentheorie differiert aber von den oben herausgearbeiteten Prozessstrukturen, in denen offenbar nachhaltig wirkende Problemlagen im Familiensystem sichtbar werden.

Nach diesem Einstieg erinnert sie einzelne Entwicklungsphasen, wobei sie auch Defizite bzw. Krisen herausarbeitet, jedoch immer wieder betont, dass diese Phasen insgesamt unproblematisch gewesen seien. Die Argumentation wird stattdessen in Richtung ihrer problematischen Partnerbeziehung und ihres darin angepassten Verhaltens entwickelt: „... und da hab ich eigentlich irgendwie so angefangen (.) ja mich eh mich an den anzupassen." [NFT:504f.]. Der „unproblematischen Kindheit" stellt sie also eine andere Ursache für die Störungsentwicklung gegenüber. Eigentlich versteht sie aus heutiger Sicht nicht mehr, warum sie sich so eng an diesen Mann gebunden hat. Hierbei stellt sie jedoch einen Zusammenhang zum fehlenden Vater her und ist sich darüber hinaus unsicher, welchen Einfluss dies auf ihre Bindung zum Partner gehabt habe. Das folgende Zitat spiegelt diese Abschlussbilanz wider:

E: Also es war im Grunde ne ne relativ problemlose Kindheit und Jugend. Die Probleme hab ich – ich mir irgendwo selber eh dann eh gelegt auch oder geschaffen eh mit dieser Beziehung dass ich mich da an diesen Typen so eh geklemmt habe und mich dadrauf eingelassen habe – was möglicherweise auch damit zusammenhängt dass ich natürlich eh ohne Vater aufgewachsen bin. Dass das dann auch wieder so'ne – wichtige Funktion – war oder hatte. (7 Sek.) hmh [NFT:528-533]

Kerstin thematisiert die Beziehung zu ihrem Lebenspartner ebenfalls in der Erzählkoda, wo sie ihn unmittelbar als Auslöser für ihre „Magersucht" betrachtet [381f.], dass sie sich von ihm abhängig gemacht und sich ihm angepasst und dadurch ihre eigenen Fähigkeiten nicht entwickelt habe [401ff.]. In Bezug auf die Gesamtfigur ihrer eigentheoretischen Interpretation wird deutlich, dass sie in der problematischen Partnerbeziehung eine wesentliche Behinderung ihrer Entwicklung in ihrem Leben sieht. Dass sich eine zentrale Grundproblematik der fehlenden Liebe und Zuwendung, des sich nicht angenommen und geliebt Fühlens, möglicherweise bereits in der Kindheit zwischen ihr und der Mutter, verstärkt durch den fehlenden Vater, entwickelt hat und sich in ihrer späteren Beziehungsproblematik fortsetzte, wird so offenbar nicht reflektiert.

II Die argumentative Auseinandersetzung mit dem Einstieg in die „Diät" – durch äußere Veränderungen innere Probleme lösen zu wollen

In ihrem „Hungern" sieht Kerstin für sich heute einen Lösungsversuch, über Körpermanipulation eine Veränderung anzustreben. So bilanziert sie in der Haupterzählung: „So dieses ganz typische (–) Problem wird erst mal mit ner äußeren Veränderung eh – angegangen." [49f.] Darin dokumentiert sich eine generalisierte Grundhaltung in Bezug auf die Entstehung von ‚Essstörungen'. In diesem Zusammenhang spielt für Kerstin das Schönheitsideal und das Streben nach einer „super Figur" [47] offenbar eine zentrale Rolle. Dieses Erklärungsmodell zur Entwicklung von ‚Essstörungen', nämlich Problemen mit „Hungern" zu begegnen bzw. mit einem schönen Körper Veränderungen, Anerkennung usw. zu verbinden, dokumentiert sich immer wieder in Beschreibungen und Kommentaren [z.B. NFT:875ff.]. Dabei generalisiert sie ihre eigenen Erfahrungen und übernimmt gleichzeitig ein populärwissenschaftlich verbreitetes Modell zur Erklärung von ‚Essstörungen'.

Als einen weiteren zentralen Punkt zur Erklärung ihrer ‚Essstörung' sieht sie ihr lange Zeit mangelndes Selbstbewusstsein an. Beispielsweise entwickelt sie dieses Thema in der Sequenz zur Schlüsselsituation ‚Kindstaufe', wo sie sich fragt, was sie eigentlich Besonderes könne und wo eigentlich ihre Disziplin geblieben sei, wenigstens durch Fasten etwas zu erreichen, was letztlich eine neue Dynamisierung auslöst [271ff.]. In dieser beschreibenden Textstelle wird aus dem Vergleich mit anderen die eigene Abwertung deutlich und damit auch der von ihr heute hergestellte Zusammenhang zwischen der Störungsdynamik und geringem Selbstwert. Weitergeführt bedeutet diese Theorie, dass sie Selbstwert durch „Hungern" zumindest vorübergehend hergestellt habe. Im Nachfrageteil diskutiert sie das Thema Leistung in Bezug auf „Hungern" erneut [NFT:841ff.], wobei sie eine Verbindung zu dem von ihrer Mutter verkörperten Leistungsanspruch bzw. zu ihrem eigenen Wunsch nach außergewöhnlichen Leistungen herstellt. Offenbar sieht sie sich rückwirkend so, dass es ihr an Möglichkeiten mangelte, in anderen Bereichen diese Leistungsbereitschaft zu entwickeln.

Im Kontext der Trennung von ihrem Lebenspartner habe sie sich ebenso die Frage danach gestellt, was sie denn eigentlich Besonderes könne, wobei sie heute meint, dieses Besondere letztlich im Abnehmen gefunden zu haben. Zugleich generalisiert sie diese These und grenzt sich heute eindeutig davon ab („was vollkommen Idiotisches"), wie das folgende Zitat zeigt:

E: Ich wollte irgendwas Besonderes haben oder was Besonderes machen. Ja und das Abnehmen und immer dünner werden is ja [Hände an Kopf] (..) es is zwar was vollkommen Idiotisches aber es is in dem Moment was Besonderes und was ganz Eigenes zu haben. [NFT:853-855]

Dass sie damals keine Lebensbereiche bei sich entdecken konnte, etwas Besonderes sein oder erreichen zu können, führt sie auf ihr fehlendes Selbstvertrauen und Selbstbewusstsein zurück. Heute weiß sie, dass es verschiedene Möglichkeiten der Selbstverwirklichung gibt. Warum sie damals keine Anschlüsse in ihrer Sinnkrise fand, bleibt für sie rückblickend nicht nachvollziehbar. Dass sie letztlich einem bestimmten Körperideal nachzueifern beginnt, führt Kerstin offenbar auf die Wirkung der aufkommenden Schönheitsideale zurück:

E: ...und was mach ich? Gar nichts. (..) Es war so - ja im Grunde genommen natürlich mangelndes eh Selbstvertrauen und Selbstbewusstsein. Ich hätte ja - auch sagen können ja jetzt eh das [ihr Job, d.Verf.] macht mir jetzt mal nicht sonder viel Spaß aber jetzt besuche ich mal irgendwie nen eh Sprachenkurs oder ir - irgendetwas. (.) Weiß ich auch nicht. Hab ich eh den Draht nicht zu gekriegt - aber ich hab da überlegt was könnte was Besonderes sein und dann war die Trennung und dann hatte ich nur so dann ging das auch los eh – mit diesen Schönheitsidealen oder so ... [NFT:865-871]

Diese Eigentheorie von der Dominanz der Schönheitsideale führt allerdings weiter zur Frage, welche Identifikationsmuster für sie damals bedeutsam waren und welchen Konkurrenzsituationen gegenüber anderen Frauen sie ausgesetzt war. Einige autobiographische Daten, wie etwa, dass sie damals in der Medienindustrie tätig war, dass ihr Partner zeitweise wiederum andere Partnerinnen hatte usw., legen es nahe, dass die Bedeutung des Schönheitsideals aus dem aktuellen Druck entstand, sich in einer an Äußerlichkeiten orientierten Umwelt behaupten zu müssen. Mit ihrer Darstellung des immer wiederkehrenden Drangs, etwas Besonderes darstellen zu wollen, bearbeitet sie den damals offenbar auf ihr lastenden Druck.

Argumentationen mit dem Schönheitsideal

Die Übernahme eines Schönheitsideals als Ursache für ‚Essstörungen' wirkt als Erklärungsmodell in diesem Zusammenhang zwar plausibel, aber auch vereinfachend, da es die Vielschichtigkeit der zugrunde liegenden Probleme reduziert. Als Autorin und Expertin benutzt Kerstin dieses einleuchtende Erklärungsmodell möglicherweise auch zur Vereinfachung ihrer eigenen Erfahrungen und macht sie damit anschlussfähig für ein Publikum.

Im Interview dokumentiert sich zudem ihre inzwischen kritische Haltung gegenüber Schönheitsidealen, Schlankheitsbildern und „Diäten". Im Nachfrageteil übt sie konkret Kritik an der Fremdbestimmung, der Frauen durch ein Schönheitsideal ausgesetzt sind, nicht zuletzt auch, weil sie einen engen Zusammenhang zwischen Schönheitsidealen und der Entwicklung von ‚Essstörungen' sieht. Damit verbunden kritisiert sie die Praxis der Medien, die ihrer Meinung nach den Menschen „eine – absurde Vorstellung", dass durch Schlankheit alles besser werde, „vorgaukeln" [NFT:879-886]. Sie versucht anhand ihrer Geschichte die negative Wirkung von Schönheitsidealen darzustellen. Dies ist ihre argumentative und eigentheoretische Botschaft.

III Eigentheorien und argumentative Auseinandersetzungen zur Symptomatik und Störungsdynamik

Kerstin kommentiert im Interview ihren Fall in Abgrenzung zu anderen Fällen, indem sie hervorhebt, dass „es relativ spät losgegangen" [13] sei. Sie meint damit den späten Beginn der ‚Essstörung' in ihrer Biographie und merkt an: „...ich hatte keine Pubertätsmagersucht..." [13]. In dieser Selbstdiagnose dokumentiert sich eine spezifische Sicht ihrer Symptomatik und Störungsdynamik, die sich von der Mehrzahl der Fälle, deren Störungsdynamik bereits in der Pubertät beginnt, abhebt. Damit zeigt Kerstin nicht nur, dass sie ihren eigenen Fall reflektiert hat, sondern dass sie sich als Expertin versteht. Als solche verweist sie implizit gleich zu Beginn des Interviews auf die zu Grunde liegende eigentheoretische Überlegung, dass die frühe Kindheit und Jugend in Bezug auf die Entstehung ihrer Störung nicht relevant sei. Diese Argumentation verfolgt sie, wie bereits weiter oben dargestellt, im Verlauf des gesamten Interviews.

Folgend wird aufgezeigt, welche weiteren eigentheoretischen Elemente in Kerstins Reflexionen über ihren Störungsverlauf eine Rolle spielen.

Bilder für plötzliche Veränderungen markieren Phänomene der Störungsentwicklung

Kerstin beschreibt die Situation, in der sie auf die Idee gekommen sei, durch eine „Diät“ abzunehmen, im Zusammenhang mit einem Gespräch mit einer Kollegin, die selbst sehr stark auf ihr Gewicht und Äußeres achtet, in dem sie mit Idealgewichten konfrontiert wird.

E: Ich hatte damals eine Arbeitskollegin und die hatte immer gesagt +ja mein Idealgewicht sind fünfzig Kilo, aber mein Superidealgewicht sind achtundvierzig Kilo+ [nachahmen, etwas naiv] +und ich weiß es noch wie heute wie die dies so gesagt+ [schmunzelt] hat und wie bei mir oben im Hinterkopf wie so'ne Schraube – klick gemacht hat und ich das Gefühl hatte plötzlich – +ja! fünfzig Kilo? na ja zweiundfünfzig Kilo eh wär auch in Ordnung, ja das wär's eigentlich. (.) [41-46]

Einerseits belegt dieses Zitat die Bedeutung von Schönheitsidealen im Alltagsgespräch der Arbeitskolleginnen, wobei konkrete Maßzahlen für Idealgewichte gehandelt werden. Andererseits zeigt die Metaphorik „im Hinterkopf wie so'ne Schraube – klick gemacht“, wie Kerstin rückblickend eine plötzliche Veränderung markiert, der sie fremdbestimmt ausgesetzt ist. Sie vermittelt das Bild, wie irgendeine Macht in ihr das Denken auslöst, sich auf ein bestimmtes Gewicht zu fixieren, wobei das *Klick* für den Moment steht, in dem dieses neue Gefühl in Erscheinung tritt. Diese plötzlichen Veränderungen im Denken und Handeln markiert sie auch in späteren Situationen, in denen sie, ausgelöst durch Schlüsselsituationen, in bestimmte Muster und Verhaltensweisen gerät, und verwendet dafür Bilder wie „Klick“ [44], „Peng“ [250], „Wusch“ [267]. Solche Symbolisierungen werden von anderen betroffenen Frauen ebenfalls häufig gebraucht, um Prozesse, die ihnen offenbar bis heute unerklärlich und fremd sind, anschaulich zu machen.

Bilder und Theorien zur Störungsdynamik

Kerstin beschreibt die einsetzende Störungsdynamik aus heutiger Sicht mit dem Bild eines „Strudels“:

E: ...und irgendwann hatte ich zweiundfünfzig Kilo(`) dann habe ich die fünfzig Kilo eh angestrebt und dann war ich aber in einem Strudel drin und war so begeistert und so fasziniert eh wie dis funktioniert und hab – offensichtlich auch kein – Stoppen mehr gefunden... (54-57)

Damit bringt sie zum Ausdruck, wie sie die Kontrolle verlor und zunehmend in etwas hineingezogen wurde. Gleichzeitig macht sie deutlich, dass sie damals den Kontrollverlust nicht erkannte („so begeistert und so fasziniert“), sondern vom unmittelbaren Erfolg mitgerissen wurde.

Im Zusammenhang mit der beginnenden Störungsdynamik markiert Kerstin über eine Gewichtsgrenze (48 Kilo) einen weiteren Indikator für die Dynamisierung ihrer Störung. Das folgende Zitat steht im Zusammenhang mit erschrockenen Reaktionen ihrer Mutter auf ihr Äußeres, während sie sich noch ganz normal fühlt. Sie erklärt dies mit dem Kommentar:

E: Aber achtundvierzig Kilo war dann auch wirklich so die Kippe wo ich jeglichen Bezug zur Realität verloren habe – [61f.]

Ihre Erklärungstheorie ist an dieser Stelle, dass ab einem bestimmten Untergewicht Eigendynamiken mit Wahrnehmungsveränderungen entstehen, wie sie es im Nachfrageteil noch einmal wiederholt:

E: Weil der Bezug zur Realität und eh – mir hat das eine Therapeutin damals in der in meinem zweiten Klinikaufenthalt eben ganz gut erklärt, dass bei einem mh bestimmten Gewicht, was individuell verschieden is weil jeder ne andere Größe und anderen Knochenbau hat – plötzlich der Bezug zur Realität – da kippt es (-) und bei mir is es einfach all das habe ich eben rausgefunden auch(`) bei den Rückfällen(`) bei achtundvierzig Kilo – da is es gekippt. [NFT:665-667]

Diese Maßzahl 48 Kilo markiert ganz deutlich die Grenze zwischen gesund und krank („da is es gekippt“). Kerstin übernimmt an dieser Stelle Theoriebestandteile aus therapeutischen Settings und bezieht sie auf sich selbst mit auf ihre Situation abgestimmten Gewichtswerten. Damit wird ein absoluter Wert festgelegt, ab dem – nach ihrer Theorie offenbar somatisch verursacht – z.B. „Wahnvorstellungen“ [NFT:674] einsetzen. Die Störungsdynamik verläuft nach ihrer Eigentheorie demnach über Gewichtsschwellen, ab denen Veränderungen einsetzen, die sie nicht mehr kontrollieren kann.

An weiteren Stellen in der Erzählung kommt es zu unterschiedlichen Beschreibungen [insbesondere 73-100] der sich verändernden Verhaltensweisen und Gedankenwelten, die auch von Experten als ‚typisch‘ für „Magersucht“ gehandelt werden (Wiegen, Nahrungskontrolle, Kalorienzählen usw.). Deutlich wird auch, dass Kerstin rückblickend diese Veränderungen als „Marotte“ [83], „schizophrene Denkweise“ [98] usw. stigmatisiert.

In anderen Beschreibungen und Kommentaren wird darüber hinaus deutlich, dass Kerstin weitere Indikatoren für gesund und krank hat: Normalgewicht/Untergewicht, ausbleibender/einsetzender Menstruationszyklus, körperliche Reaktionen wie Frieren sowie soziale Isolation.

In der eigentheoretischen Auseinandersetzung mit ihren Erfahrungen hat Kerstin also Bilder entwickelt, um die Entwicklungen zum Kontrollverlust zu erklären. Darüber hinaus hat sie durch klare Maßzahlen für sich einen Weg der Unterscheidung von gesund und krank gefunden, der ihr unter anderem behilflich sein dürfte, in späteren Phasen Rückfälle zu vermeiden. Dabei ist sie deutlich beeinflusst durch Theorien aus therapeutischen Beratungsgesprächen und Literatur.

Die ‚Essstörungen' als Sucht

Kerstin verortet ‚Essstörungen' unter den Süchten und betrachtet sie als Krankheit. Sie verwendet den Begriff der Sucht sowohl in der Haupterzählung [243] als auch im Nachfrageteil, wobei sie im Kontext mit sozialer Isolation als Suchtfolge eine Parallele zwischen ‚Essstörungen' und ‚Alkohol-, Arbeits-, Spielsucht' usw. herstellt (siehe nächstes Zitat).

Zu ihrer Suchttheorie gehört auch eine Kompensationstheorie, dass Suchtmittel im Sinne einer Ersatzbefriedigung gebraucht werden:

E: Und durch eh egal jetzt welche Suchtmittel das ist ja egal ob's jetzt Hungern ist oder Essen oder Trinken oder Arbeiten eh so Computersüchtige oder Spielsüchtige oder so was, damit isoliere ich mich ja immer, ich krieg ja gar nichts anderes mehr mit, ich leb ja irgendwann nur noch in dieser – Sucht. (..) Beziehungsweise bin ich dann wirklich nur noch auf der Suche nach etwas anderem.
I: hmh
E: Weil das sind ja immer nur Ersatzbefriedigungen.
I: hmh
E: Und ich denk die (.) eh der Großteil der Süchtigen – weiß auch nicht was sie wirklich wollen (–) (...) sind irgendwo auf der Suche. (..) [NFT:898-907]

In dieser Formulierung zeigt sich zugleich eine Verallgemeinerung ihrer Erfahrungen, dass alle auf der Suche nach etwas Undefiniertem seien. Dahinter verbirgt sich eine Vorstellung von den der Störung zugrunde liegenden Defiziten, welche die betroffenen Menschen auszugleichen versuchen.

IV Kommentare, Argumentationen und Haltungen zu Heilungs- und Veränderungsprozessen

Kerstin hat in Bezug auf die Bewältigung von ‚Essstörungen' eine relativ klare Haltung. Gelingende Bewältigungsversuche sieht sie in enger Verbindung mit Unterstützung durch Professionelle (Ärzte, Therapeuten usw.). Des Weiteren betont sie die Bedeutung eigener Aktivitäten und der Bemühungen um Selbstbestimmung, um Gestaltung sozialer Beziehungen und um das Bekämpfen sozialer Isolation. Selbstfindung und Selbstverwirklichung sind für sie zentrale Begriffe auf dem Wege zur Bewältigung, wie auch die rationale Erkenntnis, dass „Hungern" nicht als Problemlösung geeignet ist.

In Kommentaren bringt sie zum Ausdruck, was sie für eine therapeutische Beziehung als wichtig erachtet. So z.B.: „...die sind alle auch nicht mit nem Vorschlaghammer auf mich losgegangen sondern die hatten alle irgendwie Einfühl- eh so'n so'n Einfühlungsvermögen und sind sehr behutsam mit mir umgegangen" [197-200]. Insgesamt sind für sie rückblickend folgende Kriterien bedeutsam: eine einfühlsame Haltung, Unterstützung bei der Problembewältigung, Förderung bei der Selbstentfaltung und dem Entdecken von Fähigkeiten sowie der Erhalt der Selbstbestimmung. Eine Therapie steht für Kerstin in Verbindung mit Selbstverwirklichung, mit dem Finden eigener Fähigkeiten und Wege. Sie sieht in einer Therapie einen notwendigen Katalysator zur Selbstentfaltung:

E: Und ich denk die (.) eh der Großteil der Süchtigen – weiß auch nicht was sie wirklich wollen (-) (...) sind irgendwo auf der Suche. (..) Und dazu glaube ich ehm oder deswegen glaube ich einfach dass ne Therapie (-) immer sinnvoll ist dann, weil ich wirklich im Gespräch auch mit einer Fachkraft (.) ehm einfach noch mal ganz andere Möglichkeiten oder auch auf ganz andere Dinge - aufmerksam gemacht werde oder gestoßen werde... [NFT:906-910]

Konkret bewertet sie ihren ersten Klinikaufenthalt als eine wichtige Grundlage für ihren weiteren Entwicklungsprozess. Sie betont dabei, dass er allein sie nicht gesund gemacht habe und, verallgemeinernd, dass dies ein erster Klinikaufenthalt auch nicht könne („...die haben mich sicher damals nicht gesund gemacht(`) was ich aber auch glaube was ein erster Klinikaufenthalt gar nicht unbedingt kann" [241f.]). Ihrem zweiten Klinikaufenthalt misst sie insofern Bedeutung zu, als sie von den Professionellen mit ihrem therapeutischen Konzept [302ff.], insbesondere durch die Konzentration auf Körperwahrnehmung (mit einem „aha - Erlebnis" [314]), angeregt und gefördert worden sei. Sie führt darauf eine in ihren Augen zentrale Veränderung und Neuentdeckung zurück: die veränderte Wahrnehmung ihres Körpers und ein neues Gefühl von Weiblichkeit. Sie stellt auf diese Weise dar, dass sich im Zuge der Therapie ihre Identität grundlegend geändert habe.

Insgesamt dokumentiert sich in ihren Kommentaren eine durchweg positive Haltung gegenüber Professionellen sowie in Bezug auf die Notwendigkeit von Klinikaufenthalten. Sie sieht in den stationären Aufenthalten im Gegensatz zu anderen Interviewpartnerinnen mit negativen Erfahrungen Gelegenheiten zur Besinnung und Neuorientierung durch einen „Tapetenwechsel" [NFT:775].

Neben den therapeutischen Interventionen sieht sie offenbar einen wichtigen Anteil in ihren eigenen Aktivitäten sowie in ihrem Streben nach Selbstbestimmung. Diese Haltung dokumentiert sich beispielsweise in der Darstellung ihrer Aktivität im Rahmen ihres ersten Klinikaufenthalts, um einen Wechsel der Bezugsgruppe durchzusetzen. Hierbei erreichte sie, nicht in eine reine ‚Essgestörtengruppe' zu kommen, da sie dies nicht für gut hielt. Auch im Vorfeld dieses Klinikaufenthaltes belegt sie an dem Beispiel, durch Eigenaktivitäten eine mögliche Sondenernährung abzuwenden, wie sie versucht, die Selbstbestimmung zu behalten und aktiv zu sein. So hebt sie in diesem Kontext ihre eigenständige Gewichtsstabilisierung hervor: „...hatte ich mich selber [...] hochgearbeitet" [230f.]. In der Haupterzählung wie im Nachfrageteil stellt sie immer wieder die Bedeutung von Selbstbestimmung heraus. Interessant ist, dass sie sich demgegenüber in anderen Kontexten als eine Frau beschreibt, die über ein mangelndes Selbstbewusstsein („was mach ich? Gar nichts. (..) Es war so – ja im Grunde genommen natürlich mangelndes eh Selbstvertrauen und Selbstbewusstsein." [NFT:866]) verfügte bzw. ein ängstlicher Typ [393f.] gewesen sei. Dies ist jedoch kein Widerspruch, da sie dies vorrangig für frühere Lebensphasen beschreibt und in der Erzählkoda herausarbeitet, dass sie durch Selbstfindung selbstbewusster geworden sei.

In der Erzählkoda markiert Kerstin den Wandlungsprozess in ihrer Biographie ab der Zeit nach dem zweiten Klinikaufenthalt als ihren Weg aus der ‚Essstörung' heraus: „Von da an is es so ganz kontinuierlich – aufwärts gegangen" [336]. Sie beschreibt diese Entwicklung durchaus noch als von Krisen (z.B. mit ihrem Lebenspartner) durchbrochen, bilanziert aber, dass es ihr gelungen sei, diese zu bewältigen. Im Nachfrageteil stellt sie im Zusammenhang mit der gelingenden Krisenbewältigung (unterbrochene Schwangerschaft und Trennung) einen für sie bedeutsamen Lernprozess heraus:

E: ...und dann hab ich halt nen paar Therapiestunden genommen(`) also ich bin (..) es is mir ganz klar oder das hab ich auch gelernt dass so Hungern niemals die Antwort ist oder – eine Problemlösung is, dass ich einfach gucken muss und gegebenenfalls ich meine wir leben ja hier in einer Stadt wo man sich wirklich Hilfe in jeder Form holen kann (.) dass eh ehm dass wenn ich mir dann Hilfe hole (.) ja, dass ich dann einfach das aufarbeiten kann oder muss (..) was jetzt diese Situation verursacht hat. [NFT:633-638]

Sie sieht sich inzwischen dazu in der Lage, solche Konflikte ohne Rückfälle ins „Hungern" zu verkraften. Dieser Lernprozess und die daraus resultierende Haltung, die sich im weiteren Entwicklungsverlauf zementiert hat, scheint in Bezug auf eine erfolgreiche Bewältigung wichtig zu sein. Kerstin hat für sich ein Handlungsmuster entwickelt, das ihr in kritischen Lebenssituationen erlaubt, sich Unterstützung bei Professionellen zu suchen, um Probleme aufzuarbeiten.

In Bezug auf die eigene Bewältigung und Verarbeitung ihrer „Magersucht" glaubt Kerstin, dass die Auseinandersetzung mit der eigenen Geschichte im Rahmen des Buchprojekts bzw. der Selbsthilfe für sie wichtig war. Die Konfrontation mit der eigenen Geschichte habe ihr bewusst gemacht, wohin sie die ‚Essstörung' geführt habe und dass sie solchen Prozessen frühzeitig entgegenwirken will:

E: ...ich glaube damit dass ich mit meiner eigenen Geschichte immer noch mal konfrontiert war – is für mich immer ganz gut klar geworden – ich weiß wohin mich das geführt hat und ich weiß, ich will da nie wieder hinkommen – das will ich nicht. Ich will einfach weiter kommen, nach vorne gehen und wenn es mir möglich is auch andere Leute drüber aufzuklären oder – ihnen auch vielleicht klar zu machen (–) es is nicht schlimm in 'ne Klinik zu gehen. [366-370]

Aus dem Zitat wird auch deutlich, dass Kerstin aus der Verarbeitung ihrer eigenen Erfahrung eine Mission ableitet, andere betroffene Menschen an ihren Lernprozessen teilhaben zu lassen.

Insgesamt wird deutlich, dass sich Kerstin heute ganz klar von ihrem damaligen Denken und Handeln abgrenzt, indem sie es rückblickend immer wieder stigmatisiert und wertet: „schizophrene Denkweise", „Wahnvorstellung" [171], „Marotte" [83], „was ja ein Wahnwitz is" [NFT:821] usw. Sie erkennt für sich jedoch an, dass sie krank und deshalb für ihre Wahrnehmung und ihr Handeln nicht verantwortlich war. Heute betrachtet sie sich demgegenüber als gesund. Sie erkennt ihre „Magersucht" als einen Bestandteil in ihrem Leben an und betrachtet sie sogar als einen notwendigen Weg zur Selbstfindung (siehe VI, ‚Die ‚Essstörung' als Weg'). Darin wird deutlich, dass Kerstin ihre ‚Essstörung' kohärent und positiv in ihre Biographie einbindet und dass sie mit ihrer „Magersucht" letztendlich positive Aspekte für ihren Lebensweg verbindet.

V „Glück" – die Bezugnahme auf eine höhere Macht

In der Erzählung sowie in der Erzählkoda kommt die Dimension „Glück" [196, 303, 429] immer wieder zum Ausdruck. Dabei bezieht sie sich auf den insgesamt positiven Verlauf, insbesondere auf das Zusammentreffen mit guten Therapeuten, auf ausgebliebene gesundheitliche Folgen sowie das nicht stattgefundene Abrutschen in eine „Bulimie". Dabei spielt offenbar der Vergleich mit negativen Gegenbeispielen, von denen sie als Expertin eine Reihe kennt, eine wichtige Rolle. In der Dimension „Glück" dokumentiert sich eine Bezugnahme auf eine höhere Macht sowie eine Grundhaltung, einen bestimmten Weg als vorgegeben zu sehen, der der eigenen Einflussnahme entzogen ist. Bei allem Streben nach Selbstverwirklichung und Selbstbestimmung glaubt Kerstin vermutlich an die Fügung des Schicksals, wobei sie eine eigene Verantwortung darin sieht, Probleme zu bearbeiten und zu bewältigen. So spricht sie u.a. davon, dass die ‚Essstörung' ihr Weg gewesen sei („...es is wirklich mein Weg gewesen..." [396]), der ihr neue Welten eröffnet habe.

VI Die ‚Essstörung' als Weg

Im folgenden Textausschnitt aus der Erzählkoda dokumentiert sich ihre Theorie zur ‚Essstörung' als unausweichlicher Weg, der sie letztlich zur Weiterentwicklung und Sinnfindung geführt habe. War diese Entwicklung durch die lange, problematische Partnerbeziehung blockiert, so habe sie erst im Zuge der Störungsbewältigung Fähigkeiten entdecken, mutiger werden und Dinge verwirklichen können, von denen sie schon in der Kindheit bzw. Jugend träumte. Offenbar glaubt sie, dass durch die Störung ein Prozess angestoßen wurde, der sie wieder auf ihren ursprünglichen Weg zurückgebracht habe.

E: (.) ja, ich hab mich dann zwar auch getrennt von diesem Freund aber es is dann ganz kontinuierlich aufwärts gegangen und ich hab irgendwie auch mein Weg – ich hatte als Kind und als Jugendliche ja immer vor für die Dritte Welt was zu machen – und achtundneunzig entstand da kam da auch eh – tauchte dis dieses

> Bild auch wieder auf und ich hab dann angefangen, mich für Afrika zu interessieren und – ja bin dann auch wirklich weiter ins kalte Wasser immer gesprungen, saß irgendwann mutterwitz allein im Flugzeug nach eh Äthiopien – wusste zwar wo ich da hin komme und wo ich da hin will aber war schon auch ein merkwürdiges Gefühl. Aber ich bin sehr viel mutiger geworden und muss sagen inzwischen denke ich mir auch, ich muss eigentlich vor nichts mehr Angst haben. Ich – kann alles mal – natürlich dass man mulmiges Gefühl hat oder so was, aber ich trau mi ich trau mir heute Dinge einfach zu sie zu machen. Und eh so gesehen denke ich war für mich die Magersucht auch – es is wirklich mein Weg gewesen und ich – ich hab diesen Weg irgendwie gewählt, aber ich musste ihn auch damals wählen, um mich überhaupt weiter zu entwickeln. Und ehm (.) ja es sicher – wie du am Anfang gesagt hast – es is ne Ausdrucksform und – damals konnte ich mich nicht anders ausdrücken weil zu dem Zeitpunkt als ich angefangen hatte zu hungern, wusste ich ja auch überhaupt nicht dass ich – schreiben kann oder dass ich malen kann oder so. Das is ja wirklich d regelrecht verschüttet gewesen(`) was ich mir auch selber zugeschüttet habe weil ich mich in den fast zehn Jahren mit dem ich eh mit meinem damaligen eh Partner ja auch zusammen mh oder mehr oder weniger zusammen gelebt habe und auch gereist bin und so, habe ich mich von dem abhängig gemacht und eh hab mich eh da immer irgendwo auch angepasst und – mich selber und meine Fähigkeiten auch nie zugelassen oder die immer weiter zugeschüttet. Und das is ja in der Rosen-eck Klinik damals überhaupt durch eh Ergotherapie oder Gestalt- eh Therapie wo wir selber malen mussten und so was – bin ich auch überhaupt da dadrauf gekommen. [386-408]

Hier fasst Kerstin ihre Eigentheorie noch einmal deutlich zusammen. Dabei werden Kindheitswünsche als biographischer Anknüpfungspunkt benannt, die Entwicklung zu Mut und Selbstbewusstsein durch neue Aktivitäten belegt, die Entdeckung von Fähigkeiten während der Klinikaufenthalte erwähnt, und schließlich wird ein Kernstück der Eigentheorie aufgeführt, die Behinderung ihrer Entwicklung durch die Anhängigkeit und Anpassung an einen Mann, der sich ihr nie wirklich zugewandt hat. Zentraler Bestandteil ist hier der durch die Klinikaufenthalte ausgelöste Wandlungsprozess. Heute erlebt sie sich offenbar identisch mit ihrem eigenen Leben. Im Nachfrageteil bilanziert sie nochmals ähnlich auf die Frage nach dem ‚Sinn der Störung' in ihrem Leben. Sie sieht in ihrer Krankheit einen notwendigen Weg:

> E: ...habe diese Krankheit gebraucht oder hab ich diesen Weg gebraucht... [NFT:947f.]; ...ich wollte einfach was verändern(`) – und dazu habe ich diese Krankheit gebraucht... [NFT:951f.]

Diese eigentheoretische Bilanzierung fasst Kerstins Perspektive zusammen. Sie steht zu ihrer ‚Essstörung' und verleiht ihr einen Sinn auf dem Weg zur Selbstentfaltung. Damit entwickelt sie in Bezug auf ihre Biographie einen Zusammenhang.

4.4 Diana

4.4.1 Einführende Bemerkungen

Diana ist zur Zeit des Interviews 29 Jahre alt und lebt seit ca. einem halben Jahr mit ihrem Lebenspartner in einem Dorf im Süden Deutschlands. Diana bezeichnet sich als „esssüchtig“ bzw. als eine von „Binge Eating“ Betroffene, wobei dieses Verständnis offenbar erst seit kurzer Zeit bei ihr vorhanden ist. Ihre Absicht, eine Therapie zu beginnen, ist bis dato zweimal nicht realisiert worden, einmal durch einen Umzug in einen anderen Ort, das zweite Mal, weil sie nach mehreren Sitzungen keine tragfähige Beziehung zum Therapeuten aufbauen konnte. So setzt sich Diana über Literatur und Internet-Foren mit der Thematik auseinander und versucht, ihre eigene Geschichte zu reflektieren, wobei dieser Prozess zum Zeitpunkt des Interviews offenbar stagniert. Diana hadert mit ihrem Schicksal: Sie hat ihr Essverhalten wenig im Griff, fühlt sich mit immer neuen Problemen konfrontiert (Rheumaanfälle, berufliche Unzufriedenheit, unklare Lebenssituation aufgrund beruflicher Probleme des Partners, Erkrankung des Stiefvaters usw.) und es fällt ihr schwer, sich selbst und den eigenen Körper anzunehmen.

Zum Kontakt kam es über meine Anzeige auf der Website www.essprobleme.de. Dabei war zu beobachten, dass Diana sehr vorsichtig vorging (‚Nickname‘ usw.) und sich erst nach einem längeren schriftlichen Austausch für ein Interview bereit erklärte. So vereinbarten wir einen Interviewtermin, zu dem ich in ihren ca. 150 Kilometer von München entfernten Wohnort fuhr.

Im Juni 2002 durfte ich mit Diana das Interview in ihrer Wohnung führen. Ich traf auf eine freundliche, junge und attraktive Frau, die sichtbar übergewichtig war. Zunächst erschien Diana etwas unsicher, aber zugleich kontrolliert, was sich dann im Interviewverlauf etwas löste. Der Erzählimpuls, dem Diana folgte, richtete sich, wie in allen Interviews, auf die gesamte Lebensgeschichte. Während des Erzählprozesses durchlebte sie offensichtlich verschiedene Stimmungslagen: So war sie manchmal impulsiv und erregt oder sie kommentierte Erlebnisse auf zynische Art und Weise. Darüber hinaus seufzte sie mehrfach [z.B. 174, 186, 340, NFT:1153, 1210] bzw. lachte an Stellen [z.B. 434, 462, 529, NFT:689], an denen die Zuhörerin es eigentlich nicht erwarten würde. Diese emotionalen Äußerungen verweisen darauf, dass sie von den erinnerten Ereignissen und Erlebnissen immer wieder eingeholt bzw. innerlich berührt wurde.

Nach dem Interview war Diana daran interessiert, weiterhin lose in Kontakt mit mir zu bleiben. So haben wir seit dem Interview immer mal wieder miteinander telefoniert bzw. uns per E-Mail ausgetauscht. Zu ihrer gegenwärtigen Situation (2004) ist hervorzuheben, dass sie den zum Zeitpunkt des Interviews stagnierenden Reflexions- und Bearbeitungsprozess vorantreibt. Sie lebt wieder in ihrer Heimatstadt, hat einen neuen Job und wird durch eine erfahrene Therapeutin begleitet. Im letzten Gespräch wurde außerdem deutlich, dass sie zwar weiterhin gerade unter familiären Problemen leidet, jedoch durch Unterstützung der Therapeutin die familiäre Struktur zu reflektieren und sich gegenüber den Eltern abzugrenzen beginnt. Des Weiteren versucht sie, sich mit ihrem Äußeren so zu akzeptieren, wie sie ist, was ihr jedoch nicht leicht fällt und weshalb sie immer wieder mit sich hadert. Sie kämpft mit einem eher negativ gefärbten Selbstbild, versucht jedoch auch in der Reflexion eigene Stärken und Fortschritte anzuerkennen.

Aus der vorliegenden Erzählung des Interviews ist es schwierig, die verschiedenen, parallel verlaufenden und teilweise sprunghaft gewechselten Erzähllinien voneinander zu unterscheiden. Die Biographieträgerin beginnt mit der Darstellung der familiären Situation vor und während der Geburt und liefert damit einen Hintergrund für spätere Probleme. Die Erzählung folgt dann zunächst einer klassisch biographischen Erzähllinie, orientiert an institutionellen Ablauf- und Erwartungsmustern (wie Kindergarten, Schule usw.). In der Erinnerung an die Grundschule kommt es, ausgelöst durch „Probleme im Sport", die sie offenbar bereits ihrer körperlichen Konstitution zuschreibt, zu einer längeren Hintergrundskonstruktion [91-388], in der sie eine Gemengelage an Beziehungsproblemen, an Entwicklungsproblemen, an Unzufriedenheiten mit dem Körper, Essproblemen, Kontrollverlusten usw. darstellt, die bis in die Gegenwart reicht. Erst im Anschluss daran kehrt sie zu ihrer Ausgangserzähllinie [388-582], zur schulischen und beruflichen Ausbildung zurück und führt diese fort. Aus der Analyse der unterschiedlichen Erzähllinien kristallisiert sich ein bereits in der Kindheit beginnender und bis heute anhaltender Prozess des Erleidens heraus. Diana wird in eine familiäre Problemgemengelage hineingeboren, die sich durch ihre Geburt noch verschärft und letztlich auf Diana zurückwirkt. Sie bringt zum Ausdruck, dass sie sich eigentlich nie richtig angenommen und geborgen fühlte. Die Suche nach Zuwendung und Anerkennung führt bei Diana zu angepasstem Verhalten und zu dem Versuch, den Erwartungen der signifikanten Anderen gerecht zu werden. Das enge, kontrollierende und moralisierend geprägte Familiensystem verstärkt dieses Verhalten und lässt weder Individuierung noch Ablösung zu. Diana ist es nicht möglich, eigene Bedürfnisse zu entfalten und sich gegenüber den anderen durchzusetzen. Die Abgrenzung gegenüber anderen wird zu einem zentralen Problem. Des Weiteren spielen schon früh einsetzende kritische Bemerkungen zu ihrer körperlichen Erscheinung, insbesondere durch ihren Stiefvater, eine wesentliche Rolle in der Entwicklung einer gestörten Beziehung zum eigenen Körper. Der Körper wird zunehmend zur Projektionsfläche für als problematisch empfundene Interaktionen und Beziehungen. So beginnt sie an ihrer körperlichen Erscheinung zu arbeiten und gelangt darüber in weitere Erleidensprozesse, deren verschiedene Dimensionen sich wechselseitig bedingen und verstärken: familiäre Problemgemengelagen, Kontrolle und Fremdbestimmung in der Familie, problematische Peer- und Partnerschaftsbeziehungen, Dynamiken des Fastens und Essens mit Kontrollverlusten usw. Die Störungsdynamik selbst baut sich mit der Zeit immer weiter auf und ist durch wechselnde Symptomatiken (Phasen ungezügelten Essens und der Gewichtszunahme sowie Phasen des Fastens und der rigiden Gewichtskontrolle) gekennzeichnet. Offenbar besteht ein Zusammenhang zwischen der beschleunigten Gewichtszunahme und den akut bestehenden Problembeständen, die sie nicht durchschaut. Ihr Leidensdruck entzündet sich letztlich immer wieder am übergewichtigen Körper, wodurch auch ihre Kontrollstrategien und Bearbeitungsversuche auf diesen zielen. So bearbeitet sie lange nicht andere zentrale Probleme, wie die Abgrenzung gegenüber den Einmischungsversuchen der Eltern, die Grenzüberschreitungen in ihren Partnerbeziehungen, ihr beschädigtes Selbstwertgefühl usw. Parallel dazu entwickelt sich eine weitere Linie der Fremdbestimmung im beruflichen Bereich, die davon gekennzeichnet ist, dass bereits die Berufswahl stark von den Erwartungen ihrer ‚Väter' (leiblicher Vater und Stiefvater) bestimmt ist und dass Dianas Versuche, diesen gerecht zu werden, letztlich auf ihre Kosten gehen. Dianas Erzählung ist somit von zwei parallelen Problemsträngen gekennzeichnet: einerseits auf der Ebene der familiären und Beziehungsprobleme, der Unzufriedenheit mit dem eigenen Körper und der daraus entstehenden Dynamik, andererseits die Linie der schulischen und beruflichen Anstrengungen, um fremden Erwartungen gerecht zu werden. In beiden werden Prozesse der Fremdbestimmung, des Erleidens und Getriebenseins deutlich. Insgesamt zeigt sich, dass Diana von diesen Prozessen bis heute dominiert ist und es ihr kaum gelingt, Ansätze zur biographischen Planung dagegen zu entwickeln.

Obwohl es schwierig erschien, aus der Textstruktur die Prozessabläufe und Wechselwirkungen zu rekonstruieren, ist Dianas autobiographische Stegreiferzählung zu einem Kernfall dieser Studie geworden, weil ihre verlaufskurvenförmigen Leidensprozesse in verschiedenen Dimensionen ablaufen, bis heute andauern, und weil Diana in der Reflexion ihrer Störungsdynamiken offenbar noch keine Distanz zur ihrem Getriebensein entwickeln konnte. Im Gegensatz zu Kerstin steht Diana noch relativ am Anfang von Be- und Verarbeitungsprozessen, sie wird von der Störungsdynamik und den zugrunde liegenden Problemgemengelagen noch weitgehend prozessiert. Um die unterschiedlichen Dimensionen ihrer biographischen Erinnerungen in der analytischen Beschreibung dokumentieren zu können, wurden zahlreiche Exkurse eingeführt, die jeweils auf im Hintergrund ablaufende oder parallele Prozesse verweisen.

4.4.2 Die analytische Beschreibung des Lebensablaufs

Im folgenden Abschnitt werden die Prozessstrukturen in Dianas Lebensablauf herausgearbeitet. Dabei werden auch hier Informationen aus dem Nachfrageteil des Interviews hinzugezogen, die durch *kursive* Schriftform hervorgehoben sind.

I Die Geburt in einem von Problemen gekennzeichneten familiären Rahmen

Diana beginnt ihre Erzählung zum Zeitpunkt ihrer Geburt, fügt jedoch unmittelbar eine längere Hintergrunderklärung zum familiären Rahmen ein, um die insgesamt problematische Situation innerhalb der Familie schon vor ihrer Geburt deutlich zu machen. Diese Informationen beruhen vermutlich auf Erzählungen von Familienmitgliedern und verweisen signifikant darauf, dass innerhalb des familiären Systems Spannungen und Konflikte zwischen den Mitgliedern herrschen und dass die einzelnen Familienmitglieder noch von eigenen Problemlagen betroffen sind.

Demnach lebt Dianas Mutter bei ihren Eltern und geht auf ein katholisches Mädchengymnasium. Im Alter von 18 Jahren wird sie Anfang der 70er Jahre aus einer kurzzeitigen Beziehung zu einem Mann, der vermutlich älter ist als sie, schwanger, was sie offenbar erst im fünften Monat bemerkt und ihrer Familie mitteilt. In der Zwischenzeit hat sie eine neue Beziehung zu einem anderen jungen Mann aufgenommen, der später ihr Lebenspartner und Dianas „Vater“ wird. Dianas Mutter bricht wegen der Schwangerschaft ihre Schulausbildung ab. Mit der unehelichen Schwangerschaft entstehen für die junge Frau in der katholischen Schule vermutlich jede Menge Probleme bzw. psychischer Druck, ebenso sicher auch Konflikte mit ihren Eltern. Dianas Mutter kommt durch ihre Schwangerschaft vermutlich in eine kritische Lebenssituation.

Aber nicht nur die uneheliche Schwangerschaft und der Schulabbruch stellen eine Problemdimension im familiären Haushalt dar. Aus unterschiedlichen Beschreibungen wird deutlich, dass in der Familie ein sehr von Moral getragenes und autoritäres Klima herrscht, wobei der Großvater von Diana als eine autoritäre, despotische und harte Person beschrieben wird. Die Großmutter ist Hausfrau und leidet in dieser Zeit unter einer schweren Krankheit, so dass sie für längere Zeit in die Klinik und anschließend zur Kur geht. In dieser Zeit ist Dianas Mutter als schwangere junge Frau vermutlich verantwortlich für ihren zehn Jahre jüngeren Bruder und für den Haushalt. Nach der Kur kehrt die Großmutter nicht wieder in die Familie zurück, sondern lebt mit ihrem Sohn (Dianas Onkel) für eine gewisse Zeit bei ihren Eltern (Dianas Urgroßeltern). Zwischen den Großeltern scheint es demnach Konflikte oder Probleme gegeben zu haben, weshalb die Familie zeitweise getrennt lebte.

Dianas Großmutter ist also offensichtlich auch nicht dazu in der Lage, Dianas Mutter während der Schwangerschaft zu unterstützen; diese scheint in dieser Phase nicht nur auf sich selbst gestellt zu sein, sondern muss auch den Vater versorgen. Diana wird in eine konfliktreiche Situation hineingeboren.

II Wechselnde Bezugspersonen in den ersten Lebensjahren

Im Sommer Anfang der 70er Jahre wird Diana geboren. Die junge Mutter entwickelt offenbar relativ zügig Initiativen, um ihre schulische Ausbildung fortzusetzen. Sie geht, ohne das Gymnasium zu beenden, auf eine Handelsschule. Dianas Erziehung wird in den nächsten drei Jahren von einem Säuglingshort übernommen. Mittlerweile ist die Großmutter wieder zur Familie zurückgekehrt, so dass sie zum Teil die Betreuung des Kleinkinds übernimmt. Im Anschluss an den Säuglingshort kommt Diana in den Kindergarten. Die familiäre Situation bleibt offenbar konfliktreich und angespannt. *Diana erinnert häufige Gefühlsausbrüche ihrer Oma, wobei Geschirr zu Bruch ging und geschrieen wurde, wo die Oma sich auch oft mit Tageskleidung ins Bett legte und weinte, worunter Diana litt.* Die junge Mutter lebt mittlerweile mit ihrem Partner, den sie während der Schwangerschaft kennen lernte, im Elternhaus und konzentriert sich weitgehend auf ihre berufliche Entwicklung. In der Erinnerung an diese ersten Jahre ist Dianas Mutter nicht präsent. Demgegenüber tritt eine kinderlose Untermieterin mit ihrem Lebenspartner in den Vordergrund. Sie entlastet offenbar die junge Mutter und übernimmt häufig die Betreuung des Kindes. Zwischen Diana und dieser Frau entwickelt sich bald eine innige Beziehung. Diese Frau übernimmt die Rolle einer Patentante, und Diana erinnert sich, dass sie zu ihr wie auch zur Großmutter „Mama" gesagt habe. Im Alter zwischen drei und fünf Jahren wird Diana aber damit konfrontiert, dass sie nur ihre leibliche Mutter mit „Mama" ansprechen dürfe. Darüber hinaus gerät sie offensichtlich auch in Konflikte zwischen den Erwachsenen, die ihre Betreuung und besonders die unterschiedlichen Auffassungen vom Essverhalten des Kindes betreffen. Während die Patentante eher als warme Person beschrieben wird, die ihr Süßigkeiten gibt und das Essen nicht rationiert, schränken die Mutter und deren Partner den Konsum von Süßigkeiten ein und kritisieren die Patentante.

> E: ...ehm ich hab halt so – <u>bisschen</u> Babyspeck noch gehabt und eh meine Patentante die Tante Schwarz die fand das so <u>furchtbar</u> süß und hat immer gesagt, das wäre doch okay und das würd sich verwachsen und meine Eltern hab'n damals schon angefangen also dis wäre unmöglich und s fürchterlich und ich müsst abnehmen. [92-95]

Darin wird deutlich, dass Diana zunehmend in ein Spannungsfeld unterschiedlicher Erziehungsvorstellungen gerät, in dem ihr unterschiedlich begegnet wird. Darüber hinaus scheint schon früh ihr Äußeres thematisiert zu werden, ihr Essverhalten wird zum Konfliktpunkt zwischen den Erwachsenen, und ihre Eltern scheinen sie für zu dick zu halten. Es ist nicht nachvollziehbar, ob Diana zu diesem Zeitpunkt tatsächlich übergewichtig war, da sie keine konkreten Gewichts- und Altersangaben macht. Deutlich wird aber, dass Diana frühe Konflikte zwischen ihren Bezugspersonen auf ihre Körperlichkeit zurückführt.

In den Erinnerungen an diese Phase dominieren diffuse und konkurrenzliche Beziehungsstrukturen zu mehreren und wechselnden Bezugspersonen. Dianas Mutter ist zunächst offenbar kaum die Bezugsperson und tritt später im Zusammenhang mit Kritik an der körperlichen Entwicklung und mit Kontrolle des Essverhaltens in Erscheinung. Die Mutter scheint sich aufgrund ihrer eigenen problematischen Lage (frühe uneheliche Schwangerschaft, Schulabbruch, Partnerwechsel, konfliktreiche Familiensituation usw.) nur bedingt auf die Mutterrolle einlassen zu können. Die innige Beziehung zwischen Diana und der Patentante wird von den Erwachsenen offenbar unter Konkurrenzaspekten gesehen, wofür der Streit um die richtige Ernährung symptomatisch zu sein scheint. Außerdem scheint in dieser Beziehung eine Koppelung zwischen emotionaler Nähe und Süßigkeiten hergestellt worden zu sein, wodurch das Essen mit emotionaler Bedeutung aufgeladen worden ist (‚Gratifikationssystem'). Diana gerät zwischen die Fronten und muss ihr Verhalten gegenüber der Patentante ändern, denn sie darf sie nicht mehr mit „Mama" ansprechen. Dadurch wird die innige Beziehung zu einer Bezugsperson von außen gestört, wobei ihr die Alternative, ihre leibliche Mutter als Mama anzunehmen, aufgedrängt wird.

III Der Verlust der Patentante durch Intervention der Familie

In der Vorschulzeit wird die Beziehung zwischen Diana und ihrer Patentante durch die Eltern und Großeltern abrupt getrennt und unterbunden. Die Großeltern kündigen der Patentante den Mietvertrag und untersagen offenbar einen weiteren Kontakt. In der Erzählung spricht Diana dieses Ereignis zunächst nur kurz an. Im Nachfrageteil wird die Bedeutung dieser Situation für Diana umso deutlicher:

E: Es war ehm – irgendwann unter der Woche – nachmittags als ich bei – zu meiner Oma gekommen bin – und meine Mutter war in der Küche [schluckt] bei meiner Oma – und ich wollte ins Wohnzimmer und sie hat mich zurückgehalten. Ich hab die Tür trotzdem aufgemacht und hab gesehen, dass meine Patentante da gesessen is mit ihrem Lebensgefährten, dass se geweint hat und dass meine Oma und mein Opa dagesessen sind und sehr böse gekuckt haben. Ich hab immer gewusst, dass da Probleme gibt (...) [schluckt] weil man hat mir ja auch immer gesagt also ehm is eigentlich nich gut für dich, dass du bei der bist, ehm die die füttert dich zu zum Kloß und was weiß ich und dis is net gut... [NFT:649-655]

Aus dieser detaillierten Erinnerung wird das Bedrückende der Szene deutlich, in der Dianas Großeltern als Familienoberhäupter die Trennung von der Patentante besiegeln, ohne dass Diana bzw. auch ihre Mutter unmittelbar einbezogen sind. Die Probleme und Konflikte, die zwischen der Patentante mit ihrem Lebensgefährten und den Großeltern bzw. Dianas Mutter bestehen, sind Diana nicht deutlich. Sie spürt, dass es „da Probleme gibt“, und sie führt diese auf ihre Beziehung zur Patentante und auf die eigentlich unerwünschten Süßigkeiten zurück, die sie dort bekommt („die füttert dich zum Kloß“). So entsteht der Eindruck, dass sie sich für diese Konflikte mitverantwortlich fühlt, ohne etwas tun zu können. Sie wird von der Situation ausgeschlossen, obwohl sie eine innige Beziehung zur Patentante hat. Die Art und Weise, wie Diana die Situation erzählt – so bekommt sie offenbar einen trockenen Mund (schluckt) – verweist darauf, dass sie noch heute von der Erinnerung berührt ist.

Vermutlich wird das Nicht-Verstehen dadurch verstärkt, *dass ihr der Kontakt zu dem Paar untersagt wird*, obwohl es nach dem Auszug unmittelbar in der Nachbarschaft lebt. *Dadurch bricht der Kontakt nicht ganz ab. Jedoch werden Versuche der Kontaktaufnahme, die von beiden Seiten unternommen werden, durch die Kontrolle der Familie aufgedeckt und führen zu Dianas Bestrafung*. In diesen Maßnahmen spiegelt sich die starke Kontrolle, der Diana ausgesetzt ist. Die Familienmitglieder handeln, offenbar ohne dabei zu beachten, was dies in dem Kind auslöst. Es scheint niemand mit Diana zu reden und diese Trennung und die damit verbundenen Verluste aufzufangen. Es entsteht der Eindruck, dass über die Bedürfnisse des Kindes hinweggegangen wird.

Exkurs: Die erfolglose Suche nach Zuwendung und der hohe Anpassungsdruck im autoritären Familienklima

Für Diana führt diese Trennung zum Verlust einer signifikanten Bezugsperson. Die nun an diese Stelle tretenden Bezugspersonen, ihre Mutter sowie ihr Stiefvater (der von Diana immer als „Vater“ bezeichnet wird), können diesen Verlust an Zuwendung offenbar nicht auffangen, da die Beziehung zu ihnen bis dahin offenbar wesentlich distanzierter gewesen ist. Diana beschreibt ihre Mutter besonders im Nachfrageteil *als von der vollen Berufstätigkeit stark beansprucht, weshalb sie abends erschöpft nach Hause kommt, genervt wirkt und von Diana nichts wissen will.* Ähnlich beschreibt sie ihren „Vater“, der ihr wenig Aufmerksamkeit und Zuwendung schenkt, *häufig vor dem Fernseher sitzt und nicht reagiert, wenn sie ihn anspricht.* Diana erinnert, für ihr Mitteilungsbedürfnis bei den Eltern keine Ansprechpartner gefunden zu haben. Es entsteht immer wieder das Bild von einer kühlen Atmosphäre zwischen Eltern und Kind. Diana bilanziert rückblickend: „Ehm, mein Lebensmittelpunkt war dann eigentlich schon meine Großeltern“ [NFT:676f.].

Darüber hinaus wird in verschiedenen Sequenzen der Stegreiferzählung deutlich, dass sich ein autoritärer Stil innerhalb der Familie auch im Umgang mit Diana fortschreibt und dass Kontrolle und Fremdbestimmung vorherrschen. *So sind die einzelnen Zimmer nicht von innen abschließbar, sondern die Schlüssel stecken von außen. Der heranwachsenden Diana wird bis in die Jugend nicht gestattet, das Zimmer abzuschließen.* Es gibt somit keine Rückzugsmöglichkeiten. Das Erziehungsklima spiegelt sich in folgender Regel, die Diana rückblickend symbolisch beschreibt:

E: Ehm (...) dann den Satz ehm (.) du bist das Kind und das Kind tut was die Erwachsenen ihm sagen, der is in Stein gehauen +mehr oder weniger+ [lächelnd] über meinem Bett gehangen, ja(`) also is s ehm (..) wenn – meine Eltern – nein gesagt haben, dann war es ein Nein und da gab's kein – n net mal a mit mit mit Argumenten drüber diskutieren, sondern dann war das Thema gegessen. [NFT:907-911]

Die Regel des absoluten Gehorsams ohne Diskussion und Widerspruch erlebt sie quasi wie in Stein gehauen und über ihrem Bett schwebend, also als ständig präsent. Aus dieser Beschreibung lässt sich auch entnehmen, dass es für ihre Bedürfnisse und ihre Sicht der Probleme keinen Raum gab.

Nach der von der Familie herbeigeführten Trennung von einer signifikanten Bezugsperson, von der sie Anerkennung und Wärme bekam, findet Diana offenbar keinen adäquaten Ersatz. Die Eltern sind hoch beansprucht oder mit sich selbst beschäftigt und finden keinen Zugang zu Diana. Zwar werden die Großeltern dann zu wichtigen Bezugspersonen, aber insgesamt überwiegt in ihrer Erinnerung ein strenges, gefühlskaltes und autoritäres Familienklima, in dem von ihr in erster Linie Anpassung erwartet wird.

IV Enttäuschte Erwartungen und Leistungsprobleme in der Grundschulzeit

Diana erinnert sich zunächst an ihre Kindergartenzeit in einer kurzen und generalisierenden Beschreibung:

E: Zwischendurch da war ich ehm dann noch im Kindergarten, ehm des war dann als ich drei war oder so was bin ich da hingekommen – also ich kann mich gut erinnern, dass ich eh da eigentlich immer so'n bisschen mich als Außenseiterin gefühlt hab, also es war nicht so, dass ich da die Riesen-Freundschaften gehabt hab oder mich irgendwelchen Gruppen angeschlossen hab wie sie da schon sich entwickeln ehm ich war da mehr mit mir allein beschäftigt. Und ich wollt eigentlich auch so schnell wie möglich in die Schule. [64-69]

Zwar werden hier keine konkreten Situationen erinnert, an denen dieses Gefühl des Außenseiterdaseins nachvollziehbar würde, aber die Beschreibung macht plausibel, dass Diana offenbar eher auf sich selbst bezogen war und kaum intensiven Kontakt zu anderen Gleichaltrigen hatte. Ihr Wunsch, in die Schule zu gehen, hängt offenbar mit einer Orientierung an ihrem Onkel zusammen, dem Bruder ihrer Mutter, der ca. 14 Jahre alt ist, mit im Haus lebt und als Vorbild dient. Sie möchte so wie er in die Schule gehen, Hausaufgaben machen usw.:

E: Und ich wollt eigentlich auch so schnell wie möglich in die Schule. Ehm ich hab so lange gedrängelt und getan und gemacht, bis ich dann auch tatsächlich eingeschult wurd' als ich noch fünf Jahre alt war. [69-71]

Aus ihrer Perspektive ist sie diejenige, die es damals durch starkes Drängeln erreicht, zum frühestmöglichen Zeitpunkt eingeschult zu werden. Dass ihr Wille hier offenbar Berücksichtigung findet, steht in starkem Kontrast zur vorherigen Darstellung des Familienklimas, in dem von ihr überwiegend Anpassung gefordert wird. Vermutlicht gelingt es Diana aber, durch Leistungsorientierung Anerkennung und Aufmerksamkeit zu gewinnen. Warum die Eltern die frühe Einschulung trotz der damit verbundenen Risiken einer Überforderung betreiben, bleibt unklar.

Diana verliert dann im Schulalltag bald die Euphorie und Spannung, und es fällt ihr schwer, sich auf den Unterricht zu konzentrieren. Immer wieder schweift sie mit den Gedanken ab, oder sie bringt in ihrem Ranzen sämtliche Spielsachen mit, die sie auf der gesamten Schulbank verteilt. Zunehmend entwickeln sich Leistungsprobleme in einzelnen Fächern, so dass in der vierten Klasse empfohlen wird, sie für ein Jahr zurückzustufen. Im Kontext ihrer Probleme in der Schule sieht sie sich im Vergleich mit anderen generell zunehmend als leistungsschwach, wie sie es im folgenden Kommentar zum Ausdruck bringt.

E: ...ja ich kam mir +immer etwas+ [lacht] deppert vor, zumal ehm auch des ne Eigenschaft war, von der man mir täglich zuhause noch gesagt hat, dass ich halt auch dumm wäre... [397-399]

Zwar scheinen sich hier heutige und damalige Perspektive zu vermischen, aber es wird deutlich, dass ihre schulischen Leistungsprobleme auch zuhause regelmäßig thematisiert werden, wobei sie offenbar als „dumm“ bezeichnet wird. Aus dieser negativen Zuschreibung entwickelt sich langsam ein entsprechend negatives Selbstbild.

In der Grundschulzeit erinnert Diana auch problematische Erlebnisse unter Gleichaltrigen. So scheint sie in der Klasse gehänselt zu werden, wobei ihre „beste“ Freundin nicht zu ihr hält, so dass Diana den Angriffen der anderen schutzlos ausgeliefert ist. Sie versteht es nicht, sich zu wehren. So kommen zu den schulischen Misserfolgen auch Ausgrenzungserfahrungen hinzu.

Diana fällt es in den vier Jahren Grundschule offenbar schwer, sich in die neue Struktur einzuordnen und den Anforderungen gerecht zu werden, was sich an ihrem eher noch kindlichen Verhalten (Spielsachen auf der Schulbank) zeigt, über das sie vielleicht auch Aufmerksamkeit erlangen möchte. Aufgrund der offensichtlichen Defizite entsteht das Bild eines leistungsschwachen Kindes, was Diana in den Leistungsvergleichen, in den Problemen im Unterricht, ganz deutlich in der Rückstufung und besonders auch zuhause gespiegelt bekommt. An dieser Stelle wird bereits ein später immer wieder auftretendes Grundmuster deutlich: Diana übernimmt und entwickelt Erwartungen an ihre Leistungsfähigkeit, denen sie dann nicht gerecht werden kann. Das Scheitern wird dann beispielsweise auf ihre mangelnden Fähigkeiten zurückgeführt, anstatt die Erwartungen zu überprüfen.

So bilanziert sie ihre Grundschulzeit überwiegend negativ, wobei in der nachfolgenden Interviewstelle auffällig ist, wie sie ihre Misserfolge mit ihrer Körperlichkeit in Verbindung bringt:

E: Und ehm – so gingen also die ersten vier Jahre da vorbei, ich hab mich da so mehr schlecht als recht durchgeschleppt – in Deutsch war ich besonders schlecht ehm – aber direkt +danach+ [lacht] dann Sport, also ich hab Sport gehasst, ich fand es ganz ganz +schlimm und das hat+ [lacht] man mir wohl auch angemerkt und ehm es – was – dis aller aller schlimmste für mich war, das war rennen und da hat auch die die Sportlehrerin mich damals dann schon mal bei beiseite genommen und mich – ganz entsetzt gefragt, ob ich wirklich nich schneller + könnt+ [lacht stark] oder ob ich nich wollt oder wie auch immer, dabei also so furchtbar dick war ich da eigentlich noch nicht... [84-91]

In dieser Passage spitzt Diana die prekäre schulische Entwicklung auf eine Situation im Sportunterricht zu. Die Sportlehrerin spricht sie direkt auf ihre körperlichen Leistungsgrenzen an. Diese Situation scheint in der Erinnerung eine Schlüsselsituation zu sein, in der Diana mit körperlichen Auffälligkeiten konfrontiert ist. Rückblickend stellt sie unmittelbar den Zusammenhang zwischen ihren Bewegungsproblemen und einem Dicksein her, den sie zugleich auch in Frage stellt. Offenbar wird hier eine Konfliktebene aktualisiert, zu der auch andere Erfahrungen vorliegen, wie z.B. die Auseinandersetzung zwischen der Familie und der Patentante. Das Thema Übergewichtigkeit war offenbar auch dadurch virulent, dass die Eltern schon in der Vorschulzeit und dann verstärkt in der Schulzeit Diana zu einem kontrollierten Essverhalten anhalten. So erinnert Diana sehr stark, hinsichtlich ihrer Figur und ihres Essverhaltens besonders vom „Vater" kritisiert worden zu sein. Neben den Problemen in der Schule werden ihr damit weitere Defizite gespiegelt, die besondere Erwartungshaltungen an ihre Attraktivität beinhalten.

An dieser Stelle bricht in der Erzählung die umfangreiche Hintergrundkonstruktion auf, in der sie sich mit ihren Körper-, Esskontroll- und Beziehungsproblematiken auseinander setzt.

In der Phase der kindlichen Entwicklung bis Ende der Grundschulzeit werden somit unterschiedliche Problemdimensionen sichtbar. Diana ist wechselnden Bezugspersonen ausgesetzt, die untereinander in Konkurrenz stehen, wobei sie die dort existierenden Konflikte nicht durchschaut, sich aber verantwortlich fühlt. Sie erleidet eine Trennung von einer wichtigen Bezugsperson, die sie nicht nachvollziehen kann und in deren Anschluss sie innerhalb des familiären Rahmens keine Bezugsperson findet, die den Verlust an Zuwendung und Wärme ausgleichen kann. Bei den Konflikten zwischen den Bezugspersonen scheint das Essen und eine (drohende) Übergewichtigkeit eine wichtige Rolle zu spielen, so dass Diana schon früh mit der Thematik Essen und Esskontrolle konfrontiert ist. Dabei scheint es einen Zusammenhang zwischen Essen und Zuwendung zu geben, den sie mit der Patentante verbindet. Im familiären Rahmen herrschen dagegen Kälte, Kontrolle und Kritik an ihrer Körperlichkeit vor. Der Versuch, Anerkennung über schulische Leistungsbereitschaft zu gewinnen, misslingt zunehmend und trägt zu neuen Konflikten zwischen Diana und der Familie bei. Auch entwickeln sich Peer-Beziehungen eher problematisch. Schon damals verarbeitet Diana alle Probleme und Konflikte anscheinend dahingehend, dass sie Ursachen dafür in ihrem Körper bzw. in ihrer Leistungsfähigkeit sieht.

V Die Stabilisierung ihrer schulischen Leistungen

Nachdem Diana die vierte Klasse wiederholt hat, treten die Schulprobleme in der Erinnerung zunächst in den Hintergrund. In den folgenden Schuljahren wechselt sie an das Gymnasium, woraus zu schließen ist, dass sie die entsprechenden Voraussetzungen erfüllt hat. In der Phase bis etwa zur zehnten Klasse scheinen sich keine weiteren Leistungseinbrüche zu zeigen. Dies zeigt sich in ihrer Bilanz:

E: Ahm so durch die Unterstufe hab ich mich dann in der in der im Gymnasium noch so einigermaßen durchgeschlagen, dis is ja eigentlich auch noch einfach ne(`). [429f.]

Zwar betrifft die Bezeichnung Unterstufe nur die ersten drei Klassenstufen des Gymnasiums, aber aus dem Kontext der Beschreibung wird deutlich, dass schulische Probleme erst wieder in der zehnten bzw. elften Klasse einsetzen:

E: ...eh wo's dann bisschen komplizierter geworden is und andere Interessen dazugekommen sind, is es schlagartig nach unten durchgebrochen. Das war also (.) von von einem Jahr auf's andere war da – der Ofen völlig aus dann. In der Elften hat's dann gepasst... [430-433]

Mit dieser zeitlichen Markierung grenzt sie eine Phase schulischer Entwicklung mit vergleichsweise wenigen Problemen ein. In ihrer Erzählung werden dagegen andere Themen und parallele Lebensereignisse dominant, wobei sie sich in erster Linie mit ihrer körperlichen Entwicklung, mit ihrem Essverhalten und ersten Kontrollversuchen auseinander setzt. So erinnert sie in der Zeit zwischen Grundschule und Gymnasium verschiedene gescheiterte Versuche, sich sportlich zu betätigen. Sie versucht es beispielsweise für ein paar Wochen im Leichtathletikverein, wobei sie wieder an Leistungsgrenzen stößt und sich mit anderen („so paar Gazellen" [138]) vergleicht und dann aufgibt. Ähnliche Erfahrungen macht sie beim Tennisspielen. Bei diesen Versuchen wird deutlich, dass sie offenbar den Wünschen der Eltern folgt („Betreiben von meinen Eltern“ [146]), die z.B. selber Tennis spielen. Ihre prekäre Körperwahrnehmung wird durch die Rückmeldungen der Trainer [vgl. 136, 145] und die Vergleiche mit Gleichaltrigen gefördert. Im Zuge der gescheiterten Versuche, sportlich aktiv zu sein, verfestigt sich ein Selbstbild, in dem sie auch durch äußere Zuschreibungen der Eltern als undiszipliniert gilt. Dabei erkennt sie damals wie heute offenbar nicht, dass sie nicht eigenen Interessen folgt und daher möglicherweise auch nicht die entsprechende Motivation entwickelt.

VI Das Virulentwerden der Körperthematik in der späten Kindheit und Pubertät

Im folgenden Abschnitt wird die Phase rekonstruiert, in der für Diana im Alter von ca. neun bis 13 Jahren die Thematik ihrer körperlichen Erscheinung durch äußere Einflüsse wie durch inneres Erleben zunehmend wichtiger wird.

Das fremd ausgelöste Handlungsschema der „Diät“

Diana leidet offenbar immer wieder unter den Bemerkungen des „Vaters“, sie sei zu dick, und beginnt mit ca. neun Jahren eine erste „Diät“. Inwieweit sie real übergewichtig ist, bleibt unklar. Offenbar reagiert sie damit auf den äußeren Druck:

> E: Und so hab ich so mit acht oder neun das allererste Mal in meinem Leben auf Betreiben – speziell von meinem Vater hin eigentlich eh angefangen mal Diät zu halten. [95-97]

Zur Umsetzung dieses Vorhabens *greift sie auf häusliche Rezepte von Oma und Mutter zurück*, ernährt sich zwei Wochen radikal einseitig (Gurke, Eier, Knäckebrot) und nimmt ab. Die positive Erfahrung erzeugt bei ihr anfängliche Begeisterung, dass sie selbst etwas steuern, durchhalten und dabei ein Ziel erreichen kann („ich war fürchterlich stolz“ [102]). Die Familie scheint sie zu unterstützen und zu bestärken. Somit lernt sie mit ihrer ersten „Diät“ zunächst ein erfolgreiches Muster, nicht zuletzt auch, weil sie sich mit ihrer Mutter darüber austauschen kann und somit Aufmerksamkeit und Anerkennung gewinnt. Es gelingt ihr, dem bis dahin eher negativ gefärbten Selbst- und Fremdbild (dick bzw. dumm und undiszipliniert zu sein) vorübergehend etwas Positives gegenüberzustellen (durchhalten, konsequent sein).

Dianas Erfolg der Gewichtsabnahme ist jedoch nur von kurzer Dauer, denn zurückgekehrt zu den alten Essgewohnheiten nimmt sie wieder an Gewicht zu.

Die Pubertät und weitere Verunsicherungen in Bezug auf den Körper

Im Alter von ca. elf bis zwölf Jahren beginnen bei Diana die körperlichen Veränderungen durch Ausbildung sekundärer Geschlechtsmerkmale in der Pubertät. Diana erinnert sich:

E: Mit elf oder so was, hab ich dann schon nen richtigen Busen bekommen ne(`) und dis hat mich halt auch total fertig gemacht eigentlich – und ich hab dann mal meine Mutter gefragt, ja – wie kann ich dis wieder los werden(`) und ganz klar, musst abnehmen, dann geht das auch wieder weg. [126-129]

Bei dieser Passage handelt es sich um eine eher generalisierende Beschreibung des Verhältnisses zwischen Mutter und Tochter, worin zum Ausdruck kommt, dass die mit der Pubertät auftretenden Verunsicherungen im Gespräch zwischen beiden offenbar nicht adäquat behandelt werden können. Die natürlichen körperlichen Veränderungen werden so offensichtlich wieder auf das Thema Essen/Abnehmen reduziert. Diana erhält im Kontakt mit der Mutter offenbar keine (einfühlsame) Vorbereitung auf die Pubertät und keine Wertschätzung der sich herausbildenden Weiblichkeit. Die mit der Pubertät einsetzende Verunsicherung zeigt sich auch in einer anderen, detailliert erinnerten Situation [NFT:756-771], in der sie sich *schämt, ihren Busen einer gleichaltrigen Freundin auf deren Verlangen beim Umziehen zu zeigen.*

E: Und irgendwie hat se gemeint, ich soll ihr mal meine Brust zeigen, dis würd sie mal interessieren. (.) Mhm ss ich wollt das auf gar keinen Fall, ich fand des ja ganz schrecklich und de nee und dann ehm is dis in nem Ringkampf ausgeartet wo se – mich dann praktisch festgehalten hat ne(`) und da (.) dann hat se mich so ganz verächtlich angeguckt und hat gemeint, sie kann des net leiden wenn dis nur so aus Fett besteht. [NFT:763-767]

An dieser Stelle wird wiederum deutlich, dass Diana auf die Verunsicherung mit Scham reagiert. Das andere Mädchen tut ihr Gewalt an und erzwingt auf diese Art und Weise, dass sich Diana zeigen muss. Die anschließende Abwertung, dass der Busen aus Fett bestehe, passt in das bereits entwickelte, negative Körperbild.

Diese beiden erinnerten Situationen sind symptomatisch für Dianas Haltung zu sich und ihrem Körper. Die Mutter scheint wenig empathisch zu reagieren. Letztlich bestärkt sie ihre Tochter darin, dass die Brust beseitigt werden müsse, und stellt damit einen Zusammenhang zwischen ihrem Essverhalten und ihrer körperlichen Entwicklung her. Die Situation mit der Freundin mündet in denselben Kontext: Die entstehende Brust wird mit „Fett" gleichgesetzt (die Entstehung der Brust führt bei Mädchen generell zu einer Verunsicherung, da sie diese körperliche Veränderung nicht einfach verbergen können). Diana findet nirgendwo einen Hintergrund zur Erklärung ihrer körperlichen Entwicklung, so dass sie diese als völlig normal akzeptieren könnte. So wird auch der erste BH zu einem „dramatische(n) Erlebnis“ [130], da sie denkt: „Wenn du nicht so viel gegessen hättest, dann müsstest jetzt nicht diesen Scheiß BH tragen“ [131f.]. Hieraus spricht auch eine gewisse Wut gegenüber sich selbst und dem eigenen Essverhalten.

Im Rahmen der beginnenden pubertären Entwicklungen wird somit deutlich, dass sie mit den ersten körperlichen Veränderungen nicht angemessen umgehen kann, sondern darunter leidet. Statt einem positiven, einfühlsamen und bestärkenden Gespräch wird sie von der Mutter auf den Zusammenhang zwischen ihrem Essverhalten und den körperlichen Veränderungen hingewiesen. Sowohl in Gleichaltrigenkontakten wie innerhalb der Familie (insbesondere Mutter-Tochter-Interaktion) wird Diana offenbar in dieser Entwicklungsphase nicht darin unterstützt, die sich herausbildende Weiblichkeit wertzuschätzen und ihren Körper anzunehmen. Zu ihren bis dato negativ gefärbten Gefühlen und Beziehungen gegenüber dem eigenen Körper tritt nun noch eine negativ erlebte Weiblichkeitsentwicklung. Dabei wird die Brust als äußere Erscheinung zu einem weiteren Zeichen fehlender Disziplin und Selbstkontrolle. Damit ist die notwendige Konsequenz mitgeliefert – abzunehmen.

Die beginnende Auseinandersetzung mit dem Essen

Seit der ersten „Diät“ hat Diana offenbar immer mal wieder versucht, ihre Nahrungsaufnahme zu kontrollieren und zu reduzieren, um den Erwartungen der Eltern bzw. besonders des „Vaters“ entgegenzukommen. Mit der Zeit übernimmt Diana offensichtlich die von ihr massiv wahrgenommene Kritik an ihrem Aussehen in ihr Selbstbild:

E: ...wenn de das halt täglich zu hören bekommst so von wegen, die Hose kannst’e nimmer anziehen, da siehst’e ja furchtbar drin aus oder so, na dann ehm irgendwann (..) e ist dann halt der Punkt erreicht wo de wo de selbst selber wenn du in Spiegel guckst denkst, oh Gott... [NFT:705-707]

Dieser Kommentar bezieht sich etwa auf die Zeit des zwölften Lebensjahres. Diana bringt darin aus heutiger Sicht zum Ausdruck, dass sie zum damaligen Zeitpunkt bereits damit beginnt, ihre körperliche Erscheinung kritisch zu sehen und damit unzufrieden zu werden. In ihrer Erinnerung gibt es offenbar keinen konkreten Anlass, an dem sie diese Entwicklung festmachen kann. Darüber hinaus wird deutlich, dass sie auch hier die Reaktionen ihrer sozialen Umwelt auf ihren Körper generalisiert („täglich zu hören bekommst“). In diesem Kommentar dokumentiert sich zugleich auch die Eigentheorie, dass sie aufgrund der Zuschreibungen von außen mit ihrem Körper unzufrieden wurde.

In dieser Zeit beginnen etwa auch die wechselnden Phasen von kontrolliertem und weniger kontrolliertem Essverhalten. So beginnt sie beispielsweise, Süßigkeiten in größeren Mengen zu sich zu nehmen:

E: ...angefangen mal so – öfter mal in der Woche eh – ja m zu plastiktütenweise mir Süßigkeiten einzukaufen, [...], also so so'n Fünfer-Pack Snickers oder so was, das das hab ich schon mal auf einmal reingehauen. Mir warn – keine Frage mir war schlecht hinterher wie Sau, aber das musste sein. [...] Oder dass ich mir eigentlich fast täglich aus dem Fundus von meinem Opa nach dem Mittagessen 'ne Tafel Milkaschokolade noch geklaut hab [lacht] und eh sie dann halt am Stück reingeschoben hab. [113-120]

In diesem Zitat wird deutlich, wie Diana in dieser Zeit ein großes Bedürfnis nach Süßigkeiten entwickelt, die ihr im Rahmen der Familie verwehrt sind. Daher verschafft sie sich die Süßigkeiten offenbar heimlich und isst sie fast täglich in größeren Mengen. Anhand der Erzählung bleibt allerdings unklar, über welche Zeitspannen diese Bedürfnisse auftreten und ob sie letztlich immer solche Ausmaße annehmen.

An einer Stelle im Nachfrageteil sagt Diana, bezogen auf die häufigen Aufforderungen der Eltern, sich mit dem Essen zu zügeln: „Im ersten Moment hat es immer dazu geführt, dass ich erst mal mehr gegessen hab" [NFT:703f.]. Daraus lässt sich vermuten, dass gerade das unkontrollierte Essen von Süßigkeiten neben ‚kompensatorischen' Hintergründen, sich etwas Gutes tun zu wollen, auch mit Auflehnung gegenüber den Ge- und Verboten der Familie zu tun haben könnte. Das Thema Süßigkeitenkonsum war schon im Zusammenhang mit der Patentante ein Konfliktthema.

Im Rahmen dieser Zeit erinnert Diana im Nachfrageteil eine detaillierte Szene, die für sie rückblickend offenbar eine Schlüsselsituation ist.

E: Und zwar das kann ich – kann ich mich noch gut erinnern, das war im Fernsehen Werbung für Kinderschokolade, und da sind ja immer diese freudig strahlenden Mütter die so händeweise die Schokolade an ihre Kinder verteilen und die dis gleich in sich reinstopfen, alle jubeln, alles is toll ne(') und in dem Moment ehm – hab ich gedacht, so wirst du <u>nie</u> werden beziehungsweise so unbeschwert kannst du <u>niemals</u> mit mit so was Schrecklichem wie Schokolade nie umgehen. Und <u>niemals</u> wird dir deine Mutter so freudestrahlend ehm nen St ein Stück Schokolade in die Hand geben. Und das hat mich <u>so</u> wahnsinnig traurig gemacht, ich bin in mein Zimmer gegangen, hab mich auf mein Bett gelegt und hab fürchterlich geheult. [NFT:710-117]

In der Werbung wird Diana eine Situation gezeigt, in der Kinder von den Eltern Süßigkeiten verteilt bekommen, was sie sich offensichtlich immer wünscht, was ihr aber verwehrt bleibt. Zugleich wird deutlich, dass sie ihren eigenen Umgang mit Schokolade als problematisch sieht. Offenbar entspricht die Unbeschwertheit in den Werbeaufnahmen nicht ihren eigenen Erlebnissen beim Schokoladeessen, da diese immer von äußerer Kontrolle, Heimlichkeit und Kontrollverlusten gekennzeichnet sind. Die heile Welt der Bilder entfacht bei ihr offenbar eine Sehnsucht nach etwas, das sie nicht hat, wobei die Schokolade und Zuwendung der Mutter miteinander verknüpft sind.

Zu erwähnen ist der Ausgang dieser Situation, denn Diana erinnert dann weiter, *dass ihre Mutter in das Zimmer kommt und sie fragt, warum sie denn weint. Auf den Erklärungsversuch Dianas, sie könne wohl nie so sein wie diese Kinder, reagiert die Mutter mit Unverständnis* („...so'n Blödsinn. Hör auf zu heulen, wegen so was heult man doch net, is doch Quatsch" [die Mutter nachahmend] [NFT:722f.]). Dianas Darstellung der Situation symbolisiert die kühle und rationale Reaktion der Mutter als unmittelbaren Gegensatz zur heilen Welt der Werbung. Über diese Schlüsselsituation versucht Diana offenbar die Differenz zwischen ihren Wünschen und der Realität darzustellen, in der die Mutter als harte und kompromisslose Frau in Erscheinung tritt. Deutlich wird daraus, wie Diana die Beziehung zu ihrer Mutter erlebt und dass sie darunter leidet. Der Mutter gelingt es offenbar nicht, auf die Gefühle, Empfindungen, Ängste der Tochter einzugehen und diese durch ein Gespräch oder eine andere Form von Zuwendung zu mildern.

In der Zeit nach der Grundschule bis in die Pubertät hinein entwickeln sich die in den frühen Phasen angelegten Problemdimensionen deutlich weiter. So fehlt es im familiären Klima nach wie vor an Wärme und Verständnis. Stattdessen wächst der Druck hinsichtlich der Kontrolle ihrer körperlichen Entwicklung. Auffällig ist, dass an dieser Stelle die pubertären Veränderungen offenbar innerhalb der Familie überhaupt nicht angemessen thematisiert werden, so dass die Kritik an ihrer Erscheinung ausschließlich auf das Essen reduziert wird. Mit der beginnenden Pubertät einhergehend ist offenbar auch, dass sich Diana selbst zu beobachten beginnt und die wahrgenommenen Veränderungen mit ihrem Essverhalten in Verbindung bringt. In diesem Zusammenhang beginnt sie ihr Essverhalten offenbar als Kontrollverlust zu bewerten und damit negative Zuschreibungen zu übernehmen. Das Thema Essen wird in diesem Zusammenhang oft mit Süßigkeiten in Verbindung gebracht, die seit den Erfahrungen mit der Patentante offenbar symbolisch für Zuwendung stehen. Das Vorenthalten von Süßigkeiten im Elternhaus steht damit auch in Verbindung mit dem eher kühlen Familienklima. In dieser Zeit beginnt Diana auch mit ersten „Diäten", die als Versuche zu deuten sind, sich dem elterlichen Druck zu beugen und darüber Anerkennung zu gewinnen. Aus dieser Gemengelage wird der Zusammenhang zwischen Essen, sozialen Beziehungen, körperlicher Verunsicherung, fehlender ‚Nestwärme' und einem sich entwickelnden negativen Selbst- und Körperbild deutlich.

Exkurs: Die Entdeckung der vorgetäuschten Vaterschaft des Lebenspartners der Mutter

An dieser Stelle soll eine Hintergrundinformation eingefügt werden, die keinem bestimmten Zeitpunkt zugeordnet werden kann, jedoch wichtig zu erwähnen ist. Im Nachfrageteil berichtet Diana über eine Situation offenbar aus der Kindheit bzw. Pubertät, in der sie erfährt, dass ihr „Vater" nicht ihr leiblicher Vater ist. *Die Oma führt ein Gespräch mit einer Bekannten, wobei Diana Zeugin wird und hört, dass sie einen ganz anderen Vater hat. Dies scheint sie schwer zu treffen, denn sie wird wütend darüber, dass ihr niemand bisher etwas davon gesagt hat* [NFT:1120-1124]. Wie sie weiter damit umgeht, wird nicht deutlich. Es scheint auch danach kein klärendes Gespräch mit den Eltern gegeben zu haben, denn erst kurz vor Dianas 18. Geburtstag wird sie in diese Geschichte eingeweiht. Im Umgang mit der Vaterproblematik innerhalb der Familie zeigt sich einmal mehr, wie Probleme ausgeblendet werden, so dass Diana mit schwerwiegenden inneren Konflikten offenbar immer alleine gelassen wird bzw. auch selbst keine Sprache dafür findet. So erhält sie zu existentiellen Fragen, die sich ein heranwachsender Mensch stellt (Wer bin ich? Wo komme ich her?), weder Antworten noch Unterstützung im Bemühen, selbst Antworten zu finden. Die ungeklärte Vaterschaft trägt vermutlich auch zur allgemeinen Verunsicherung bei.

VII Positive Erlebnisse durch selbstbestimmtes Handeln und Integration in Peergroups

In der Erinnerung an die Zeit der siebten oder achten Klasse kommen Freundschaften zur Sprache, die sich damals entwickelten und bis heute fortdauern. Auch treten Schulprobleme, familiärer Druck, Fokussierung auf das Essen bzw. den Körper offenbar in den Hintergrund.

Etwa in der siebten Klasse nimmt sie interessiert wahr, dass Gleichaltrige in eine Volleyball-AG gehen. Sie entwickelt – alternativ zu den von den Eltern favorisierten Sportangeboten – ein eigenes Interesse und unternimmt Initiativen, daran teilzunehmen. Im gemeinsamen Volleyballspiel sammelt Diana positive Erfahrungen und wird dann von einer Gleichaltrigen in einen Sportverein mitgenommen. Dort beginnt sie wöchentlich zu trainieren. Sie erzählt davon jedoch zunächst nichts ihren Eltern, denn aus den Erfahrungen der zuvor gescheiterten Sportversuche und der Reaktion ihrer Eltern – ihr fehlendes Durchhaltevermögen vorzuwerfen – entwickelt sie die Strategie, zunächst heimlich zu beginnen und die Eltern erst später zu informieren. In der Volleyballmannschaft findet sie offenbar ein Klima unter Gleichaltrigen, in dem sie in ihren Fähigkeiten anerkannt und gefördert wird. In dieser Zeit rückt über ca. zwei bis drei Jahre die Konzentration auf den Körper und das Essverhalten zunehmend in den Hintergrund. Dies dokumentiert sich insbesondere in der Erinnerung an ein Gespräch mit einer Mitspielerin, die Diana darauf anspricht, dass sie inzwischen schlanker geworden sei. Diana ist offenbar verdutzt darüber, wiegt sich am Abend nach längerer Zeit einmal wieder und findet die Bemerkung ihrer Mitspielerin zur ihrer Verblüffung bestätigt.

In dieser Phase dokumentiert sich, dass Diana durch eine selbstbestimmte Aktivität, die sie zunächst heimlich und abweichend von den Vorstellungen ihrer Eltern in einem Volleyballverein beginnt, unter Gleichaltrigen Anerkennung und Bestätigung erfährt. In diesem Rahmen stehen Freundschaften und Erfolgserlebnisse im Vordergrund. Ihre Fokussierung auf die körperliche Erscheinung und auf ihr Gewicht tritt dagegen offenbar in den Hintergrund. Möglicherweise trägt der Sport zu einem neuen Körpererleben bei. Die Integration unter Gleichaltrigen scheint auch dazu zu führen, dass sie sich etwas von den Eltern ablösen kann, so dass deren normative Vorstellungen in der Erinnerung nicht mehr so dominant erscheinen. Die plötzliche Feststellung, an Körpergewicht abgenommen zu haben, unterstreicht diese geringere Dominanz des Themas Körper und Essverhalten. Diese Phase, die von Diana zeitlich nicht so genau eingegrenzt wird, die aber aus dem Kontext heraus zwischen dem 13. und 17. Lebensjahr angesiedelt werden kann, ist von einer vorübergehenden Beruhigung ihrer Lebenssituation gekennzeichnet. Ihre Erinnerungen daran sind weitgehend positiv.

VIII Das Aufbrechen von Problemgemengelagen durch aktuelle Konflikte und Probleme

Im Alter von ungefähr 17 Jahren beginnen erneut Entwicklungen, in denen Konflikte und Probleme im Vordergrund stehen. Diana findet den Einstieg in diese Lebensphase über die Erinnerung an eine zwischenzeitliche Gewichtszunahme, die offenbar im Zusammenhang mit neu entstehenden Schul- und Beziehungsproblemen steht, was Diana aber anscheinend verborgen bleibt, denn sie selbst lässt an dieser Stelle der Erzählung nichts über die Hintergründe erkennen. Allerdings erschließen sich aus dem Gesamtzusammenhang und dem Nachfrageteil einige Konflikte und Probleme, die in diese Zeit fallen.

Leistungseinbrüche in der Schule – Klassenwechsel – fehlender Anschluss an die neue Klassengemeinschaft

In der Schule hat sie offenbar ab der 10. Klasse zunehmend Probleme in einigen Fächern, die in der 11. Klasse (mit etwa 17 Jahren[1]) stärker werden und zu massiven Leistungseinbrüchen führen. Diana findet dafür zwei verschiedene Begründungen. So erwähnt sie hier, dass die Leistungsanforderungen gestiegen seien, außerdem seien weitere Interessen hinzugekommen, die sie jedoch nicht näher ausführt [431], vermutlich aber im Bereich von Freundschaften (zu Jungs). Sie muss die 11. Klasse wiederholen, wodurch sie vermutlich in Konflikte mit dem Elternhaus kommt und zugleich aus ihrem alten Klassenverband mit gewachsenen Freundschaften herausgerissen wird. Demgegenüber findet sie in der neuen Klasse keinen Anschluss und fühlt sich ausgegrenzt. Diese Situation ist für sie offenbar sehr belastend, denn sie beschreibt sie als „ganz grausam“ [434] bzw. „Hölle“ [437].

1 In der 11. Klasse hat sie mittlerweile zwölf Schuljahre (durch Wiederholung der vierten Klasse) absolviert, so dass sie um die 17 Jahre alt ist (bei einem Einschulungsalter von knapp sechs Jahren).

Das wachsende Interesse an heterosexuellen Beziehungen und die zunehmende Bedeutung der körperlichen Attraktivität bei steigender familiärer Kontrolle

In dieser Zeit wächst offenbar Dianas Interesse an heterosexuellen Beziehungen, und vermutlich rückt die körperliche Attraktivität gegenüber Jungs zunehmend in den Vordergrund. Diana erwähnt für diese Zeit vage auch einige kurze Beziehungen. Offenbar hat sie dabei unter dem autoritären Familiensystem zu leiden, da die Eltern sie stark kontrollieren und bei Verboten keine Widerrede akzeptieren. Im Nachfrageteil erinnert sie, *dass sie als Jugendliche die Eltern „hin und wieder halt eh sie hintergangen" hat* [NFT:924f.], dass sie also die Kontrolle unterlaufen musste, um z.B. *auf Partys zu gehen*. Diese Kontrolle steht vermutlich im Zusammenhang mit den Erfahrungen der Mutter und ihrer unehelichen Schwangerschaft während der Schule. Hier deutet sich erneut an, dass es in der Familie keinen offenen und adäquaten Umgang mit lebenszyklischen Ablaufmustern und -erwartungen gibt und dass Diana dabei wieder auf sich allein gestellt ist.

Der Wechsel der Volleyballmannschaft als Verlust eines vertrauten sozialen Rahmens

Im Nachfrageteil wird deutlich, *dass sie im Volleyballverein nach den ersten zwei Jahren Jugendmannschaft in die Erwachsenenmannschaft wechseln muss. Damit verbunden sind für sie offenbar Konflikte innerhalb der Mannschaft, ein verändertes Gefüge sowie ein reduzierter Sportsgeist bei den Mitspielerinnen.*[2] Somit verliert sie in dieser Zeit – neben der Schulklasse – einen weiteren vertrauten Rahmen, wie ihn die Volleyballmannschaft bis dahin gewährt hat.

In dieser Phase entwickeln sich offenbar parallel mehrere Problemlagen, die an die alten anschließen und diese aktualisieren. Schulprobleme und Leistungsgrenzen werden wieder aktuell, das Bedürfnis nach Gleichaltrigenkontakten wird von den Eltern nicht adäquat aufgenommen. Durch das Sitzenbleiben und den Wechsel der Volleyballmannschaft verliert sie in zwei zentralen Lebensbereichen die vertraute soziale Umgebung. Dass sie in dieser Zeit offenbar an Gewicht zunimmt (siehe nächster Abschnitt), verweist darauf, dass sie in Konflikten und Problemlagen möglicherweise dazu neigt, unkontrollierter zu essen. Ihre Unzufriedenheit macht sich dann am Resultat, dem erhöhten Körpergewicht, fest; der Körper wird zum Gegenstand der Bemühungen, etwas an ihrer Situation zu verändern.

2 Aus ihrer Beschreibung entsteht der Eindruck, als erlebe sie die neue Mannschaft als einen Frauenclub, der weniger Interesse und Motivation am Spiel bzw. Wettkampf hat. Zudem spricht sie von „Intrigen" [NFT:844f.], die dort abliefen und die sie offenbar belasteten.

IX Wachsende Unzufriedenheit mit dem Körper und ein selbstgewähltes Handlungsschema der Kontrolle (rigide „Diät")

Vor dem Hintergrund der dargestellten Problemgemengelagen tritt bei Diana offenbar die Wahrnehmung des eigenen Körpers wieder in den Vordergrund und es entwickelt sich ein Leidensdruck:

E: ...war so irgendwann um die siebzehn rum hab ich dann noch mal eh ne Phase gehabt, da hab ich kurzfristig wieder ziemlich zugenommen, da war ich aber auch schon so 'nen Meter vierundsechzig fünfundsechzig rum und hatte dann auf achtundsechzig Kilo zugenommen und dis s ffand ich unerträglich dann in dem Moment und wollt's unbedingt 'n paar Kilo abnehmen und ehm hab dann innerhalb von (..) ja so zwei Monaten habe ich mir die zehn Kilo runtergehungert. [175-180]

Mit der Altersangabe lokalisiert Diana diese Phase in einem Zeitraum, in dem – wie im vorherigen Abschnitt dargestellt – einige Probleme virulent werden; zugleich ist es wahrscheinlich, dass die körperliche Attraktivität durch die inzwischen durchlaufene Pubertät insgesamt wichtiger geworden ist. Ihre Maßangaben lassen erkennen, dass eine Übergewichtigkeit höchstens in geringem Maße gegeben ist, aber ihr subjektives Empfinden vermittelt ihr etwas anderes, nämlich einen „unerträglichen" Zustand. Daraus resultiert offenbar ein innerer Druck („wollt's unbedingt"), Maßnahmen zur Gewichtsreduktion zu ergreifen. Mit welcher Radikalität sie dieses Ziel dann verfolgt, zeigt sich in den Angaben zur erreichten Gewichtsabnahme und zu dem vergleichsweise kurzen Zeitraum, in dem sie dieses Ziel realisiert. Diana beginnt die Kalorienzahl zunächst auf ein für „Diäten" typisches und vertretbares Maß (1.200 Kalorien) zu reduzieren, jedoch verringert sie ihre tägliche Nahrungsaufnahme weiter, so dass sie am Ende täglich nur noch etwas Joghurt mit Apfelstücken zu sich nimmt. Sie erlebt Erfolge mit der Gewichtsabnahme, mit ihrem disziplinierten Verhalten, mit der Willenskraft, den eigenen Körper steuern zu können, und erfährt Anerkennung, da sie den Erwartungen gerecht wird. Dies bestärkt sie in ihrem ‚Abnehmprojekt' und fokussiert zunehmend ihre Aufmerksamkeit. Dass sie hierüber schon bald in eine Dynamik gerät, in der sie eine andere Wahrnehmung entwickelt als ihre soziale Umgebung, zeigt sich im folgenden Zitat aus dem Nachfrageteil:

E: Es hat mir sogar es haben mir sogar mehrere Leute – zu der Zeit gesagt, dass es zu arg wär, dass es nicht mehr schön aussehen würd. Und dann hab ich mir gedacht, sind die nicht ganz dicht +oder was+. [lacht] [NFT:1000-1002]

Offenbar wird ihre Gewichtsabnahme mit der Zeit nicht mehr nur positiv wahrgenommen, und sie wird sicher auch auf Risiken angesprochen, wofür sie aber kein Verständnis aufbringen kann. Aus einer anfänglichen „Diät" entwickelt sich so eine Dynamik, die Diana dazu antreibt, immer radikaler ihre Nahrungsaufnahme zu reduzieren. Darin dokumentiert sich, dass sie Gefahr läuft, die Steuerung über ihr Essverhalten gänzlich zu verlieren.

X Die Aufgabe des Handlungsschemas „Diät"

In der weiteren Erzählung erinnert Diana, dass sie die „Diät" offenbar ohne Plan schlagartig beendet: „und eh ging es halt wieder schlagartig in die andere Richtung weiter" [186f.]. Mit „schlagartig" drückt sie einen plötzlich beginnenden Prozess aus, den sie weder geplant noch gesteuert hat. Im Nachfrageteil liefert sie dazu eine Erklärung. Das Aufgeben der radikalen Esskontrolle steht offenbar eng im Zusammenhang mit einer sich entwickelnden heterosexuellen Beziehung. So hat sich in der Zwischenzeit eine Beziehung zu einem jungen Mann aus dem Volleyballverein angebahnt. *In der Kennlernzeit wird sie zum Essen eingeladen, dabei isst sie erstmals wieder eine vollständige Portion und gibt damit ihre rigide Kontrolle temporär auf.* Mit diesem Vorgehen wird ihre Esskontrolle durchbrochen, und *sie beginnt in der Folgezeit wieder regelmäßiger Mahlzeiten zu sich zu nehmen.* Hieraus wird deutlich, dass die Beendigung der „Diät" im Zusammenhang mit der neu beginnenden Beziehung steht und von ihr so nicht geplant war. Sie rutscht auf diese Art und Weise offenbar in eine neue Phase hinein, in der ein anderes Essverhalten dominant wird, was zunächst in Zusammenhang mit den Vorlieben und Freizeitgewohnheiten ihres Freundes steht.

XI Die Lebensspanne zwischen dem 17. Lebensjahr und dem Abitur als Phase der Auseinandersetzung mit Fremdbestimmung in sozialen Beziehungen und biographischen Orientierungen

Mit dem Anfang dieser ersten bedeutenderen heterosexuellen Beziehung beginnt allerdings keine Phase, die von positiven Erinnerungen dominiert ist. Vielmehr scheinen die jetzt folgenden ca. zweieinhalb Jahre bis zum Abitur von eher problematischen Entwicklungen gekennzeichnet zu sein, die nachfolgend auf verschiedenen Ebenen diskutiert werden. Die Informationen dazu werden aus verschiedenen Stellen des Interviews zusammengetragen.

Die Anpassung an Beziehungsrituale

Diana erinnert in Bezug auf die Beziehung in erster Linie Rituale, die sich auf das Essen und spezifische Formen der Freizeitgestaltung beziehen:

> E: ...also es is eh Mittelpunkt dieser Beziehung war nach ner Zeit ehm – direkt nach dem Volleyball, weil der war auch in dem Volleyballverein, eh Video gucken am Samstag Abend und eh eben (..) dann Essen. – Alles Mögliche, was da eh so – uns eben geschmeckt hat. (.) [193-196]

Aus dieser Bilanzierung wird deutlich, dass sich in der Beziehung nach einer Weile offenbar feststehende Rituale herausgebildet haben, in denen – neben der Gemeinsamkeit Volleyballspielen – über Essen und Medienkonsum eine weitere Gemeinsamkeit hergestellt wird, die allerdings ihren latent vorhandenen Kontrollbedürfnissen zuwiderläuft. Diese Widersprüche werden offenbar durch ihre Anpassung ausgeschaltet. Die damit über einen längeren Zeitraum verbundene Gewichtszunahme (während ihrer „Diät" nahm sie auf ca. 55 Kilo ab; sie verweist hier auf „über 70 Kilo" [187] Körpergewicht nach ca. zweieinhalb Jahren) führt offenbar schon früh zu Kritik des Partners, der Diana immer wieder darauf hinweist, dass sie abnehmen könnte. Damit ist Diana in ein paradoxes Spannungsgefüge hineingeraten, da ihr Freund einerseits ritualisiert an Videoabenden mit ausgiebigem Essen („Scampicocktail oder so was und dann – Pizza und noch Eis hinterher und dann noch ehm 'ne Tüte Chips und 'n zwei drei andere Sachen halt noch als Nachtisch" [NFT:870ff.]) festhält, andererseits aber ihre äußerliche Erscheinung zu kritisieren beginnt. Damit wiederholt sich ein aus der Familie bereits bekanntes Muster, wo Diana andauernd der Kritik ihrer Eltern an ihrem Aussehen ausgesetzt ist. Durch ihre reale Gewichtzunahme und durch den Verstoß gegen Regeln, die sie im Rahmen der „Diät" entdeckte, kommt sie immer mehr in Konflikte mit sich selbst und leidet darunter. *Dianas Versuch, dieses Dilemma zu thematisieren, scheitert offenbar an der Verständnislosigkeit ihres Freundes.*

Die Abwertung ihrer Weiblichkeit und als Grenzüberschreitungen erlebte Körperkontakte in der Beziehung

Offenbar schon zu Beginn der Beziehung kommt es zu einer abwertenden Bemerkung des Partners über ihre Weiblichkeit. Er bemängelt den Umfang ihrer Brust: „...dass ihm eigentlich so ne Handvoll viel lieber is als so viel" [203]. Diese Bemerkung verletzt Diana, und sie sieht sich erneut mit dem Problem konfrontiert, dass ihr Körper (speziell ihre Brust) von anderen kritisiert wird. Sie ist verunsichert, entwickelt Schamgefühle und erlebt seine Annäherungsversuche als Übergriffe, die sie abzuwehren versucht, was ihr jedoch nicht gelingt:

> E: ...ich wollt eigentlich auch nich, dass er mich da anfasst, ne(') und er hat er hat's trotzdem getan auf ner Art und Weise ehm wie ich es ganz fürchterlich fand und ich hab dann immer seine Hand weggedrückt und er hat sie wieder – er hat durch Gewalt hat er dann – sein Ziel erreicht und dis war irgendwie (.) dann 'nen Moment, wo bei mir eh die Beziehung gestorben war. [205-208]

Sie erlebt das Verhalten ihres Freundes, sie an der Brust („da") zu berühren, als Gewalt, da er sich über ihren Willen und ihre Abwehrversuche hinweggesetzt. Gleichzeitig baut sie zu ihm eine innere Distanz auf, die offenbar über die folgenden ca. „anderthalb Jahre oder so was" [209] bestehen bleibt. Es ist aus der Erzählung nicht nachvollziehbar, in welchem Kontext von sexuellen Erfahrungen diese Szene einzuordnen ist, ob Diana z.B. versucht, erste sexuelle Kontakte abzuwehren. Deutlich wird zumindest, dass sie die körperlichen Berührungen insgesamt verhindern möchte und als übergriffig erlebt, da sie sich nicht angenommen und in ihrer Körperlichkeit nicht akzeptiert fühlt. Dennoch kann sie sich offenbar nicht abgrenzen, vielleicht auch, weil damit die Gefahr verbunden ist, die Beziehung aufs Spiel zu setzen. Wie in anderen Kontexten (Familie, Gleichaltrige) lässt sie Grenzüberschreitungen zu und hält sie über längere Zeit aus. *In diesem Fall kann sie offenbar erst nach längerem Leidensdruck die Initiative ergreifen, darüber zu sprechen und ihren Willen zu artikulieren.* Insgesamt entsteht an mehreren Stellen des Interviews der Eindruck, dass Diana in dieser Beziehung nicht glücklich ist, dass sie eine innere Distanz hält und von sich aus kein Bedürfnis nach körperlicher Nähe verspürt („...jede G jejegliche Lust an an körperlicher Nähe <u>sofort</u> komplett gestorben" [NFT:889]). Offenbar spielt auch der Wille der Eltern eine Rolle dabei, dass diese Beziehung so lange aufrechterhalten wird.

Fremdbestimmte Zukunftsplanungen durch den Beziehungspartner und die Eltern

Im Verlauf dieser Beziehung entwickeln beide Partner offenbar unterschiedliche Vorstellungen von einer gemeinsamen Zukunft. Dianas (altes) Problem ist, dass sie über ihre Vorstellungen nicht reden bzw. den anderen nicht widersprechen kann. So entwirft ihr Partner Pläne einer gemeinsamen Zukunft, in der er ihr eine bestimmte Berufs-, Ehepartnerinnen- und Mutterrolle zuweist, mit der sie sich jedoch nicht identifizieren kann. Parallel kommen die Erwartungen ihrer und seiner Eltern hinzu („...weil meine Familie sich so mit seiner so irgendwie halt schon verwoben hatte. Das war eigentlich schon ne – eh ausgemachte Sache" [211f.]), die offenbar ebenfalls gemeinsam Pläne schmieden. Zunehmend werden von anderen Vorstellungen über ihre Zukunft entwickelt:

> E: ...er hat mir dann auch irgendwann mal eh gesteckt wie er sich das vorstellt, dass er halt zwei Kinder von mir haben möchte und ehm ja dass pph – dass ich dann eh dis und dis beruflich tu und er macht dis und dis und es war ehm (.) eigentlich hat er das schon vorgeplant gehabt und 'ne Zeit lang hab ich dann immer gesagt, hmh, j-ja, [...] eigentlich ehm (.) wollt ich's net, aber ich konnt's nicht sagen, dass ich's net wollt. [213-219]

In dieser Passage wird deutlich, dass ihre Zukunft von anderen bereits detailliert geplant wird, wobei sie offenbar nicht dazu in der Lage ist, sich gegen die Erwartungshaltungen der anderen zur Wehr zu setzen. Im Kontext der Erzählung wird deutlich, dass sich Diana – trotz der inneren Distanz zu ihrem Freund – nicht einfach aus der Beziehung lösen kann, da die beiden Familien bereits konkrete Zukunftspläne entwickeln und subtil auf den Fortbestand der Beziehung hinwirken.

Exkurs: Die Konfrontation mit fremdbestimmten biographischen Entwürfen

Parallel zu dieser Beziehung gehen mit dem bevorstehenden Abitur und dem damit verbundenen Übergang in die berufliche Ausbildung Auseinandersetzungen mit der eigenen beruflichen Zukunft einher. In der Schule gibt es einerseits Fächer, in denen Diana durchgehend Probleme hat, andererseits wählt sie beispielsweise Erdkunde als Leistungskurs, da sie hierfür ein großes Interesse entwickelt hat. Daraus resultieren ihre ersten Vorstellungen einer beruflichen Laufbahn: Sie möchte Meteorologie studieren. Diana erinnert sehr genau die Situation, als sie diese Vorstellung zuhause in ihrer Familie anspricht, worauf die Eltern abwertend reagieren:

E: Also so physische Geographie und solche Sachen dis dis hat mich unheimlich interessiert, da war ich auch immer dabei, ehm wo ich das daheim mal gesagt hab dis ach Gott nee [lacht] +oh bist du noch ganz dicht, denkste du bist du bist dann wie der Jörg Kachelmann wo da im äh im im Radio oder im Fernsehen auftritt, brotlose Kunst und wo denkste hin und um Gottes Willen und nee nee du studierst BWL oder machst irgendwas Kaufmännisches auf jeden Fall okay + [nachahmend, aufgebracht] mhm. [445-450]

In dieser Erinnerung wird die grobe Ablehnung der Eltern deutlich. Stattdessen haben sie offenbar eine klare Vorstellung davon, dass Diana ihre Zukunft im kaufmännischen Bereich oder in der Ökonomie habe. Dabei spielen vermutlich Erfolgserwartungen (gegenüber „brotloser Kunst") eine wesentliche Rolle. Auf Dianas eigene Vorstellungen wird nicht eingegangen, sondern sie werden eher lächerlich gemacht. Im Gesamtzusammenhang wird deutlich, dass offenbar gerade der „Vater", der sein eigenes BWL-Studium abgebrochen hat, seine Erwartungen an Dianas berufliche Zukunft apodiktisch formuliert. Ihrer Erinnerung nach wehrt sich Diana anscheinend nicht gegen die von ihren Vorstellungen stark abweichenden Erwartungen der Eltern.

Der Erwartungsdruck an ihre berufliche Entwicklung steigt mit dem 18. Geburtstag weiter an, da Diana zu diesem Zeitpunkt ihren leiblichen Vater kennen lernt, der sie ebenso wie die Eltern mit seinen Vorstellungen von ihrer Karriere konfrontiert. Er erweist sich als sehr erfolgreicher und wohlhabender Geschäftsmann, der inzwischen in Frankreich in einem kleinen Schlösschen lebt. Für Diana ergeben sich durch diese plötzliche Wendung in ihrer familiären Situation neue Horizonte und Orientierungen. Mit dem leiblichen Vater tritt eine neue Bezugsperson in Erscheinung, mit deren Vorstellungen und Wünschen sie sich auseinander setzen muss und von der sie Anerkennung erhalten will. Wie ihre Eltern entwickelt auch der leibliche Vater für ihre Zukunft das Bild einer erfolgreichen Geschäftsfrau. Er beansprucht offenbar ein Recht auf Mitsprache in diesen Ausbildungsfragen, da er Alimente zahlt. Für Diana verstärkt sich so der Erwartungsdruck hinsichtlich einer beruflichen Laufbahn, die mit ihren ursprünglichen Interessen nicht übereinstimmt.

Gleichzeitig werden von ihrem leiblichen Vater offenbar auch Anforderungen an ihre äußere Erscheinung gestellt, von der geschäftlicher Erfolg abhängig sei. Wieder wird sie mit fremden Erwartungen konfrontiert, statt Anerkennung und Wertschätzung zu erfahren.

Somit entfaltet sich eine neue Qualität der Fremdbestimmung. Im weiteren Verlauf wird deutlich, dass Diana sich den an sie gestellten Erwartungen unterordnet und versucht, diesem Idealbild ihrer Karriere zu entsprechen. Sie richtet ihre biographische Planung später nach den Anforderungen aus, die insbesondere von ihren ‚Vätern' formuliert werden.

Die Entwicklung eines Handlungsschemas der Trennung

Diana befindet sich nun in einer Phase, in der sie sich zunehmend fremden Erwartungen gegenübersieht, in der sie trotz innerer Distanz und Abwehr die Partnerbeziehung aufrechterhalten hat, in der sie eine kontinuierliche Gewichtszunahme zu verzeichnen hat und in der institutionelle Ablauf- und Erwartungsmuster (berufliche Orientierung nach dem Abitur) aktuell werden. In dieser Phase erinnert sie als Schlüsselsituation einen Traum, den sie als „Alptraum" bezeichnet:

E: Und ich hab mal denn einen ganz schlimmen Traum gehabt, also ich hatte das echt als eh Alptraum empfunden, dass ich ehm (...) dass ich ihn ihn heiraten würde in der Küche, ja(`) so innerhalb von zehn Minuten so jetzt seid ihr verheiratet, jetzt geh mal da kochen, da jetzt so und [lacht]... [219-222]

In diesem Traum kommt zum Ausdruck, dass sich die Hochzeit ganz schnell und unromantisch vollzieht, sie dadurch umgehend in die Hausfrauenrolle gedrängt wird und ihr Leben damit besiegelt ist. Diese Schreckensvorstellung vertraut sie der Lebensgefährtin ihres leiblichen Vaters an, die sie darin bestärkt, den Traum als „Zeichen" [224] zu sehen und sich von ihrem Freund zu trennen. Offenbar bedarf sie des Rats einer außerhalb der Familie stehenden Person, um ihre Wünsche wahrzunehmen und über eine Trennung nachzudenken. Sie beendet die Beziehung und kündigt alle damit verbundenen Erwartungshaltungen anderer auf.

Deutlich wird, dass Diana durch diese Trennung aktiv versucht, die Steuerung über ihre biographische Entwicklung zurückzugewinnen und sich gegen die Fremdbestimmung durch ihren Freund, dessen und ihre Eltern durchzusetzen. Inwiefern sie diese ganze diffuse Situation durchschaut und in der Trennung eine umfassende Problemlösung sucht, bleibt unklar. Parallel dazu ist sie bereits mit anderen Zukunftserwartungen als erfolgreiche Geschäftsfrau konfrontiert, mit denen sie sich zu identifizieren beginnt. Damit ist ein neuer Prozess der Fremdbestimmung vorprogrammiert, da sie von eigenen Berufswünschen als Meteorologin zurücktritt und mit dem Bild der erfolgreichen Geschäftsfrau und entsprechenden Körperidealen konfrontiert ist. Letzteren kann sie durch ihr inzwischen erreichtes Übergewicht (70 Kilo) nicht entsprechen. So gerät sie wieder in den Konflikt, dass ihre körperliche Erscheinung nicht den Erwartungen entspricht. Kennzeichnend für ihre Situation ist, dass sie fortwährend mit fremden Erwartungen konfrontiert wird, denen sie aktuell nicht gerecht wird. Demgegenüber erfährt sie kaum Wertschätzung in dem, was sie aktuell darstellt und tut. Dieses Muster wiederholt sich auch mit dem Erscheinen des leiblichen Vaters, der wieder neue Erwartungen formuliert. Anerkennung scheint hier wieder nur durch Anpassung möglich.

XII Die Berufsausbildung nach dem Abitur als Warteschleife zum Studium

Wie weiter oben erwähnt, kommt Diana im Zuge der Wiederholung der 11. Klasse in einen neuen Klassenverband, in dem sie offenbar keinen Anschluss findet. Trotzdem gelingt es ihr, die drei Schuljahre zu absolvieren, wobei sie im letzten halben Jahr ihren Notendurchschnitt um eine halbe Note verbessert. Den Erwartungen ihrer Eltern entsprechend bewirbt sie sich um einen Studienplatz in Betriebswirtschaftslehre, wobei sie den geforderten Numerus Clausus nicht erreicht und auf das Nachrückverfahren verwiesen wird. Für die unbestimmte Wartezeit entwickelt Diana die Alternative, Geld zu verdienen und dabei noch etwas zu lernen. So bewirbt sie sich offenbar kurzfristig um einen Ausbildungsplatz und findet diesen in einer Marketingfirma.

Probleme mit der Selbstbehauptung in der Berufsausbildung und wachsender Leidensdruck

Diana wird gleich zu Beginn der Ausbildung als Bürokauffrau mit Anforderungen konfrontiert, die ihre Belastungsgrenzen überschreiten und die ihrer Auffassung nach auch nicht den Ausbildungsstandards entsprechen. Sie sieht sich in ihrer Abteilung umfangreichen Aufgaben in internationalen Kontakten gegenüber und findet anscheinend wenig Unterstützung bei ihren Kolleginnen. Sie wird offenbar wie eine normale Bürokraft eingesetzt und bekommt dies auch als ihre zukünftige Tätigkeit vermittelt, wodurch eine mögliche berufliche Zukunft bereits absehbar wird. Es wird ihr in Firmenkontakten auch untersagt, ihren Status als Auszubildende anzugeben. Stattdessen muss sie im ersten halben Jahr ca. 50 Überstunden leisten. So erlebt Diana schnell ein belastendes Arbeitsklima zwischen sich und ihren Kolleginnen. Trotz der Überforderung ist Diana zunächst motiviert und gewillt, durch Mehrarbeit und Engagement ihre Aufgaben zu bewältigen. Es kommt jedoch immer wieder zu Problemen, so dass sie im Rahmen einer Sitzung von ihrem Vorgesetzten vor den anderen Angestellten bloßgestellt und für Fehler kritisiert wird. Bis zu diesem Zeitpunkt hatte sie versucht, durchzuhalten. Mit dieser Bloßstellung verändert sich jedoch ihre Haltung, denn sie ist demotiviert („Mir war das egal. Ich wollt da weg.“ [493]) und wird nachlässig.

Obwohl diese Ausbildung nur als eine Überbrückung gedacht war, nimmt Diana die Herausforderung mit vollem Ernst an. Offenbar sind die Anforderungen unangemessen und so hoch, dass sie daran scheitert. Wieder einmal kann sie sich in dieser Situation nicht angemessen zur Wehr setzen, da sie die Situation nicht zu bereinigen versucht, sondern die Entwicklung schleifen lässt.

Die ‚Erlösung' von der Berufsausbildung durch einen Studienplatz im Nachrückverfahren

Nach dieser Konfliktsituation im Ausbildungsbetrieb vergeht noch einige Zeit (ca. zwei Monate), bis Diana den Bescheid erhält, dass sie im Nachrückverfahren einen Studienplatz an der Universität Frankfurt erhalten hat. Damit löst sich für sie ihre problematische Ausbildungssituation. Dass Diana einen Studienplatz an der Universität erhalten hat, erfüllt ihren „Vater" mit besonderem Stolz, da er selbst nur an einer Fachhochschule studierte. Damit erhöht sich nochmals der Erwartungsdruck auf Diana.

XIII Der Beginn des Studiums unter ungünstigen Bedingungen

Mit dem Beginn des Studiums möchte sich Diana am ca. eineinhalb Stunden Fahrzeit entfernten Studienort ein eigenes Zimmer nehmen. Dies wird ihr jedoch nicht erlaubt [497], ihre Eltern verlangen stattdessen von ihr, täglich zu pendeln. Dadurch hat es Diana besonders schwer, Kontakt zu Mitstudierenden aufzubauen bzw. an Lerngruppen teilzunehmen. Obwohl Diana bereits ca. 20 Jahre alt ist, beharren die Eltern darauf, sie unter enger Kontrolle zu halten, und fordern von ihr Anpassung.

Exkurs: Die parallele Entwicklung einer erneut problematischen Partnerbeziehung

Bereits während der Berufsausbildung hat Diana offenbar eine Beziehung zu einem Mann aufgenommen, mit dem sie schon früher in Kontakt stand. Als sie ihn nun nach Jahren wieder trifft und er sein Interesse signalisiert, stellt sich heraus, dass er bereits eine feste Beziehung zu einer anderen Frau unterhält. Sie beginnt trotz dieses Wissens ein Verhältnis mit diesem Mann, der unter der Woche mit seiner Frau zusammenlebt und nur jedes zweite Wochenende Zeit für Diana hat. Offenbar verliebt sie sich so sehr, dass sie die Rolle der Geliebten in der Hoffnung erträgt, dass er sich irgendwann für sie entscheidet. Im weiteren Verlauf gestaltet sich diese Beziehungskonstellation jedoch konfliktreich: Der Mann hält Diana immer weiter hin, wehrt ihre Bedürfnisse nach mehr Nähe durch abruptes Abbrechen des Kontakts ab und meldet sich über mehrere Wochen nicht mehr. Wenn er sich dann wieder meldet, geht Diana mit denselben Erwartungen erneut auf ihn ein. Dieses Muster dauert offenbar über mehr als drei Jahre an. In der Erzählung nimmt der unglückliche Verlauf dieser Beziehung einen breiten Raum ein, und es wird deutlich, dass Diana diesem Beziehungswunsch so viel Aufmerksamkeit schenkt, dass sie andere soziale Beziehungen und ihre Ausbildung bzw. ihr Studium vernachlässigt. So möchte sie z.B. für eventuelle Telefonanrufe erreichbar sein und bleibt deshalb zuhause, statt zum Studieren zu fahren.

In dieser Beziehungskonstellation wird deutlich, dass Diana wieder ihre eigenen Bedürfnisse hintanstellt und die distanzierte Haltung des gewünschten Partners erträgt. Auf der Suche nach Liebe und Zuwendung bleibt ihr die Erfahrung versagt, dass sich der Partner auf sie einlässt, ihre Gefühle erwidert und sie annimmt, wie sie ist. Diana wird von dieser Situation so beansprucht, dass sich die Problematik auf andere Lebensbereiche auswirkt.

XIV Die zunehmende Unzufriedenheit mit dem Studium, das heimliche Entwickeln von alternativen Möglichkeiten und ihr Scheitern

In den ersten Semestern findet Diana offenbar aus verschiedenen Gründen keinen richtigen Zugang zu ihrem Studium: sie muss täglich pendeln und kommt so kaum in Kontakt zu Mitstudenten; durch die unglückliche Beziehung wird ihre Aufmerksamkeit weitgehend absorbiert; ihre innere Motivation zum BWL-Studium, das sie aufgrund fremder Erwartungen aufgenommen hat, scheint weiterhin ungeklärt zu sein. Im weiteren Verlauf bekommt sie zunehmend Probleme, den Leistungsanforderungen nachzukommen. Als sie im dritten Semester einen Schein zum dritten Mal nicht besteht, entschließt sie sich, das Studium abzubrechen. Dadurch gerät sie in Konflikt mit den hohen Erwartungen ihrer Eltern und ihres leiblichen Vaters. Außerdem steigt der Erwartungsdruck an die Erfüllung des institutionellen Ablauf- und Erwartungsmusters ‚Berufsausbildung', da sie inzwischen ca. 23 Jahre alt ist und bereits den zweiten Ausbildungsversuch abbrechen möchte.

In dieser kritischen Situation ist Diana dazu in der Lage, Alternativen zu entwickeln und zielstrebig zu verfolgen, ohne ihre Eltern davon in Kenntnis zu setzen. Sie strebt eine Ausbildung an einer Berufsakademie[3] an und bewirbt sich selbständig in unterschiedlichen Unternehmen. In diesem Kontext spielt offenbar ein Bekannter aus ihrem Freundeskreis eine Rolle, über den sie an relevante Adressen kommt. Offenbar findet sie in ihrem Freundeskreis die Möglichkeit, über ihre Probleme zu sprechen, und erhält Unterstützung in ihren Absichten.

3 Wie sie darauf kommt, bleibt unklar. Möglicherweise möchte sie eine stärker praxisorientierte Ausbildungsrichtung einschlagen. Vielleicht motiviert sie zudem die Option, selbst Geld zu verdienen. In ihrer Wahl zeigt sich jedoch auch ein Kompromiss mit den Erwartungen ihrer ‚Väter', den betriebswirtschaftlichen Bereich nicht zu verlassen und eine für Leitungspositionen qualifizierende Ausbildung zu absolvieren.

Über eine Bewerbung kommt es zu einem vielversprechenden Kontakt mit einem potenziellen Ausbildungsunternehmen. Obwohl sie einen weiten Anfahrtsweg hätte, würde sie dies gern in Kauf nehmen, was die Ernsthaftigkeit ihrer Planungen unterstreicht. Nach einem sie optimistisch stimmenden Gespräch lässt sich Diana exmatrikulieren. Am selben Tag erhält sie jedoch eine Absage von dem Unternehmen. Dadurch, dass sie die Unterzeichnung des Ausbildungsvertrags nicht abgewartet hat, kommt sie in Zugzwang, den Studienabbruch gegenüber den Eltern offen zu legen.

XV Die Offenlegung des Studienabbruchs, Konflikt mit den Eltern und Krise

Diana konfrontiert ihre Eltern unmittelbar mit ihrem Dilemma. Die Dramatik der Situation und ihrer Folgen wird in einer längeren Erzählpassage deutlich:

E: ...das Drama daheim kann man sich vorstellen. Mein Vater – war (.) ich glaub so sauer war er in seinem Leben noch nie. D eh – der Spruch, +Wir haben so hart um diesen – diesen Studienplatz gekämpft+ [nachahmend, streng] den fand ich irgendwie seltsam, weil ich kann mich net erinnern, dass er irgendwie um irgendwas gekämpft hätte, ehm aber er hat dann auch irgendwie wieder angefangen, ja und ehm die Schwester von 'nem Kollegen von ihm die würd da am Sekretariat am Studiensekretariat in Frankfurt BWL eh Fachschaft da arbeiten und die würd er jetzt da morgen anrufen, dass sie die Exmatrikulation rausnimmt. Und dann hab ich zu ihm gesagt, nee, ich will net! Es hat allen Mut – gebraucht, dis zu sagen, weil dis ich glaub das war das erste Mal dass ich gesagt hab, ich will irgendwas net was du mir eigentlich vorschreiben willst und darauf hin hat er eigentlich gar nix mehr gesagt die nächsten drei Monate. Ehm (..) hat mi – doch irgendwann hat er noch mal so was losgelassen von wegen, ja wenn du dich jetzt noch um 'nen Ausbildungsplatz bemühst, dich nimmt doch keiner mehr, du bist zu alt und kannst schon mal gucken, dass du am Band irgendwo 'nen Job kriegst oder so was, der Zug ist doch für dich abgefahren. [529-542]

In der erinnerten Reaktion des „Vaters" wird deutlich, wie sehr er mit dem Studium seiner Stieftochter identifiziert ist. Der „Vater" drückt mit seiner Reaktion aus, dass Diana etwas Gemeinsames zerstört, ohne zu berücksichtigen, dass sie diese Gemeinsamkeit ihrerseits nicht teilt. Diana distanziert sich von dem grenzüberschreitenden „Wir", indem sie seine Anteile am Erreichen des Studienplatzes für sich in Frage stellt. Im Anschluss daran entwickelt er eine Strategie, die Exmatrikulation über Dianas Kopf hinweg rückgängig zu machen. An dieser Stelle stellt sich Diana offenbar mit allem ihr zur Verfügung stehenden Mut gegen den Willen des „Vaters" und spricht dies offen aus. Daraus folgt offenbar ein über Wochen andauerndes Zerwürfnis, das von Vorwürfen begleitet wird, sie sei für eine Ausbildung zu alt und habe ihren Lebenslauf durch die Abbrüche mit einem Makel versehen, durch den sie keine Zukunftschancen mehr hätte. Neben diesen Vorwürfen erleidet sie offenbar auch einen über Wochen dauernden Aufmerksamkeitsentzug.

Diana gerät durch diese Reaktionen und durch die Zukunftsunsicherheit in eine Krise:

> E: ...also s ehm Sz Szenario war eigentlich, dass mein mein Leben gelaufen is ne(`) so hab ich das dann halt +eigentlich+ [lächelnd] auch empfunden in dem Moment und ehm (.) ja hab den Mut relativ stark sinken lassen. Ich hab (.) m eigentlich keinen Antrieb gehabt mehr irgendwas zu machen... [542-545]

Sie übernimmt die negativen Zukunftsszenarien und verliert offenbar jeglichen Mut. Die negativen Zuschreibungen, die Spannungen und ihre Perspektivlosigkeit tragen ebenso wie die fehlende Unterstützung in ihrer Familie dazu bei, dass sie zunehmend resigniert. Diese Phase erstreckt sich offenbar über mehrere Monate, in denen sie weitgehend orientierungslos und handlungsunfähig ist. Was in dieser Zeit mit der problematischen Partnerbeziehung ist, bleibt unklar. Ebenso, ob Diana sich mit Freunden über ihre Situation austauschen kann.

Zusammenfassend zu diesem Zeitraum lässt sich sagen, dass Diana den durchdachten Versuch unternimmt, ein Handlungsschema der biographischen Planung und Umsetzung selbstbestimmt in Gang zu setzen. Dabei kündigt sie die von den Eltern vorgegebenen biographischen Planungen zum Teil auf. Sie erbringt eine Reihe von eigenständigen Leistungen (Bewerbungen, Vorstellungsgespräch usw.) und kann auf Ressourcen aus dem Freundeskreis zurückgreifen. Durch unüberlegtes Handeln gerät sie jedoch in Zugzwänge gegenüber ihren Eltern, ihre eigenen Entscheidungen offen zu legen und dafür einzustehen. In den Reaktionen des „Vaters“ zeigt sich völliges Unverständnis. Trotz ihres Lebensalters werden Diana keine eigenständigen Entscheidungen hinsichtlich ihrer biographischen Entwicklung zugestanden, stattdessen werden negative Szenarien entwickelt, die sie stark abwerten, und sie wird durch Missachtung bestraft.

XVI Der unerwartete Zugang zur Berufsakademie als neue Chance

Diana hatte offenbar mehrere Bewerbungen verschickt. Nach ca. fünf Monaten bekommt sie unerwartet eine Einladung zu einem Vorstellungsgespräch in einer anderen Firma, das sich erfolgreich gestaltet. Sie erhält daraufhin einen Ausbildungsplatz in einem Bankunternehmen und damit verbunden einen Zugang zur Berufsakademie. Zwar muss sie noch ca. neun Monate warten, jedoch gibt ihr diese Option Aufwind, so dass sie sich für die Zwischenzeit einen Job sucht.

Etwa im Oktober Mitte der 90er Jahre beginnt Diana mit der Ausbildung in der Berufsakademie. Sie ist mittlerweile ca. 24 Jahre alt, so dass der Druck im Hinblick auf eine erfolgreiche berufliche Ausbildung steigt. Diana lebt weiterhin bei den Eltern und befindet sich weiter in der bereits beschriebenen problematischen Beziehungskonstellation. Mit dem Ausbildungsbeginn stellt sich eine besondere Motivation ein, sich mit aller Energie auf die Ausbildung zu konzentrieren. So erzielt sie im ersten Semester sehr gute Leistungen im Rahmen der theoretischen Ausbildung und gehört mit zu den Besten. In den folgenden Semestern nimmt ihr Interesse an der praktischen Arbeit zu, so dass sie nicht mehr so viel Energie in die theoretische Ausbildung investiert und sich folglich etwas verschlechtert. Diana engagiert sich jedoch erfolgreich in der praktischen Arbeit.

Parallel zu dieser neuen beruflichen Chance, die sich plötzlich aus ihren vorherigen Aktivitäten ergeben hat, verschärft sich allerdings ihre latent problematische Beziehung zu dem mit einer anderen Frau liierten Mann. Außerdem verstärkt sich ihre Gewichtsproblematik, da ihr Körpergewicht in den letzten Jahren kontinuierlich angestiegen ist. Während das Handlungsschema der biographischen Initiative bezüglich ihrer Berufsausbildung unerwartet Früchte zu tragen beginnt, brechen mit der Beziehungs- und Gewichtsproblematik parallel dazu Verlaufskurvenpotenziale auf, die sie in ihrem Handeln bestimmen. Im Folgenden werden die aufbrechenden Problemlagen in Exkursen dargestellt, bevor auf die sich im Rahmen einer „Diät" entwickelnde Dynamik einzugehen ist.

Exkurs: Die große Enttäuschung durch nicht eingelöste Hoffnungen an eine Partnerschaft

Während der ersten beiden Semester auf der Berufsakademie trennt sich Dianas zeitweiliger Beziehungspartner zum Jahresbeginn von seiner festen Partnerin, was Diana für sich mit der Hoffnung auf eine jetzt beginnende feste Beziehung verbindet. Er lässt sich darauf allerdings nicht ein und gibt berufliche Gründe vor, da er demnächst in Bremen arbeiten müsse. Diana kann ihn trotzdem zum Versuch einer engeren Beziehung bewegen, wozu ein gemeinsamer Besuch beim Karneval in Mainz dienen soll. Nach der Rückkehr wird sie allerdings schriftlich mit seiner Entscheidung konfrontiert, sich von ihr zu trennen. Sie erinnert die Situation noch sehr genau, in der sie den Brief liest und von der Trennung erschüttert ist [285-291]. Damit wird sie mit einer Entscheidung konfrontiert, die sie letztlich nicht verstehen kann, und es wird ihr so jede Möglichkeit genommen, mit ihm darüber zu sprechen. Nachdem Diana mehrere Jahre darauf gewartet hat, dass sich der vermeintliche Grund für die nicht zustande kommende Beziehung auflöst, erweist sich diese Hoffnung als Trugschluss. Sie wird zurückgewiesen, ohne dass sie die Gründe dafür nachvollziehen kann. Schon vorher mag sich Diana gefragt haben, was sie im Verhältnis zu der anderen Frau, mit der ihr Wunschpartner eine feste Beziehung aufrechterhielt, nicht aufzuweisen hatte. Durch die endgültige Trennung wird diese Frage wieder virulent. Es liegt nahe, dass sie aufgrund der oft gehörten Kritik an ihrem Äußeren die Ursache auch dieses Mal darin sucht.

Exkurs: Die kontinuierliche Gewichtszunahme seit der letzten „Diät" im Alter von 17 Jahren

Seit der ersten längeren Partnerbeziehung, die mit dem Aufgeben ihrer radikalen „Diät" einherging, hat Diana offenbar kontinuierlich an Gewicht zugenommen. In der letzten Phase der zweiten problematischen Beziehung steigt ihr Gewicht auf 78 Kilogramm an und erreicht nach der endgültigen Trennung ca. ein Jahr später 87 Kilogramm. Sie ist zu diesem Zeitpunkt etwa 25 Jahre alt. Seit dem 17. Lebensjahr ist sie verstärkt von verschiedenen Problemlagen (Beziehungs-, Ablösungs-, Ausbildungsprobleme usw.) betroffen, und es entsteht der Eindruck, dass die parallel stattfindende Gewichtszunahme im Zusammenhang damit steht, weil sie unkontrollierter isst. Diese Beobachtung wurde schon weiter oben im Vorfeld der ersten radikalen „Diät" mit 17 Jahren gemacht und scheint sich hier zu wiederholen. Besonders im Zusammenhang mit der schmerzhaft erlittenen Trennung während der Berufsakademiezeit und der anschließend erfolgenden deutlichen Gewichtszunahme von weiteren zehn Kilogramm wird diese Vermutung bestätigt. Diana reagiert offenbar auf Probleme durch verstärkte Nahrungsaufnahme. Durch die Gewichtszunahme entwickelt sich ein neuer Leidensdruck und findet eine Verschiebung der Probleme auf den Körper statt.

XVII Das Erschrecken über das plötzlich bewusst wahrgenommene Übergewicht und das Einleiten einer strikten „Diät"

Diana hat sich längere Zeit nicht gewogen und ihr kontinuierliches Zunehmen nicht weiter wahrgenommen. Im Gespräch mit Freundinnen wird sie in zwei verschiedenen Situationen mit ihrem Übergewicht konfrontiert. Dabei haben Fotos offenbar eine ausschlaggebende Wirkung, da sie durch die Konfrontation mit ihrem Aussehen zunächst für einige Tage geschockt ist. Durch ihre aktuelle Lebenssituation wird der Leidensdruck verstärkt, denn bei der Partnersuche rückt die körperliche Attraktivität in den Vordergrund wie auch im Berufsalltag, wo sie täglich mit Geschäftskunden in Kontakt steht. Diana greift daher auf ein ihr bekanntes Handlungsschema der Kontrolle zurück, auf die „Diät". In der Konsequenz, mit der sie dieses ‚Projekt' angeht, dokumentiert sich der innere Druck, gezielt etwas an ihrer Situation ändern zu müssen. Wie früher findet sie bei ihrem Vorhaben Zuspruch durch die Eltern, die ihr über ein Buch ein bestimmtes Vorgehen empfehlen. Im Unterschied zu den früheren „Diäten" geht Diana nun gezielter vor und orientiert sich zunächst an dem von den Eltern empfohlenen Ratgeber für Trennkost. Die Anleitung durch das Buch erscheint ihr jedoch ungenügend, so dass sie zusätzlich ein Programm der Krankenkasse wahrnimmt und dort Informationen zur Gewichtsreduktion einholt. Diana setzt sich ein klares Ziel: Sie möchte zum Abschlussball der Berufsakademie, also in etwa eineinhalb Jahren, ca. 25-30 Kilo abgenommen haben:

E: Auf jeden Fall ehm ich hatt' mir vorgenommen gehabt, dass ich zum – ehm ersten zehnten [...] exakt (.) dreiundsechzig Kilo erreicht hab. Weil das war der Tag an dem vermutlich der Abschlussball von der BA stattfindet und da wollte ich mir ein todschickes Kleid kaufen und einfach umwerfend aussehen. [321-325]

Der Termin des Abschlussballs, der hier als Zielperspektive genannt wird, ist für sie offenbar von besonderer Bedeutung, da sie dann ihre Berufsausbildung abschließt und bei der offiziellen Abschlussfeier auch wichtige Bezugspersonen anwesend sind. Zur Beendigung dieses Lebensabschnitts möchte sie auch äußerlich attraktiv in Erscheinung treten können. Insgesamt wird deutlich, dass Diana aktuell unter ihrem Aussehen leidet und dass sie mit der Gewichtsabnahme Anerkennung und ein begehrenswertes Äußeres assoziiert. Wie sie auf die Benennung des konkreten Zielgewichts 63 Kilogramm kommt, bleibt unklar, ebenso, ob sie sich damit auseinander gesetzt hat, ob der Zeitraum dafür realistisch gewählt ist. Zumindest wird dieses Zielgewicht für Diana aber handlungsleitend.

XVIII Die sich entwickelnde Eigendynamik im Handlungsschema der Kontrolle („Diät")

Nach den ersten Gewichtsverlusten durch eine dem Buch entsprechend veränderte Ernährung beginnt Diana bewusst, ihren täglichen Fett- und Kalorienbedarf zu berechnen und ihr Essverhalten dementsprechend zu kontrollieren. Um die Gewichtsabnahme zu steigern, beginnt sie zusätzlich mit einem Aerobic-Kurs. Parallel beginnt sie sich täglich zu wiegen und ihre Erfolge zu visualisieren: sie trägt täglich ihr Gewicht in einem Diagramm ein und zeichnet sich ihre Gewichtskurven. Ebenso notiert sie die täglich eingenommene Nahrung.

Im Verlauf wird deutlich, dass Diana zunehmend von ihrem ‚Abnehmprojekt' fokussiert ist. Um den anfänglichen Abwärtstrend kontinuierlich weiterführen und das gesetzte Zielgewicht von 63 Kilo zu einem bestimmten Zeitpunkt erreichen zu können, muss sie ihre Ernährung weiter reduzieren und ihr Bewegungsprogramm steigern. Inzwischen geht sie fünfmal in der Woche zum Aerobic-Kurs und beginnt irgendwann mit dem Joggen, um die Verbrennung zu steigern. Dies führt dann zum täglichen Joggen. *Im weiteren Verlauf verstärkt sie ihre Kontrollen, indem sie nicht nur akribisch ihre Nahrungsaufnahme protokolliert, sondern bald auch ihren Tageskalorienverbrauch errechnet. Bald beginnt sie auch damit, den Kalorienverbrauch für den kommenden Tag festzulegen und die Nahrungsaufnahme streng danach auszurichten.* Diana wird in ihrem Essverhalten immer kontrollierter und richtet ihre Aufmerksamkeit fast ausschließlich auf ihr ‚Abnehmprojekt':

E: Und zum Schluss war es eben so, das ging – bestimmt 'n Jahr (..) anderthalb Jahr etwa, dass ich so ja drei bis vier Stunden am Tag damit beschäftigt war ehm irgendwelche Lebensmittel zu wiegen, aufzuschreiben, zu rechnen, zu machen hinten und vorne ehm und im Prinzip hab ich – ständig nur überlegt ehm is jetzt sind schon wieder drei Stunden vorbei, is jetzt eh hören is der Magen leer, okay, dann ehm darfst'e als Nächstes des und des und des, aber was darfst'e dann heute noch oder was net und hast'e genug Sport gemacht? [307-312]

In diesem Textausschnitt erinnert sich Diana daran, wie sie täglich damit beschäftigt ist, ihr Ess- und Bewegungsverhalten zu kontrollieren. Dabei wird deutlich, wie sehr sie davon beansprucht wird und wie sie Hungergefühle rational zu steuern versucht. An anderen Stellen wird deutlich, dass sie nicht damit umgehen kann, wenn sie einmal gegen ihren Plan verstößt, z.B. täglich eine Stunde zu laufen, oder wenn die Gewichtskurve nicht erwartungsgemäß nach unten verläuft.

E: Wenn ich net mindestens ne Stunde am Tag eh Joggen war – Stunde eher anderthalb dann war's 'n Scheiß-Tag. [316f.]

In dieser generalisierenden Erinnerung zeigt sich die starke Unzufriedenheit sich selbst gegenüber, wenn die gesetzten Normen nicht eingehalten werden. Insgesamt wird in dieser Entwicklung deutlich, dass sich eine Eigendynamik entfaltet hat, die Diana selbst nicht mehr durchschaut und unter Kontrolle hat. In Dianas Bewusstheitskontext verschwimmen Diszipliniertheit und Zwanghaftigkeit.

Exkurs: Das andauernde Leben im kontrollierenden Familiensystem und das nahende Ausbildungsende mit neuen beruflichen Anforderungen

In ihrer Lebenssituation hat sich in dieser Zeit insofern etwas geändert, als sie nicht mehr in ihrem Kinderzimmer wohnt, sondern in einer separaten Wohnung im Haus der Großeltern. Trotzdem ist sie nicht unabhängig von der sozialen Kontrolle der Familie, denn die Wohnung hat zwar einen separaten Eingang, es ist ihr jedoch nicht erlaubt, diesen abzuschließen. Der Schlüssel steckt außen. Somit unterliegt Diana in der Mitte des dritten Lebensjahrzehnts weiterhin der familiären Fremdbestimmung und Kontrolle.

Im Ausbildungsbetrieb hat sich Diana offenbar inzwischen eine gute Position erarbeitet. Sie befindet sich im dritten Lehrjahr in der Firmenkundenabteilung und erfährt hier positive Rückmeldungen hinsichtlich ihres Engagements. Ein dreiviertel Jahr vor ihrem Abschluss wird ihr mitgeteilt, dass sie nach der Ausbildung übernommen wird und in der Abteilung bleiben kann. Damit ergibt sich für Diana eine berufliche Perspektive. Zum Ende der Ausbildung hin überträgt die Abteilungsleitung ihr schrittweise Eigenverantwortung sowie Entscheidungsfunktionen, sie muss zunehmend selbständig Firmenkunden betreuen. Hierbei entstehen für sie jedoch erste Konflikte und Gefühle von Überforderung. Es entsteht Spannung z.B. dadurch, dass sie die Kreditvergabe nach anderen Kriterien vornehmen würde, als es vom Rahmen vorgegeben ist, andererseits wird sie offenbar auch von Kunden beschimpft, deren Krediterwartungen sie nicht erfüllen kann. In dieser Phase wird sie bereits mit beruflichen Anforderungen konfrontiert, die sie nach Beendigung der Ausbildung zu erwarten hat. Trotz der zwischenzeitlichen Erfolge schleichen sich erste Gefühle von Belastung und Motivationsverlust ein. Gleichzeitig lebt sie noch bei den Eltern und hat seit der Trennung offenbar keine neue Partnerbeziehung aufbauen können, was ihre Unzufriedenheit möglicherweise verstärkt.

XIX Der Zusammenbruch der rigiden Ess- und Gewichtskontrolle und das Umschlagen der Kontrollverluste in unkontrolliertes Essen mit kontinuierlicher Gewichtszunahme

Dianas Zieldatum, der 1. Oktober, rückt immer näher, und sie stellt fest, dass sie ihr Zielgewicht nicht exakt erreichen wird:

E: Irgendwann dann eben um diesen – eh Termin [...] rum war ich dann bei [...] ich war glaube ich bei vierundsechzig Komma zwei Kilogramm – und war todunglücklich, dass ich diese eins Komma zwei Kilogramm nicht mehr schaffen würd' – bis zu dem Termin. Und ehm eh zum einen des, zum anderen ehm die Tatsache, dass ich dann so langsam in den Job als Firmenkundenberaterin eingestiegen bin und so langsam gemerkt hab, was für Härten das so in sich birgt, und [...] eben [seufzt leicht] ehm (..) ja durch einen ganz bestimmten – Moment wo ich wieder angefangen hab zu essen, ist dann alles zusammengebrochen. [334-341]

An dieser Stelle bricht in der Erinnerung offenbar aus verschiedenen Gründen die Orientierung am ‚Abnehmprojekt' zusammen. Zunächst ist dafür vermutlich entscheidend, dass Diana ihr exakt beziffertes Gewichtsziel nicht erreichen kann. Die Abweichung erscheint für Außenstehende minimal, da die fehlenden 1,2 Kilogramm im Vergleich zu den abgenommenen mehr als 20 Kilogramm unbedeutend erscheinen. Dass sie sich angesichts dessen als Versagerin sieht, ist kennzeichnend für ihre Prozessierung durch die Störungsdynamik sowie für ihr Selbstbild. In Dianas Bewusstheitskontext existiert keine Wertschätzung für ihren erzielten Erfolg, über 20 Kilo abgenommen zu haben. Stattdessen dominiert der Misserfolg, das Zielgewicht minimal verfehlt zu haben. In dieser Textpassage verbindet Diana die so ausgelöste Krise mit gleichzeitig zunehmenden beruflichen Belastungen. Offenbar hat es eine konkrete Situation gegeben („durch einen ganz bestimmten – Moment"), in dem sie ihre Esskontrolle aufgibt. So kommt es anscheinend während der Arbeit dazu, dass sie gezielt in ein italienisches Geschäft geht, um sich Kekse zu holen, mit der selbst gestellten Vorgabe, lediglich zwei davon zu essen. Jedoch isst sie innerhalb kurzer Zeit die gesamte Packung auf. *Am Abend wird ihr der*

Kontrollverlust deutlich. Sie muss in ihrem ordentlich ausgearbeiteten Plan für den Tag die Nahrungspositionen durchstreichen, überschreiben und die Kalorienzahl neu berechnen. In diesem Moment wird ihr klar, dass sie gegen einen strengen Vorsatz verstoßen hat, dass ihre Disziplin gebrochen ist und dass ihr dies nun immer wieder passieren kann:

E: An dem Tag musste ich ja – das was ich da ausgerechnet hab durchstreichen, noch was dazuschreiben, da reinfriemeln, dann noch mal neu rechnen und so was und das sah dann verpfuscht aus. Es war nimmer perfekt. (..) Ehm am liebsten hätte ich die Seite rausgerissen, aber dann wäre ja die Seite vom Vortag auch weg gewesen und außerdem wäre da die rausgerissene Seite gewesen, das hätt' vom Datum nimmer gestimmt, ehm – es war alles kaputt. Ich hab's empfunden als ob ehm also nicht nur, das mit dem Essen – hinfällig war, sondern auch meine ganze schöne Ordnung die ich mir da aufgebaut hatte – völlig dahin. [...] Und dann halt von der anderen Seite her ehm zu wissen, dass die Disziplin gebrochen is. Dass ich ehm (..) nen selber gestecktes Ziel eben (.) ja n nich mehr einhalt'. Und dann is mir irgendwie schlagartig bewusst geworden, wenn dis heut passiert, dann kann das auch morgen wieder passieren und es kann übermorgen wieder passieren... [NFT:1024-1036]

In diesen Textstellen wird anhand einer detaillierten Erinnerung deutlich, wie Diana das Durcheinandergeraten ihrer Planung erlebt, wie das Korrigieren der nicht eingehaltenen Nahrungsaufnahme dieses Tages eine Kettenreaktion auslöst, die es ihr nicht gestattet, ihre einmalige Disziplinlosigkeit zu kaschieren. In ihrem Bewusstheitskontext ist das sauber geschriebene Protokoll- und Planungsbuch ein Symbol für ihre Selbstdisziplin, das jetzt durch eine Korrektur zerstört ist und sinnbildlich für ihr dadurch „verpfuschtes" Projekt steht. Ihre mit Disziplin aufrechterhaltene Ordnung bricht zusammen. Offenbar aufgrund früherer Erfahrungen antizipiert sie zudem, dass ihre Selbstkontrolle ab jetzt wieder in Gefahr ist.

Diana versucht nun, die sich anbahnende gegenläufige Entwicklung wieder unter Kontrolle zu bringen, was ihr jedoch nicht gelingt. Sie kann ihre vorherige Disziplin nicht mehr aufbringen. Immer wieder kommt es zu Situationen, in denen sie sich nicht an ihre Vorgaben halten kann und einen Kontrollverlust erlebt. So resümiert Diana rückblickend: „Es es es hat nicht mehr geklappt, ich ich konnt mich nicht mehr so zusammenreißen" [NFT:1040].

Eine einmalige Irritation bringt also ihre über Monate hinweg aufrechterhaltene (übersteigert erscheinende) Disziplin zum Zusammenbruch. Wie schon mehrfach in ihrem Leben schreibt sie sich dies als eigenes Versagen zu. Dabei fehlt ihr allerdings die Wahrnehmung dafür, dass sie von einer Eigendynamik getrieben war, dass sie ihr Ziel mit über 20 Kilogramm Gewichtsabnahme eigentlich erreicht hat und dass das Festhalten an dem exakten Zielgewicht in diesem Zusammenhang irrelevant ist. Stattdessen sieht sie ihre

Grundhaltung sich selbst gegenüber – disziplinlos zu sein – erneut bestätigt und verliert weiter an Selbstvertrauen:

E: ...dis dis war dann so, jetzt is alles verloren, jetz – [lässt die Hände auf den Tisch fallen] krieg ich's nicht mehr hin. [NFT:1045f.]

Mit dieser Bilanzierung markiert sie einen Kontroll- und Steuerungsverlust, bzw., dass sie von Prozessen bestimmt ist, gegen die sie sich nicht zur Wehr setzen kann. Zu diesem Zeitpunkt bricht also Dianas Orientierung, die sich über ca. eineinhalb Jahre nahezu vollständig auf das ‚Projekt' der Gewichtsabnahme konzentrierte, zusammen. Die zuvor herrschende Dynamik der strikten Gewichts- und Esskontrolle sowie des ausgeprägten Bewegungsdranges, die ihr Handeln prägte, wird an dieser Stelle abgelöst durch eine Dynamik unkontrollierten Essverhaltens mit stetiger Gewichtszunahme. Der damit einhergehende innere Zustand ist gekennzeichnet von Niedergeschlagenheit, Selbstzweifeln und Antriebsarmut. Ihr Zustand zum Zeitpunkt des Interviews ist immer noch geprägt von den Nachwirkungen dieser Phase.

In Dianas Geschichte wird deutlich, dass sie in mehreren Lebensabschnitten zunächst unter einer Gewichtszunahme leidet und daraufhin jeweils ein Handlungsschema der Kontrolle („Diät") ergreift. Dieses Handlungsschema ist schon in der Kindheit von den Eltern an sie herangetragen worden, und sie hat es später zu ihrer eigenen Sache gemacht. Jedoch scheitert sie damit immer wieder. Im letzten Fall kurz vor dem Abschluss der Berufsausbildung ist dies besonders dramatisch, da hier fast eineinhalb Jahre Bemühungen vorausgegangen sind, um Gewicht und Körper zu kontrollieren, und sie sich das Scheitern wegen ihrer ‚Disziplinlosigkeit' selbst zuschreibt. Dabei durchschaut sie nicht, dass das Handlungsschema „Diät" jeweils zu kurz greift, weil es die zugrunde liegenden Problemlagen (fehlende Nestwärme und Selbstbestimmung, fehlende Bestätigung aus der Familie, negatives Selbstbild usw.) nicht bearbeitet. Vor allen Dingen geht sie mit dem Handlungsschema „Diät" über eine biographisch verankerte Mehrdimensionalität des Essens hinweg, nämlich dass es fehlende Nähe und Wärme ersetzt (vergleiche das Beispiel mit der von der Familie verstoßenen Patentante). So ist ihre Gewichtszunahme in längeren Phasen zu erklären, in denen sie beispielsweise Schul- und Beziehungsproblemen ausgesetzt ist. In diesen Situationen wird das Gewicht zum Indikator für eine ansonsten offenbar diffuse Unzufriedenheit. In diesem Gesamtzusammenhang kippt insbesondere im letzten Beispiel das Handlungsschema „Diät" in eine von Diana nicht zu kontrollierende Gesamtdynamik: Die Intention, durch eine „Diät" etwas Grundsätzliches zu ändern, wandelt sich in eine Dynamik des Getriebenseins und der Kontrollverluste. Der Wechsel zwischen Gewichtszu- und -abnahme ist somit Bestandteil der Verlaufskurvendynamik.

XX Die beginnende Problemwahrnehmung durch ein Gespräch mit einer Arbeitskollegin

Etwa ein halbes Jahr nach Aufgabe der eineinhalbjährigen „Diät" kommt es zwischen Diana und einer vertrauten Arbeitskollegin zu einem Gespräch, in dem sie erstmals über ihr Essverhalten spricht. Die Kollegin verfügt offenbar über Informationen über ‚Essstörungen' und erzählt ihr von einer Bekannten, die unter „Bulimie" litt und professionelle Hilfe in Anspruch nahm. Sie empfiehlt ihr eine Therapeutin. Zunächst wehrt Diana ab, dass sie eventuell unter einer ‚Essstörung' leide, und hält an ihrer Eigentheorie fest, dass sie lediglich disziplinlos sei.

E: Und hab ich noch so gedacht, Quatsch – ich bin disziplinlos das is alles dis is ehm ehm wenn ich mich nur anstrengen würd' und mal ehm wie der Papa immer sagt halt dabei bleiben würd', dann würd' das auch alles klappen und so. [356-358]

Hier erinnert Diana ihre damalige Haltung sich selbst gegenüber, die von einer Erklärungstheorie geprägt ist, welche offenbar besonders durch den „Vater" vertreten und schließlich von ihr übernommen wird. Dabei wird die Esskontrolle auf einen Willensakt reduziert, die übrigen Problemhintergründe bleiben mit dem Eingeständnis der Disziplinlosigkeit ausgeblendet. Durch das Gespräch mit der Arbeitskollegin wird jedoch ein Veränderungsprozess in ihrer Problemwahrnehmung angestoßen. Diana wird mit der Möglichkeit konfrontiert, unter einem Problem zu leiden, das auch andere betrifft. Langsam entwickelt sie ein Bewusstsein dafür, dass es sich bei ihrer Symptomatik nicht um Disziplinlosigkeit handelt und sie Unterstützung von außen in Anspruch nehmen kann. Sie beginnt sich Literatur zu besorgen und sich mit dem Thema zu beschäftigen.

XXI Wachsender Leidensdruck und die Entwicklung eines Handlungsschemas der Hilfesuche

Der Leidensdruck, immer wieder die Kontrolle zu verlieren, wird immer stärker. *Im Nachfrageteil erinnert sie gerade für diese Zeit besonders an den Sonntagabenden Anfälle, wo sie wahllos Essen verschlingt.* Ihr verändertes Bewusstsein, eventuell unter einer ‚Essstörung' zu leiden, trägt offenbar dazu bei, dass Diana irgendwann auf den Hinweis ihrer Kollegin zurückgreift und Kontakt zu der empfohlenen Therapeutin aufnimmt bzw. mit ihr einen ersten Gesprächstermin vereinbart.

In diesem ersten Gespräch wird Diana offenbar mit Aussagen konfrontiert, die dazu beitragen, dass sie zunehmend für sich akzeptiert, eine Störung zu haben. Daraufhin entwickelt sie die Bereitschaft, eine längerfristige Therapie zu beginnen. In einem zweiten Gespräch hat sie das Gefühl einer stimmigen Beziehung zur Therapeutin und geht mit ihr einen Therapiekontrakt ein. Auf diese Weise verfügt sie jetzt neben ihrer Kollegin über eine weitere Person, mit der sie über ihre Probleme sprechen kann. Aus der Erzählung wird nicht deutlich, wann, in welcher Form und wie lange Diana dieses Handlungsschema umsetzt. Jedenfalls kommt es nach geraumer Zeit durch Diana zur Auflösung des Therapiekontraktes:

E: Und ehm und hab ich zu ihr eben gesagt zu der Frau Schmidt, dass ich ehm wegziehe, dass ich's doch nicht bei ihr machen kann. [372f.]

Die Zeitspanne, die zwischen der Aufnahme des Kontaktes zur Therapeutin und der Aufkündigung des Therapiekontraktes liegt, bleibt also unklar. Jedoch sind in der Zwischenzeit offenbar Probleme in verschärfter Form aufgetreten, und Diana hat biographische Entwürfe, nämlich einen Umzug mit dem neuen Lebenspartner (siehe unten), ins Auge gefasst, die sie mit Priorität umsetzen will. Offenbar kommt es deshalb zum Abbruch der Therapiebemühungen, wobei Diana plant, diese am neuen Wohnort fortzusetzen. Damit wird das Handlungsschema der Bearbeitung ihrer Problematik im Rahmen einer Therapie aufgeschoben.

Exkurs: Der Berufseinstieg und damit entstehende Belastungen

Parallel zur dargestellten reflexiven Auseinandersetzung mit ihrer Störungsdynamik sind offenbar die beruflichen Belastungen durch den Berufseinstieg stark gewachsen. Nach der Ausbildung arbeitet Diana weiter in der Firmenkundenbetreuung. Hier kommt sie zunehmend in Konfliktsituationen, die sich unmittelbar aus der Interaktion mit den Kunden ergeben, wobei sie sich Forderungen und Verletzungen gegenübersieht, von denen sie sich offenbar nicht abgrenzen kann.

E: Also das war denn [...] der Druck, dass ich es nicht mehr ausgehalten hab wenn einer (..) ehm angefangen hat mich anzugreifen oder so, wenn ich das Gefühl gehabt hab, es is ungerecht dem nix zu geben, aber ich durft' aus geschäftspolitischen Gründen nich und dis hat sich dann im Laufe der Zeit so aufsummiert, dass ich dann – so Anfang zweitausendeins in e ziemlich heftige Depressionen reingerutscht bin. [573-577]

Offenbar leidet sie weiterhin unter den engen geschäftlichen Vorgaben für die Kreditvergabe, weshalb sie in innere Konflikte mit ihren Werten gerät. Im Verlauf werden diese Probleme zu einer steigenden Belastung („Druck"), unter der Diana leidet. Damit entwickelt sich für Diana erneut eine Problemgemengelage, in der Gewichtszunahme, familiäre Kritik und Kontrolle, Fremdbestimmung, berufliche Belastungen, Kontrollverluste beim Essen usw. zusammenwirken und sie in eine krisenhafte Situation bringen. Diana durchschaut die Komplexität der Situation offenbar nicht, denn sie bezieht ihre „ziemlich heftigen Depressionen" rückblickend besonders auf die Berufsproblematik. Sie stellt hier keinen Zusammenhang zu ihrer an anderer Stelle erinnerten Auseinandersetzung mit ihrem allgemeinen Befinden nach dem Aufgeben der „Diät“ her. In der Analyse entsteht jedoch der Eindruck, dass das zu diesem Zeitpunkt von Niedergeschlagenheit gekennzeichnete Gesamtbefinden auf die verschiedenen Problemdimensionen und nicht alleine auf die beruflichen Belastungen zurückzuführen ist.

In ihrer Situation gibt es allerdings auch positive Entwicklungen, denn im Anschluss an die Ausbildung entwickelt Diana zu einem Mitarbeiter eine Partnerbeziehung, die bis heute andauert. Mit diesem Partner entwickelt sie den biographischen Entwurf des Umzugs. Ebenso hat Diana guten Kontakt zu den Kollegen, darunter ein wichtiges Vertrauensverhältnis zu einer Kollegin.

XXII Die zunehmende Sinnkrise und der sich daraus entwickelnde biographische Entwurf

Etwa ein gutes Jahr nach dem Wechsel in die Berufstätigkeit spitzt sich die kritische Lebenssituation weiter zu, denn ihre Stimmung wird immer melancholischer, und sie sieht kaum noch Zukunftsperspektiven:

E: Also es war – war über – so m etwa vier Monate oder so was, dass ich ehm fast jeden Tag e – morgens aufgestanden bin und mir gedacht hab, was soll dis eigentlich alles noch und ehm am besten wär's doch, wenn du grad mal tot umfällst oder so was – mh – ja. [577-580]

In der Erinnerung an diese Zeit wird deutlich, dass die Alltagsbewältigung für Diana immer schwieriger wird und sie kaum noch über Antrieb verfügt. Die berufliche Belastung in der Kundenbetreuung, die ca. ein halbes Jahr vor dem Ausbildungsende begann, erstreckt sich inzwischen über einen Zeitraum von ca. eineinhalb Jahren und zehrt an ihrer Substanz. Offenbar setzt sich der Problemdruck in allen Bereichen fort, so dass sie immer tiefer in eine Krise gerät. Dabei spielt vermutlich auch der Erwartungsdruck der ‚Väter‘ eine Rolle, die sich in ihren Vorstellungen bezüglich Dianas Managementkarriere einig sind. Sie spürt diesen Druck angesichts ihrer beruflichen Anspannung umso mehr, als sie sich den damit verbundenen Anforderungen nicht gewachsen fühlt. Die aktuelle Berufssituation ist damit immer noch von der Fremdbestimmung durch familiäre Erwartungen[4] geprägt, die es ihr schwer machen, ihre Probleme zu thematisieren.

In diesem Zusammenhang entwickelt Diana zusammen mit ihrem Lebenspartner aufgrund einer bei ihm anstehenden beruflichen Veränderung mit Wohnortwechsel einen biographischen Entwurf des gemeinsamen Umzugs. Diana sieht darin offenbar eine Chance, einerseits unmittelbar den beruflichen Belastungen durch einen Wechsel zu entgehen, ohne jedoch konkrete Vorstellungen davon zu haben, wie sie selbst aktiv in der neuen Situation ähnliche

4 In einem Kommentar [237ff.] setzt sie sich aus heutiger Perspektive mit diesen „unerfüllten Erwartungen“ der beiden ‚Väter‘ auseinander.

Probleme vermeiden kann. Andererseits erkennt Diana für sich die Chance, sich räumlich von ihren Eltern zu distanzieren:

E: ...ehm dass ich gemerkt hab, dass meine Eltern mir – nicht gut +tun+ [lächelnd] und ehm dass ich eigentlich unbedingt weg wollte. [370-372]

Damit entscheidet sich Diana mit mittlerweile 29 Jahren zu einer entscheidenden Veränderung in ihrem Leben, nämlich das von mehreren Familiengenerationen bewohnte Elternhaus zu verlassen. Damit geht sie intuitiv ein weiteres zentrales Problem an. In der von Niedergeschlagenheit gekennzeichneten Lebenssituation bekommt der biographische Entwurf des Umzugs eine besondere Bedeutung und Priorität, so dass ihm andere Handlungsschemata (wie z.B. eine Therapie) untergeordnet werden.

XXIII Probleme mit dem Versuch der Wiederaufnahme therapeutischer Unterstützung

So zieht Diana schließlich mit ihrem Partner in ein Dorf im Süden Deutschlands. Mit dem Umzug sind zunächst zwar fehlende Sozialkontakte verbunden, *Diana findet dort jedoch unmittelbar eine neue Arbeit bei einer Bank.* Die neue Lebenssituation scheint Diana zunächst zu stabilisieren. Sie ist motiviert, ihren therapeutischen Prozess fortzusetzen, und versucht Kontakt zu Professionellen aufzunehmen. Dies gestaltet sich jedoch in der ländlichen Gegend als äußerst schwierig. Neben der geringen Auswahl von Therapeuten hat Diana vor allem Schwierigkeiten, bei ihnen Verständnis für ihre Problematik zu finden.[5] Die Therapeuten können, im Unterschied zu der auf Menschen mit „Binge Eating Disorder" spezialisierten Frau Schmidt, mit ihrem individuellen Fall offenbar nichts anfangen, da sie diese Diagnoserichtung nicht kennen, sondern enge diagnostische Kriterien anwenden, die auf Diana nicht passen. Obwohl Diana ihr sowohl über ihre frühere Therapeutin als auch über Literatur gewonnenes Expertenwissen in die Kontaktsituationen einbringt, ist sie damit wenig erfolgreich. Sie ist seither offenbar wieder stark verunsichert, überhaupt ein Fall für eine Therapie zu sein:

E: ...und das is <u>ganz ganz</u> schlimm gewesen, weil ich – da halt auch erst mal wieder gezweifelt hab' oder bis heute auch noch zweifle, ob ich wirklich das Recht drauf hab', Hilfe in Anspruch zu nehmen – teilweise. [382-384]

5 Offensichtlich haben die Therapeuten wenig Erfahrungen mit Menschen, die unter Essproblemen leiden, und wenn, dann kennen sie entweder diejenigen, die ausschließlich fasten, oder diejenigen, die erbrechen. Laut diagnostischer Kriterien ist dies auch der Fall (ICD 10), da hier Heißhungeranfälle nicht aufgeführt sind. Offenbar haben sie sich strikt daran orientiert und damit Diana als übergewichtige Person, die von unkontrollierten Essanfällen spricht, als adipös mit einem ‚ungesunden' Essverhalten betrachtet.

Für diese Verunsicherung spielt eine Rolle, dass sie die gewohnte Betreuung durch eine Spezialistin verloren hat und dass sie sich nun offenbar mehreren Therapeuten gegenübersieht, die ihr aufgrund enger diagnostischer Kriterien ähnlich gegenübertreten, wie sie es gewohnt ist, so dass der Selbstvorwurf der Disziplinlosigkeit wieder virulent wird.

In dieser Phase wird das Internet zu einer wichtigen Ressource: Hier findet sie Kontakt zu anderen betroffenen Menschen und wird durch deren Erzählungen immer wieder darin bestärkt, etwas zu unternehmen. So kommt es doch zu einer Möglichkeit, eine Therapie zu beginnen. Der Therapeut appelliert allerdings immer wieder an ihre Rationalität (statt Butter Margarine essen usw.) und unterstellt ihr damit erneut Disziplinlosigkeit. Diana fühlt sich nicht verstanden und bricht den beginnenden Prozess wieder ab.

Aufgrund von Dianas Vorerfahrungen und Selbstzuschreibungen der Disziplinlosigkeit wiegt der erfolglose Versuch, das Handlungsschema der Bearbeitung ihrer Probleme im Rahmen einer Therapie fortzusetzen, besonders schwer, da er Assoziationen zu ihren übrigen Erfahrungen des Scheiterns weckt. Dadurch befindet sich Diana zum Zeitpunkt des Interviews im Dilemma, dass sie Hilfe sucht und keine findet und darüber ins Zweifeln gerät, ob ihr Hilfesuchen grundsätzlich gerechtfertigt ist. Durch die nicht zustande kommende Fortsetzung des Handlungsschemas Therapie kann ein Teil des biographischen Entwurfs nicht realisiert werden, bzw. die in ihn gesetzten Erwartungen geraten in Gefahr.

An diesem Punkt befindet sich Diana zum Zeitpunkt des Interviews: Sie wiegt mittlerweile wieder 90 Kilogramm und hadert mit ihrem Schicksal. In der Zeit nach dem Umzug sind weitere Probleme aufgetreten, die sie belasten, einholen und immer wieder auch zurückwerfen: Rheumaanfälle, schwere Krankheiten naher Bezugspersonen, fehlende Therapiemöglichkeit usw. Ebenso wird deutlich, dass der Erwartungsdruck der Eltern nach wie vor auf ihr lastet und dass sie sich ihnen gegenüber, besonders gegenüber den Erwartungen der ‚Väter', trotz der räumlichen Distanz noch immer kaum abgrenzen kann. Diana versucht durch den Austausch in Internetforen mit ebenso betroffenen Menschen sowie durch die Auseinandersetzung mit Literatur an ihren Problemen („Baustellen") zu arbeiten.

E: Und daraufhin bin ich dann eigentlich auch sehr froh gewesen, dass ich dieses Forum im Internet gefunden hab, weil dadurch dann doch relativ stark Parallelen eben ehm zwischen den Geschichten von anderen und mir eben zu erkennen sind, wo ich immer mal wieder mir die Gewissheit eben holen kann, dass dass es in Ordnung is', dass ich mir Hilfe hol. [385-388]

Sie ergreift auf diese Weise die Initiative, um in der Situation einer fehlenden Therapie durch den Erfahrungsaustausch mit anderen an ihren Problemen zu arbeiten. Dabei spielt offenbar auch die argumentative Auseinandersetzung mit ihrer Symptomatik eine Rolle, da die zuletzt angesprochenen Therapeuten an ihrer ‚Bedürftigkeit' zweifeln, sie im Internet aber Bestätigung in diesem Punkt erfährt. Bei der Problembearbeitung ist sie allerdings auf sich allein gestellt und versucht dennoch, sich mit ihren unterschiedlichen Problemen auseinander zu setzen. Dabei kämpft sie offenbar besonders gegen ihr negatives Selbstbild, gegen Zuschreibungen und Stigmatisierungen. *In der Literatur findet sie beispielsweise eine ‚Kompensationstheorie', die sie auf sich anwendet, da sie sich zum Zeitpunkt des Interviews durch verschiedene Ereignisse als niedergedrückt und willenlos im Sinne einer Esskontrolle erlebt und sich auf diese Weise ihre Gewichtszunahme erklärt.*

Zum Zeitpunkt des Interviews entsteht damit der Eindruck, dass Diana ‚in der Luft hängt'. Das Handlungsschema der Therapie hat sie nicht weiterführen können, jedoch hält sie daran fest und setzt sich damit auseinander. Die Umsetzung des biographischen Entwurfs hat nicht alle Erwartungen erfüllt, da die räumliche Entfernung nicht ausreicht, die gewünschte Distanz zur Familie herzustellen, sie in der neuen Umgebung weniger sozial eingebunden ist usw. Hinzu kommen gesundheitliche Beeinträchtigungen. Es wird sichtbar, dass sie aktiv bleibt und dass die Motivation zur Selbstreflexion dazu führt, dass sie entsprechende Aktivitäten unternimmt, wie z.B. auch das Interview zu führen. Die Verlaufskurvenentwicklung ist zum Zeitpunkt des Interviews eigentlich noch im Gange, da sie immer noch unter ihrem starken Übergewicht und ihren „Essanfällen" leidet. Trotz der mittlerweile stärker etablierten selbstreflexiven Haltung leidet sie unter grundsätzlichen Problemen der fehlenden Selbstanerkennung, der fehlenden Fähigkeit zur Abgrenzung gegenüber äußeren Erwartungen und damit auch zur Selbstbestimmung und Selbstbehauptung.

4.4.3 Die autobiographischen Thematisierungen

Aus dem Interview mit Diana wird deutlich, dass sie bis heute unter verschiedenen Problemlagen leidet, wobei die permanente Gewichtszunahme nur eine – allerdings deutlich sichtbare – Dimension ausmacht, und dass ihr Leiden durch die verschiedenen erfolglosen Versuche, etwas dagegen zu unternehmen, noch verstärkt wird. Das Interview selbst ist von zahlreichen beschreibenden und argumentativen Passagen gekennzeichnet, was deutlich macht, dass sie verschiedene Versuche unternimmt, ihre Situation zu erklären. Dabei nimmt die Auseinandersetzung mit ihrem Elternhaus und ihren Sozialisationsbedingungen eine zentrale Rolle ein. Dementsprechend beginnt sie das Interview mit einer Thematisierung des problematischen familiären Rahmens. Ein weiterer Erklärungsversuch besteht in der Auseinandersetzung mit ihrem negativen Selbstbild. Einerseits betrachtet sie sich als disziplin- und erfolglos und geht viele Aktivitäten mit einer entsprechenden Erwartungshaltung an, bzw. übersieht dabei Ressourcen, Fortschritte und positive Entwicklungen. Andererseits thematisiert sie selbst, dass sie massiv mit negativen Zuschreibungen konfrontiert wurde und diese übernommen hat. Diese zentralen Inhalte ihrer theoretischen und bewertenden Darstellungsaktivitäten werden ergänzt durch einzelne Theoriebestandteile zu Krankheits- bzw. Störungsbildern (wie „ADS"), mit denen sie sich bestimmte Aspekte ihres Verhaltens zu erklären versucht. Insgesamt überwiegt ein negatives Selbstbild mit entsprechenden Erwartungen und ein Hadern mit der eigenen Geschichte und dem eigenen Schicksal, wobei sie ein Bewusstsein davon hat, dass sie an verschiedenen „Baustellen" [NFT:1303], das heißt an verschiedenen Problemdimensionen arbeitet.

I Die Hauptargumentationslinie: Die familiäre Situation als Ursprung ihrer problematischen Persönlichkeitsentwicklung

Diana beschreibt in der Erzählpräambel den familiären Rahmen als von mehreren Problemlagen gekennzeichnet, die insbesondere die frühe Schwangerschaft und den Schulabbruch ihrer Mutter und Konflikte zwischen den Großeltern betreffen. In diesem Kontext, so ihre Theorie, sei für sie kein Platz gewesen:

> E: ...ehm die Problematik war einfach nur die, dass zu der Zeit – damals als ich auf die Welt gekommen bin – sowieso alles ein bisschen durcheinander ging. [21f.]

In diesem Zusammenhang erweckt sie den Eindruck, dass sie nicht gewollt war, dass sich niemand auf sie gefreut hat, dass sie die Probleme eigentlich noch verstärkt hat. Dementsprechend bilanziert sie etwas später:

> E: ...ehm ja ich war da halt so mehr oder weniger eh im ungünstigsten – Moment eigentlich da. [32f.]

In diesem Kommentar spiegelt sich ihre Grundhaltung, dass schon die Ausgangssituation ihres Lebens so ungünstig war, dass darin die Ursache für viele spätere Entwicklungen zu sehen ist. Eine daraus abgeleitete Erklärung betrifft beispielsweise das von ihr so bezeichnete besondere Bedürfnis nach Zuwendung:

> E: ...ich hab manchmal schon überlegt ob das nich 'en 'en Teil von – von eh meiner Persönlichkeit heute is, dass ich ehm ehm ja wie soll ich sagen immer so ein bisschen – anhänglich bin. Mein Freund +kriegt das immer zu spüren+ [lacht]. Also so ehm umarmt werden, körperliche Nähe von jemanden der m der mir nahe steht das is ehm is was was – unheimlich wichtig für mich. Oder auch dis Gefühl immer zu kurz zu kommen ehm ob das nich daher stammt. [37-42]

Zunächst wird deutlich, dass sie ihr Bedürfnis nach Nähe und Zuwendung offenbar als außergewöhnlich groß bewertet. Sie nimmt an, dass diese Persönlichkeitseigenschaft anderen eventuell lästig ist, was sie insbesondere in Beziehung zu ihrem Partner als Belastung annimmt. In ähnlicher Weise geht sie davon aus, dass sie von dem Gefühl bestimmt ist, immer zu kurz zu kommen. In dieser Theorie ist implizit enthalten, dass sie ein besonderes Maß an Zuwendung, Nähe und Befriedigung ihrer Bedürfnisse benötigt. Möglicherweise sieht sie darin auch eine Erklärung für ihr unkontrolliertes Essverhalten. Die Ursache für dieses Bedürfnis sieht sie in den familiären Bedingungen, die ihrer Meinung nach keinen Raum für Emotionalität boten.

Im Zusammenhang mit Vernachlässigung und fehlender Zuwendung stellt sie auch ihre Neigung dar, sich anzupassen, da im familiären Rahmen auch mit entsprechenden Erziehungsmustern gearbeitet wurde:

E: ...aber die haben perfekt den ehm die – Geschichte mit Liebesentzug, Aufmerksamkeitsentzug, das haben 'se perfekt drauf gehabt. Und ehm da [...] das war ja eh was wo ich immer so ein bisschen hinterher war: Anerkennung und Zu-Zuwendung, Aufmerksamkeit... [NFT:913-916]

Damit wird deutlich, dass das Thema der fehlenden ‚Nestwärme' eine zentrale Bedeutung in ihrer Selbstbeschreibung hat, aus der sie vieles ableitet, was ihre Bedürftigkeit nach Nähe und Zuwendung usw. angeht.

Das Problem, sich nicht abgrenzen zu können

Die Bedeutung dieser Eigentheorie, durch fehlende Zuwendung und entsprechende Erziehungsmuster emotional besonders bedürftig zu sein, zeigt sich in ihrer Anwendung auf die Erklärung von Abgrenzungsproblemen innerhalb einer Partnerschaft. Mit folgender Argumentation versucht Diana beispielsweise ihre Anpassung an die Zukunftsvorstellungen ihres ersten Partners und seiner wie ihrer Eltern zu erklären:

E: ... 'ne Zeit lang hab ich dann immer gesagt, hmh, j-ja, aber einfach deswegen, weil eh so'n die (..) die große Fähigkeit ehm zu sagen, bis hierhin und nicht weiter die eh is mir eigentlich frühzeitig +aberzogen+ [lächelnd] worden kann man sagen ehm eigentlich ehm (.) wollt ich's net, aber ich konnt's nicht sagen, dass ich's net wollt. [215-219]

Hier erklärt Diana, dass ihr das Vertreten einer eigenen Position in der Familie bereits früh „aberzogen" wurde. Als Konsequenz ergab sich, dass sie sich lange Zeit der Fremdbestimmung durch die Eltern und ihren Freund unterordnete.

Als zentral sieht sie neben den familiären Rahmenbedingungen, in denen kein Platz für ihre Bedürfnisse war, besonders auch die Erziehungsmethoden: dass sie sich schon als Kind unterzuordnen hatte, dass es keine Diskussionen gab und dass sie letztlich durch Entzug von Aufmerksamkeit und Zuwendung unter Druck gesetzt wurde [NFT:909ff.]. Diana schließt offenbar daraus, dass sie in der Familie nicht gefördert wurde und keine Selbstbestimmung lernen konnte, sondern dass ausschließlich Anpassung gefordert war. Sie fasst den Erziehungsstil ihrer Familie wie folgt zusammen:

E: Also es war – ehm (..) kein ehm (...) sich entfalten lassen, sondern ehm ein richtiges Erziehen mit allem Drum und Dran halt – erziehen. Pph. [NFT:930f.]

Auf diese Art und Weise vermittelt sie das Bild von einem strengen und kalten Familienklima, in dem es keinen Platz für ihre Bedürfnisse nach Nähe, Zuwendung und Entfaltung gab, woraus sie sich offenbar erklärt, dass sie ihr ganzes Leben besonders danach sucht. Möglicherweise ist in dieser Theorie implizit ein Zusammenhang zur Begründung ihres Essverhaltens zu sehen, der einer Kompensationstheorie ähnelt.

II Die Auseinandersetzung mit der Wirkung negativer Zuschreibungen

Diana hat eine weitere Eigentheorie entwickelt, die sich durch das gesamte Interview hindurchzieht und die Wirkung negativer Zuschreibungen seitens der Eltern betrifft. Diese Theorie erstreckt sich einerseits auf die fortwährend geübte Kritik an ihrer körperlichen Erscheinung und andererseits auf Persönlichkeitseigenschaften wie fehlende Durchhaltefähigkeit und Disziplinlosigkeit.

Die Übernahme einer negativen Bewertung des eigenen Körpers

In der Erinnerung an die Reaktionen auf ihre körperliche Erscheinung, die Diana schon früh gespiegelt bekam, spielt der „Vater“ mit zahlreichen negativen Kommentaren eine herausragende Rolle.

E: ...insbesondere mein Vater, ehm [...] ehm mann hast 'de in der Hose aber einen fetten Arsch... [172f.]

Sie erklärt sich diese Haltung ihr gegenüber – die ihr aus heutiger Sicht, beispielsweise durch Kinderbilder, die ihr ein relativ normales Aussehen bescheinigen, ungerechtfertigt erscheint – aus der Vorliebe für ein spezielles Frauenbild:

E: Ehm (.) aber w – wie gesagt es is s wenn ich's mir heut so so Kinderbilder anguck versteh ich nich warum ich's [die erste „Diät“, d. Verf.] gemacht hab, ich ich war völlig normal eigentlich. Ehm vielleicht s noch zur Erklärung mein Vater steht auf ganz ganz dünne Frauen. Der fand das glaube ich auch an meiner Mutter ganz toll, dass sie eh als er sie kennen gelernt hat also wirklich so twiggymäßig ja(') [...] aber sie is' heute würd ich sagen normal und früher war sie halt sehr sehr dünn. [101-110]

In der Textstelle wird deutlich, dass sie sich einem Frauenbild gegenübersieht, das einerseits eine Modeerscheinung aus der Jugend des „Vaters“ war (Twiggy), das andererseits auch durch die Figur ihrer Mutter verkörpert wird. Insofern scheint aus ihrer Perspektive in der Familie ein Frauenideal vorzuherrschen, das von einer abgemagerten und knabenhaften Figur gekennzeichnet ist und vor dessen Hintergrund sie von den Eltern, besonders vom „Vater", schon früh zu einer ersten „Diät" angehalten wurde, die sie aus heutiger Perspektive als unnötig ansieht. Auf diese Weise entsteht implizit die Theorie, durch die Eltern (insbesondere durch den „Vater") fremdausgelöst und durch falsche Wertvorstellungen in die Handlungszwänge des „Diätens" getrieben worden zu sein.

Im Nachfrageteil beschreibt Diana, wie sie mit den Vorstellungen der Eltern („die") konfrontiert war und darauf reagierte:

E: ...ehm – ja also eh das war dann so'n Prozess die haben dann so lange auf mich eingeredet bis dann halt mein Widerstand gebrochen war. Im ersten Moment hat es immer dazu geführt, dass ich erst mal mehr gegessen hab. (..) Und dann ja und dann halt als zweite Folge so we wenn 'de das halt täglich zu hören bekommst so von wegen, die Hose kannst'e nimmer anziehen, da siehst'e ja furchtbar drin aus oder so, na dann ehm irgendwann (..) e ist dann halt der Punkt erreicht wo de wo de selbst selber wenn du in Spiegel guckst denkst, oh Gott [lacht] also es – ja. [NFT:702-708]

In diesem Textausschnitt wird die Prozesshaftigkeit deutlich, dass Diana auf das Einwirken der Eltern zunächst mit Widerstand reagierte („dass ich erst mal mehr gegessen hab"), dass sie zunehmend kritisiert wurde und unter Druck geriet, bis schließlich ihr „Widerstand gebrochen" war bzw. sie selbst die Perspektive der Eltern übernahm und sich kritisch betrachtete. Darin dokumentiert sich ihre heutige Haltung, dass sie durch die Zuschreibungen der Eltern ein negatives Selbstbild entwickelt hat, und implizit eine Theorie der Fremdbestimmung, dass sie gegen ihren Willen und ohne realen Hintergrund dazu gezwungen wurde, die Kritik an ihrem Aussehen zu übernehmen.

Dass Diana die Haltung der Eltern ihrem Körper bzw. ihrem Essverhalten gegenüber heute verurteilt, wird in der Erzählung am Beispiel deutlich, wo sie sich als Pubertierende mit Fragen zu ihren körperlichen Veränderungen (Entstehung der weiblichen Brust) der Mutter anvertraut:

E: ...hab dann mal meine Mutter gefragt, ja – wie kann ich dis wieder los werden(') und ganz klar, musst abnehmen, dann geht das auch wieder weg. Total bescheuert wenn ich mir heut überleg so. [128f.]

Diana sieht heute, dass die Reaktion der Mutter unadäquat war und stattdessen nur wieder das ‚Dauerthema' Essen und Abnehmen fokussierte. Etwas später im Interview zeigt Diana auf, wie sie die Zuschreibung der Mutter bereits übernommen hat. Sie thematisiert dies anhand ihrer Auseinandersetzung mit der Tatsache, einen BH tragen zu müssen:

E: Und ehm war ja auch immer überzeugt davon, dass das eher damit zu tun hat, dass ich – +ja+ [lacht], dass ich eben zu viel essen würd'. [201f.]

Insgesamt wird deutlich, dass Diana einen zentralen Ursprung für ihre Unzufriedenheit mit dem Körper und die daraus resultierenden Aktivitäten der Gewichtsabnahme in der Haltung und den Reaktionen der Eltern auf ihre äußerliche Erscheinung sieht. Dass diese Auseinandersetzung um ihre körperliche Entwicklung schon früh als Thema etabliert wird, zeigt sich im Erzählteil im Konflikt zwischen den Eltern und der Patentante [91-95]. Diana setzt sich gerade im ersten Teil des Interviews, der ihre Kindheit betrifft, häufig mit der Frage auseinander, ob die Eltern sie ungerechtfertigt zum Abnehmen („ich war völlig normal eigentlich" [104]) und damit in ihre problematische Entwicklung gedrängt haben. So bilanziert sie dazu im Nachfrageteil:

E: ... ja also eh irgendwie fängst'e dann halt irgendwann an zu zweifeln ob ob du jetzt ehm normal empfindest oder ehm - ob das was deine Mutter die eben sagt ob dis okay is, ne(`). Ehm also ich hab mich dann irgendwann entschlossen, dass eh meine Mutter wohl Recht hat. (..) Naja es – also es war immer ne – Folge von von (..) ja von von ehm Drängen darauf, dass ich jetzt abnehmen soll und dann hat's dann da drin gemündet, dass ich dann (..) es dann halt versucht hab mh. [NFT:724-729]

Daraus geht hervor, dass sie sich fortwährendem Druck ausgesetzt sah, dem sie schließlich durch Anpassung nachgab, bzw. dadurch, dass sie das Bild der Eltern langsam zu ihrem eigenen machte und dadurch entscheidend verunsichert wurde.

Die Zuschreibung von negativen Persönlichkeitseigenschaften

Diana setzt sich auch immer wieder argumentativ damit auseinander, dass ihr negative Eigenschaften zugeschrieben wurden, weshalb sie mit entsprechenden Erwartungen konfrontiert und in ihrer Entwicklung nicht gefördert worden sei. Im Interview gibt es z.B. eine längere Passage [397-428], in der sie sich mit ihren Schulproblemen beschäftigt:

E: ...es war irgendwie – ja ich kam mir +immer etwas+ [lacht] deppert vor, zumal ehm auch des ne Eigenschaft war, von der man mir täglich zuhause noch gesagt hat, dass ich halt auch dumm wär, dass ich zu langsam wär, ehm zu lethargisch und ich es würd' einfach zu meinem äußeren Erscheinungsbild eben passen wie ich mich auch geben würd'. Ehm heut bin ich überzeugt, dass ehm (..) die Art und Weise wie mit mir umgegangen worden is, mich mehr oder weniger oder mir keine andere Möglichkeit gelassen hat so lethargisch zu sein, weil ich konnt' eigentlich nie selbständig irgendwas machen. Man hat's mir immer aus der Hand genommen und gezeigt wie's richtig geht. Also ich durfte nicht selber probieren und irgendwann – legst'e halt die Hände in den Schoß und sagst okay, wenn ich net wenn ich's net richtig mach, dann dann mach ich halt auch nur dann, wenn man mir's sagt, ne(´). [397-406]

Zunächst steht im Vordergrund, dass sie fast täglich zuhause mit der Zuschreibung konfrontiert war, „dumm", „langsam" und „lethargisch" zu sein, die sie mit der Zeit übernahm und sich selbst als „deppert“ betrachtete. Außerdem hebt sie hervor, dass seitens der Eltern („zuhause“) offenbar ein Zusammenhang zu ihrer Körpererscheinung hergestellt wurde, da ihre negativen Eigenschaften zu ihrer Erscheinung „passten“. Der Hinweis auf ihre fehlende Selbständigkeit steht hier im Zusammenhang mit dem Vorwurf der Lethargie, die sie sich aus ihrer Perspektive aber anders erklärt, nämlich als Reaktion auf die Übergriffe, Vorschriften und Erwartungen, die sie im Handeln vollständig einschränken. Heute ist sie davon überzeugt, dass sie durch diese Zuschreibungen an einer positiven Entwicklung gehindert wurde und keine andere Möglichkeit hatte, als sich dem negativen Bild anzupassen, da alles andere nicht möglich gewesen oder nicht wahrgenommen worden wäre. Wie sehr sie durch diese Enge und Kontrolle eingeschränkt war, bzw. welche Strategien Diana entwickelte, die Konflikte zu minimieren, zeigt sich in der folgenden Äußerung: „...und Energie hab ich eigentlich immer nur dann entwickelt, wenn meine Eltern net in der Nähe waren“ [406f.]. Daraus entwickelt sich eine Haltung der subtilen Abgrenzung gegenüber den Eltern und die Neigung, Dinge heimlich zu tun.

In der folgenden Passage setzt sich Diana mit den Auswirkungen der negativen Zuschreibungen bezogen auf ihre schulische Situation auseinander:

E: ...also es war halt irgendwie die falsche Art für mich – so wie es in der Schule rübergekommen is, aber dis hat halt irgendwie – kein Mensch bemerkt und dis wurd halt einfach so eingestuft bist halt problematisch, bist ’n bisschen dumm und bist ’n bisschen faul, so. (..) [426-428]

Als nachteilig betrachtet sie nicht nur die Art der Wissensvermittlung, bei der nicht auf sie eingegangen wurde, durch die sie keinen Bezug zu sich selbst herstellen konnte, gelangweilt war und keine Leistungsbereitschaft entwickelte [413ff.], sondern auch die dadurch bedingte Einstufung als „problematisch“, „bisschen dumm“, „bisschen faul“. Hier stellt Diana einen eigentheoretischen Zusammenhang zwischen den negativen Zuschreibungen und ihren nicht entdeckten Fähigkeiten her. Sie ist der Auffassung, dass sie sich bei entsprechender Förderung anders hätte entfalten können („ich hätt es gekonnt“ [416]). Insofern hätte ihr gesamtes Leben bei mehr Aufmerksamkeit anders verlaufen können.

Im gesamten Interview setzt sich Diana immer wieder damit auseinander, dass ihr die entsprechende Disziplin gefehlt habe, Dinge (z.B. im Sport, in der Ausbildung, beim „Diäten“) zu Ende zu bringen. Im Nachfrageteil darauf angesprochen, wie sie zu diesem Selbsturteil gekommen sei, antwortet sie:

E: Wenn de es oft genug – gesagt bekommst, dass du’s bist, dann glaubst du’s irgendwann. [NFT:1049]

Hier zeigt sich Dianas Überzeugung, dass sie immer wieder mit negativen Urteilen über sich konfrontiert wurde, so dass ihr nichts anderes übrig blieb, als diese irgendwann zu übernehmen. Wie sehr sie damit kämpft, die negativen Zuschreibungen nicht zu übernehmen, zeigt sich schließlich in folgender Stelle:

> E: ...eben dieses ehm dis Gefühl (.) ja e du schaffst das ja eh net und ehm bist eigentlich genauso doof, genauso lethargisch, genauso lahm und genauso disziplinlos wie sie dir immer sagen. Also es s ja(`) und damit kämpf' ich ja heut eigentlich noch. Das sind so die – Eigenschaften die ich mir selber eigentlich heute auch noch am meisten zu (.) zuschreib – +insgesamt+ [leise]. [NFT:747-751]

Zusammenfassend wird jedoch deutlich, dass ihr Selbstbild noch stark von negativen Urteilen anderer gekennzeichnet ist. Obwohl sie einerseits die Übernahme von Zuschreibungen reflektiert, wird andererseits an verschiedenen Interviewpassagen deutlich, dass sie von einem starken Unzulänglichkeitsgefühl geprägt ist und dementsprechend bewertet. Im folgenden Abschnitt wird dies herausgearbeitet.

III Das negativ gefärbte Selbstbild

Im vorherigen Abschnitt wurde die Auseinandersetzung mit der Übernahme von Fremdzuschreibungen diskutiert. Im nachfolgenden Teil steht die Darstellung von negativen Selbsteinschätzungen, die sich in Kommentaren und Argumentationen dokumentieren, im Vordergrund. Anzumerken ist, dass Diana kaum positive und optimistische Haltungen zu sich selbst einnimmt. Dagegen ist die Selbsteinschätzung von Disziplinlosigkeit und fehlendem Durchhaltevermögen kennzeichnend für ihr Selbstbild, woraus sie sich viele Misserfolge und Fehlschläge erklärt, die bei eingehender Analyse allerdings auch auf andere Ursachen zurückgeführt werden können.

Diana entwickelt an unterschiedlichen Stellen das Bild von sich, dass sie zwar begeisterungsfähig sei, aber über kein Durchhaltevermögen verfüge. Dies zieht sich durch das gesamte Interview und soll nachfolgend an einigen Stellen exemplarisch aufgezeigt werden. Im Kontext ihrer Einschulung und des anschließenden Verlusts des Interesses an der Schule erklärt Diana:

> E: ...aber das [die Schule, d. Verf.] war dann auch nicht das Rechte, weil ich bin 'n wie in allem erst mal fürchterlich begeistert gewesen [...] Als ich's dann gehabt hab, +fand ich's nicht so spannend+. [lachend] [72-76]

Sie drückt darin rückblickend aus, dass es sich bei dem schnellen Motivationsverlust nicht um eine einmalige Situation handelte, sondern um ein immer wiederkehrendes Muster („wie in allem"). So entdeckt sie dieses Muster auch während ihrer ersten „Diät", bezogen auf ihre Disziplin, die nur zwei Wochen anhält:

> E: Also – ich war da halt auch Feuer und Flamme erst mal... [99f.]

Dabei markiert sie erneut, dass sie – wie in anderen Bereichen („war da halt auch“) – erst einmal begeistert ist, dann aber bald das nötige Durchhaltevermögen verliert.

Im Zuge der Erinnerung an ihre Schulzeit, an ihre Sportversuche und ihre Ausbildung bringt Diana fortwährend Kommentare ein, in denen sie das Muster der vielen Abbrüche, der fehlenden Disziplin bzw. des fehlenden Durchhaltevermögens zugrunde legt:

E: Und das [Tennis, d. Verf.] hab ich dann aber irgendwann auch wieder gelassen. [147]

E: Ehm mit der Ausbildung vielleicht noch ehm es +ähnelt irgendwie meiner Sportkarriere+. [lacht] [389]

E: Ich hab mich am Anfang vom Schuljahr immer ganz ganz arg zusammengerissen, wollt' unbedingt ganz ganz arg gut jetzt mal endlich sein und ich hab gewusst, ich kann das eigentlich, aber nach fünf Minuten im Unterricht war ich mit den Gedanken (.) da irgendwo. [410-412]

E: ...eh wo's dann [im Gymnasium, d. Verf.] bisschen komplizierter geworden is' und andere Interessen dazugekommen sind, is' es schlagartig nach unten durchgebrochen. [431f.]

E Und am Anfang [der Berufsakademie, d. Verf.] war das dann auch wieder ehm – jawoll jetzt wird alles besser und [lacht] ehm (..) [...] und dann war die Luft wieder raus. Un 'n fing genau dasselbe Spiel wieder an wie in der Schule, dass ich mich auf nichts konzentrieren konnte, dass ich gedanklich abgeschweift bin, dass es mir uninteressant vorkam und so weiter und so fort... [553-561]

Auf diese Art und Weise erklärt Diana heute an verschiedenen Stellen ihre Misserfolge mit eigenem Unvermögen, das ihr immer nur für kurze Zeit Motivation und Energie aufzubringen ermöglicht. An diesen Stellen setzt sie sich allerdings nicht damit auseinander, inwiefern hier andere Bedingungen eine Rolle spielten, z.B. die Fremdbestimmung in der Auswahl der Sportarten und in der Berufsausbildung, die Entwicklung außerschulischer Interessen im Zuge der Pubertät usw. Insofern schreibt sie sich an solchen Stellen selbst negative Eigenschaften zu, obwohl ihre Erlebnisse bei genauerer Analyse gegebenenfalls auch durch andere Ursachen erklärt werden könnten. So kann sie oft nicht einschätzen, dass sie in Schule und Ausbildung vieles zu meistern in der Lage ist und bei Misserfolgen entweder an den Bedingungen, die sie selbst nicht zu verantworten hat, oder aber an den zu hohen Leistungserwartungen scheitert, die sie selbst oder ihre Familie aufstellen.

Das negative Selbstbild spiegelt sich deutlich in der folgenden Bilanzierung aus dem Nachfrageteil:

E: Ehm (.) ich kann – Sachen wie soll ich sagen ich ich halt insgesamt schlecht durch. [NFT:1055f.]

Darin wird deutlich, dass sie sich selbst als disziplinlos erlebt und bewertet. Dieses Bild wendet sie generalisierend („insgesamt“) an. Diese Haltung ist auch zentraler Bestandteil bei der Erklärung ihrer Probleme, ihr Essen zu kontrollieren, ihr Gewicht zu reduzieren, eine „Diät“ durchzuhalten.

IV Die Auseinandersetzung mit verschiedenen Krankheitsbildern zur Erklärung ihrer Symptomatiken

Im folgenden Abschnitt werden argumentative Auseinandersetzungen und Eigentheorien dargestellt, mit denen Diana sich ihr Verhalten und Bestandteile ihrer Störungsdynamik zu erklären versucht.

Die Anwendung von Diagnosekriterien des „ADS“ zur Erklärung des eigenen Verhaltens

Im Interviewverlauf entsteht der Eindruck, dass Diana möglicherweise ihre Biographie vor dem Hintergrund eines konkreten Störungsbildes nach entsprechenden Auffälligkeiten absucht. Zum Zeitpunkt des Interviews beschäftigt sie sich gerade mit „ADS“ („Aufmerksamkeitsdefizitsyndrom“ [NFT: 1066]) und vermutet, dass bestimmte ihrer Verhaltensweisen so zu erklären seien. Die Auseinandersetzung mit dem Störungsbild „ADS“ dient offenbar dazu, ihr fehlendes Durchhaltevermögen zu erklären, um sich mit einem anerkannten Krankheitsbild vom Vorwurf der Willensschwäche zu entlasten; darüber hinaus auch, um eine Begründung für eine Therapie zu finden, da die Therapeuten in ihrer jetzigen Umgebung nicht von einer ‚Essstörung‘ ausgehen und die Notwendigkeit einer Therapie in Zweifel ziehen. Im Nachfrageteil versucht sie ihre Verhaltensweisen über die Symptome von „ADS“ zu deuten. Vor diesem Hintergrund geraten Bewertungen eigener Verhaltensweisen in der Erzählung in ein ganz neues Licht, wie z.B. dass sie in der Grundschule „fürchterlich chaotisch“ oder „fürchterlich verträumt“ gewesen sei oder dass sie immer Probleme gehabt hätte, sich zu konzentrieren usw.

Über „ADS“ versucht sie auch ihre Disziplinlosigkeit zu erklären und entwickelt dies im Nachfrageteil am Beispiel ihrer wenig konsequent ausgeführten Entspannungsübungen:

E: Also es is’ irgendwie – widersinnig i ich hab ’nen Verdacht in der Geschichte ehm was sich so – durch viele Sachen in meinem Leben eben durchzieht, ehm muss dis aber erst noch irgendwie mal ehm bisschen testen lassen von jemand wo sich auskennt, ich weiß nich ob dir der Begriff ADS was sagt oder ADD? – ehm Aufmerksamkeitsdefizitsyndrom.

I: Was Kinder oft so haben, ne(`)?

E: Und das gibt’s mit oder ohne diese körperliche Hyperaktivität und ehm das gibt’s auch bei Erwachsenen noch. Ehm und ehm ich hab nachdem ich da jetzt verschiedene Informationen dazu mal gesammelt hab und mir angeguckt ehm den leisen Verdacht, dass dis eventuell in die Richtung gehen könnte, weil dis spielt zum Beispiel sehr eng mit dieser Geschichte Messis zusammen ja(`).

I: Hmh

E: Ehm und Ansätze dazu – die hab ich zweifelsohne... [NFT:1062-1074]

Diana äußert hier den Verdacht, dass „ADS" eine mögliche Ursache für sich durch ihr ganzes Leben hindurchziehende Phänomene sein könnte, weil sie entsprechende Auffälligkeiten in ihrer eigenen Geschichte sieht. Neben einem fehlenden Durchhaltevermögen spricht sie z.B. die nach ihrer Meinung auffällige Eigenschaft an, sich von nichts trennen und keine Ordnung halten zu können („Messis"). Im Zusammenhang damit blickt sie bis auf Phasen in ihrer Jugend zurück und stellt im Anschluss an den eben zitierten Textausschnitt speziell ihr Leben in ihrer ersten abgeschlossenen Wohnung innerhalb des Elternhauses dar, in der es außerordentlich unordentlich gewesen sei. Dies betrachtet sie als Hinweis, schon damals im Sinne eines „ADS" auffällig gewesen zu sein. Die Kriterien, nach denen sie eine auffällige Neigung zur Unordnung definiert, werden hier nicht entwickelt. Insofern kann nicht nachvollzogen werden, inwieweit es real unordentlich war. Im Gegensatz zu ihrer Interpretation könnte – entsprechend anderen Ergebnissen der Fallanalyse – dieses Verhalten auch anders gedeutet werden: nämlich in der ersten eigenen Wohnung Selbstbestimmung nach eigenen Maßstäben zu üben und Unordnung als ersten Abgrenzungs- und Selbstbehauptungsversuch gegenüber dem von strengen Regeln geleiteten Familiensystem zuzulassen.

Im folgenden Zitat steht mit ihrem fehlenden Durchhaltevermögen ein anderer Aspekt im Mittelpunkt, den sie vor dem Hintergrund von „ADS" deutet:

> E: Ehm (.) ich kann – Sachen wie soll ich sagen ich ich halt insgesamt schlecht durch. Ich ehm (..) [seufzt] ja ich ich nehm mir immer v sehr sehr viel vor und sobald sich irgendwie in irgendeiner Form abzeichnet, dass ich meine Vorgaben net einhalten kann (.) is' es vorbei da. Ja da pph ehm is cut un' und Ende auch Interessen-Ende. Was zum Beispiel auch ganz witzig is', ich ich kann nich – zum Beispiel auch nich dazu disziplinieren täglich mein autogenes Training zu üben, obwohl das eig [lacht] ich mein, du kriegst 'nen Grund geliefert, warum du dich täglich 'ne viertel Stunde hinlegen darfst und nichts machen darfst, ja(`). Ich ich krieg's nich fertig(`), ich ich krieg mich nicht dazu diszipliniert, hinzulegen und dis zu üben. [NFT:1055-1063]

Hier geht es um ihr Problem, die Übungen ihres autogenen Trainings nicht konsequent durchzuhalten. Darüber hinaus generalisiert sie die Erfahrung, ihre Ziele nicht konsequent zu verfolgen. Auch an dieser Stelle bieten sich allerdings alternativ zu „ADS" andere Fragestellungen an: Nimmt sich Diana eventuell zu viel vor und scheitert dann an ihren unrealistischen Zielvorgaben? Hat Diana einen inneren Bezug zum autogenen Training und beherrscht sie die notwendigen Techniken? Stellt sie die Möglichkeit in Rechung, dass sie – wie viele Menschen – solche Übungen kaum regelmäßig in den Alltag integrieren kann, da andere Sachzwänge dominieren? Durch den Versuch, ihr Verhalten nach Diagnosekriterien eines anerkannten Störungsbildes zu analysieren, stellt sie sich manch nahe liegende Frage nicht, die sie zu anderen Erklärungen führen könnte, sondern nimmt eine defizitorientierte Haltung sich selbst gegenüber ein und sucht die Ursache im „ADS".

Im Zusammenhang mit dem „ADS" steht in ihrer Argumentation wieder die Auseinandersetzung mit der von ihr angenommenen Disziplinlosigkeit im Vordergrund. Darin bestätigt sich zunächst, dass es sich hierbei um einen zentralen Bestandteil ihres Selbstbildes handelt, doch versucht sie sich hier offenbar zu entlasten, indem sie Erklärungen in einer Krankheit sucht.

Die Theorie von vererbter Depression

Im Interview bezeichnet Diana ihren Gemütszustand in unterschiedlichen Lebensphasen als „depressiv". So stellt sie im Nachfrageteil im Zusammenhang mit ihrer ersten intensiveren Partnerbeziehung und den darin stattfindenden „Fressorgien" [193] fest, dass sie damals „depressiv" war:

E: Also es gab dann auch 'ne Phase da (.) hab ich halt gemerkt, dass ich wieder massiv zugenommen hab, wo ich dann also ziemlich stark depressiv war in der Zeit, also es war ehm auch so wieder dass ich fast täglich geheult hab un' an nix mehr Lust gehabt hab un' ehm alles nur noch ziemlich schwarz gesehen hab. [NFT:874-877]

Diana unterstreicht hier die Intensität dieser Stimmungen („ziemlich stark"), die offenbar an eine starke Gewichtszunahme gekoppelt sind, und verdeutlicht damit zugleich, dass es auch andere Phasen mit ähnlichen Stimmungen gegeben hat. In der Haupterzählung berichtet sie im Kontext des Berufseinstiegs von zunehmenden Belastungen und damit ebenfalls verbundenen „depressiven" Stimmungen:

E: ...eben der Druck, dass ich es nicht mehr ausgehalten hab wenn einer (..) ehm angefangen hat mich anzugreifen oder so, wenn ich das Gefühl gehabt hab, es is' ungerecht dem nix zu geben, [...] und dis hat sich dann im Laufe der Zeit so aufsummiert, dass ich dann – so Anfang zweitausendeins in e ziemlich heftige Depressionen reingerutscht bin. [573-577]

Im Zusammenhang mit beruflichen Belastungen beschreibt sie das „Reinrutschen" in ein massives Leiden. Sie detailliert diese Beschreibung anschließend mit konkreten Darstellungen von Niedergeschlagenheit und Antriebsarmut. Auffällig ist an dieser Stelle, dass sie die Ursachen für ihre „Depression" hier auf die berufliche Situation beschränkt und andere Erklärungen außen vor lässt.

Im Nachfrageteil setzt sich Diana dann in einer längeren Passage [NFT: 1197-1223] generalisierend mit ihren „Depressionen" auseinander, die sie wie folgt bilanziert:

E: Ja dis is ehm was was ich glaub ich auch schon sehr sehr lange mit mir rumtrag', – ausgewachsene Depressionen. [NFT:1197f.]

In dieser Passage sind zwei Kriterien enthalten, nämlich eine zeitliche Dimension, wonach sie sich schon lange Zeit betroffen sieht, und eine Dimension der Störungsqualität, wonach sie sich als stark betroffen sieht.

Im folgenden Textausschnitt äußert sie die Vermutung einer genetischen Disposition und Vererbung von der Großmutter zur weiteren Erklärung:

E: ...im Gespräch mit meiner Oma rausgefunden, dass sie selber auch unter sehr starken Depressionen gelitten hat – all die Jahre und das-s immer noch teilweise so is'. Also ich ich denk, dass es fast erblich is' ne. [...] Also es is' ehm (.) das sie da drunter gelitten hat, dass w wurd mir dann schlagartig eben klar und ehm e worauf ich mein' häufig auftretenden Weltschmerz eben zurückzuführen hab', das wurd mir dann halt auch irgendwann mal klar. [NFT:1211-1221]

Durch die Information von ihrer Großmutter erhält Diana einen neuen Anhaltspunkt, um sich ihre Gemütszustände zu erklären. Interessant an dieser eigentheoretischen Auseinandersetzung ist, dass diese Erleidensprozesse durch die Annahme einer genetischen Disposition letztlich als etwas Unabwendbares und in ihr Angelegtes verstanden werden.

In Dianas Argumentationen und Eigentheorien wird insgesamt der Versuch deutlich, durch Hinzuziehen von Krankheitsbildern sich von negativen Zuschreibungen und Persönlichkeitseigenschaften („Lethargie" usw.) zu entlasten und diese krankheitsbedingt zu erklären. Möglicherweise versucht Diana darüber, die (zugeschriebene) Eigenverantwortlichkeit abzulegen und Argumente zu finden, um therapeutische Unterstützung in Anspruch zu nehmen.

V Die Haltung gegenüber dem eigenen Essverhalten

In Dianas Argumentationen und Kommentaren entwickelt sie eine klare Haltung zunächst nur gegenüber den Phasen der Gewichtszunahme und den Kontrollverlusten bei der Nahrungsaufnahme. Rückblickend pathologisiert sie ihr Essverhalten bereits in der beginnenden Pubertät, z.B. als sie sich nach der ersten „Diät" Süßigkeiten „reingehauen" [116], „am Stück reingeschoben" [120] hat:

E: Mh also ich würd' dis heut also aus heutiger Sicht sagen, das waren so die ersten richtigen Essanfälle. [...] Hat halt schon wie – irgendwie so was Zwanghaftes gehabt. [117-122]

Anhand von gängigen Begriffen aus der ‚Essstörungssymptomatik' („Essanfälle") verortet sie den Beginn einer zwanghaften und auffälligen Entwicklung also bereits im ausgehenden Kindesalter. Auch später spricht sie von „Essanfällen", in der Regel in Verbindung mit dem ungezügelten Genuss von Süßigkeiten, und verdeutlicht damit Kontrollverluste als Zeichen für ein unnormales Essverhalten. Im Zusammenhang mit ihrem ersten Partner spricht sie auch von gemeinsamen „Fressorgien" [193], demnach in sozialen Zusammenhängen, so dass ein auffälliges Essverhalten nicht nur in intimen Situationen beschrieben wird. Generell dokumentiert sich in ihrer Begriffswahl eine problematisierende Sicht auf wiederkehrende Situationen der ungezügelten Nahrungsaufnahme.

Demgegenüber nimmt sie zum Fasten („Diäten") im gesamten Interview eine weniger klare Haltung ein. Offenbar erkennt sie zunächst nicht die darin enthaltene umgekehrte Dynamik (des Verlusts der Kontrolle über die Kontrolle), dass die Phasen des Fastens Teil der Prozessstruktur des Erleidens sind. Darüber hinaus verbindet sie mit dem „Diäten" offenbar ein in der Familie anerkanntes und gefordertes Muster der Esskontrolle, wozu speziell Eigenschaften wie Disziplin und Durchhaltevermögen gefordert sind, über die sie gern verfügen würde. Dementsprechend setzt sich Diana im Interview immer wieder mit ihrer „Disziplinlosigkeit" argumentativ auseinander, die sie als ursächlich für das Scheitern ihrer Esskontrolle ansieht. Demzufolge sieht Diana offenbar bis heute Formen der Esskontrolle als notwendig und erstrebenswert an, wobei sie zugleich immer wieder die Erfahrung des Scheiterns macht und daraus eine „self fulfilling prophecy" entwickelt hat.

E: Und dann halt von der anderen Seite her ehm zu wissen, dass die Disziplin gebrochen is'. Dass ich ehm (..) nen selber gestecktes Ziel eben (.) ja n nich mehr einhalt'. Und dann is' mir irgendwie schlagartig bewusst geworden, wenn dis heut passiert, dann kann das auch morgen wieder passieren und es kann übermorgen wieder passieren und des war dann irgendwie so'ne self fulfilling prophecy, es is' am nächsten Tag wieder passiert. [NFT:1032-1037]

In dieser Textpassage wird nur implizit ihre Haltung zu als notwendig erachteten Maßnahmen der Esskontrolle und Gewichtsreduzierung deutlich, stattdessen generalisiert sie explizit ihre Erfahrungen mit Versuchen der Esskontrolle im Sinne einer negativen Haltung und Erwartung gegenüber sich selbst. Dabei reflektiert Diana nicht ihre selbst festgesetzten Ziele, die möglicherweise zu hoch gesteckt sind. Aufgrund ihrer einschneidenden Erfahrungen des Scheiterns ist Diana bis heute damit konfrontiert, ihren Körper nicht zu mögen. Daraus ergibt sich für sie zum Zeitpunkt des Interviews das Dilemma, nach wie vor von „Essanfällen" prozessiert zu sein, unter ihrem Übergewicht zu leiden und den Glauben an die Durchführbarkeit von Abnehmversuchen („Diät") verloren zu haben. Aufgrund dessen versucht sie offenbar ihre Haltung zu ihren Essgewohnheiten und zu ihrem Körper zu normalisieren, um den Handlungsdruck zu reduzieren:

E: Un und insofern bin ich im Moment n bisschen in so 'ner Phase, wo ich auch am Überlegen bin, warum – ich dünn sein möchte beziehungsweise ehm ob ich ob's net ehm sinnvoll wäre die Gründe eben warum man dünn sein müsste überdenken – warum ich das überdenken sollte. Weil die Gründe, die ich bisher gehabt hab, – die können's nicht sein, weil es ist ja letztendlich trotzdem immer gescheitert. Ehm und insofern mhm ja bin ich eher in so 'ner Phase wo ich nich' so wahnsinnig stark drauf achte abzunehmen oder so. [NFT:631-636]

Diana möchte offenbar die Maßstäbe hinterfragen, die sie immer wieder dazu treiben, Abnehmversuche („Diät“) zu unternehmen, und gestattet sich in diesem Zusammenhang, sich selbst weniger kritisch zu betrachten. Dahinter steht ihr Versuch, sich selber stärker zu akzeptieren, wie sie ist, und damit auch eine neue Haltung zu sich und ihrem Körper zu finden.

VI Die Haltung zu ihren beginnenden Reflexions- und Bearbeitungsversuchen

Gegen Ende des Nachfrageteils dokumentiert sich, dass Diana noch von der Störungsdynamik prozessiert ist, zwar mittlerweile ein Bewusstsein über ihre Essproblematik entwickelt und erste Bearbeitungsversuche unternommen hat, jedoch letztlich der Eigendynamik, die sie nicht durchschaut, unterliegt. Dass Diana in ihrem Bearbeitungsprozess immer wieder an Grenzen stößt, erkennt sie selbst. So spricht sie im Nachfrageteil, nach einer längeren argumentativen Auseinandersetzung mit ihrem Essverhalten und ihren Kontrollverlusten, ihr Problem an, dass sie trotz der rationalen Erkenntnis, maßloses Essen tue ihr nicht gut, von etwas angetrieben ist und Lebensmittel „dann halt reinschieb[t]“ [NFT:1369]. Anschließend kommentiert sie:

E: Das Problem is’ halt ehm das zu revidieren, mir dis e vom vom Verstand auch ins Gefühl rüber zu kriegen, es bringt dir nichts, also lass es sein. [...] Also dis is’, dis is’ nämlich auch so’n Punkt es is ’ne ziemlich starke Grenze zwischen Diana Gefühl und Diana Verstand [...] und das zusammenzubringen, dass eh is’ auch eine weitere Baustelle, die ich nich so ganz auf der +Reihe+ [lächelnd] hab bisher. [NFT:1375-1383]

Mit dieser Unterscheidung zwischen rationaler Einsicht und Emotionalität bzw. inneren Bedürfnissen markiert sie eine Barriere, die sie trotz einiger Anstrengungen nicht überwinden kann. Damit beschreibt Diana die aktuellen Grenzen ihrer Bewältigungsversuche, die sie nur beschreiben, aber nicht erklären kann. Diese Erfahrung, etwas zu wollen, aber nicht umsetzen zu können, birgt die Gefahr in sich, das negative Selbstbild zu bestätigen (nämlich disziplinlos bzw. problembehaftet zu sein).

VII Das Bild des „Schalters“ für plötzlich in Erscheinung tretende Kontrollverluste und Veränderungen im Bewusstsein

In der Haupterzählung wie im Nachfrageteil verwendet Diana ein Bild für eine plötzliche Veränderung in ihrem Handeln und in ihrem Bewusstsein. Hierbei bezieht sie sich auf eine Situation, in der sie nach langer, rigider „Diät“ einen Kontrollverlust erlebt. In einer Arbeitspause möchte sie zwei Kekse essen, vertilgt in kurzer Zeit aber die gesamte Schachtel:

E: Und das war irgendwie so’n Schalter umgelegt und dann hab ich gedacht, – das war’s, jetzt kannst den ganzen Erfolg den ’de gehabt hast im Prinzip in (Harz) kicken. [345f.]

Mit dem Bild des „Schalters“ verdeutlicht sie einerseits die überraschende Unmittelbarkeit des Ereignisses, das mit ihr geschieht, gleichzeitig aber auch eine Veränderung in ihrem Bewusstsein. Sie erkennt sofort, dass dieser Kontrollverlust Folgen haben wird. Letzteres kommt im Nachfrageteil, als sie konkret auf ihren Kommentar „Schalter umgelegt“ angesprochen wird, besonders deutlich zum Ausdruck:

E: Und dann is' mir irgendwie schlagartig bewusst geworden, wenn dis heut passiert, dann kann das auch morgen wieder passieren und es kann übermorgen wieder passieren. [NFT:1034-1036]

Mit dem „Schalter“ symbolisiert sie also einerseits den Kontrollverlust selbst wie auch ihre sich daran anschließenden Wahrnehmungen und Überlegungen. Dabei spielen ihre Erfahrungen des Scheiterns eine zentrale Rolle. Sie antizipiert, dass durch solch ein Ereignis eine Eigendynamik ausgelöst wird, die sie nicht mehr kontrollieren kann. Hiermit liefert Diana ein spezifisches Bild von sich selbst, nämlich das einer Person, die bestimmten Prozessen ausgeliefert ist.

5 Fallübergreifende Diskussion: Die biographische Genese des Phänomens ‚Essstörung' und die theoretischen Verarbeitungsversuche der Biographieträgerinnen

Die folgende Diskussion zielt darauf ab, fallübergreifende Beobachtungen, z.B. in den Entwicklungsabläufen, in den erkennbaren Bewältigungsstrategien oder aber in den reflexiven Auseinandersetzungen mit dem Erlebten, herauszuarbeiten. Zwar stehen die vier Kerninterviews im Zentrum, es fließen aber auch Beobachtungen aus den weiteren 26 Interviews ein, um Erkenntnisse in einem erweiterten Datenspektrum zu verdichten. In den Abschnitten 5.1 bis 5.4 beziehen sich die Fallvergleiche auf Prozessstrukturen, deren Dimensionen und Verläufe sich in der Regel nicht am einzelnen Zitat festmachen lassen. Daher ist die Lektüre der Fallstudien in Kapitel 4, besonders der jeweiligen „analytischen Beschreibungen des Lebensablaufs", zum Verständnis der Diskussion eine Voraussetzung. Ebenso verhält es sich mit den biographieanalytischen Elementarkategorien (vgl. 3.4.3), ohne die sich beispielsweise die verschiedenen Prozessstrukturen nicht erschließen lassen. Der zweite Schwerpunkt dieses Kapitels (vgl. 5.5 bis 5.14) beschäftigt sich fallübergreifend mit den theoretischen Verarbeitungsmustern, Reflexionen und Haltungen der Biographieträgerinnen. Hierbei werden wiederkehrende Darstellungsmuster diskutiert, die teils an konkreten Interviewausschnitten dargestellt werden können.

5.1 Prozessstrukturen und Prozessdimensionen des Phänomens ‚Essstörung'

Nach den Beobachtungen aus den Fallanalysen erscheinen ‚Essstörungen' als komplexes biographisches Geschehen. Es wird deutlich, dass das Symptomgeschehen – also das, was gängigerweise als die ‚Essstörung' bezeichnet wird – in zahlreiche weitere Prozesse eingebunden ist, die sich bereits vorher aufbauen, im weiteren Verlauf fortschreiben und ggf. über das Symptomgeschehen hinaus existieren. Der Terminus *Störungsverlaufskurve*, der hier in Anlehnung an den Begriff „Verlaufskurve" von Strauss bzw. Schütze (vgl. Abschnitt 3.4.3) verwendet wird, bezeichnet demnach den gesamten Entwicklungsbogen, der sich aus der Analyse autobiographischer Stegreiferzählungen herauskristallisiert und

a) den „Bedingungsrahmen" im Sinne einer sich aufbauenden Problemgemengelage,
b) das Aufbrechen der Störungsverlaufskurve mit dem sichtbar werdenden Symptomgeschehen,
c) die Entfaltung von Veränderungen, Dynamiken sowie Wechselwirkungen zwischen den unterschiedlichen Prozessdimensionen (Symptomgeschehen, veränderte soziale Beziehungen, Bewusstheitskontexte, lebenszyklische Ablaufmuster, Interventionen usw.) sowie
d) die unternommenen Bearbeitungs- und Bewältigungsversuche umfasst.

Die Störungsverlaufskurven weisen neben einer solchen sequenziellen Ordnung vor allem auch die Dimension sozialer Prozesse auf, sind also nicht als die Beschreibung eines endogenen Krankheitsverlaufs zu sehen. Die Analyse von biographischen Verlaufskurvenprozessen ermöglicht jedoch nicht nur den Blick auf die sich darin zeigenden Defizite, im vorliegenden Fall auf das Symptomgeschehen mit seinen Auffälligkeiten, sondern darüber hinaus auf die Entstehung von Problemgemengelagen und die auf sie bezogenen Bewältigungsversuche; darüber hinaus auch auf die biographischen Entwicklungsprozesse, in die die so genannte Störungsverlaufskurve eingebettet ist, in denen vor allem auch Ressourcen und Lernprozesse sichtbar werden. Das zunächst im Vordergrund stehende Symptomgeschehen ist in diesem Zusammenhang symptomatisch für verschiedene Problemdimensionen (z.B. Familiensystem, andere soziale Beziehungen, Ablauf- und Erwartungsmuster), die im nachfolgenden Abschnitt (vgl. 5.2) aufgezeigt werden. Die komplexe Verschränkung zwischen Verlaufskurvenprozessen und -dimensionen (a) bis (d) wird nachfolgend kurz skizziert:

(a) Als „Bedingungsrahmen" für die Genese des später auftretenden Symptomgeschehens ist eine zeitliche Aufschichtung von Verlaufskurvenpotenzialen bzw. einer Problemgemengelage zu beobachten. Hierbei verstärken sich beispielsweise familiäre Konflikte bzw. Problemlagen und damit einhergehende Beziehungsmuster z.B. mit Schwierigkeiten in Peerbeziehungen, mit lebenszyklischen Krisen (ausgelöst durch die Pubertät), wobei in der Regel eine darauf zurückzuführende Verunsicherung bzw. beeinträchtigte Selbstentfaltung zu beobachten ist. Die Biographieträgerinnen tragen diese Verunsicherung in sich und sind im Verlauf ihres Lebens in der Bearbeitung von Krisen, Problemen und sozialen Konflikten beeinträchtigt. Ein sich in diesen Kontexten entwickelndes Unzulänglichkeitsgefühl wird durch frühe Stigmatisierungen in vielen Fällen mit dem Köper in Verbindung gebracht, wodurch sich schon früh eine beschädigte Beziehung zum eigenen Körper herausbildet. Im Lebensablauf bauen sich so zunehmend Problemgemengelagen auf, unter denen die betroffenen Frauen diffus leiden und die ihre biographische Entwicklung beeinträchtigen.

(b) Zumeist durch eine aktuelle Krise beginnt eine Destabilisierung. Vor dem Hintergrund der Problemgemengelage wird auf die aktuelle Krise mit einem veränderten Essverhalten reagiert, worin sich zugleich ein Bewältigungsversuch dokumentiert. Die Biographieträgerinnen erlangen zunächst darüber eine gewisse Stabilität, jedoch entwickelt sich hinter ihrem Rücken eine Eigendynamik und damit ein Aufbrechen der Störungsverlaufskurve (insbesondere des Symptomgeschehens). Die eigentlichen Problemlagen bleiben bei diesen Bewältigungsversuchen weitgehend unberührt und weiterhin aktiv.

(c) Das Symptomgeschehen ‚nimmt seinen Lauf' und entfaltet sich an der ‚Oberfläche' der Störungsverlaufskurve. Damit einher gehen veränderte Bewusstheitskontexte, veränderte soziale Beziehungen, Entwicklungen neuer Problemlagen durch Erweiterungen und Transformationen der Störungsverlaufskurve, Orientierungszusammenbrüche, Entfremdungsprozesse, Kontrollversuche usw. Häufig beginnen in diesem Zusammenhang medizinisch-therapeutische Interventionen mit unterschiedlichen Wirkungen. Durch das Offenbarwerden des Symptomgeschehens verändern sich vielfach soziale Beziehungen, beginnen Stigmatisierungen, entwickeln sich neue und zusätzliche Probleme zu den bereits bestehenden Gemengelagen.

(d) Zugleich verstehen es die meisten Biographieträgerinnen, eine Reihe von Erwartungsmustern zu bewältigen, wie z.B. schulische, berufliche Anforderungen, eigenständige Beziehungen aufzubauen usw. Dabei kann die Störungsdynamik (insbesondere das Symptomgeschehen) auch zeitweise in den Hintergrund treten. Aus der Störungsdynamik heraus entwickeln die betroffenen Frauen zudem vielfach Initiativen, ihrem Leiden durch Bearbeitungsversuche, beispielsweise durch therapeutische Begleitung, zu entgehen. Diese setzen häufig unmittelbar am Symptomgeschehen an bzw. am Versuch, Kompetenzen für die Alltags- und Problembewältigung zu erlangen. Über diese intentionalen Bewältigungsversuche hinaus entwickeln sich auch biographische Linien und Entwürfe, die einige betroffene Frauen umzusetzen beginnen.

Durch die Erschließung neuer Lebensbereiche und die positive Erfahrung beim Verfolgen selbstbestimmter Initiativen kommen sie in der biographischen Entwicklung und Selbstentfaltung voran. In diesen Fällen ist zu beobachten, dass die Dominanz des Symptomgeschehens zurücktritt und ggf. auch die zugrunde liegenden Verlaufskurvenpotenziale fokussiert und bearbeitet werden können. Wenn diese Frauen eine biographische Linie entwickeln bzw. wiederaufnehmen und verfolgen – was nicht unbedingt an eine therapeutische Begleitung gebunden ist –, dann können sie einen Weg finden, sich selbst zu stärken, eine veränderte Haltung gegenüber sich selbst zu gewinnen, Probleme als lösbar zu erleben und ihr bisheriges Bewältigungsverhalten durch besser geeignete Formen der Problembearbeitung zu ersetzen.

Viele der Interviewpartnerinnen sind jedoch noch sehr von der Störungsverlaufskurve bestimmt. Nur in einigen autobiographischen Stegreiferzählungen dokumentiert sich ein ‚Weg aus der Störung', wie er unter (d) beschrieben wurde. Dass es dazu kommen kann, ist offenbar davon abhängig, wie die betroffenen Frauen selbst oder durch ihre soziale Umgebung angeregt ihre Ressourcen entdecken und entwickeln können. Bei vielen entsteht in der Lebensgeschichte der Eindruck, dass sie mit dem Gefühl der Unzulänglichkeit auf ihre ‚Störung' fokussiert sind und dabei Lebensleistungen übersehen, die berufliche Entwicklungen, soziale Beziehungen usw. betreffen. In diesen Fällen ist die Dominanz der Störungsverlaufskurve ungebrochen.

Die Analyse der biographischen Genese des ‚Essgestört-Werdens' legt offen, dass es zugrunde liegende Verlaufskurvenpotenziale gibt, die als zentrale Dynamiken der Störungsverlaufskurve wirken, und dass das Symptomgeschehen letztlich ein Ausdruck dessen an der ‚Oberfläche' ist, wobei seine Entfaltung noch komplexere Erleidensprozesse auslösen kann.

Aus der Gliederung der nachfolgenden Abschnitte könnte der Eindruck entstehen, dass auf diese Weise das Modell eines generalisierten Störungsablaufs entwickelt wird, das den zugrunde liegenden Fallgeschichten idealtypisch entspräche. Insofern müssten die einzelnen Kategorien in jedem Einzelfall vorfindbar sein, was jedoch weder der Fall noch intendiert ist. Stattdessen sollen Beobachtungen, die in den Fallanalysen immer wieder in Erscheinung treten, in ihrem Spektrum dargestellt werden, wodurch sich nochmals eine weitere Perspektive auf die Komplexität des Phänomens ‚Essstörung' ergibt. Zwar folgt die Argumentation einer sequenziellen Ordnung, jedoch findet diese sich in unterschiedlichen Ausprägungen in den individuellen Entwicklungsverläufen wieder.

5.2 Die Aufschichtung von Verlaufskurvenpotenzialen

In nahezu allen Fällen wird deutlich, dass lange vor dem In-Erscheinung-Treten des Symptomgeschehens eine Aufschichtung von Verlaufskurvenpotenzialen im Lebensablauf stattfindet. Diese haben mehrere Dimensionen, die mehr oder weniger miteinander in Wechselwirkung stehen, negative Folgen für die Biographieträgerinnen mit sich bringen und von ihnen zumeist unerkannt bleiben. Es wird zwar für jeden Fall eine individuelle Problemaufschichtung sichtbar, jedoch ist fallübergreifend zu beobachten, dass die Dimensionen insbesondere auf den familiären bzw. psychosozialen Rahmen sowie auf lebenszyklische Prozesse zurückzuführen sind (siehe weiter unten). Im Verlauf kommt es in zunehmendem Maße zu einem diffusen Leidensprozess bei den Biographieträgerinnen. In diesem Zusammenhang entsteht häufig ein Gefühl der Unzulänglichkeit, der Verunsicherung, der Überforderung. In diese Gemengelage hinein wirken sehr häufig negative Spiegelungen hinsichtlich des eigenen Körpers, mit denen die Frauen vielfach schon in der Kindheit konfrontiert sind. Sehr häufig etabliert sich auch schon in Ansätzen ein verändertes Essverhalten, was jedoch noch nicht ‚auffällig' wird. Das später aufbrechende Symptomgeschehen basiert auf Bewältigungsversuchen, die über das Essverhalten ausgetragen werden, die zugrunde liegenden Probleme jedoch nicht lösen können. Die sich daraus entwickelnde Eigendynamik führt zu zusätzlichen Problemen, so dass die (komplexe) Aufschichtung von Verlaufskurvenpotenzialen weiter fortschreitet. Die Symptomatik eines veränderten Essverhaltens überlagert in diesem Sinne beispielsweise eine Gemengelage aus lebenszyklischen Entwicklungsproblemen (wie z.B. das durch Pubertät beschleunigte nicht-identisch-Sein mit dem Körper oder nicht gelingende Ablösungsversuche von den Eltern usw.), aus sozialen Desintegrationserfahrungen, familiären Problemlagen und deren Wirkungen auf die Selbstentfaltung.

Das Modell der Problemaufschichtung soll deutlich machen, dass lange im Vorfeld des aufbrechenden Symptomgeschehens eine Entwicklung unterschiedlicher Verlaufskurvenpotenziale stattfindet, die miteinander in Wechselbeziehung stehen, neue Probleme schaffen und die notwendigen Entwicklungsprozesse in Kindheit und Jugend beeinträchtigen. Ebenso verdeutlicht es, dass verschiedene Dimensionen die Entfaltung der Störungsverlaufskurve in Gang setzen, wobei das sich verändernde Essverhalten lediglich die ‚Spitze des Eisberges' darstellt.

5.2.1 Häufig in Erscheinung tretende Verlaufskurvenpotenziale

In den Fallanalysen werden über den Einzelfall hinaus Verlaufskurvenpotenziale sichtbar, von denen nachfolgend diejenigen beschrieben werden, die häufig in Erscheinung treten.

An dieser Stelle soll nochmals explizit auf drei Punkte verwiesen werden:

(1) Die folgenden Beobachtungen gehen über den Einzelfall hinaus, was jedoch nicht bedeutet, dass alle diese Dimensionen in jeder Lebensgeschichte in Erscheinung treten.

(2) In der vorliegenden Studie wird grundsätzlich nicht vorab nach so genannten ‚Störungstypen' differenziert, sondern das Phänomen ‚Essstörung' im Kontext der jeweiligen Biographie ins Zentrum gestellt. Demzufolge sind die einzelnen ‚Störungstypen' von sekundärer Bedeutung. Daher ist nicht zu erwarten, dass hier die Entwicklungen und Verläufe aufgeschlüsselt nach ‚Störungstypen' rekonstruiert werden.

(3) Es könnte der Eindruck entstehen, dass die analysierten Verlaufskurvenpotenziale altersspezifisch zu sehen wären. Viele Entwicklungen setzen zwar bereits in der (frühen) Kindheit ein, erstrecken sich bei einzelnen Informantinnen aber weit bis in spätere Lebensphasen des zweiten, dritten, vierten Lebensjahrzehnts. Hier können früh aufgeschichtete Verlaufskurvenpotenziale über den Lebensablauf hinweg lange Zeit latent wirksam sein.

5.2.1.1 Die Dimension Familiensystem

In allen Interviews tritt das Familiensystem als eine zentrale Kategorie im Kontext der Genese des Phänomens ‚Essstörung' in Erscheinung. Im Rahmen der primären Sozialisations- und Beziehungsinstanz Familie werden Konstellationen sichtbar, die sich nicht förderlich auf die Entwicklung der heranwachsenden Biographieträgerinnen (im Sinne einer gehemmten Individuierung, Bedürfnisentwicklung, Selbstentfaltung usw.) auswirken. Dabei wird besonders deutlich, dass das Familiensystem selbst bzw. seine einzelnen Mitglieder wiederum durch eigene Problemlagen oder Verlaufskurvenprozesse (wie Alkoholismus, missglückte Berufskarrieren usw.) belastet sind. So wirken die Probleme der Familienangehörigen indirekt auf die Entwicklung der Biographieträgerinnen ein und beeinträchtigen diese. Gerade Familiensysteme, die aufgrund solcher Problembelastungen nur mühsam in einem labilen Gleichgewicht gehalten werden können, entwickeln rigide Kommunikationsformen und Kontrollmuster, die sich auf die Beziehungen zwischen den Mitgliedern auswirken. So schränken beispielsweise enge normative Vorstellungen und darauf basierende Kontrollmuster die Entwicklung der Biographieträgerinnen nachhaltig ein.

In den Lebensgeschichten wird im Vorfeld des Symptomgeschehens immer wieder bereits ein Leiden an den familiären Bedingungen (wie diffusen Spannungen, Problemen und Konflikten in der Eltern-Kind-Beziehung bzw. unter den Familienmitgliedern usw.) und den daraus resultierenden Folgen (wie starke Kontrolle, Fremdbestimmung, fehlende Anerkennung und Zuwendung usw.) deutlich. In diesem Kontext ist interessant, dass einige Biographieträgerinnen wie Seismographen diffuse Spannungen und Problemkonstellationen innerhalb der Familie aufspüren (wie z.B. Cornelia, Diana bzw. Antje, Susi) oder diese im Vergleich zu anderen Familienmitgliedern offenbar besonders stark erleben (wie z.B. Cornelia, Annabell).

Zusammenfassend können zentrale Probleme benannt werden: Familiengeheimnisse und Gesprächstabus, diffuse Beziehungsstrukturen, Stigmakontrolle der Familie, um drohende Desintegration zu verhindern, eine Übermacht an Erwachsenen sowie an deren Erwartungshaltungen, Überbehütung und damit zugleich soziale Kontrolle, hohe Leistungserwartung ohne Leistungsanerkennung, Fremdbestimmung in wichtigen (biographischen) Entscheidungen, Dominanz eines normativen Wertesystems, ein Fehlen fester Regeln bzw. ein Schwanken zwischen Härte und Zuwendung, fehlende Beachtung, physische und psychische Grenzüberschreitungen, fehlende Intimitäts- und Rückzugsräume, fehlende Emotionalität und Zuwendung, die Existenz eines ‚Gratifikationssystems' über Essen, eine fehlende Sprache für innere Zustände sowie eine fehlende Konfliktfähigkeit, gestörte Kommunikation und asymmetrische Kommunikationsstrukturen usw. Auf einige wird nachfolgend konkret eingegangen. Kennzeichnend für diese familiären Strukturen und die dahinter stehenden Problemgemengelagen ist, dass die Familienangehörigen selbst keinen Überblick über die Situation haben, sondern dass sie eher aus einem Getriebensein heraus reagieren und somit nicht auf die Biographieträgerin eingehen können, selbst wenn sie nur deren Bestes wollen.

Exkurs: Die Bedeutung der Person des Vaters

Über die vier Kerninterviews hinaus ist festzustellen, dass der Vater – ob anwesend oder fehlend – eine zentrale Rolle in den Lebensgeschichten der Biographieträgerinnen einnimmt. In Kerstins Fall ist er Kernfigur in einer diffusen Beziehungskonstellation mit der Mutter und der Tante – mit einem tragischen Ende, nämlich seinem frühen Tod unmittelbar nach Kerstins Geburt. Seine lebenslange Abwesenheit und der diffuse Beziehungshintergrund ist offenbar bedeutend für die Mutter-Kind-Beziehung. In Cornelias Geschichte hat der Vater über das Interview hinweg eine ambivalente Bedeutung – einerseits ist er Identifikationsfigur, andererseits ist er Problem und Last. In Dianas Erzählung wird die Übermacht zweier Väter und ihrer Erwartungshaltungen zu einem dominanten Thema. Magdalenas Geschichte ist davon gekennzeichnet, dass der Vater ein strenges, normatives Wertesystem verkörpert, dem sie zu entkommen versucht. Sie findet zu ihm offenbar keine Nähe, obwohl er sehr wichtig für sie ist. In den restlichen Interviews treten die Väter immer wieder dominant in Erscheinung: Das Spektrum reicht vom fehlenden Vater bis hin zu einem (sexuell und psychisch) missbrauchenden Vater, von einem harten, autoritären bis hin zu einem weichen, labilen Vater, von einer liebevollen über eine ambivalente bis hin zu einer gestörten Vater-Tochter-Beziehung. Im Gegensatz zur langen Fokussierung der Mutter-Tochter-Beziehung in gängigen Erklärungsmodellen (vgl. Kapitel 2), dokumentiert sich in den autobiographischen Stegreiferzählungen besonders die Bedeutung des Vaters für die Entwicklung der Frauen. In vielen Fällen – wie in den Kernfällen – treten dabei Problemkonstellationen zu Tage, die eindeutig als ein Verlaufskurvenpotenzial identifiziert werden können.

(a) Problemgemengelagen im Familiensystem

Zunächst soll auf das Phänomen der Problemgemengelagen des Familiensystems bzw. einzelner signifikanter Familienmitglieder eingegangen werden, da es sich hierbei um eine übergeordnete Dimension handelt. Übergeordnet meint, dass sich aus der Problembelastung des Familiensystems bzw. einzelner Familienmitglieder unterschiedliche Strukturen, Interaktionsformen, Beziehungsmuster usw. erklären lassen.

In Dianas Familie wird beispielsweise deutlich, wie innerhalb der Familie zwischen den Generationen Probleme bestehen, wie einzelne Familienmitglieder jeweils selbst in eigenen Konfliktfeldern stehen und vor diesem Hintergrund agieren. Besonders kennzeichnend ist für Dianas Fall, dass die Mutter durch die frühe Schwangerschaft mit Diana, durch die Trennung vom Partner, durch den mit der Schwangerschaft einhergehenden Schulabbruch sowie durch Konflikte im strengen katholischen Umfeld von eigenen unbewältigten Problemen getrieben ist und sich offenbar nicht auf das Kind einlassen kann, wodurch die Mutter-Kind-Beziehung, insbesondere in den ersten Lebensjahren, beeinträchtigt ist.

So sind – wie an Dianas Fall gezeigt – signifikante Bezugspersonen durch eigene Problemlagen getrieben bzw. auf sich fokussiert, was sich auf die Beziehung zum Kind auswirkt, da sich beispielsweise die Mutter nicht auf die Erziehung und Pflege des Kleinkindes einlassen kann. In mehreren Fällen berichten die Biographieträgerinnen, dass ihre Mütter nach der Geburt die Verantwortung für sie zum Teil bzw. ganz an andere Personen übertragen haben (wie z.B. im Fall von Diana, Kerstin bzw. Lora, Katja). In diesem Kontext wird deutlich, dass es dann oft zu diffusen Beziehungsstrukturen kommt, in denen die Biographieträgerinnen sehr verunsichert sind. Nicht selten resultiert daraus bei den Kindern ein Gefühl des Alleingelassenseins und fehlender Zuwendung und Anerkennung.

Aus den Problembelastungen einzelner Familienmitglieder bzw. aus familiären Problemlagen sind zudem die engen, kontrollierenden, fremdbestimmenden Familienstrukturen zu verstehen. Mit jedem zusätzlich auftretenden Problem läuft das labile Familiensystem bzw. das individuelle Gleichgewicht einzelner Familienmitglieder Gefahr, ins Trudeln zu geraten. Wie vor solch einem Hintergrund reagiert wird, zeigt sich beispielsweise im Fall von Cornelia. Die durch sie zusätzlich entstehenden Probleme überfordern die bereits stark belastete Familie, insbesondere die Mutter als hauptsächlich agierende Person. Daraus resultiert, dass die Mutter die Verantwortung für Cornelias Probleme an Professionelle abgibt, Probleme auszublenden versucht oder für Cornelia Entscheidungen trifft, ohne sie dabei einzubeziehen. Seitens der Mutter ist dies als ein Versuch zu verstehen, zusätzlichem Problemdruck zu entgehen, dem sie sich offenbar nicht mehr gewachsen fühlt.

Ein enges, kontrollierendes wie auch über die Heranwachsenden hinweg bestimmendes Familienklima dokumentiert sich ebenso bei Diana wie Magdalena, wobei die Familie offenbar davon geleitet ist, dem Kind zu einem ‚guten Lebensweg' zu verhelfen und dementsprechend einzuwirken.

Insgesamt zeigt sich über die vier Kerninterviews hinaus, dass schon sehr früh eine unbeschwerte Entwicklung durch familiäre Bedingungen eingeschränkt wird. Die Biographieträgerinnen leiden z.B. darunter, dass sie mit unterschiedlichen Bezugspersonen aufwachsen, überwiegend ohne eine intensive Beziehung zur Mutter, die meist aufgrund eigener Probleme die Verantwortung für das Kind an andere, z.B. an die Oma, delegiert. Sie leiden unter familiären Spannungen und Beziehungsproblemen. In diesem Kontext wird eine frühe Verunsicherung in Bezug auf die eigene Position innerhalb der Familie besonders deutlich, da Zuwendung und Anerkennung weitgehend fehlen bzw. als ungenügend wahrgenommen werden. Ein tiefes Gefühl der Verunsicherung und das uneingelöste Bedürfnis, sich angenommen und aufgehoben zu fühlen, bestimmt die emotionale Situation. Auch fühlen sich die Biographieträgerinnen teilweise für die spürbaren Konflikte verantwortlich und entwickeln Schuldgefühle (z.B. Cornelia). Aus dieser Verunsicherung heraus resultiert ein angepasstes Verhalten, was die Selbstentfaltung und die Entwicklung eigener Bedürfnisse sowie die Fähigkeit, sich dafür einzusetzen und sich gegenüber den Erwartungen anderer abzugrenzen, beeinträchtigt. Diese Prozesse werden zudem durch ein kontrollierendes, fremdbestimmendes Familienklima gefördert.

(b) Die Suche nach Zuwendung und Anerkennung – die fehlende Fähigkeit zur Abgrenzung

Die Verunsicherung der Biographieträgerinnen in Bezug auf ihre Position innerhalb der Familie bzw. die Familienstrukturen tragen dazu bei, dass sie lange Zeit versuchen, den Erwartungen und Forderungen gerecht zu werden, um darüber Anerkennung und Zuwendung zu erhalten. Daraus resultiert, dass sie sich an das Familiensystem anpassen und eigene Bedürfnisse unterordnen bzw. nicht lernen, eigene zu entwickeln. Das Bedürfnis nach Aufmerksamkeit, die daraus resultierende Anpassung sowie die zu einem konformen Verhalten auffordernden familiären Strukturen behindern eine Entwicklung zur Eigenständigkeit besonders in der Jugend und im jungen Erwachsenenalter, wie z.B. die Individuierung und den Aufbau von Peerkontakten. Die Entwicklung der Fähigkeit, Grenzen gegenüber den Erwartungen und Forderungen anderer zu ziehen und eigene Bedürfnisse zu entfalten, wird in diesen Familiensystemen maßgeblich gestört, da den Kindern und Jugendlichen hier kein entsprechender Raum zugestanden wird. Besonders in den analytischen Beschreibungen von Diana und Magdalena werden die Folgen solcher Entwicklungshemmnisse deutlich, denn in späteren Partnerschafts- und Arbeitsbeziehungen lassen sie immer wieder Grenzüberschreitungen und Fremdbestimmungen durch andere zu, worunter sie letztlich leiden. Auch Kerstins Fall zeigt, dass das Ringen um Zuwendung, Anerkennung sowie um das Gefühl, angenommen zu werden, im Rahmen einer partnerschaftlichen Beziehung dazu führt, dass sie sich selbst zurücknimmt, ihre eigene Selbstentwicklung zurückstellt und Grenzüberschreitungen bzw. tiefe Verletzungen ihrer Person zulässt.

Die Anpassung an und die Unterordnung unter familiensystemische Zwänge geht teilweise so weit, dass die Biographieträgerinnen sich nahezu selbst aufgeben. Cornelia beispielsweise opfert sich über mehrere Jahre für ihren Vater auf, weil sie so die durch dessen Alkoholismus entstandenen Spannungen aus der Welt zu schaffen hofft. Für dieses Ziel stellt sie Peerkontakte und eigene Bedürfnisse zurück. Entscheidend ist, dass sie offenbar auch von anderen Familienmitgliedern nicht dazu angeregt wird, altersgemäßen Aktivitäten nachzugehen. So wird das familiäre Problem – der Alkoholismus des Vaters – zu einem unmittelbaren Problem Cornelias, mit dem sie allein gelassen ist.

Insgesamt fällt auf, dass die Biographieträgerinnen unter den Bedingungen von Nichtbeachtung, fehlender Wärme oder von enger Kontrolle, hohen Leistungserwartungen und häufiger Kritik ein tief verankertes Unzulänglichkeitsgefühl entwickeln und dass sie kaum über die Fähigkeit verfügen, aufgrund eigener Bedürfnisse, Interessen und Entwicklungen Grenzen zu ziehen und sich darin selbst zu behaupten. Stattdessen neigen sie eher dazu, sich an Personen, die ihnen wichtig sind, anzupassen, weil sie befürchten, andernfalls keine Anerkennung und Zuwendung zu bekommen.

Dies zeigt sich besonders im Fall von Kerstin, bei der sich dieses Muster auf ihre Partnerbeziehung überträgt. Sie sucht fast bis zur Selbstaufgabe nach Zuwendung und Anerkennung, da uneingelöste Wünsche und Sehnsüchte das Gefühl entstehen lassen, nicht geliebt zu werden und dass der Partner nicht zu ihr steht. Sie ringt darum, die gewünschte Wärme und Zuwendung zu gewinnen, und stellt dabei ihre eigenen Bedürfnisse zurück. Diese Grundproblematik zieht sich durch ihr weiteres Leben weit über das Symptomgeschehen hinaus.

(c) Das familiäre Klima

In den Familien der Biographieträgerinnen herrscht zumeist ein Klima vor, in dem Problemgemengelagen existieren, die jedoch nicht thematisiert werden. Damit gehen Familienstrukturen einher, die in ihren Beziehungen, in den Interaktionen der Familienmitglieder sowie in den Kommunikationsformen davon beeinträchtigt sind.

So wächst Cornelia beispielsweise in einer familiären Enge auf, in der den Kindern keine Intimitäts- bzw. Rückzugsräume gewährt werden und in der keine Kultur des Redens über Probleme entwickelt worden ist. Magdalena ist einer Übermacht an Erziehungsberechtigten (Eltern und Tanten) ausgesetzt, die sehr früh einen hohen Leistungsdruck ausüben und wenig emotionale Nähe ermöglichen. Stattdessen findet eine starke Kontrolle statt und ihre inneren Bedürfnisse werden nicht berücksichtigt. Diana wächst in einem autoritären und von einem normativen Wertesystem geprägten Mehrgenerationenhaushalt auf, der patriarchal Unterordnung der jüngeren Frauen erzwingt. Auch an sie werden hohe Leistungserwartungen gestellt. Bei Magdalena und Diana wird deutlich, dass die familiären Zwänge und Kontrollmuster teils sehr subtil wirken. In beiden Familien werden die hohen Leistungserwartungen in den Kontext gestellt, dass die Eltern für ihre Töchter ‚nur das Beste wollen'. Die Herstellung eines entsprechenden Konsenses wird teilweise subtil geregelt, indem z.B. eigene Berufswünsche der jungen Frauen ins Lächerliche gezogen werden. Auf der Suche nach Anerkennung und Zuwendung versuchen sie den Erwartungen gerecht zu werden. Auf diese Weise wird in ihre Biographieplanungen hineinregiert. Im Fall von Kerstin wird im Rahmen der Mutter-Kind-Beziehung deutlich, wie schon sehr früh von ihr Leistung, Selbständigkeit und Härte erwartet wird. Die allein erziehende und voll berufstätige Mutter ist kaum in der Lage, sich ihrer Tochter (emotional) zuzuwenden. Die Mutter verkörpert gegenüber Kerstin ein Frauenmodell, das von Leistungsfähigkeit, Durchsetzungsfähigkeit und Härte bestimmt ist.

In den beschriebenen Familien dokumentiert sich häufig ein fehlender Ausdruck für emotionale Nähe. Gemeint ist, dass kaum gefühlvolle und auf die inneren Bedürfnisse der Biographieträgerinnen nach Zuwendung eingehende Interaktionen erinnert werden. Die Erwachsenen erscheinen überwiegend als ‚harte' Personen ohne Wärme, die vorrangig Erwartungshaltungen in Bezug auf einen ‚normativen' biographischen Verlauf formulieren, wobei der Leistungsaspekt immer wieder im Vordergrund steht. Dementsprechend gibt es keine Sprache für die Bedürfnisse und Interessen der Biographieträgerinnen sowie keinen Raum, diese zu verwirklichen. Stattdessen wird ihnen mit Leistungsorientierung begegnet, statt emotionaler Zuwendung wird Belohnung beispielsweise durch Essen (Süßigkeiten usw.) ausgedrückt.

Das hiermit angesprochene ‚Gratifikationssystem Essen' dokumentiert sich in verschiedenen Lebensgeschichten. Über die Funktion der Ernährung hinaus spielen Nahrungsmittel (insbesondere Süßigkeiten) zur Belohnung und als Ausdruck von Zuwendung eine Rolle, wie es in Magdalenas Familie der Fall ist. In Dianas Fallgeschichte wird das ‚Gratifikationssystem Essen' durch die Patentante eingeführt, die ihr Süßigkeiten gibt, was vor dem familiären Hintergrund der emotionalen Kälte und der Leistungsorientierung eine besondere Zuwendung bedeutet. Die Tante als wichtige Bezugsperson steht in starkem Kontrast zur elterlichen Strenge, wo auch der Konsum von Süßigkeiten untersagt ist, was zwangsläufig zu Konflikten führt. Diana übernimmt dieses Muster, nach dem emotionale Zuwendung und der Konsum von Süßigkeiten eng aneinander geknüpft sind. Ähnlich ist es bei Christina M., deren Eltern von verschiedenen Problemen (Alkoholkonsum, Zugzwänge im familiären Geschäftsleben, Konflikte untereinander) bestimmt sind. Die Mutter versucht ihrem Kind überwiegend durch Essen Zuwendung zu schenken, insbesondere durch Süßigkeiten. Für Christina M. wird das Essen auf diese Weise erkennbar zu einem Muster, das damit verbunden ist, sich etwas Gutes zu tun bzw. Spannungen abzubauen.

Das ‚Gratifikationssystem Essen' erhält in einem ansonsten eher leistungsorientierten und zumeist gefühlskalten Familienklima eine besondere Bedeutung als Ersatz für Emotionalität, als Belohnung, zum Spannungsabbau usw. Essen gilt nicht nur der primären Bedürfnisbefriedigung, sondern ist auf diese Weise mit anderen ‚Funktionen' aufgeladen. Dies ist ein Potenzial, das in späteren Phasen die Entwicklungsdynamik der Störungsverlaufskurve offenbar beeinflusst. Es gibt Hinweise darauf, dass die Entstehung eines unkontrollierten Essverhaltens mit der Erfahrung des ‚Gratifikationssystems Essen' in Verbindung steht. An Magdalenas Fall wird darüber hinaus deutlich, dass vor dem Hintergrund familiärer Essgewohnheiten, die mit emotionalen ‚Funktionen' aufgeladen sind, das Essen zu einem Medium werden kann, durch das Abgrenzungsversuche praktiziert werden. Ihre strikten „Diäten", später auch das Erbrechen, stehen unter anderem in starkem Kontrast zum durch den Vater bestimmten, uneingeschränkten Nahrungsmittelgenuss.

Die in den Familien der Biographieträgerinnen häufig verbreiteten hohen Leistungserwartungen werden von ihnen offensichtlich in ihr Selbstbild übernommen. So stellen sie in der Regel an sich selbst hohe Erwartungen und sind selten bzw. nie mit den eigenen Leistungen zufrieden. So verinnerlicht zum Beispiel Magdalena die Leistungsorientierung der Familie und kann bis heute nicht ihre bereits errungenen Erfolge anerkennen. Diana übernimmt einerseits die ihr entgegengebrachten Erwartungen an ihre berufliche Karriere, scheitert jedoch letztlich immer wieder, da sie keine Beziehung zu ihrem Beruf herstellen kann, den sie sich nicht selbst ausgesucht hat. Auch wenn die Leistungserwartungen zu hoch erscheinen, führt sie ein Scheitern auf ihre unzureichende Leistungsfähigkeit zurück und verfestigt darüber ihr negatives Selbstbild. Sie erkennt dabei nicht, dass ihre berufliche Laufbahn nicht ihren eigenen Vorstellungen entspricht und dass die familiären Erwartungen zu hoch sind und berechtigt in Frage gestellt werden könnten. Dass die Biographieträgerinnen versuchen, den Leistungsanforderungen zu entsprechen, und die Leistungsorientierungen übernehmen, steht eng mit der Suche nach Anerkennung und Zuwendung in Verbindung. Andererseits werden die normativen Anforderungen von den Erwachsenen im Sinne von Grenzüberschreitungen und Fremdbestimmungen durchgesetzt, so dass der Raum, eigene Interessen zu entwickeln und diese auch zum Gegenstand zu machen, stark eingeschränkt ist. Diese Grenzüberschreitungen im Familiensystem sind selten offen zu erkennen, sondern werden durch den Anspruch, nur das Beste für das Kind zu wollen, verdeckt und durch erzwungenen Konsens subtil durchgesetzt.

Mit diesen verschiedenen Dimensionen geht ein weiteres Merkmal der Familiensysteme einher. Es wird deutlich, dass die Biographieträgerinnen im Verlauf ihrer Entwicklung immer wieder mit inneren Konflikten und Problemen allein gelassen sind. Sie wirken zwar nach außen hin konform, was jedoch nicht ihrem inneren Erleben bzw. ihren Bedürfnissen entspricht. Sie können diesen Konflikt aber nicht verbalisieren. Dies verweist darauf, dass ein Klima und eine Sprache fehlen, um ihre inneren Konflikte zum Gegenstand zu machen. In den Familien wird über Probleme zumeist nicht offen geredet bzw. die Kinder werden nicht daran beteiligt. So leidet Cornelia über Jahre hinweg unter den familiären Spannungen, die niemand anzusprechen scheint. Sie selbst kann ihre Spannungen und ihr Verantwortungsgefühl nicht aussprechen. Ein weiteres Indiz für die Sprachlosigkeit in ihrer Familie wird anlässlich ihrer selbst zugefügten Schlafmittelüberdosierung im späten Kindesalter deutlich. Trotz eines körperlichen Zusammenbruchs und des anschließenden Klinikaufenthalts wird der Vorfall nicht thematisiert. Kerstin erlebt im Alter von 13 Jahren gleichfalls eine hoch problematische Situation, als sie in der U-Bahn von einem erwachsenen Mann (sexuell) belästigt wird, was sie sehr bedrückt. Sie findet allerdings keinen Weg, mit ihrer Mutter darüber zu sprechen. Auch bei Magdalena und Diana herrscht kein Klima, in dem sie sich den Familienangehörigen mit ihren Problemen anvertrauen könnten. Bei beiden wie bei Cornelia wird in der Lebensgeschichte eine wachsende Diskrepanz zwischen einem von Problemen gekennzeichneten Innenleben und einem äußerlich den Erwartungen entsprechenden Lebensverlauf eindrücklich sichtbar, ebenso die fehlende Möglichkeit, diesen Konflikt zu erkennen und anzugehen. Dazu trägt wesentlich bei, dass die Kommunikationsstrukturen in der Familie asymmetrisch angelegt sind, das heißt, dass die Eltern bestimmen, wann und worüber gesprochen wird. Es fehlt ein Klima, das zum Gespräch mit den Eltern ermutigt. So lernen die Biographieträgerinnen nicht, innere Probleme zum Thema zu machen, sondern stattdessen, alles mit sich selbst auszumachen.

Exkurs: Der sexuelle Missbrauch

Eine besondere Qualität von Grenzüberschreitungen, Fremdbestimmung, fehlender Sprache zeigt sich im sexuellen Missbrauch innerhalb der Familie als ein schwerwiegendes Verlaufskurvenpotenzial, das in mehreren Lebensgeschichten (wie z.B. bei Ina S., Andrea F., Kordula, Sabrina) thematisiert bzw. angedeutet (wie z.B. bei Yvonne) wird. Signifikant ist, dass die ‚Täter' unmittelbar in der Lebenswelt als Vater, Bruder, Nachbarsjunge leben und dass die Betroffenen selbst nicht darüber reden können bzw. andere signifikante Bezugspersonen nichts wahrnehmen oder wahrnehmen wollen. Bei den Biographieträgerinnen (wie bei Sabrina, Ina S., Kordula) zeigt sich, dass sie durch ihre Suche nach Zuwendung, Anerkennung, Aufmerksamkeit ein Opfer für Grenzüberschreitungen dieser Art werden können. Sie selbst wissen oft lange gar nicht, wie ihnen geschieht. So reden sie zunächst auch nicht darüber. Sie kommen in eine ambivalente Beziehungskonstellation: Der Wunsch nach Zuwendung steht dem Wunsch gegenüber, den unangenehmen bzw. unerträglichen Handlungen und Übergriffen zu entgehen. Später fällt es ihnen aus Scham unendlich schwer, darüber zu reden. Exemplarisch hierfür ist die Geschichte von Ina S., die von dem sie als seine Lieblingstochter bezeichnenden Vater über Jahre hinweg missbraucht wird und lange Zeit keine Sprache findet, darüber zu sprechen. Am Beispiel des sexuellen Missbrauchs tritt am deutlichsten (und brutalsten) zu Tage, wie die Biographieträgerinnen unter Übergriffen von engen Bezugspersonen in ihre Intimität leiden und wie die Familiensysteme nicht dazu in der Lage sind, innere Konflikte überhaupt zu thematisieren.

5.2.1.2 Die Dimension außerfamiliärer Beziehungen

Auffallend ist, dass die Biographieträgerinnen in der Kindheit wie in der frühen Schulzeit häufig kaum über Gleichaltrigenkontakte verfügen. Dies ist insofern relevant, als sich damit auch lebenszyklische Entwicklungen wie die beginnende Ablösung von den Eltern sowie Individuierungs- und Lernprozesse im Rahmen der Interaktion mit Gleichaltrigen hinauszögern. Besonders eklatant ist, dass damit auch die Möglichkeit fehlt, die Probleme und Konflikte, für die es schon innerhalb der Familie keinen Raum zur Bearbeitung gibt, mit Gleichaltrigen zu thematisieren und zu bewältigen.

Die fehlenden Gleichaltrigenkontakte können, wie beispielsweise in Cornelias Lebensgeschichte, aus der frühen Beanspruchung durch die familiären

Bedingungen erklärt werden. Die Fokussierung auf den Vater lässt ihr weder Zeit noch Raum, sich mit Gleichaltrigen zu befassen. In anderen Fällen, wie es bei Magdalena und Diana deutlich wird, sind es sowohl die engen Familienstrukturen mit ihren Kontrollmechanismen, die sie stark an die Familie binden, wie ihr Ringen um Anerkennung und Zuwendung.

Die fehlenden Gleichaltrigenkontakte in Kindheit und Jugend lassen sich somit vorrangig aus einer Fixierung auf das Familiensystem erklären, die dadurch zugleich zementiert wird. Sie fehlen als alternative Erfahrungsmöglichkeit zur familiären Lebenswelt gerade in Entwicklungsphasen, in denen eine Ablösung vom Elternhaus ansteht und Erfolgserlebnisse unter Gleichaltrigen, gerade auch bezogen auf Körperlichkeit, gesucht werden.

Darüber hinaus kommen Rückzugstendenzen hinzu, die durch Verunsicherung und Entwicklungsprobleme entstehen, weshalb sich die Betroffenen nicht unter Gleichaltrige trauen. So zeugen viele Lebensgeschichten von – teilweise sehr massiv erlebten – Ausgrenzungserfahrungen in der Kindheit, was eine Verunsicherung in der Interaktion mit Gleichaltrigen sowie Rückzugstendenzen verstärkt bzw. fördert.

Exkurs: Ausgrenzungserfahrungen und die Folgen für das Selbstbild

Häufig werden in der Interaktion mit Gleichaltrigen problematisch erlebte Situationen erinnert. Die Biographieträgerinnen leiden immer wieder unter Ausgrenzungen, wobei offenbar die äußere Erscheinung eine besondere Rolle spielt, so z.B. durch Hänseleien wie „fette Kuh“, „Dampfwalze“, „Kübelarsch“ usw. Inwieweit die Betroffenen zum jeweiligen Zeitpunkt wirklich übergewichtig waren, ist nicht festzustellen und ist auch nicht von Interesse. Zentral ist, dass Magdalena, Diana, Cornelia und andere darunter litten, dass solche Erfahrungen offenbar einen starken Einfluss auf das sich entwickelnde Selbst- und Körperbild hatten und zu einer Verunsicherung in Interaktionen führten. Bei Magdalena wird besonders deutlich, wie sie daraus langsam eine beschädigte Beziehung zu ihrem Körper entwickelt und ihre Kontaktprobleme mit ihrem Körper assoziiert. Im Körper wird somit das Problem gesehen, das der Kontaktaufnahme zu Gleichaltrigen im Wege steht. Dieser Zusammenhang verfestigt sich in ihrem Bewusstheitskontext. Bei Diana sind es jedoch die Eltern, insbesondere der Vater, der durch kritische bis abwertende Äußerungen maßgeblich zur Entwicklung einer negativen Haltung dem eigenen Körper gegenüber beiträgt. So erlebt sie die fehlende Zuwendung seitens der Eltern auch in diesem Zusammenhang.

Diese auf den Körper bezogenen Stigmatisierungs- und Ausgrenzungserfahrungen sensibilisieren die Biographieträgerinnen schon früh darauf, den Körper als Ursprung für ihre Probleme zu sehen und kritisch zu betrachten. Dadurch entwickelt sich schon früh eine gestörte Beziehung zum eigenen

Körper. Dass die Biographieträgerinnen sich gegen diese Hänseleien und Zuschreibungen nicht behaupten können, zeigt die Wirkungen verschiedener Verlaufskurvenpotenziale, wie z.B. die fehlende Fähigkeit zur Abgrenzung, Selbstbehauptung und Konfliktbearbeitung.

Erwähnt werden soll an dieser Stelle, dass die fehlenden Gleichaltrigenkontakte sowie die durch Ausgrenzungserfahrungen bedingte soziale Isolation zumeist durch später einsetzende Störungsdynamiken aufrechterhalten bzw. verstärkt werden, z.B. durch lange stationäre Aufenthalte, wie es beispielsweise bei Cornelia oder in anderen Interviews mit Klinikaufenthalten deutlich wird (Yvonne, Uta, Inka, Katja).

5.2.1.3 Die Dimension institutioneller Ablauf- und Erwartungsmuster

Hierunter werden Beobachtungen zusammengefasst, die im Zusammenhang mit lebens- und familienzyklischen Ablaufmustern sowie mit Erwartungen im Hinblick auf Ausbildungs- und Berufskarrieren stehen, wie sie als gesellschaftliche Erwartungen und normativ vorgegebene Muster im Lebensablauf existieren (vgl. Abschnitt 3.4.3). Aus diesen normativen Ablauf- und Erwartungsmustern entstehen in den vorliegenden Lebensgeschichten vielfach Krisen bzw. Drucksituationen für die Biographieträgerinnen, die zu den bereits bestehenden Verunsicherungen und Problemgemengelagen eine weitere Dynamik erzeugen. So zeigt sich, dass die im Jugendalter anstehende Ablösung und Individuierung im Zusammenhang mit dem familiären Klima und den fehlenden Gleichaltrigenkontakten erschwert wird; dass die psychosexuellen Entwicklungen und Verunsicherungen der Pubertät durch die bereits entwickelte negative Haltung gegenüber dem eigenen Körper verschärft werden; dass sich aufgrund der alterstypischen Erwartungen an Peerkontakte bzw. heterosexuelle Erfahrungen der bestehende Druck, Peerkontakte aufzubauen, weiter verstärkt; dass Erwartungen an die Gestaltung von Lebensabschnitten hinsichtlich Beruf und Familie nicht erfüllt werden können, weil Beziehungsprobleme die Aufmerksamkeiten und Energien absorbieren usw. Die so entstehenden Dynamiken bringen weitere Widersprüche und Diskrepanzen zwischen Erwartungen und realisierbaren Entwicklungen mit sich.

Cornelia wird beispielsweise aufgrund der Fokussierung auf die Bearbeitung der Familienprobleme (den Vater vom Trinken abzuhalten) zunehmend an ihrer eigenen Entwicklung gehindert, was zu einem wachsenden inneren Konflikt mit den eigenen Bedürfnissen führt. Kerstin kann im Zuge ihrer Partnerschaftsproblematik nicht ihren inneren und den äußeren Erwartungen an eine Ehe- und Familiengründung gerecht werden. Gleichzeitig beeinträchtigt die Konzentration auf die Partnerbeziehung ihre Energien für eine berufliche Weiterentwicklung. Diana wie Magdalena werden durch die beginnende

Pubertät darauf gestoßen, sich mit ihrer körperlichen Entwicklung auseinander zu setzen, was durch die frühen Stigmatisierungserfahrungen zu weiteren Verunsicherungen führt.

Insbesondere die lebenszyklischen Ablaufmuster sowie die sozialen Erwartungen an berufliche und familiäre Entwicklungen haben einen nicht zu unterschätzenden Einfluss auf die Dynamisierung der Störungsverlaufskurve. Sie treffen auf die bereits bestehenden Problemgemengelagen und Verunsicherungen und verstärken den Problemdruck. Gerade die altersspezifischen Krisen, die durch die Pubertät ausgelöst werden, verschärfen sich vor dem Hintergrund der bereits bestehenden Verunsicherungen sowohl im Hinblick auf die Entwicklung sozialer Kontakte als auch bezogen auf die Haltung zum eigenen Körper.

Abschließend soll herausgehoben werden, dass sich schon lange vor dem Aufbrechen der Störungsverlaufskurve in den dargestellten Dimensionen Verlaufskurvenpotenziale aufschichten. In den rekonstruierten Lebensabläufen wird dabei eine frühe Verunsicherung in der Beziehung zu signifikanten Anderen sowie in der Haltung gegenüber sich selbst deutlich. Die Biographieträgerinnen beginnen schon früh darunter zu leiden.

In Bezug auf eine in der Fachliteratur verbreitete Auffassung erscheint die Rolle der Mütter in den autobiographischen Betrachtungen in einem anderen Kontext. Die Mütter leiden selbst vielfach unter Problemen, Konflikten, nicht eingelösten Erwartungen usw., mit denen sie umzugehen versuchen. Dabei sind ihre Energien auf die Aufrechterhaltung ihres Alltags und die Problembewältigung fokussiert, weshalb sie oftmals keine Zeit für ihre Töchter haben und als distanziert, leistungsfixiert bzw. ambivalent erscheinen. Die Mütter scheinen selbst von Verlaufskurvenprozessen getrieben zu sein, die sich auf diese Weise auf die Töchter transformieren. Gleichzeitig handeln sie vor einem generationsspezifischen Wertehorizont, der für ihre Töchter oftmals nicht mehr nachvollziehbar ist. In den autobiographischen Stegreiferzählungen wird darüber hinaus deutlich, dass die Väter für die Biographieträgerinnen eine wichtige Rolle spielen, beispielsweise als wichtige Bezugsperson, als Orientierung, als Autorität. Ihre Kritik und ihre körperlichen Wertvorstellungen sind in der Familie präsent. Schließlich tauchen sie in einigen Fällen auch als diejenigen auf, die sexuell missbrauchen. Aus diesen fallanalytischen Beobachtungen ergibt sich, dass nicht allein die Mütter eine zentrale Rolle in den problematischen Eltern-Kind-Beziehungen spielen, sondern dass Konflikte im Familiensystem teilweise über Generationen hinweg bestehen und weitertransportiert werden.

5.2.2 Erkennbare Ressourcen vor dem Aufbrechen der Störungsverlaufskurve

Bisher war der Fokus auf die belastenden und entwicklungshemmenden Dimensionen vor dem Aufbrechen der Störungsverlaufskurve gerichtet. In allen Interviews wird jedoch sichtbar, dass die Biographieträgerinnen gleichzeitig auch über Ressourcen verfügen. Auffallend ist, dass die meisten große Anpassungsleistungen erbringen, was ihnen im Zusammenhang mit institutionellen Erwartungen Vorteile verschafft. So werden sie in der Regel den schulischen und beruflichen Anforderungen ohne größere Probleme gerecht. Eine Schul- bzw. Ausbildungsproblematik tritt hingegen nur in wenigen Interviews auf, wo beispielsweise familiäre Bedingungen ausschlaggebend sind – z.B. bei Ina S., deren Eltern ständig umziehen, weshalb sie mehr als fünfmal die Schule wechseln muss, was sich auf ihre Leistungen niederschlägt.

Ebenso werden immer wieder Fähigkeiten deutlich, die die Biographieträgerinnen selbst entfalten, deren Beachtung und Förderung jedoch im Familienrahmen zumeist ausbleibt: wie im Fall von Magdalena, die sich zurückzieht und dann gern malt. An diese Ressource wird sie weit später anknüpfen und eine berufliche Perspektive entwickeln. Auch in anderen Fällen ist zu erkennen, dass sich die Biographieträgerinnen befriedigend selbst beschäftigen können. In Magdalenas Lebensgeschichte dient das Muster, sich phasenweise in Traumwelten zurückzuziehen, zum Schutz vor den familiären Belastungen (Leistungsdruck) und vor weiteren Ausgrenzungserfahrungen unter Gleichaltrigen. Ähnliche Strategien werden auch in anderen Interviews deutlich (wie z.B. im Fall von Simone). Der Rückzug auf sich selbst und der Versuch, Probleme alleine zu bewältigen, kann in dieser Form durchaus auch als Stärke betrachtet werden. Dies birgt allerdings auch Gefahren in sich, wenn das eigene Erleben nicht mit anderen Perspektiven konfrontiert wird.

Bei Cornelia wird deutlich, wie sie Ausdauer, Kraft und Energie entwickelt, sich für die Entspannung im Familiensystem einzusetzen. Darin dokumentiert sich ihre ‚Zähigkeit' als Ressource, die im Zusammenhang mit dem Versuch, den Vater vom Trinken abzuhalten, in der Familie gar nicht richtig wahrgenommen wird, auf die sie in späteren Lebenssituationen aber wieder zurückgreift.

Besonders in den Fällen von Diana und Magdalena zeigt sich in ihren frühen Versuchen der Gewichtsabnahme, die lange vor dem Aufbrechen der Störungsverlaufskurve unternommen werden, dass sie in der Lage sind, selbst Ziele zu entwickeln und diese eigenständig umzusetzen. Selbst wenn diese handlungsschematische Fähigkeit später außer Kontrolle gerät, so zeigt sich hier eine Ressource zum selbständigen und geplanten Handeln, die vielleicht anders eingesetzt werden könnte (wie auch Cornelias Energie usw.).

Aus diesen Beobachtungen ergibt sich, dass die Biographieträgerinnen über Ressourcen verfügen, die auch im späteren Lebensablauf in Erscheinung treten.

5.2.3 Innere Widersprüche zwischen Konformitätszwängen und Entwicklungsnotwendigkeiten

In den Fallanalysen wird im Kontext der beschriebenen Verlaufskurvenpotenziale deutlich, dass die Biographieträgerinnen vor dem Aufbrechen der Störungsverlaufskurve zunehmend in innere Widersprüche verwickelt werden. Die Biographieträgerinnen stehen im Konflikt zwischen eigenen Wünschen und fremden Erwartungen, was zu inneren Spannungen führt. Durch die fehlende Bearbeitung wird ein Anwachsen der Problemaufschichtung weiter vorangetrieben, bis schließlich im Übergang zur Störungsverlaufskurve eine Eigendynamik – zumeist mit Auffälligkeiten im Essverhalten bzw. in den sozialen Beziehungen – beginnt. Im Vorfeld des Aufbrechens der Störungsverlaufskurve dokumentieren sich wachsende innere Spannungen, Widersprüche und Konflikte als zentral für die Dynamisierung der Verlaufskurve.

5.3 Ein verändertes Essverhalten als Reaktion auf aktuelle Krisen vor dem Hintergrund von Problemgemengelagen

Im folgenden Abschnitt werden die Übergänge beschrieben, in denen das Essverhalten mehr in den Mittelpunkt rückt und sich ein Aufbrechen der Störungsverlaufskurve anbahnt. In den Lebensgeschichten der betroffenen Frauen dokumentieren sich im Wesentlichen zwei verschiedene Formen, wie mit dem angestauten Problemdruck umgegangen wird, wobei die Beziehung zum eigenen Körper und das Essverhalten in den Vordergrund rücken. Das erste Muster ist eine auf Körperveränderung abzielende Esskontrolle („Diät"). Das zweite Muster betrifft eine Reduzierung der Nahrungsaufnahme zunächst noch ohne erkennbares Ziel. Hierbei wird zunächst generell deutlich, dass lebenszyklische Prozesse, wie die beginnende Pubertät und Adoleszenz, bzw. familienzyklische Ablauf- und Erwartungsmuster an Partnerschaft und Familiengründung die Auseinandersetzung mit dem eigenen Körper in den Mittelpunkt rücken. Gerade im Übergang von der Pubertät zur Adoleszenz lassen die Biographieträgerinnen in den Interviews erkennen, dass der Körper eine größere Bedeutung gewinnt. Haben die Biographieträgerinnen bis dahin eher diffus an den aufgeschichteten Problemlagen gelitten, tritt in einer aktuellen Krise mit der Körperlichkeit nun eine greifbare Dimension in Erscheinung. Der Körper wird somit zur Projektionsfläche von Unzufriedenheit und diffusem Leidensdruck. Die aktuelle Krise wird ursächlich auf die körperliche Erscheinung zurückgeführt: Die Arbeit am Körper über Esskontrolle erscheint als unmittelbarer Bewältigungsversuch (wie z.B. bei Kerstin, Magdalena und Diana). In einigen Fällen wird hierbei eine durch Hänseleien und Ausgrenzungserfahrungen verinnerlichte Haltung zu sich selbst, nämlich ‚hässlich' bzw. ‚dick' zu sein und daher Probleme zu haben, virulent (wie im Fall von Magdalena und Diana).

Demgegenüber wird in anderen Fallanalysen deutlich, dass die Biographieträgerinnen in einer krisenhaften Lebenssituation mit einem veränderten Essverhalten bis hin zur Essverweigerung reagieren, ohne damit bewusst eine „Diät" zu verbinden. Dies wird beispielsweise in den Fällen von Cornelia, Andrea F., Yvonne oder Viola deutlich. Offenbar steht ihnen in dieser Situation kein anderes Mittel zur Verfügung. In diesen Fällen sind beispielsweise eingeschränkte individuelle Rückzugsräume im Familiensystem zu beobachten, oder es bestehen normative Esszwänge, oder die Biographieträgerinnen werden im Familienzusammenhang kaum wahrgenommen usw. Im Unterschied zu Menschen, die in temporären Krisen vorübergehend auch mit verändertem Essverhalten reagieren, wirken hier die Problemaufschichtungen dahingehend, dass sich eine Eigendynamik entfaltet.

Die Eigendynamik des veränderten Essverhaltens in beiden Typen wird offenbar über die unmittelbare Krisensituation hinaus dadurch verstärkt, dass die Biographieträgerinnen zunächst die Esskontrolle als ein selbständiges Handeln erleben und sich darüber stabilisieren.

Im Folgenden werden diese Beobachtungen anhand der vier Kerninterviews aufgezeigt, wobei Kerstin exemplarisch für die intentionalen Praktiken der selbstauferlegten Nahrungsbeschränkung („Diät") und Cornelia für ein zunächst ohne Ziel verändertes Essverhalten in einer Krisensituation steht. So wird bei Kerstin im Zuge der Auflösung ihrer Partnerbeziehung eine Sinnkrise ausgelöst, die ihren Gesamtzustand destabilisiert. Sie ist mittlerweile über 30 Jahre alt, und soziale Erwartungen (wie Partnerschaft, Familiengründung, Berufskarriere) üben zunehmend Druck aus. In ihrem Berufsumfeld (Medienbranche) spielt die persönliche Erscheinung eine besondere Rolle, gleichzeitig sieht sie sich in Konkurrenz zu anderen Frauen. In der Krisensituation greift sie auf das bereits erfolgreich erprobte Handlungsschema „Diät" zurück und beginnt die Arbeit am Körper durch gezieltes Fasten.

Cornelia befindet sich in einem Dilemma: Einerseits ist sie von dem Versuch beansprucht, den Vater vom Trinken abzubringen, wobei sie zunehmend wahrnimmt, dass sie wenig erfolgreich ist und die Spannungen in der Familie nicht abnehmen. Andererseits ergeben sich während der Pubertät erste bedeutsame Gleichaltrigenkontakte, was sie zunehmend in Gewissenskonflikte bringt. Während eines Ferienlagers erlebt sie mit zwölf Jahren dann Hänseleien, die sich auf ihre körperliche Erscheinung beziehen. Da sie wenig Erfahrungen mit Gleichaltrigenkontakten hat, reagiert sie besonders sensibel und stürzt in eine Krise. Sie reagiert unmittelbar mit einem veränderten Essverhalten (Nahrungsreduzierung), was sich im weiteren Verlauf zu einem manifesten Problem auswächst. Ihr verändertes Essverhalten ist dabei offenbar nicht intentional auf Gewichtsreduzierung ausgerichtet, sondern erscheint als unwillkürliche Reaktion in einer Krise, ohne dass sie damit ein konkretes Ziel (Gewichtsabnahme) verfolgt.

In den Fällen von Magdalena und Diana gestaltet sich die Entwicklung etwas anders, da bei ihnen schon sehr früh eine negative Haltung zum eigenen Körper mit einer wechselnden Praxis zwischen gezielter Nahrungsreduktion und phasenweise unkontrollierter, genussbezogener Nahrungsaufnahme deutlich wird. Beide Biographieträgerinnen leiden schon früh aufgrund von Fremdzuschreibungen und Ausgrenzungserfahrungen unter dem Bild, das sie von ihrem Körper haben, und beginnen etwa in der Pubertät mit gelegentlicher Esskontrolle („Diäten"). Sie erlernen so eine Praktik der selbstauferlegten Nahrungsbeschränkung. Hinzu kommt, dass in beiden Fällen im Rahmen der familiären Sozialisation das Essen auch die Funktion eines ‚Gratifikationssystems' einnimmt, wodurch ein Verzicht auf das Essen erschwert wird. So sind sie schon früh mit dem Widerspruch zwischen Esskontrolle und Bedürfnisbefriedigung über das Essen konfrontiert. Bei Magdalena wird eine Krise dadurch ausgelöst, dass sie mit 18 Jahren noch immer keinen Freund hat und ihr erster Versuch, eine Beziehung anzubahnen, scheitert. Magdalena führt dies auf ihr Aussehen zurück und strebt unmittelbar danach eine Veränderung ihres Körpers durch Esskontrolle an. Dabei greift sie auf das bekannte Muster der „Diät" zurück, im Unterschied zu früheren „Diäten" beginnt sie nun jedoch unter erhöhtem Erfolgsdruck.

Diana leidet im Alter von 17 Jahren unter nachhaltigen Problemen mit den Eltern, schulischem Leistungsdruck und dem Verlust von wichtigen Peerkontakten. In dieser Phase erinnert sie Gewichtsschwankungen und eine starke Unzufriedenheit mit dem Körper. In Problemsituationen neigt sie offenbar dazu, verstärkt zu essen, was ihre Probleme verschärft. Sie reagiert mit einem Handlungsschema der Kontrolle und greift dabei auf ein seit dem neunten Lebensjahr immer wieder praktiziertes Muster (der „Diät") zurück. Die Fokussierung auf Essen und Esskontrolle wird mit ihrem wachsenden Problemdruck immer stärker.

Am Fall von Christina M. kann gezeigt werden, wie andere Strategien der Ess- und Gewichtskontrolle aus einem inneren Dilemma entstehen und sich dann verselbständigen. Bei Christina M. ist zunächst zu beobachten, dass das Essen – ähnlich wie bei Magdalena oder Diana – mit besonderen Bedeutungen aufgeladen ist, da es z.B. der Entspannung bzw. der Beruhigung dient und für den Kontakt zu den Eltern wichtig ist. Allgemein stellt ein problematisches Familiensystem mit Spannungen und finanziellen Belastungen den Hintergrund dar, weshalb das Essen mit seinen bedürfnisbezogenen und sozialen Funktionen eine besondere Bedeutung hat. Im Verlauf ihrer Entwicklung halten die Eltern sie jedoch zur Esskontrolle an, offenbar um einer Gewichtszunahme vorzubeugen. In diesem Dilemma entdeckt sie das Erbrechen eher zufällig, als sie sich nach einer Übelkeit erleichtert fühlt. Sie wendet es daraufhin gezielt an, um dem eben beschriebenen Dilemma zu entgehen. Der Unterschied zu den vorangegangenen Fällen besteht darin, dass Christina M. kein legitimiertes Mittel der Esskontrolle anwendet, sondern durch besondere Umstände das Erbrechen als Muster erlernt, um einer als Dilemma empfundenen Situation zu entgehen.

Essen im Zusammenhang mit mehr oder weniger gelingenden Bewältigungsversuchen

Aus allen Fallstudien wird deutlich, dass die Biographieträgerinnen mit ihrem veränderten Essverhalten entweder unwillkürlich auf Konflikte reagieren oder intentional eine Esskontrolle einleiten. Beides ist als Reaktion auf die in Erscheinung tretenden Krisen zu sehen. Weder die Biographieträgerinnen selbst noch das sie umgebende Familien- oder Bezugssystem erkennen zu diesem Zeitpunkt die zugrunde liegenden Problemlagen. In diesem diffusen Problemdruck kann durch verschiedene Formen der Esskontrolle offenbar unmittelbar etwas erreicht werden. Der Körper und das Essen sind etwas Fassbares, Konkretes, Veränderbares, während die anderen Problemdimensionen diffus im Dunkeln bleiben. Gerade auch in den von Fremdbestimmung und Kontrolle gekennzeichneten familiären Lebenswelten haben die Biographieträgerinnen oft keine anderen Gestaltungsmöglichkeiten als den eigenen Körper und das Essverhalten. In den verschiedenen Formen des Essverhaltens dokumentieren sich in dieser Phase bereits Bewältigungsversuche, die mehr oder weniger intentional angelegt sind.

Die Handlungsmuster der Esskontrolle, wie das Fasten, sind z.B. bei Kerstin, Diana, Magdalena schon im Vorfeld des eigentlichen Symptomgeschehens gelernt und praktiziert worden, wobei diese Muster – wie weiter unten deutlich wird – bis dahin noch nicht aus einem vergleichbaren Problemdruck angewandt wurden. Mit dem ersten Fasten und dem damit einhergehenden Erfolg (Gewichtsreduktion, Anerkennung) wird oft eine erhöhte Fokussierung auf Essen, Körper, Ess- und Körperkontrolle in Gang gesetzt.

Der in einigen Fällen (wie bei Magdalena und insbesondere Diana) im Vorfeld sichtbar werdende Wechsel zwischen Verzicht und Verlangen ist zunächst kennzeichnend für die Mehrdimensionalität des Essens und für ein Dilemma: Esskontrolle bedeutet zugleich Verlust von Belohnung, Zuwendung, Spannungslösung usw. Dies setzt widersprüchliche Dynamiken in Gang, die insbesondere bei den Frauen wirken, die später zu Praktiken des Erbrechens greifen bzw. mit scheiternden Abnehmversuchen und anschließenden gegenläufigen Dynamiken konfrontiert sind.

5.3.1 Das Aufbrechen der Störungsverlaufskurve mit dem Symptomgeschehen

In den Interviews wird immer wieder deutlich, dass das Aufbrechen der Störungsverlaufskurve mit einem immens gewachsenen inneren Druck in Verbindung steht. Haben einige der Biographieträgerinnen schon mehrfach Praktiken der selbstauferlegten Nahrungsbeschränkung angewandt, so investieren sie nun in das Vorhaben noch mehr Energie und Aufmerksamkeit. Dies wird beispielsweise bei Diana, Magdalena und Kerstin im Vergleich zu ihren früheren Praktiken des Esskontrolle sichtbar. Ihr verändertes Essverhalten gerät im weiteren Verlauf jedoch außer Kontrolle und entwickelt eine eigene Dynamik. Den betroffenen Frauen ist jedoch zunächst nicht bewusst, dass sie von einer Eigendynamik erfasst sind, in der die Beschäftigung mit dem Essen und dem Körper ihre Aufmerksamkeit zunehmend in Anspruch nimmt.

In dem jetzt einsetzenden Prozess gewinnt das Symptomgeschehen langsam die Oberhand. War bei Magdalena und Diana schon früher eine problematische Beziehung zum eigenen Körper angelegt, die einen unbeschwerten Umgang mit dem Essen nicht ermöglichte, so hatten sie ihr Essverhalten damals noch latent unter Kontrolle. Bei Magdalena wird eine Dynamisierung des Essverhaltens im Sinne einer rigiden Esskontrolle dann deutlich, als sie von einem jungen Mann mit ihrem Beziehungswunsch zurückgewiesen wird. Diana erlebt sich vor dem Hintergrund der oben dargestellten Problemgemengelage im Alter von 17 Jahren als stark übergewichtig und beginnt erstmalig mit einer sehr rigiden „Diät". Deutlicher auszumachen ist das Aufbrechen der Störungsverlaufskurve bei Kerstin, die unmittelbar nach einer Trennung eine rigide „Diät" beginnt, die auf mehr als nur eine Gewichtsabnahme abzielt. Bei Cornelia tritt in einer akuten Krisensituation ein verändertes Essverhalten in Erscheinung, was sich im weiteren Verlauf manifestiert.

In allen vier Kerninterviews sind demnach Lebenssituationen zu identifizieren, in denen das Essverhalten rigidere Formen annimmt und im Alltag dominant wird.

5.3.2 Die durch das veränderte Essverhalten ausgelösten Veränderungen und vorübergehenden Erfolgserlebnisse

Mit dem veränderten Essverhalten sind für die Biographieträgerinnen zunächst positive Veränderungen verbunden. Sie erleben sich als handlungsfähig (Selbstkontrolle, Selbststeuerung, Selbstbezug) und bewirken zunächst offenbar spürbare Veränderungen (Selbsterleben, soziale Interaktionen). So treten andere Problemlagen – im Sinne einer vorübergehenden Verschleierung der bestehenden Problemgemengelagen – in den Hintergrund, was vorübergehend zu einer Entlastung vom Problemdruck führt.

Cornelia erlebt durch das veränderte Essverhalten das erste Mal, auf sich selbst bezogen zu sein und sich abgrenzen zu können. Die sie bis dahin belastenden familiären Probleme und Spannungen sowie ihr innerer Konflikt, sich zwischen dem Vater und den Gleichaltrigen entscheiden zu müssen, rücken dadurch offenbar in den Hintergrund. Zudem lenkt sie mit fortschreitender Gewichtsabnahme die Aufmerksamkeit der Erwachsenenwelt auf sich und verändert darüber ihre unmittelbaren Beziehungen. Kerstin entwickelt über die „Diät" hinaus ein Projekt zur Selbstveränderung und stabilisiert sich zunächst. Sie fühlt sich durch ihre Erfolge bei der Gewichtsabnahme in ihren Anstrengungen bestätigt und erfährt Aufmerksamkeit und Bewunderung im sozialen Umfeld. Bei Magdalena wird deutlich, dass sie parallel zu ihrer Gewichtsabnahme ihre erste Partnerbeziehung eingehen kann. Sie erlebt mit dem Fasten auch andere positive Veränderungen, nämlich Selbstdisziplin, eine Abgrenzung von familiären Essgewohnheiten und auch ein anderes Auftreten gegenüber Gleichaltrigen. Für Diana erscheint in dieser Situation besonders ihre Selbstdisziplin (und die damit verbundene familiäre Anerkennung) als Erfolg.

Die positiven Veränderungen, die die Biographieträgerinnen zunächst erleben, bestehen überwiegend in einer Entlastung von vorher dominant erlebten Spannungen, in mehr Aufmerksamkeit und Zuwendung aus dem sozialen Umfeld, in einem strukturierten und zielgerichteten Handeln sowie zum Teil in darüber zunächst gelingenden Abgrenzungsversuchen gegenüber familiären Regeln und Gewohnheiten. Allerdings münden diese Autonomiebestrebungen und Bewältigungsversuche im weiteren Verlauf in Kontrollverluste, neue Erleidens- und Transformationsprozesse und erweisen sich aus dieser Perspektive letztlich als ungeeignet.

5.4 Die Entwicklung der Störungsverlaufskurven im Überblick

Die Vorgeschichte der Störungsverlaufskurvenentwicklungen wurde bereits skizziert: Zunächst baut sich ein komplexes Verlaufskurvenpotenzial als diffuser Hintergrund für Krisen auf, die durch verschiedene Ereignisse ausgelöst werden und eine Destabilisierung in Gang setzen. Die Fokussierung auf den Körper sowie ein verändertes Essverhalten markieren in der Regel das Aufbrechen der Störungsverlaufskurve. Im Unterschied zu vorherigen Praktiken wird jetzt deutlich, dass die Biographieträgerinnen von einem starken inneren Druck angetrieben sind. Das veränderte Essverhalten entwickelt eine Eigendynamik im Sinne einer Verschärfung bzw. Veränderung der praktizierten Formen. Beispielsweise wird aus einer anfänglichen „Diät" ein strenges, zeitlich hinausgezögertes und rigides Fasten, oder es wechseln sich Phasen des rigiden Fastens mit Phasen von ungezügelter Nahrungsaufnahme ab, oder es wird das Erbrechen immer häufiger als Mittel eingesetzt, die (ungezügelte) Nahrungsaufnahme auszugleichen usw. Das Symptomgeschehen setzt so als ein Prozess des Getriebenseins ein, und die Biographieträgerinnen verlieren zunehmend ihre Steuerungs- und Handlungsfähigkeit. Über einzelne Phasen hinweg gelingt es ihnen zwar immer wieder, sich in einem labilen Gleichgewicht zu arrangieren und den Alltag zu bewältigen, wobei jedes neu hinzutretende Problem die Gefahr der erneuten Destabilisierung des labilen Lebensarrangements mit sich bringt. Die Herstellung dieser Balance erfordert ein permanentes Gegensteuern mit weiteren Kontrollmustern. Die sich auf das Essen und den Körper beziehenden Kontrollstrategien wirkten zunächst verschleiernd gegenüber dem eigentlichen Problemdruck (Verlaufskurvenpotenzialen), erweisen sich insgesamt jedoch als wirkungslos. Das ehemals positive Erleben von Veränderung verkehrt sich durch die Erfahrung von Kontrollverlusten bis hin zu Orientierungszusammenbrüchen in das Gegenteil, in ein offensichtliches Erleiden. Den Frauen wird deutlich, dass sie die Kontrolle über sich, über ihren Körper bzw. ihr Essverhalten und zunehmend auch über andere Lebensbereiche verloren haben. Der Prozess des Wandels in der Selbstwahrnehmung von der erfolgreichen Ess- und Körperkontrolle zum offensichtlichen Erleiden von Kontrollverlusten und ihren psychischen, sozialen und körperlichen Folgen ist kennzeichnend für die Störungsverlaufskurve und weist in den verschiedenen autobiographischen Stegreiferzählungen eine ähnliche Entwicklung auf.

Im weiteren Verlauf, der immer wieder von einem Wechsel zwischen Stabilisierung und Dynamisierung gekennzeichnet sein kann, sind Bewusstseins- und Wahrnehmungsveränderungen signifikant. Die Esskontrolle und das Essverhalten fokussieren mehr oder weniger stark das Alltagshandeln und die Wahrnehmung. Es entsteht ein eigener, nahezu hermetischer Bewusstheitskontext, in dem Essen, Körper, Esskontrolle im Mittelpunkt stehen. Der mit der Störungsverlaufskurve einhergehende soziale Rückzug trägt dazu bei, dass andere Perspektiven nicht mehr wahrgenommen werden und Irritationen ausgeschlossen sind.

Im weiteren Verlauf kann es zu Transformationen der Störungsdynamik in andere Bereiche kommen, wie z.B. in Form von körperlichen Beeinträchtigungen im Beruf, in Form der Unterbrechung von Ausbildungsprozessen, in Form von Folgestörungen (somatischer bzw. psychosomatischer Art) oder problematischen sozialen Interaktionen. Diese Entwicklungen setzen neue Verlaufskurvendynamiken in Gang, die zusätzlich belasten.

Im Rahmen der Störungsverlaufskurve werden Prozesse deutlich, in denen die Biographieträgerinnen plötzlich registrieren, dass soziale Interaktionen, Beziehungen, berufliche Entwicklungen sich negativ verändert haben. Solche Entfremdungsprozesse werden auch gegenüber dem eigenen Körper sowie sich selbst gegenüber deutlich. Die Biographieträgerinnen erleben sich als fremdbestimmt, ohnmächtig, ausgeliefert. Zum eigenen Körper entwickelt sich verstärkt eine Objektbeziehung, sei es in Folge wirkungsloser Kontrollstrategien oder im Zuge von Fremdinterventionen (Sondenernährung). Orientierungszusammenbrüche wie z.B. ein Suizidversuch oder eine vorübergehende Handlungsunfähigkeit stellen Höhepunkte der Verlaufskurvenentwicklung dar und wiederholen sich gegebenenfalls.

Trotz dieser Entwicklungen bleiben die Biographieträgerinnen in anderen Lebensbereichen lange leistungsfähig bzw. unauffällig und werden institutionellen Anforderungen weitgehend gerecht, was allerdings im Verlauf des fortschreitenden Prozesses zunehmend schwieriger wird, wie z.B. bei gesundheitlichen Einschränkungen, die sich auf die berufliche Leistungsfähigkeit auswirken. Da die betroffenen Frauen im Rahmen der Störungsdynamik ihre grundlegenden Probleme nicht erkennen und bearbeiten können, bleiben diese im weiteren Verlauf akut und werden durch neu hinzutretende Konflikte vergrößert. Beispielsweise werden lange anstehende Entwicklungsanforderungen, wie z.B. in Peer- und Partnerkontakten, aufgrund der zunehmenden Störungsdynamik weiterhin nicht eingelöst und verschärfen die Dynamik.

Individuelle Besonderheiten dieses ansonsten ähnlichen Ablaufs werden z.B. in einer unterschiedlichen Ausprägung des Essverhaltens, in spezifischen Transformationsprozessen, in unterschiedlichen Interventionen von außen sowie in den individuellen Bewältigungsversuchen deutlich.

Eine erfolgreiche Bewältigung des Phänomens ‚Essstörung' ist nur im Zusammenhang mit einer weitreichenden Entwicklung, Förderung und Entfaltung des Selbst sowie mit der Bearbeitung von Verlaufskurvenpotenzialen zu beobachten. Dabei arbeiten die Biographieträgerinnen nicht nur an der Symptomatik, sondern zugleich an der Entwicklung und Entfaltung der eigenen Persönlichkeit, an der Erschließung eigener Lebensbereiche. Sie machen damit im Zusammenhang Erfahrungen, durch die sich der Blick auf sich selbst und der Umgang mit Problemen verändert. Die Bearbeitung der so genannten ‚Essstörung' erscheint in diesem Zusammenhang als ein komplexer und langwieriger Prozess, der sich auf die Symptomatik, auf die unterschiedlichen Problemlagen und auf die vorwärts gerichtete Persönlichkeitsentwicklung bezieht.

Aspekte der eben dargestellten Entwicklungen und Veränderungen in der Störungsverlaufskurve werden in den nachfolgenden Abschnitten ausführlicher dargestellt.

5.4.1 Veränderungen im Symptomgeschehen

Wie schon weiter oben beschrieben, bricht die Störungsverlaufskurve zunächst durch ein verändertes, rigides Essverhalten auf. Die Frauen steigern die Esskontrolle zunächst durch weitere Reduktion der Nahrungsaufnahme. Im späteren Verlauf zeigen sich individuell verschiedene Entwicklungen im Symptomgeschehen, die sich über längere Phasen hinweg erstrecken können. So kommt es zu Verschärfungen der Praktiken selbstauferlegter Nahrungsbeschränkung bzw. zu Veränderungen in der Qualität des Essverhaltens und der Kontrollpraktiken. Dies wird nachfolgend skizziert.

So wird bei Kerstin deutlich, dass sie einerseits ihre Nahrungsaufnahme immer stärker reduziert und andererseits – vermutlich, um den aufkommenden Hunger zu mindern – damit beginnt, Appetitzügler zu nehmen, wodurch sie die Form der Esskontrolle erweitert. Kerstin ist so sehr auf ihr Vorhaben, ein Zielgewicht zu erreichen, fokussiert, dass sie dazu alle verfügbaren Mittel anwendet. Darin dokumentiert sich, dass sie die gängigen Praktiken der Gewichtsreduzierung überschreitet und die Kontrolle verliert.

Bei Diana zeigt sich die Verschärfung darin, dass sie nach einem ersten rigiden, abgebrochenen Versuch der Gewichtsabnahme in einem neuen Anlauf zusätzliche Praktiken anwendet, so z.B. sich ausgiebig zu bewegen und dies fortlaufend zu steigern. Die Veränderung liegt zudem im Wechsel von sich steigernden Praktiken der Gewichtsreduzierung und dazwischen liegenden Phasen des unkontrollierten Essens mit Gewichtszunahme. In Dianas Fall ist kennzeichnend, dass das Fasten für sie mit Stärke und Selbstdisziplin verbunden ist. Der Verlust der Esskontrolle (ungezügeltes Essen) mit Gewichtszunahme ist für Diana hingegen mit negativen Selbstzuschreibungen – wie Disziplinlosigkeit – verbunden. Erleidet sie ihre unkontrollierte Nahrungsaufnahme als Kontrollverlust, so erlebt sie sich im Zuge von Praktiken der Gewichtsreduzierung als aktiv steuernd. In der Fallanalyse zeigt sich darin jedoch eine Gesamtdynamik, die den Wechsel vom Fasten zum (ungezügelten) Essen einschließt.

Magdalena beginnt mit einer rigiden Kontrolle ihres Essverhaltens, die sie im weiteren Verlauf steigert. Sie verzichtet dabei z.B. auf Süßigkeiten, die sonst der Bedürfnisbefriedigung, Stressbewältigung und dem Genuss dienten. In dieser Phase entdeckt sie das Erbrechen als zusätzliche Möglichkeit, die Nahrungsaufnahme zu kontrollieren und gelegentlichen Essgenuss auszugleichen. Dadurch entwickelt sich jedoch eine neue Qualität, indem es zu Phasen des ungezügelten Essens kommt, die mit Praktiken des Erbrechens verbunden sind, über die sie im weiteren Verlauf die Kontrolle verliert.

Im Fall von Cornelia werden im Verlauf verschiedene Veränderungen in der Qualität des Symptomgeschehens sichtbar, z.B. neben der rigiden Nahrungsreduktion ein steigender Bewegungsdrang, später ein ungezügeltes Essverhalten, begleitet vom Missbrauch von Abführmitteln, in anderen Phasen von Erbrechen und Alkoholmissbrauch. In ihrem Fall spielen in besonderem Maße massive Interventionen eine Rolle. Ähnliche Verschärfungen der Dynamik durch Fremdinterventionen werden in anderen Fällen, wie z.B. bei Andrea F., Christina M., Inka oder Renate deutlich. Hierzu jedoch mehr unter Punkt 5.4.2.

Insgesamt können die Verschärfungen und Veränderungen der Qualität im Symptomgeschehen aus der Perspektive der betroffenen Frauen als Versuche verstanden werden, ein inneres Gleichgewicht wiederherzustellen, etwas an sich zu verändern, Spannungen abzubauen oder Selbstbestimmung gegen äußeren Druck (im engen, kontrollierenden familiären Rahmen oder in einer totalen Institution) zu gewinnen.

In Magdalenas und noch viel ausdrücklicher in Cornelias Geschichte dokumentiert sich in den Phasen, in denen qualitative Veränderungen im Essverhalten bzw. in den Kontrollpraktiken stattfinden, zugleich ein Kampf um Selbstbestimmung. Durch das heimliche Erbrechen versucht sich Magdalena der subtilen Kontrolle der Eltern (die Mutter kocht ihr fettreduzierte Nahrung, zwingt sie dadurch aber auch zur Nahrungsaufnahme) über ihr selbstbestimmtes ‚Projekt' der Gewichtsabnahme zu entziehen. Durch die Strategie der Verheimlichung grenzt sie sich gleichzeitig auch von den Eltern ab, was ihr in dieser Situation einen Gewinn bringt. In Cornelias Fallgeschichte wird im Kontext von Fremdinterventionen sowie dem Erleben totaler Institutionen ein Kampf um Selbstbehauptung deutlich, der dazu führt, die Regeln und Kontrollen der Institution zu unterlaufen. Cornelia wie Magdalena entwickeln somit den Kompromiss, nach außen hin angepasst zu wirken, nach innen jedoch sich selbst treu zu bleiben. Dass dieser Kompromiss zu einer Fallensituation wird, da sich daraus nicht mehr steuerbare Dynamiken entwickeln, können sie nicht überblicken, denn sie folgen ihrem inneren Antrieb.

In Dianas wie in Magdalenas Fall ist kennzeichnend, dass das Essen neben der Funktion der Nahrungsaufnahme mehrdimensional aufgeladen ist. So dient es beispielsweise der Belohnung und dem Spannungsabbau. Aufgrund dieses an das Essen gebundenen ‚Gratifikationssystems' können sie die rigiden Praktiken der selbstauferlegten Nahrungsbeschränkung nicht dauerhaft aushalten. Das Dilemma zwischen Essbedürfnis und Esskontrolle trägt daher zu Veränderungen im Symptomgeschehen bei, indem die Phasen des Fastens durchbrochen werden. Beide entwickeln jedoch unterschiedliche Formen der Kontrolle der daraus folgenden Konsequenzen. So ‚entdeckt' Magdalena das Erbrechen als Mittel, sich gelegentlichen Essgenuss ohne Gewichtszunahme zu genehmigen, während Diana Zyklen von unkontrolliertem Essen und rigidem Fasten mit stark schwankendem Gewicht ausprägt. Aus beiden Formen entwickeln sich immer stärkere Eigendynamiken.

Im Hinblick auf den Gesamtverlauf der sich unterschiedlich entwickelnden Qualitäten der Esskontrolle bzw. des Essverhaltens zeigt sich, dass das Fasten immer radikaler wird, dass die Phasen des (unkontrollierten) Essens und anschließenden Erbrechens immer stärkere Ausmaße annehmen und dass sich die zyklischen Phasen des unkontrollierten Essens und rigiden Fastens mit starken Gewichtsschwankungen ebenso steigern. Die betroffenen Frauen durchlaufen dabei unterschiedliche Formen des Essverhaltens bzw. der Esskontrolle, die eine klare Differenzierung nach ‚Störungstypen' nicht erlauben. Es gibt demnach fließende Übergänge zwischen rigidem Fasten, Erbrechen, unkontrolliertem Essen, zusätzlicher Verwendung von Abführmitteln usw., weshalb die theoretischen Annahmen über die Abgrenzung von ‚Störungstypen' (wie „Anorexia nervosa", „Bulimia nervosa", „Binge Eating Disorder") anhand der Fallrekonstruktionen nicht bestätigt werden können. Im Vergleich der vier Fälle sind zudem unterschiedliche Zeitdimensionen[1] in der Dynamisierung zu erkennen.

Die spezifische Bedeutung der Praktiken des Erbrechens

Über die Fälle von Magdalena und Cornelia hinaus wird das Erbrechen von vielen anderen Biographieträgerinnen als kontrollierende bzw. regulierende Praktik entwickelt. In den Vorgeschichten treten dabei nicht selten Interventionen und familiärer Druck in Erscheinung, wodurch die Biographieträgerinnen von außen zur Nahrungsaufnahme oder zur Gewichtskontrolle angehalten werden. Oder das Erbrechen wird als Lösungsstrategie im Zusammenhang mit dem oben genannten Dilemma zwischen einem Bedürfnis zu essen und einem Bedürfnis abzunehmen entwickelt. Im ersten Fall wird im Rahmen von Fremdbestimmung und Fremdkontrolle das heimliche Erbrechen als Gegenstrategie und zum Selbstschutz entwickelt. Im zweiten Fall erleben die betroffenen Frauen die Unterbrechung ihrer selbstauferlegten Nahrungsbeschränkung als unerträglichen Kontrollverlust, so dass das Erbrechen unmittelbar eingesetzt wird, um die inneren Spannungen zu lösen und die Kontrolle zurückzugewinnen. Zu Beginn dieser Erfahrungen steht oft die Schwäche, sich einen gelegentlichen Essgenuss nicht versagen zu können, was als Verstoß gegen die ‚eigenen Vorsätze' bewertet wird. Durch die Praktik des Erbrechens scheinen die Frauen eine Hintertür entdeckt zu haben, durch die gelegentliche Verstöße ausgeglichen werden können.

In vielen Lebensgeschichten wird in diesem Zusammenhang von der vorausgehenden Erfahrung berichtet, dass ein Erbrechen aus Völlegefühl oder Übelkeit als erleichternd empfunden wurde, was einem ‚Schlüsselerlebnis' gleichkommt. In anderen Fällen wird die Möglichkeit des Erbrechens über In-

1 In einem Fall ist ein schneller Wechsel vom Fasten hin zum zügellosen Essen und Erbrechen zu beobachten, während in einem anderen Fall längere Phasenverläufe und ‚Vorstufen' zu beobachten sind.

formationen aus den Medien entdeckt. In anderen Lebensgeschichten werden andere Praktiken entwickelt, um die durch eine (erhöhte) Nahrungsaufnahme erzeugte innere Spannung abzubauen, beispielsweise durch übermäßige Bewegung oder durch Missbrauch von Abführmitteln. All diese Frauen glauben zu Beginn, ein wirksames Handlungsschema der Kontrolle entdeckt zu haben, das ihnen jedoch aufgrund ihres inneren Drucks bald entgleitet.

5.4.2 Die Wirkung von Interventionen auf das Symptomgeschehen und die Gesamtdynamik

Insgesamt werden in den Interviews verschiedene Interventionsformen sichtbar. Die selbstgewählte therapeutische Unterstützung, die zu einer nachhaltigen Verbesserung der Situation führt, die freiwillige Teilnahme an einer Selbsthilfegruppe, wodurch das Sprechen über die eigenen Probleme und ein Erfahrungsaustausch möglich wird, bzw. auch Modelle zur Alltagsbewältigung zugänglich werden. Demgegenüber stehen Fremdinterventionen, wie z.B. eine Sondenernährung, die als Verletzung der persönlichen Integrität und Autonomie erlebt wird und zu massiven Entfremdungsprozessen gegenüber dem eigenen Körper führen kann. Gerade in solchen Fällen werden Interventionen von außen nicht als Unterstützung erlebt, sondern als Fremdbestimmung, Ohnmacht und Übergriffigkeit. Neben der Sondenernährung werden auch Standardprogramme, die hauptsächlich mit Sanktionen arbeiten, als verletzend erlebt. So wiederholen sich in stationären Settings Fremdbestimmungen und Ohnmachtserfahrungen, die gerade einen Teil der Verlaufskurvenpotenziale ausmachen und auf diese Weise verstärkt werden. Auch Interventionen im Familiensystem, z.B. das Bekochen und ein Zwang zu essen, können ähnlich wirken. Nicht selten steht mit solchen Interventionen ein Wandel im Symptomgeschehen bzw. eine Dynamisierung der Störungsverlaufskurve im Zusammenhang. So führt der Anpassungsdruck (z.B. durch Gewichtsprogramme) bei den Biographieträgerinnen aus Gründen der Selbstbehauptung zu Strategien des Unterlaufens, wie einem erhöhten Bewegungsdrang bzw. Erbrechen. Die daraus resultierenden Verhaltensmuster werden bei Entdeckung von den Professionellen nicht selten als störungstypisch angesehen und sanktioniert. Die Beobachtungen zeigen, dass diejenigen, die im Rahmen von (fremd eingeleiteten) Interventionen zwangsernährt, fixiert, medikamentiert wurden und dies als traumatisch erinnern, lange und massive Störungsverlaufskurven ausprägen (so z.B. Cornelia, Andrea F., Inka, Christina M., Carola, Yvonne).

(a) Der Zwang zu essen als Intervention des sozialen Umfelds

In zwei Lebensgeschichten wird eindrücklich deutlich, wie die Biographieträgerinnen aufgrund ihrer offensichtlich gewordenen Gewichtsabnahme im Zuge von Praktiken selbstauferlegter Nahrungsbeschränkung von außen unter Druck geraten. Andrea F. lebt als Heranwachsende in einem Kloster, jedoch hat sich seit ihrer Geburt eine Problemgemengelage (neben dem Gefühl der Vernachlässigung und zahlreichen Familienkonflikten auch sexueller Missbrauch durch den Bruder) aufgebaut. Diese bricht durch den Verlust einer wichtigen Bezugsperson auf, wodurch sie in eine Krise gerät. Hier beginnt Andrea F., ihre Nahrungsaufnahme deutlich zu reduzieren. Gerade im Rahmen eines Klosters, in dem es keine Intimitätsräume gibt und Individuierung erschwert ist, erlebt sie in ihrem Fasten etwas Eigenes, das sie stabilisiert. Nachdem sie jedoch stark untergewichtig geworden ist, wird sie von den Klosterschwestern gezwungen, zu essen. Diesem Druck kann Andrea F. nur dadurch entgehen, dass sie heimlich zu erbrechen beginnt.

Renate ist ein ähnlicher Fall. Auch sie wird – nachdem ihre Gewichtsabnahme nicht mehr zu verbergen ist und die Eltern sich demgegenüber ohnmächtig erleben – von der Mutter dazu gezwungen, Nahrung zu sich zu nehmen. Da die Mutter ansonsten immer geschäftlich beansprucht ist, nun aber für die Tochter kocht und dafür Zeit opfert, entsteht für Renate doppelter Zwang, zu essen (durch äußeren Druck und die besondere Zuwendung der Mutter). Sie entdeckt für sich im heimlichen Erbrechen die einzige Möglichkeit, dem Druck zu entkommen. In Renates wie in Andrea F.'s Geschichte beginnt hier ein Wandel im Symptomgeschehen hin zum Essen und Erbrechen.

(b) Medizinisch-therapeutische Programme zur Gewichtszunahme und klinische Interventionen der Zwangsernährung

Im Fall von Cornelia wird deutlich, wie im klinischen Setting Erlebnisse und Erfahrungen reproduziert werden, unter denen sie bereits im familiären Rahmen besonders gelitten hat. Fremdbestimmung, fehlende Intimitätsräume und das Nicht-Reden über ihre Probleme bestimmen auch den Klinikaufenthalt. Hinzu kommt der anhaltende Zwang zur Gewichtszunahme. War für Cornelia Esskontrolle mit einem ersten Erleben von Selbstbezug und Selbstbestimmung verbunden, so entwickelt sie zur Selbstbehauptung in der Klinik heimliche Strategien, diese äußeren Zwänge zu unterlaufen (Verstecken von Nahrungsmitteln oder körperliche Bewegung). Diese Strategien werden entdeckt, als störungstypisches Verhalten identifiziert und dementsprechend sanktioniert. Dieser Eskalation folgen im weiteren Verlauf Sondenernährung, „Schlaftherapie“ mit Fixierung und Medikamentierung. Sie erlebt dies traumatisch als Verletzung ihrer körperlichen wie seelischen Integrität und reagiert mit einem vollständigen inneren Rückzug, was für den Gesamtverlauf und die Entwicklung ihrer Persönlichkeit weitreichende Folgen hat.

Cornelias Erlebnisse und Erfahrungen sind kein Einzelfall. Obwohl inzwischen zahlreiche andere und neue therapeutische Konzepte entwickelt wurden, finden solche Fremdinterventionen nach wie vor Anwendung. Die darin zu Tage tretenden Übergriffe und Kontrollen werden von den betroffenen Frauen als verletzend und traumatisch erlebt. Sie werden von diesen Prozessen überrollt. Kennzeichnend ist, dass die Abwehrreaktionen der betroffenen Frauen wiederum als störungstypisch definiert werden, woraufhin jeweils neue und schärfere Sanktionen erfolgen. Die Eskalation dieser Konflikte lässt sich daraus erklären, dass die Biographieträgerinnen gerade den Versuch unternommen haben, Autonomie zu gewinnen (wenn auch mit untauglichen Mitteln), die ihnen jedoch im Vollzug familiärer oder klinischer Interventionen wieder streitig gemacht wird. Damit geht letztlich die Gefahr der Dynamisierung der Störungsverlaufskurve einher.

An Cornelias Fall kann noch eine weitere Dimension von Behandlungsmethoden aufgezeigt werden, die sich im Verlauf der Lebensgeschichte als problematisch darstellen. Cornelia kommt im Alter von ca. 13 Jahren auf eine Spezialstation für ‚Essstörungen', deren Programme (Drei-Stufen-Programm) auf Erwachsene zugeschnitten sind. Für jeden Patienten wird ein Zielgewicht sowie eine tägliche, standardisierte Gewichtszunahme festgelegt. Werden diese Zielvorgaben nicht erreicht, so erfolgen stufenweise Einschränkungen im Klinikalltag, die bis zur Isolation des Patienten (Stufe 0) führen können. Cornelia kann die täglich geforderte Gewichtszunahme nicht erreichen, so dass die Differenz zwischen Ist und Soll immer größer wird. Am Ende gerät sie so in die Isolation.

Hieran zeigt sich, wie die Reduktion des Behandlungsprozesses auf die Gewichtszunahme ohne Ansehen der Person und ihrer Lebensgeschichte zu einem entwürdigenden Bestrafungsszenario führt, das umso schlimmer ist, als die betroffene Person selbst unter allen Anstrengungen die gesetzten Zielvorgaben nicht erreichen kann. Bestrafung ist in diesem Zusammenhang nicht nur ein ungeeignetes Mittel, Compliance herzustellen, sondern kann im Gegenteil traumatisch erlebt werden, zu Abwehrreaktionen führen und das Vertrauen in weitere Interventionen untergraben.

Ein weiterer kritischer Aspekt zu diesen Programmen geht aus den Interviews hervor. Einige Frauen nehmen an solchen Verhaltenstrainings zunächst erfolgreich teil, in den Alltag zurückgekehrt verlieren diese jedoch bald ihre Wirkung. Insofern muss die Nachhaltigkeit solcher auf das Symptomgeschehen fokussierten Programme bezweifelt werden.

5.4.3 Veränderte Bewusstheitskontexte

Die Biographieträgerinnen geraten zunehmend in einen Prozess, in dem ihr verändertes (Ess-)Verhalten nicht mehr intentional gesteuert ist, was den betroffenen Frauen selbst jedoch zunächst verborgen bleibt. Die sich entwickelnden Eigendynamiken sowie die sich verändernden Bewusstheitskontexte zeigen sich in unterschiedlichen Phänomenen. Beispielsweise wird die Esskontrolle durch zusätzliche Kontrollmuster ergänzt, wie den Gebrauch von Abführmitteln oder körperliche Bewegung, die extensiv gesteigert werden. Oder die Reduktion der Nahrungsaufnahme wird von einer im umgekehrten Verhältnis stehenden Aufmerksamkeit gegenüber dem Thema Essen begleitet, d.h. die Frauen sind zunehmend von Gedanken an Essen/Nahrungsaufnahme dominiert. Auch entwickeln die Frauen mit abnehmendem Körpergewicht zunehmend das Bedürfnis, eine Gewichtskontrolle durch häufiges Wiegen oder durch andere Praktiken (Kontrolle des Umfangs von Körperteilen) durchzuführen. Weiterhin werden Ziele der Gewichtsabnahme immer weiter gesteigert und erreichen schließlich Dimensionen, die z.B. das Idealgewicht gesundheitsgefährdend unterschreiten. In sozialen Interaktionen erreichen hingegen die Problematisierungen der stattgefundenen körperlichen Veränderungen die Frauen nicht, z.B. Bemerkungen über das Abgemagertsein.

Der veränderte Bewusstheitskontext zeigt sich vor allem in der Wahrnehmung, im Erleben und in der Bewertung des eigenen Körpers sowie des Essverhaltens, der Kontrolltechniken und der sozialen Interaktionen. Mit der Störungsentwicklung geht das Phänomen einher, dass die beschriebenen Dynamisierungen im Ess- und Kontrollverhalten von den Biographieträgerinnen zunächst nicht als problematisch wahrgenommen und die veränderten sozialen Situationen nicht registriert werden. Es entsteht eine eigene, hermetische Welt, in die irritierende Einflüsse nicht unbedingt vordringen können. Die ‚Normalität' der Biographieträgerinnen wird zumeist durch sozialen Rückzug gefördert, so dass sie nur langsam ein Problembewusstsein entwickeln. Selbst wenn ein Problembewusstsein entsteht und erste Bearbeitungsversuche, die Symptomatik unter Kontrolle zu bringen, unternommen werden, können diese Bewusstheitskontexte wieder dominant werden. Dies wird z.B. an Kerstin deutlich, die nach einem ersten Bearbeitungsversuch im Rahmen einer Therapie wieder in eine Krise gerät, auf das schon früher praktizierte rigide Muster des Fastens zurückgreift und erst viel später bemerkt, dass sie die ‚Kontrolle über ihre Esskontrolle' erneut verloren hat.

Magdalenas Geschichte steht für viele andere, in denen die Frauen zunächst davon ausgehen, dass sie die entwickelten Praktiken des Erbrechens oder des Gebrauchs von Abführmitteln unter Kontrolle haben. Obwohl es immer häufiger zu Situationen kommt, in denen z.B. gegessen und anschließend erbrochen bzw. mehrfach am Tag abgeführt wird und sich die aufgenommenen Nahrungsmengen immer mehr steigern, wird dies zu einer Alltagspraxis, die lange nicht als ‚unnormal' erlebt und bewertet wird. In einigen Fällen geschieht dies sogar über Jahre hinweg. So auch bei Simone, die ihr Essen immer wieder erbricht, was sie jedoch lange nicht als problematisch erkennt. Erst Jahre später wird ihr durch einen zufälligen Kontakt mit einer

Frau, die sich selbst als „bulimisch“ bezeichnet, ihr eigenes Verhalten als problematisch bewusst.

Diese ausbleibenden Reflexionen bzw. ein fehlendes Problembewusstsein treffen vor allem für den Beginn der Störungsentwicklung zu. In späteren Phasen beginnen die Biographieträgerinnen offenbar vor dem Hintergrund eines wachsenden Leidensdrucks (z.B. aufgrund von Erfahrungen von Kontrollverlusten), ihre Situation zu problematisieren und zu reflektieren. Sicher überlagern die unter 5.3.2 beschriebenen vorübergehenden Erfolgserlebnisse zunächst auch die Störungsdynamik. Eine mögliche Bedingung für das Aufrechterhalten des eigenen Bewusstheitskontextes besteht in dem mit der Störungsdynamik häufig einhergehenden sozialen Rückzug. Mit dem Mangel an Interaktionspartnern geht ein Verlust an Situationen einher, in denen Irritationen und Impulse zur Reflexion ausgelöst werden. Andererseits werden im Rahmen des Bewusstheitskontextes Argumentationen entwickelt, an denen Anstöße zur Reflexion abprallen.

5.4.4 Die Ausweitung existierender Problemlagen

Wie weiter oben bereits ausgeführt, scheinen sich die Biographieträgerinnen im Zuge ihres veränderten Essverhaltens zunächst zu stabilisieren und darin sowohl Sinn, Orientierung, Struktur wie auch Halt zu finden. Dass sie durch die Fokussierung auf den Körper, auf das Essen und die damit verbundenen Erfahrungen nicht die Kontrolle über die Problembereiche (Verlaufskurvenpotenziale) gewinnen, unter denen sie leiden, bleibt ihnen zunächst verborgen. So werden letztlich ihre Unzulänglichkeitsgefühle, ihre problematischen Beziehungen in der Familie oder zu Gleichaltrigen usw. durch das veränderte Essverhalten nicht grundlegend bearbeitet. Stattdessen geraten die Biographieträgerinnen in neue Zugzwänge. Sie werden zunehmend davon beansprucht, sich immer mehr mit der Gewichtsabnahme zu beschäftigen, sich ständig gegen ein Essbedürfnis wehren zu müssen, ihre Strategien (z.B. Erbrechen) zu verdecken usw. Mit der Störungsdynamik entwickeln sich – zumeist über längere Zeiträume – neue Konflikte und Krisen in sozialen Beziehungen, oft verbunden mit einem sozialen Rückzug. Zu den bereits existierenden und unbearbeitet bleibenden Problemlagen kommen somit neue hinzu und entfalten eine wechselseitige Dynamik. Institutionelle Ablauf- und Erwartungsmuster, denen die betroffenen Frauen nicht gerecht werden, können diese Dynamiken zusätzlich verstärken.

Im Fall von Cornelia wird z.B. deutlich, dass sie seit der Kindheit kaum über eigenständige Gleichaltrigenkontakte verfügt. Im Zuge der Störungsentwicklung zieht sie sich immer mehr auf sich selbst zurück, weshalb sie kaum über Peerkontakte verfügt und lange keine Partnerschaft eingeht. Darüber hinaus löst sie sich erst mit 27 Jahren von der Familie ab. Der Mangel an außerfamiliären Sozialbeziehungen wird in ihrem Fall außerdem durch die sich wiederholenden stationären Aufenthalte gefördert. Unter diesen Bedingungen lernt Cornelia nicht, über ihre Probleme zu sprechen. Auch kann sie in Krisen nicht auf Vertrauenspersonen zurückgreifen. Bis in die heutige Zeit verfügt sie so kaum über Sozialkontakte und ist darüber hinaus im Umgang mit anderen stark verunsichert.

In Kerstins Fall wird deutlich, dass im Vorfeld der Störungsverlaufskurve besonders Partnerschaftsprobleme dominieren, die ihre Erwartungen an familienzyklische Ablaufmuster (Partnerschaft bzw. Gründung einer eigenen Familie) dämpfen. Zugleich absorbiert die lange währende Beziehungskrise ihre Energie für eine berufliche Entwicklung. Diese Zusammenhänge bleiben ihr selbst jedoch weitgehend verborgen. Stattdessen will sie in einer (Sinn-)Krise durch die Steigerung ihrer Attraktivität etwas verändern. Ihre Praktik der selbstauferlegten Nahrungsbeschränkung wird jedoch zum dominanten Handlungsschema, das ihren Alltag bestimmt und mit sozialem Rückzug sowie mit später auftretenden körperlichen Beeinträchtigungen verbunden ist. Die zugrunde liegenden Probleme mit ihrem Gefühl der Unzulänglichkeit, mit der über lange Jahre problematischen und schließlich gescheiterten Partnerschaft, mit ihrem Unausgefülltsein im Beruf usw. bleiben bestehen. Jedoch steigt der mit ihrem inzwischen erreichten Lebensalter verbundene Druck hinsichtlich der Erwartungen an Familiengründung und Berufskarriere.

Der wachsende Druck im Zusammenhang mit institutionellen Ablauf- und Erwartungsmustern wird besonders bei Magdalena deutlich. Sie wird nach dem abgeschlossenen Abitur den sozialen Erwartungen an eine unmittelbar anschließende Ausbildung nicht gerecht, da sie von der Essproblematik, von ihren Beziehungsproblemen und einer allgemeinen Orientierungslosigkeit bestimmt ist. Mit Verstreichen der Zeit erhöht sich der entsprechende Druck. Zudem treten kontinuierlich neue Konflikte auf, wie z.B. als die Eltern ihre Ess-Brech-Praktiken entdecken.

An diesen Beispielen wird deutlich, dass im Zuge der Entfaltung der Störungsverlaufskurve zur bestehenden Problemgemengelage, die durch das veränderte Essverhalten zunächst verdeckt wurde, neue Probleme hinzutreten.

5.4.5 Die aufrechterhaltene Leistungsbereitschaft als Ressource

In den Kerninterviews und darüber hinaus wird deutlich, dass die Biographieträgerinnen lange leistungsfähig bzw. unauffällig bleiben. Sie werden vor allem den Anforderungen der Schul- und Berufsbildung überwiegend gerecht. Erst durch Verlaufskurventransformationen wird es für einige von ihnen schwieriger, die Anforderungen zu bewältigen. Beispielsweise wirken sich gesundheitliche Einschränkungen auf die berufliche Leistungsfähigkeit aus, wie es im Fall von Cornelia zu beobachten ist. Trotz vieler Beeinträchtigungen und stationärer Aufenthalte gelingt es ihr jedoch, das Abitur erfolgreich abzuschließen, einen körperlich anstrengenden Handwerksberuf zu erlernen und sich darin später sogar selbständig zu machen. Ähnlich verhält es sich im Fall von Magdalena, die nach dem erfolgreichen Abitur zwar zwischenzeitlich ‚durchhängt' und eine Ausbildung abbricht, danach jedoch ein selbstgewähltes Studium beginnt, erfolgreich abschließt und im Anschluss berufstätig ist. Kerstin bleibt während der akuten Störungsphasen bei starkem Untergewicht beruflich integriert und entwickelt später neue Berufsperspektiven. Diana bleibt trotz einiger Schul- und Ausbildungsprobleme in einer kontinuierlichen Entwicklung, auch wenn der Berufsweg von außen bestimmt ist. Christina M. erringt trotz eines starken Symptomgeschehens, das von Ess-Brech-Anfällen bis hin zum selbstverletzenden Verhalten reicht und von massiven Beziehungsproblemen begleitet ist, berufliche Erfolge in einem stressigen Arbeitsfeld als Krankenschwester.

Aufgrund dieser Beobachtungen wird deutlich, dass die Frauen durch das Symptomgeschehen letztlich nicht vollständig aus der Bahn geworfen werden, sondern dass es sich vor allem im Bereich des Privatlebens abspielt. Die in den Familien der Biographieträgerinnen vielfach in Erscheinung tretende Leistungsorientierung realisiert sich überwiegend auch in ihren Lebensgeschichten. Die schulische und berufliche Integration scheint ein wichtiges Moment zu sein, womit sie ihr Leben aufrechterhalten können, im Alltag Struktur gewinnen und sozial (zumindest beruflich) eingebunden sind. Andererseits müssen sie erhebliche Energie aufbringen, um eine Transformation der Störungsverlaufskurve in den schulischen bzw. beruflichen Bereich zu verhindern. Am Beispiel von Cornelia wird deutlich, wie sie gegen körperliche Beeinträchtigungen ankämpft oder wie sie später versucht, ihren selbständig geführten Betrieb aufrechtzuerhalten. Dabei gerät sie immer wieder an Grenzen, aber zugleich gewinnt sie daraus auch Bestätigung und Antrieb.

Es gibt jedoch wenige Fälle (Katja, Uta, Inka, Yvonne), in denen die Biographieträgerinnen berufsunfähig geschrieben wurden. Sie haben lange Klinikaufenthalte und Phasen von Krankschreibungen durchlaufen, ihre Störungsverlaufskurve ist von starken psychosozialen Beeinträchtigungen gekennzeichnet, warum sie dem Berufsalltag zuletzt nicht mehr gerecht werden können. Hier fehlt offenbar die Ressource der beruflichen bzw. schulischen Integration, was sich negativ auf ihre Situation auswirkt.

5.4.6 Transformationsprozesse und Erweiterung der Störungsverlaufskurve

Das Phänomen der ‚Essstörung' tritt in den Lebensgeschichten zum Teil in Kombination mit anderen Störungen und Beeinträchtigungen in Erscheinung.

Neben Veränderungen in den sozialen Beziehungen sind körperliche Probleme und andere Verlaufskurventransformationen zu beobachten, z.B. Alkoholabhängigkeit, starke Stimmungsschwankungen, selbstverletzendes Verhalten usw. Zwar können einige Erscheinungen unmittelbar auf das Symptomgeschehen zurückgeführt werden, wie akute Zahnprobleme, Kreislaufschwäche, Muskelkrämpfe, Konzentrationsprobleme sowie Unausgeglichenheit usw., welche dann neue Formen des körperlichen und psychischen Erleidens hervorbringen. Andererseits verweisen Alkoholmissbrauch, ‚depressive' Stimmungen, selbstverletzendes Verhalten, berufliche Probleme usw. auf Transformationsprozesse, die aus der Gesamtdynamik der Problemgemengelage entstehen, über das Symptomgeschehen hinaus weitere psychische Belastungen erzeugen und in andere Lebensbereiche hineinwirken. Mit dem klinischen Begriff der Komorbidität sind die Wechselwirkungen nur unzureichend beschrieben, wohingegen mit Verlaufskurventransformationen die Zusammenhänge zwischen den auftretenden Erscheinungen, ihren Bedingungen und Veränderungen gekennzeichnet werden.

Nachfolgend sollen Beobachtungen aufgezeigt werden, wie sich die Störungsverlaufskurve im Sinne von Transformationen verändern und auf neue Bereiche ausdehnen kann, was jedoch nicht in allen Lebensgeschichten zwingend geschieht.

(a) Wandlung und Ausdehnung der Symptomatik

Hierzu zählen insbesondere die qualitativen Veränderungen im Symptomgeschehen, wie sie unter 5.4.1 eingehender beschrieben werden. Dies ist ein in nahezu allen Interviews sichtbares Phänomen. Diese Wandlungen oder Ausdehnungen im Symptomgeschehen werden entweder durch äußeren Druck (Kontrolle, Intervention usw.) oder durch die Eigendynamik (Dilemma zwischen Essbedürfnis und Gewichtskontrolle, forcierte Gewichtsabnahme usw.) ausgelöst.

Bei Cornelia werden solche Transformationsprozesse besonders deutlich. Sie durchläuft über Jahre verschiedene Wandlungen vom anfänglichen Fasten zum Fasten mit exzessivem Sport, weiter zu Phasen des ungezügelten Essens und des Abführmittelmissbrauchs, dann weiter zum Erbrechen im Wechsel mit Essanfällen, parallel dazu mit Phasen des Alkoholmissbrauchs, da sie Alkohol offenbar zum Spannungsabbau einsetzt. Als ein Risiko der Verlaufskurventransformation entsteht hier die Gefahr der Alkoholabhängigkeit. Auf diese Art und Weise können sich die Probleme vervielfachen, mit denen die betroffenen Frauen dann zu kämpfen haben.

(b) Veränderung in den sozialen Beziehungen

Im Zuge der Störungsdynamik verändern sich auch soziale Beziehungen. Durch das Abmagern werden die Frauen z.B. mit Reaktionen konfrontiert, die sich entweder als gesteigerte Aufmerksamkeit, als Appelle oder als Interventionsversuche zeigen. Je mehr die betroffenen Frauen abmagern, desto mehr werden sie (direkt oder indirekt) in der Regel darauf angesprochen, desto häufiger entstehen daraus Konflikte (z.B. mit den Eltern). Im Fall von kontinuierlicher Gewichtszunahme sehen sich die Frauen immer öfter offenen oder versteckten Anspielungen ausgesetzt. Im Fall der Entdeckung der bisher geheim gehaltenen Strategien des Erbrechens oder des Abführmittelmissbrauchs reagieren die Interaktionspartner zumeist mit Entsetzen und Kritik. So entstehen Konflikte in den sozialen Beziehungen, die – wie schon erwähnt – zu Abwehrreaktionen seitens der Frauen bzw. zu ihrem Rückzug beitragen können. Aber auch die Bezugspersonen können sich aus den Kontakten zurückziehen, weil sie mit den Veränderungen und dem Symptomgeschehen nicht umgehen können, die andauernden Konflikte mit den betroffenen Frauen nicht aushalten usw. Dadurch können die in der Regel schon knappen sozialen Ressourcen weiter schrumpfen und neue Konfliktherde entstehen.

(c) Risiken der Transformation in die Alltagsbewältigung

Weiter oben (vgl. Abschnitt 5.4.5) wird darauf eingegangen, dass die Biographieträgerinnen trotz der Störungsverlaufskurve in anderen Lebensbereichen zunächst weiterhin aktiv sind. Insbesondere im Zuge von mehreren stationären Behandlungen bzw. aufgrund langjähriger Betroffenheit zeigt sich jedoch, dass die Störungsdynamik auch in den Bereich von Schule, Beruf, Freizeit hinwirken kann. Den Biographieträgerinnen fällt es dann zunehmend schwerer, ihren Alltag zu bewältigen bzw. ihr (labiles) Lebensarrangement aufrechtzuerhalten. Neben der Eigendynamik im Symptomgeschehen sind es die weiterhin bestehenden, zugrunde liegenden Problemlagen, die auf die Frauen einwirken. Diana leidet z.B. zunehmend unter ‚depressiven' Verstimmungen, die neben der Gewichtszunahme und den Kontrollverlusterlebnissen insbesondere auf die fremdbestimmte biographische Entwicklung und den Erwartungsdruck der Familie zurückzuführen sind, so dass sie sich kaum noch motivieren kann, ihrem Beruf nachzugehen. Cornelia kämpft in ihrer Berufsausübung als Schreinerin phasenweise mit körperlicher Schwäche und psychischer Labilität und läuft im Zuge eines sich anbahnenden Orientierungszusammenbruchs Gefahr, den beruflichen Anforderungen gar nicht mehr gerecht werden zu können. Magdalena wird so stark vom Symptomgeschehen und Beziehungsproblemen beansprucht, dass sie die Wahl und den Beginn einer Ausbildung zwischenzeitlich hinauszögert und damit Gefahr läuft, den Anschluss zu verpassen. Die Biographieträgerinnen wenden mit fortschreitender Störungsdynamik immer mehr Energie auf, um das Übergreifen auf andere Lebensbereiche abzuwenden. In den vier bereits unter 5.4.5 erwähnten Fällen (Katja, Inka, Uta und Yvonne) führen Verlaufskurventransformationen sogar zur beruflichen Desintegration, da es zur Berufsunfähigkeit oder Frühverrentung gekommen ist, wobei dies nicht allein auf das Symptomgeschehen, sondern auf die Gesamtheit der psychosozialen Prozesse und Probleme zurückzuführen ist.

(d) Transformationen in den somatischen Bereich

Des Weiteren werden weitreichende Folgen der Störungsverlaufskurve für den somatischen Bereich deutlich. Hierbei spielen die über längere Zeit hinweg aufrechterhaltenen und den Körper belastenden Lebensweisen (langjähriges Fasten, Abführmittelmissbrauch, Essen und Erbrechen usw.) eine zentrale Rolle. Es gibt aber auch Orientierungszusammenbrüche mit Folgen, wie bei Magdalena, die aufgrund eines schweren Verkehrsunfalls in eine lebensbedrohliche Situation mit körperlichen Schäden gerät. Die gesundheitlichen Beeinträchtigungen (Magen-Darm-Probleme, massive Zahnprobleme, Gleichgewichtsstörungen, Gelenkschäden, Sehstörungen usw.), die oft erst nach längerer Zeit in Erscheinung treten, können ebenfalls neue Problemlagen und Krankheitsverläufe erzeugen. In diesem Kontext ist interessant, dass die Frauen (wie z.B. Cornelia) wegen ihrer körperlichen Probleme zum Arzt gehen und längere Zeit behandelt werden, ohne dass jedoch die zugrunde liegende Problematik (wie z.B. die Praktiken des Erbrechens oder der Alkoholkonsum) angesprochen bzw. erkannt wird. Dies trifft vor allem für das körperlich nicht unbedingt sichtbare Symptomgeschehen des Ess-Brech-Verhaltens zu.

(e) Massive Auswirkungen auf das psychische Befinden

In einigen Lebensgeschichten, die zumeist von längeren Störungsverläufen gekennzeichnet sind, dokumentieren sich Auswirkungen auf die psychische Gesamtbefindlichkeit. So treten beispielsweise starke Stimmungsschwankungen bis hin zu Lethargie, Sinnverlusten und Ängsten oder autoaggressive Handlungen (selbstverletzendes Verhalten) auf.

Im Fall von Diana wird z.B. deutlich, wie die verschiedenen Problemdimensionen, z.B. die Erwartungshaltungen der Familie hinsichtlich ihrer beruflichen Entwicklung sowie ihre wiederkehrenden Erlebnisse von Kontrollverlusten und Gewichtszunahme, sich nachhaltig wechselseitig beeinflussen. Es kostet sie zunehmend Energie, die Anforderungen zu erfüllen, die Ziele der Eltern zu übernehmen und darin einen Sinn zu sehen. Sie gerät in zunehmende Antriebslosigkeit und depressive Verstimmungen. Auch Cornelia kommt in ihrer Lebensgeschichte an einen Punkt, wo sie aus einer anhaltenden Niedergeschlagenheit die Planung eines Suizids entwickelt. Vorausgegangen ist das Outing als lesbisch, das für sie eine weitere Problemdimension darstellt, sie erneut in eine Krise stürzt und all ihre anderen Probleme wieder virulent werden lässt. Cornelia wie Diana überstehen jedoch diese Krisen.

In weiteren Lebensgeschichten wird deutlich, dass Verlaufskurventransformationen zu neuen Diagnosen (gerade im psychischen Bereich als „Borderlinestörung", „Zwangs- oder Angststörungen" usw.) beitragen. Die damit verbundenen Stigmatisierungen und Interventionen können dann eine weitere Verschärfung der Situation nach sich ziehen, wie im Fall von Yvonne, von Christina M., Uta, Katja, da die Betroffenen jetzt als ‚mehrfach Gestörte' betrachtet und behandelt werden.

(f) Verlaufskurventransformationen im Zusammenhang mit Interventionen

Interessant ist, dass einzelne Lebensgeschichten, wie z.B. die letztgenannten, darauf verweisen, dass die Interaktion zwischen Professionellen und Klienten Prozessierungen fördern kann. So wird im Rahmen von therapeutischen Settings, die die Symptomatik stark in den Mittelpunkt stellen, deutlich, dass misslingende Therapieversuche negative Zuschreibungen nach sich ziehen können und im weiteren Verlauf zu Verzweiflung und Selbsthass (schließlich sogar mit autoaggressivem Verhalten) führen können. Daraus entwickeln sich wieder neue Stigmatisierungen. Hier kann z.B. der Fall von Christina M. genannt werden, die immer wieder in den klinischen Settings scheitert und sich zunehmend als unfähig erlebt, etwas aus den Therapien für sich herauszuziehen. Was sie nicht sieht, ist, dass sie fortlaufend und parallel in die familiäre Verlaufskurve (Vater und Mutter sind alkoholabhängig, haben eine konfliktreiche Beziehung und sind überschuldet) verstrickt ist und damit in ihrer eigenen Entwicklung nachhaltig behindert wird. Das Symptomgeschehen erweitert sich dahingehend, dass sie in Momenten, in denen sie ihre inneren Spannungen nicht mehr aushalten kann, mit dem Kopf gegen die Wand schlägt oder sich mit spitzen Gegenständen im Mund verletzt. Bei dieser Entwicklung spielen die erfolglosen Therapieversuche, für die sie sich allerdings selbst verantwortlich macht, eine besondere Rolle. Sie befindet sich damit in einer Spirale, in der sie sich selbst entwertet und zu immer stärkeren autoaggressiven Handlungen greift.

Scheiternde bzw. problematische Interventionen werden von den betroffenen Frauen – neben aller Abwehr gegen diese Maßnahmen – offenbar immer auch auf die eigene Unzulänglichkeit zurückgeführt. Wie bei Christina M. gilt dies auch für weitere Fälle, wie z.B. Katja, Carola, Inka. Neben diesen wachsenden Selbstvorwürfen erleben sich die betroffenen Frauen in den klinischen Settings allerdings oft als falsch verstanden und fremdbestimmt, woraus weitere Spannungen resultieren, die sie zu Affekthandlungen antreiben. In drei Fällen (Yvonne, Cornelia, Christina M.) kommt es zu Flucht- oder Suizidversuchen, die mit harten Sanktionen geahndet werden, da sich die Professionellen offenbar in ihrer Auffassung bestätigt sehen, dass die Frauen aufsässig oder stark gestört seien. Es werden Maßnahmen wie Ruhigstellung, Fixierung, Isolation oder medikamentöse Behandlung eingeleitet. Die daraus resultierenden Verletzungen der Persönlichkeit tragen zu neuen Transformationen, besonders zu psychischen Veränderungen bei.

Zusammenfassend ist an dieser Stelle hervorzuheben, dass Verlaufskurventransformationen nicht nur aus einer inneren Dynamik der Störungsverlaufskurve und der damit zusammenhängenden Ausdehnung der Problemgemengelage hervorgehen, sondern dass auch misslingende Interventionen, Stigmatisierungen und Fremdbestimmungen zu Transformationen beitragen können. Die Transformationen sind einerseits ein Zeichen der verschärften Entwicklung, andererseits verschärfen sie selbst wiederum die Situation der Frauen, womit ein gefährlicher Kreislauf entsteht.

5.4.7 Wechselnde Phasen von Stabilisierung und Destabilisierung

Aus den Fallanalysen geht hervor, dass die Entfaltung der Störungsverlaufskurve nicht kontinuierlich fortschreitet, sondern dass sich Phasen der Destabilisierung mit solchen der Stabilisierung abwechseln. Insbesondere wenn andere Prozessstrukturen dominant werden, wie das Absolvieren einer bevorstehenden Abiturprüfung oder das Eingehen einer Partnerschaft, kann das Symptomgeschehen und die Problemwahrnehmung im Erleben der Biographieträgerinnen temporär in den Hintergrund rücken. Im Fall von Magdalena lassen sich Phasen aufzeigen, in denen in der Erinnerung das Symptomgeschehen sowie bestehende Konflikte in den Hintergrund treten: zu dem Zeitpunkt, als sie ihren ersten Freund kennen lernt und sich auf die Beziehung einlässt, in der Phase, in der ihre Aufmerksamkeit vom Lernen für das Abitur beansprucht wird, und während eines Auslandsaufenthalts, in dessen Verlauf sie neue Handlungskompetenzen entdeckt. Cornelia findet Stabilität beispielsweise darüber, dass ihre Initiativen, der Arbeitslosigkeit zu entgehen, Erfolg haben. Später stabilisiert sich ihr Zustand in einer längeren Phase, in der sie durch eine Selbsthilfegruppe in neue soziale Beziehungen kommt und biographische Initiativen einleitet. Bei Christina M. rücken die Probleme in einer Phase stärker in den Hintergrund, in der sie eine befriedigende Beziehung erlebt und von einer Handballtrainerin gefördert wird. Allerdings ergeben sich aus all diesen Beispielen keine langfristigen Stabilisierungen, da die Biographieträgerinnen immer wieder von ihren komplexen Problemgemengelagen eingeholt werden, dabei immer wieder mit alten Mustern reagieren und in die Störungsdynamiken hineingezogen werden. Dann werden kleinste Probleme wieder als große Last empfunden, und die Frauen fühlen sich nicht dazu in der Lage, Probleme und Konflikte zu bewältigen.

Auch im Rahmen erster Bearbeitungsversuche, wie im Fall von Kerstin, die die Ebene der Symptomatik fokussieren und eine Wiederherstellung von ‚Normalität' im Essverhalten ermöglichen, wird in der Gesamtbetrachtung nur vordergründig eine Stabilisierung erreicht. Das Symptomgeschehen hat sich bei Kerstin zwar beruhigt, im Sinne einer Gewichtszunahme und eines ‚normalisierten' Essverhaltens, jedoch bleiben ihre sonstigen Probleme weiterhin unbearbeitet. Insofern bricht eine neue Krise in dem Moment auf, als sie im Zuge eines Familienfestes mit ihren uneingelösten Lebensplänen konfrontiert wird. Auch sie greift wieder auf alte Muster zurück, wodurch ein neuer Abwärtstrend in Gang kommt.

Somit gibt es immer wieder Phasen, in denen die Dominanz der Störungsverlaufskurve (insbesondere das Symptomgeschehen) im Erleben der Biographieträgerinnen temporär in den Hintergrund rückt. Dies ist zumeist dann zu beobachten, wenn sich beispielsweise der soziale Rahmen sowie die Interaktionsbeziehungen verändern, wenn anstehende Aufgaben bewältigt oder selbstbestimmte Aktivitäten möglich werden. In all diesen Fällen verweist ein temporäres Zurücktreten im Zuge von positiven Erfahrungen (Ablösung von den Eltern durch Aufbau eigener Beziehungen, berufliche Erfolge, selbstbestimmtes Handeln usw.) auf die Relevanz der Bearbeitung der zugrunde liegenden Problemgemengelagen sowie der Förderung von Erfahrungen, die das Selbstwertgefühl stärken.

5.4.8 Die Ambivalenz im Erleben des Symptomgeschehens

Wie bereits mehrfach deutlich geworden ist, haben die Biographieträgerinnen zunächst kein Problembewusstsein. Erst mit dem Einsetzen eines temporären Leidensdrucks beginnt ein Oszillieren zwischen Erleiden und Nicht-Erleiden. Diese Ambivalenz erklärt sich aus der wachsenden Dominanz der Störungsverlaufskurve mit ihren Transformationen sowie aus dem vorübergehenden bzw. kurzfristigen subjektiven Gewinn, den sie immer wieder erzielen (Durchhalten beim Fasten, Spannungsabbau beim Essen, Erleichterung beim Erbrechen usw.). Mit dem Einsetzen von Erleidensprozessen verändert sich auch das Bewusstsein gegenüber dem eigenen Essverhalten im Sinne einer Problemwahrnehmung. Diese bleibt jedoch nicht konstant, sondern wechselt im Sinne der eben skizzierten Ambivalenz. Dieses Schwanken wird den betroffenen Frauen oft als fehlende Krankheitseinsicht ausgelegt, ist meines Erachtens jedoch wesentlicher Bestandteil der Dynamik der Störungsverlaufskurve.

Diese Beobachtungen machen zunächst deutlich, dass das Symptomgeschehen (insbesondere das veränderte Essverhalten und die Kontrollpraktiken mit ihren Eigendynamiken) nicht von Beginn an und über den gesamten Verlauf hinweg kontinuierlich erlitten wird. Dies erklärt sich u.a. aus den am Anfang stehenden positiven Veränderungen, die entlastend empfunden werden. Der sich im Verlauf entwickelnde Bewusstheitskontext trägt dazu bei, dass Kontrollverluste, Risiken und Reaktionen aus dem sozialen Umfeld nicht wahrgenommen bzw. ausgeblendet werden. Erst im Zusammenhang mit einem bewussten Erleben von Kontrollverlusten entsteht eine ambivalente Haltung zu den eigenen Praktiken des Essverhaltens. Dieses ambivalente Erleben kann über längere Phasen hinweg kennzeichnend sein. Daraus resultiert z.B., dass eine Motivation, Hilfe in Form professioneller Unterstützung in Anspruch zu nehmen, nicht durchgängig vorhanden ist. Diese Ambivalenz steht in engem Zusammenhang damit, dass die Frauen ihr verändertes Essverhalten bzw. ihre Kontrollpraktiken nicht einfach aufgeben können.

5.4.9 Die Bedeutung von Reaktionen aus der sozialen Umwelt für die Entwicklung der Störungsverlaufskurve

Die Entwicklung der Störungsverlaufskurve ist jeweils auch ein Reflex auf die Reaktionen der sozialen Umwelt. In diesem Kontext wird auch das Phänomen der ‚unsichtbaren Symptomatik' mit einer ausbleibenden Reaktion der sozialen Umwelt thematisiert. Insgesamt ist ein breites Spektrum von Reaktionen zu beobachten, wobei auf die spezifischen körperlichen Veränderungen qualitativ unterschiedlich reagiert wird. Dies steht offensichtlich mit einem gesellschaftlichen Wertesystem im Zusammenhang, in dem das Dicksein eher negativ und das Dünnsein eher positiv bewertet wird. Hinzu kommt das gesellschaftlich geteilte Wissen über ‚Essstörungen' und die damit verbundenen ‚Störungstypen'. So wird mittlerweile Wissen über die sog. „Magersucht" und die „Bulimie" in der breiten Öffentlichkeit gehandelt. Demgegenüber ist jedoch kaum bekannt, dass vorrangig übergewichtige Menschen häufig darunter leiden, ihr Essverhalten nicht steuern zu können.

In Dianas – wie in Sabrinas und Simones – Geschichte wird deutlich, dass auf das Übergewicht seitens der sozialen Umwelt eher negativ und stigmatisierend reagiert wird. Hinzu kommt, dass hierbei der Aspekt der (Selbst-) Disziplin in den Mittelpunkt gerückt wird. Es wird den Frauen immer wieder Disziplinlosigkeit unterstellt, womit das Essproblem einer schwachen Persönlichkeit zugeschrieben wird. Sie selbst glauben schließlich, dass sie disziplinlos und damit an ihrem Zustand ‚selbst schuld' seien. Sie versuchen das Problem darüber zu bewältigen, dass sie immer wieder zu fasten beginnen. Auf dieses Fasten wird dann von außen überwiegend wohlwollend und anerkennend reagiert, was sie als positiv und zugleich als eine Bestätigung für ihre Selbstdisziplin erleben. Für diese Frauen entsteht daraus das Dilemma, dass das Problem auf ihre Willenskraft reduziert wird und andere Dimensionen ausgeblendet bleiben. So entwickeln sie trotz ihres immensen Leidensdrucks zunächst kein Bewusstsein dafür, dass es sich bei ihrem Essverhalten um eine differenzierte Problematik handelt. Eklatant ist hierbei, dass auch seitens der Professionellen offenbar noch sehr wenig Sensibilität für die Problematik dieser Menschen vorhanden ist und dass ihre Interventionen häufig von der Annahme der Disziplinlosigkeit und dem Modell des rational handelnden Menschen ausgehen. So treffen betroffene Frauen auf Professionelle, die stark an ihre Disziplin und Rationalität appellieren, wie es bei Diana oder Sabrina deutlich wird.

Kerstin hingegen erhält für ihr sichtbar diszipliniertes Essverhalten und die daraus resultierende Gewichtsabnahme zunächst positive Anerkennung. Dies bestärkt und motiviert sie, ihr Handlungsschema der Gewichtsabnahme fortzusetzen. Erst als sie immer mehr abmagert, kommt es zunehmend zu Reaktionen von Bezugspersonen, die ihre Besorgnis ausdrücken. Diese Reaktionen kann sie aufgrund ihrer veränderten Wahrnehmung zunächst nicht nachvollziehen. Erst im Zuge fortgeschrittener Störungsdynamik, in der Wirkungen in den körperlichen Bereich (Frieren, Schwächeanfälle) zu beobachten sind, löst eine ungewöhnliche Situation der Nähe zwischen Kerstin und ihrer Mutter ein Nachdenken aus, denn die Mutter zeigt beim Anblick ihrer Tochter ungewohnte Gefühle. Insgesamt wird in Kerstins Erzählung deutlich, dass ihr – einer erwachsenen und autonomen Frau – in den Interaktionen nicht abwertend begegnet wird.

Demgegenüber reagiert Cornelias familiäre Bezugswelt offenbar beängstigt, als ihr kindlicher Körper ausgezehrt ist. Die Familie kann damit nicht umgehen und überträgt die Verantwortung an Institutionen. In diesem Fall ist anzumerken, dass ein Wissen über ‚Essstörungen' in der breiten Öffentlichkeit damals kaum vorhanden war. Im klinischen Setting stehen Cornelias ausgemergelter Körper und ihr Essverhalten im Zentrum der Aufmerksamkeit und werden zum Objekt der Interventionen, hinter dem Cornelias Subjekt verschwindet. Auf ausbleibende körperliche Veränderungen (gewünschte Gewichtszunahme) wird mit Sanktionen reagiert, die sich an die gesamte Person richten. Im weiteren Verlauf verschwindet das Symptomgeschehen quasi im ‚Unsichtbaren', denn Cornelia zeigt sich zwar nach außen hin angepasst, isst und erbricht jedoch heimlich, so dass weitere Reaktionen ausbleiben.

Bei Magdalena, die zunächst im Zuge ihrer strikten „Diät" positive Anerkennung und Unterstützung erhält, entwickelt sich ähnlich wie bei Cornelia ein Kompromiss, der für die Umwelt unsichtbar bleibt, da sie äußerlich ein relativ normales Essverhalten zeigt, über das heimliche Essen und Erbrechen ihren Körper jedoch ‚in Form' hält. Sie erfährt weiterhin von außen immer wieder Bewunderung, was ihre heimliche Praktik des Essens und Erbrechens mit aufrechterhält. Erst durch dessen Entlarvung kommt es zu Konflikten und Stigmatisierungen durch die Eltern, die mit ihrem Erbrechen nicht umgehen können. Dies trägt zu einer weiteren Dynamisierung aufgrund von neuen Konflikten sowie zur Entwicklung von Strategien der Verheimlichung bei.

In Fällen wie von Magdalena oder Cornelia gehen mit dieser äußerlich ‚unsichtbaren' Strategie verschiedene Probleme einher. Um die nach außen aufgebaute Fassade aufrechtzuerhalten sowie den Erwartungen der sozialen

Umwelt gerecht zu werden, muss Energie aufgewandt werden. Da die Biographieträgerinnen nicht darüber sprechen (können) und die Problematik für Außenstehende ‚unsichtbar' bleibt, ist kein Verständnis für Schwäche und damit kein Entgegenkommen hinsichtlich ihrer vielleicht eingeschränkten Leistungsfähigkeit zu erwarten. Die Biographieträgerinnen müssen nach außen hin funktionieren, was zunehmend ihre Energie absorbiert, wie es z.B. im Fall von Cornelia deutlich wird. Mit der ‚Unsichtbarkeit' für die soziale Bezugswelt geht darüber hinaus einher, dass es nicht zu Impulsen, Irritationen bzw. Widerständen im Rahmen von Interaktionen kommen kann, die möglicherweise ein Problembewusstsein, eine Reflexion anregen und die Motivation zur Bearbeitung fördern könnten. Die Frauen leben somit weiterhin in ihrem eigenen Bewusstheitskontext. Zudem bleibt die Barriere für jene Frauen erhalten, die zwar ein Problembewusstsein entwickelt haben, jedoch darunter leiden, sich aus Scham niemandem anvertrauen zu können. So bleiben Impulse aus, durch die sie einen Anstoß erhielten, sich zu öffnen. Wie groß die Scham und damit die Hürde ist, sich jemandem anzuvertrauen, wird in Cornelias Geschichte deutlich. Aber auch in der Arbeit im Selbsthilfezusammenhang tritt dieses Problem häufig zu Tage. Dort wird auch deutlich, dass sich die betroffenen Frauen oft in einem Dilemma befinden: Da sie ihre Problematik lange verheimlicht haben, entwickeln sie immer größere Hemmungen, sich wichtigen Bezugspersonen anzuvertrauen, da sie eine enttäuschte Reaktion antizipieren.

5.4.10 Sich anbahnende und sich vollziehende Orientierungszusammenbrüche

Die Biographieträgerinnen können in der Störungsverlaufskurve in einen Zustand geraten, in dem sie den Überblick verlieren, planlos und getrieben sind und in dem ihre zeitweise labilen Lebensarrangements zusammenbrechen. Bei den Orientierungszusammenbrüchen handelt es sich um Phasen, in denen die betroffenen Frauen vorübergehend Handlungsfähigkeit und Handlungsplanung verlieren. Bei den sich anbahnenden Zusammenbrüchen handelt es sich um Phasen, in denen die Frauen das Heraufziehen eines Orientierungszusammenbruches offenbar antizipieren, intuitiv oder bewusst (re-)agieren und auf diese Art und Weise in bestimmten Lebensbereichen handlungsfähig bleiben und sich darüber langsam wieder stabilisieren. Die Orientierungszusammenbrüche können in unterschiedlichen Phasen und in unterschiedlichen Formen auftreten. In diesem Zusammenhang wird deutlich, dass die Biographieträgerinnen in Folge von Zusammenbrüchen nach und nach Erfahrungen sammeln und möglicherweise auch ein Bewusstsein für solche Prozesse entwickeln, so dass sie sich anbahnende Zusammenbrüche antizipieren und dann bewusst bzw. intuitiv gegensteuern können. Das verweist auf einen Lernprozess, in dem die Kompetenz gebildet wird, nach Erfahrungen mit Krisen handlungsschematisch zu agieren. Auf diese Weise bildet sich eine Ressource, auf die die Biographieträgerinnen gegebenenfalls zurückgreifen können.

Die Zusammenbrüche erklären sich aus der Verlaufskurvendynamik, die insbesondere durch verstärkte Fremdbestimmung bzw. durch äußere Anforderungen, die nicht bewältigt werden können, beschleunigt wird. Es kann allerdings nicht davon ausgegangen werden, dass auf einen Orientierungszusammenbruch automatisch Bearbeitungs- und biographische Entwicklungsprozesse folgen und damit der Höhepunkt der Verlaufskurve erreicht wäre. Demgegenüber werden aus den Daten mehrfach Orientierungszusammenbrüche unterschiedlicher Qualität deutlich sowie zirkuläre Prozesse, in denen die Betroffenen ‚gefangen' sind. Dies soll nachfolgend an den Kerninterviews gezeigt werden.

Magdalena durchlebt nach ihrem Abitur eine Phase, in der ihre Probleme mit den Eltern, mit dem Partner, ihre Orientierungslosigkeit und die Dominanz des Symptomgeschehens kumulieren. In einer Situation, in der unterschiedliche Erwartungen an sie gestellt werden, von denen sie sich nicht abgrenzen kann, verliert sie im Zusammenhang mit einem aktuellen Beziehungskonflikt den Überblick. Sie agiert ohne Handlungsplan, fährt völlig übermüdet Auto und verursacht einen schweren Verkehrsunfall mit für sie lebensbedrohlichen Folgen. Dies stellt einen Höhepunkt in der bisherigen Entwicklung dar und multipliziert durch ihre schweren Verletzungen die Folgen des Orientierungszusammenbruches. Allerdings entwickelt sich daraus alsbald ein temporäres Moratorium der Gesamtdynamik während ihres Klinikaufenthalts. Es existiert dort weder ein äußerer Erwartungsdruck, noch kommt es zu einer Fortsetzung des Symptomgeschehens. Mit der Rückkehr in ihre alltägliche Lebenswelt wird die Störungsverlaufskurve wieder dominant (Wiederbeginn des Symptomgeschehens, Dominanz der Gedanken an das Essen, Beziehungsprobleme, Orientierungslosigkeit). Die Erfahrungen im Kontext des Unfalls tragen offenbar mit dazu bei, dass sie später – verstärkt durch äußere Impulse im Rahmen einer anschließenden Rehabilitationsmaßnahme – beginnt, ihre Lebenssituation zu reflektieren und zu verändern. Dabei kommt es allerdings erneut zu einem Prozess der zunehmenden Destabilisierung. Sie beginnt eine Ausbildung, die offenbar nicht ihren eigenen Vorstellungen entspricht, sondern auf die Erwartungen der Familie zurückgeht. Da jedoch seit dem Abitur bereits Zeit verstrichen ist, wächst der Druck, etwas zu tun. Hinzu kommt die fehlende Abgrenzungs- und Selbstbestimmungsfähigkeit gegenüber den familiären Erwartungen. In dieser Phase nimmt das Symptomgeschehen immer mehr Raum ein, transformiert sich in den Ausbildungsbereich und lähmt ihre allgemeine Handlungsfähigkeit. Allerdings gelingt es ihr in dieser kritischen Lebenssituation, Konsequenzen zu ziehen und selbstbestimmt einen biographischen Handlungsplan zu entwickeln. Sie entschließt sich, die Ausbildung abzubrechen und sich für ein kreatives Studium im Gestaltungsbereich zu bewerben. Sie geht die dazu notwendigen Schritte an. Auf diese Weise wird sichtbar, wie Magdalena in der Phase nach dem Abitur einen vollständigen Orientierungszusammenbruch erleidet und durchlebt. Zum späteren Zeitpunkt, als sie im Rahmen ihrer Ausbildung wieder in die Krise gerät, verhindert sie einen möglichen Orientierungszusammenbruch dadurch, dass sie selbständig zu planen und zu handeln beginnt und dabei auf Ressourcen zurückgreift. Magdalenas Orientierungszusammenbruch fand in einer Phase vollständiger Fremdbestimmung statt. Später scheint sie durch die Fähigkeit zum selbstbestimmten Handeln einen weiteren abwenden zu können.

In der Fallgeschichte von **Cornelia** werden unterschiedliche Formen von Orientierungszusammenbrüchen deutlich. Aufgrund ihrer offensichtlich starken Gewichtsabnahme in der Pubertät kommt es zu von außen eingeleiteten Interventionen. Sie selbst weiß nicht, was mit ihr geschieht – die Familie wie die Professionellen betrachten sie als krank und behandlungsbedürftig. Durch die auf sie unvorbereitet einwirkenden Maßnahmen, die ihre Handlungsfähigkeit und Selbstbestimmung außer Kraft setzen, erlebt sie Orientierungszusammenbrüche. Dies wird beispielsweise bei der Sondenernährung – einem Penetrieren ihres Körpers – deutlich. Eine weitere Steigerung findet dann im Rahmen der „Schlaftherapie" statt. Die mit Gewalt angewandten Maßnahmen (Fixierung, medikamentöse Ruhigstellung, Magensonde) stellen eine weitere Verletzung ihrer körperlichen und psychischen Integrität dar und führen bei Cornelia zur vorübergehenden Handlungsunfähigkeit, zur Orientierungslosigkeit und totalen Hilflosigkeit, was im Affekt einen Fluchtversuch auslöst. Diese Orientierungszusammenbrüche sind weniger durch eine innere Dynamik als durch die von außen eingeleiteten Interventionen in Gang gesetzt worden. Cornelia entwickelt daraufhin äußerlich ein zunehmend angepasstes (Ess- und Bewegungs-)Verhalten, zieht sich jedoch in sich zurück und es kommt zu Veränderungen im Symptomgeschehen (ungezügeltes Essen, Abführmittel, Erbrechen, Alkohol...).

Ein weiterer Orientierungszusammenbruch erwächst aus der Wechselwirkung der inneren Dynamik sowie der äußeren Kontrolle, denn Cornelia gerät in einen nicht mehr kontrollierbaren Bewegungsdrang, der sie körperlich auszehrt und auf den sie durch wahllose Einnahme von Medikamenten (Schlafmittel) reagiert, um sich ruhigzustellen. Aus der Erzählung wird nicht ganz klar, ob dieser Ruhigstellungsversuch auch als ein Suizidversuch betrachtet werden kann. In jedem Fall zieht er medizinische Interventionen nach sich, jedoch keinen Bearbeitungsversuch mit therapeutischer Unterstützung. Dieser Orientierungszusammenbruch steht besonders im Zusammenhang mit der im Familiensystem fehlenden Ressource, eine Aussprache über innere Probleme zu ermöglichen. Außerdem ist die Familie mit anderen Problemen belastet, weshalb Cornelia nicht wahrgenommen wird und somit Transformationen der familiären Problemgemengelagen ausgesetzt ist.

Jahre später wird sie nach einer Ausbildung zur Schreinerin arbeitslos und darüber völlig orientierungslos. Sie wird bestimmt von wechselnden Phasen des Essens, Brechens und des unkontrollierten Alkoholkonsums. Wieder bahnt sich offenbar ein Zusammenbruch an. In dieser kritischen Phase gelingt es ihr jedoch, aus eigener Kraft einen Handlungsplan zu entwickeln und umzusetzen, um wieder Arbeit zu bekommen. Über einen neuen Job gelingt ihr selbstbestimmt eine langsame Stabilisierung. Die Dominanz des Essens bzw. des Alkoholkonsums rückt durch ihr aktives Gegensteuern etwas in den Hintergrund.

Wieder später kommt es durch eine weitere berufliche Veränderung zu großen Belastungen, die ihr (labiles) Lebensarrangement erneut stark durcheinander bringen. Sie ist getrieben zwischen Anforderungen im Beruf und einem ausufernden Symptomgeschehen (Essen, Brechen, Trinken). In diesem sehr labilen Zustand nimmt sie erstmals Kontakt zu einer niedrigschwelligen Beratungsstelle auf und startet somit einen ersten selbstbestimmten Bearbeitungsversuch. Hierbei gelingt es ihr, sich vorübergehend zu stabilisieren und erste Verlaufskurvenpotenziale (Ablösung von der Familie, berufliche Entwicklung usw.) zu bearbeiten. Im Zuge einer tiefen Beziehungs- und Identitätskrise kommt es jedoch plötzlich wieder zu einer totalen Destabilisierung und beschleunigten Dynamik. Alte Muster (Alkohol, Ess-Brech-Anfälle, sozialer Rückzug) werden wieder dominant, so dass die Alltagsbewältigung und die Aufrechterhaltung ihrer äußeren Fassade (Cornelia vertraut sich niemandem an) immer mehr Energie absorbieren. Sie verliert jeglichen Sinn für die Zukunft und erlebt ihre Situation als unerträglich, so dass sie nur in einem Suizid eine Lösung sieht. Zu einem Suizidversuch im Affekt kommt es jedoch nicht, sondern sie beginnt, den Suizid zu planen. Damit einher geht eine Bilanzierungsphase, die letztlich einen Stabilisierungsprozess auslöst, der darauf hinausläuft, Kontakt zu Professionellen aufzunehmen. Cornelia unterliegt selbst in diesen Momenten nicht dem Affekt, sondern entwickelt in der Handlungsplanung des Suizids ein Gefühl der Autonomie, über ihr Leben selbst zu bestimmen, woraus sie neue Zukunftsperspektiven entwickelt.

Trotzdem verläuft Cornelias Geschichte weiterhin in zirkulären Entwicklungen vorübergehender Stabilisierung und Destabilisierung, woraus sie heute eine Eigentheorie vom wellenförmigen Verlauf ihrer Störungsdynamik entwickelt hat. Insgesamt ist bei Cornelia nicht so unmittelbar zu erkennen, inwiefern sie die drohenden Orientierungszusammenbrüche bewusst oder intuitiv abwendet, nachdem sie in der Frühadoleszenz mehrere fremd ausgelöste erlitten hat. Offenbar verfügt sie inzwischen aber über Ressourcen, selbst in schweren Krisen handlungsschematisch zu reagieren.

In **Kerstins** Geschichte wird ein von außen ausgelöster Orientierungszusammenbruch deutlich. Ihr bislang nur als der Versuch der Gewichtsabnahme gedeutetes Verhalten wird durch die ärztliche Diagnose „Magersucht" zur Krankheit. Hierdurch wird eine veränderte Selbstwahrnehmung ausgelöst, die zu einem temporären inneren Zusammenbruch führt, als sie sich nach dem Arztbesuch stark frierend vom Taxi eine kurze Strecke nach Hause fahren lässt. In dieser Situation wird sie sich fremd und beginnt zu reflektieren. Durch weitere bestätigende Diagnosen bei Folgeuntersuchungen bricht in ihr etwas vollständig zusammen, so dass sie die Verantwortung für sich abgibt und Kontrollinterventionen zulässt. Ihr innerer Zusammenbruch besteht darin, dass sie die Haltung zu sich selbst verändert, dass Gefühle von Hilflosigkeit, Zweifel und Ohnmacht dominieren und dass sie die Verantwortung für sich selbst (temporär) anderen überlässt und sich in medizinisch-therapeutische Behandlung begibt.

Nach einer ersten ‚Normalisierung' (Gewichtszunahme) in Folge professioneller Unterstützung kommt es durch eine ‚Schlüsselsituation' (Taufe des Patenkindes) zu einem erneuten Aktivwerden bestehender Verlaufskurvenpotenziale (Partnerbeziehungsproblematik, Sinnprobleme, Nicht-Erfüllung lebenszyklischer Ablaufmuster), wodurch Kerstin in eine Krise gerät. Sie greift auf alte Muster der Esskontrolle zurück und gelangt darüber erneut in einen Abwärtstrend. Im Unterschied zur früher nimmt sie diese Entwicklung bald wahr und erkennt, die Steuerung verloren zu haben. Damit einher geht eine Krise mit Selbstzweifeln, die jedoch einen weitreichenden Veränderungsprozess anstößt und unmittelbar in ein Handlungsschema der Hilfesuche mündet. Sie entschließt sich, ihren Vertrauensarzt um Hilfe zu bitten. Dieses Hilfeersuchen basiert offenbar auf der Erfahrung, die Probleme zuvor nicht alleine bewältigt zu haben.

Bei **Diana** dokumentieren sich an mehreren Stellen Krisen, die entweder durch das Nicht-Aufrechterhalten-Können der selbstauferlegten Nahrungsbeschränkung oder durch die plötzlich eintretende Wahrnehmung ihres deutlichen Übergewichts ausgelöst werden. In solchen Situationen erinnert Diana eine vorübergehende oder anhaltende Handlungsunfähigkeit bzw. ‚depressive' Verstimmungen. Solche Krisen sind – zusammen mit weiterhin unternommenen Versuchen der Gewichtsreduzierung – sich wiederholender Bestandteil der Störungsdynamik. Kennzeichnend sind wiederkehrende Erfahrungen der Ohnmacht und – wie Diana es selbst sieht – der Disziplinlosigkeit. Zu dieser Prozessstruktur hat sie eine Eigentheorie der Disziplinlosigkeit und des vorhersehbaren Scheiterns entwickelt. Durch die weiterhin im Hintergrund wirkende familiäre Einmischung in ihre berufliche Entwicklung und den damit verbundenen Erwartungsdruck wird ihre eigenständige Entfaltung weiter behindert, weshalb ihr gesamtes Befinden zunehmend von Antriebslosigkeit und Sinnkrisen gekennzeichnet ist. In dieser Situation bahnt sich eine umfassende Krise an. Diana nimmt wegen ihres Essverhaltens Kontakt zu einer Therapeutin auf. Parallel dazu bieten sich ihr Chancen zur Veränderung der äußeren Lebensumstände. Sie nutzt einen durch den Partner bedingten Umzug und kann auf diese Weise die Problemdimensionen der Verselbständigung gegenüber der Familie und der Veränderung einer als unerträglich empfundenen Arbeitssituation durch räumliche Distanzierung angehen. Darüber gelingt es ihr, sich vorübergehend zu stabilisieren.

In dieser Entwicklung dokumentiert sich, wie Diana die Situation, sich in einem Kreislauf zu befinden, aus dem sie nicht ausbrechen kann, und sich ständig unter Druck zu erleben, mit Hilfe einer Kontrollstrategie angeht. Einerseits sucht sie erstmalig eine Therapeutin auf, andererseits nutzt sie äußere Gegebenheiten, um gegenzusteuern. Sie scheint auf diese Art und Weise eine Situation verhindern zu wollen, in der sie jeden Antrieb verliert. Von außen betrachtet entspricht dies der Wahrnehmung eines möglichen auf sie zukommenden Orientierungszusammenbruchs. Ob sie auf diese Art und Weise allerdings ihre Eigentheorie der Disziplinlosigkeit und des zirkulären Verlusts der Esskontrolle nachhaltig durchbrechen kann, ist fraglich, da ihre Kontrollstrategie hauptsächlich auf die Veränderung des äußeren Rahmens abzielt. Auf diese Weise besteht die Gefahr, dass Diana negative Folgen für sich selbst nur aufschiebt, da sie durch die Veränderung ihrer Lebensumstände noch nicht ihre Haltung zu sich selbst (die Selbstzuschreibung von Disziplinlosigkeit) verändert und noch nicht die Dimension der familiären Fremdbestimmung (beruflicher Erfolgsdruck) erreicht.

Zusammenfassend ist festzuhalten, dass die Orientierungszusammenbrüche im Fall von Magdalena, Cornelia, Kerstin relativ deutlich auszumachen sind und kein singuläres Ereignis sein müssen, da sie sich zum Beispiel bei Cornelia wiederholen. Im Fall von Diana sind Krisen mit Anzeichen von Orientierungszusammenbrüchen ein sich wiederholendes Muster im Störungsverlauf. Ähnelt dies noch dem Fall von Cornelia, so erleidet Cornelia jedoch z.B. im Rahmen von Fremdinterventionen und anderem deutlich markierte Orientierungszusammenbrüche. Allen Frauen gemeinsam ist allerdings, dass sie Erfahrungen mit ihrer eigenen Störungsdynamik soweit gesammelt haben, dass sie sich anbahnende Orientierungszusammenbrüche bereits vor ihrem Wirksamwerden antizipieren, wenn sie einen Abwärtstrend wahrnehmen oder spüren. Ob sie daraufhin bewusste oder intuitive Gegenstrategien entwickeln, bleibt zum Teil unklar. Zumindest werden sie ab einem bestimmten Zeitpunkt aktiv und verhindern dadurch einen weiteren Abwärtstrend. Darin zeigt sich, wie die Frauen aus Erfahrung lernen und dementsprechend Strategien entwickeln, Krisen zu entgehen. Hierin dokumentiert sich eine Ressource, die nutzbar gemacht werden könnte, um die Prozessdynamik aufzuspüren und ihre bewusste Bearbeitung in Gang zu setzen. Teilweise setzen die Frauen in diesen Phasen auch bewusst auf eigene oder fremde Ressourcen, wenn sie an vorhandenen Fähigkeiten ansetzen (Magdalena), wenn sie Therapeuten (Kerstin) bzw. Selbsthilfegruppen (Cornelia) in Anspruch nehmen, wenn sie äußere Anlässe als Chance nutzen, Veränderungen herbeizuführen (Diana). Insbesondere Kerstin, Magdalena und Cornelia verfügen in verschiedenen Lebensbereichen über die Erfahrung, Kompetenzen in der Problembewältigung sowie in der (frei-)beruflichen Entwicklung erworben zu haben, an denen sie in späteren Lebensphasen anknüpfen. Diese Erfahrungen wirken sich offenbar spätestens in Krisensituationen aus, wenn sie Veränderungsmöglichkeiten aktiv angehen. Bei Diana sind diese Ressourcen zum Zeitpunkt des Interviews offenbar noch am schwächsten ausgeprägt.

5.4.11 Entfremdungsprozesse

Im Rahmen der Entwicklung der Störungsverlaufskurve werden Prozesse deutlich, in denen die Biographieträgerinnen plötzlich registrieren, dass sich soziale Interaktionen und Beziehungen negativ verändert haben, was sie als ein Fremdwerden bislang vertrauter Umgebungen und Beziehungen beschreiben. Entfremdungsprozesse werden auch dem eigenen Körper sowie sich selbst gegenüber deutlich: Die Betroffenen erleben sich im Prozess der Verlaufskurvenentwicklung als fremdbestimmt, als ausgeliefert. Zum eigenen Körper entwickelt sich eine Objektbeziehung, sei es in Folge wirkungsloser Kontrollstrategien oder von Interventionen mit Zwangscharakter, die als Sondenernährung oder Fixierung die Selbststeuerung außer Kraft setzen. Kennzeichnend ist, dass die Biographieträgerinnen das, was mit ihnen geschieht, nicht als zu ihnen gehörig oder von ihnen steuerbar erleben.

Prozesse des „Sich-Selbst-Gegenüber-Fremd-Werdens“ (vgl. Abschnitt 3.4.3) wurden im Rahmen der vorliegenden Studie in nahezu allen Interviews beobachtet. Schon bei der Anfertigung der Inhaltsprotokolle sowie bei der anschließenden Systematisierung der Interviews (vgl. Abschnitt 3.5.2) im Vorfeld der intensiven Einzelfallanalysen war z.B. aufgefallen, dass die Biographieträgerinnen häufig einschneidende (traumatische) Erlebnisse erinnerten, in denen etwas mit ihnen geschah, was sie nicht verstehen konnten, wobei sich auch ihr Erzählstil deutlich veränderte. Bei genauerer Betrachtung handelt es sich zumeist um Situationen, in denen sich Prozesse des Fremdwerdens dokumentieren, die im Erleben der Biographieträgerinnen eine herausragende Rolle einnehmen. In diesem Abschnitt wird teilweise auf Datenmaterial (Interviewauszüge) zurückgegriffen, da sich die Prozesse des Fremdwerdens – im Unterschied zur Diskussion von anderen Verlaufskurvenprozessen – zum Teil an konkreten Erinnerungen deutlich machen lassen. Dabei werden neben den vier Kerninterviews besonders auch Auszüge aus anderen Interviews eingebunden, um diese zentrale Beobachtung breit darzustellen. Die nachfolgend diskutierten Prozesse des Fremdwerdens beziehen sich zwar vorrangig auf das Selbst und den eigenen Körper, umfassen aber auch die sozialen Beziehungen.

5.4.11.1 Die früh erworbene Verunsicherung gegenüber dem eigenen Körper

In den Lebensgeschichten werden immer wieder – noch vor dem Aufbrechen der Störungsverlaufskurve – Situationen geschildert, in denen die Biographieträgerinnen in Interaktionen Zurückweisung und Ablehnung erfahren. Viele erinnern schon in ihrer Kindheit Hänseleien bzw. Ausgrenzungserfahrungen, die sie vorrangig auf ihre körperliche Erscheinung beziehen. Der Körper rückt in ihrer Wahrnehmung schon früh in den Mittelpunkt und wird zu etwas Fremdem, mit dem sie sich nicht identifizieren können. Die Biographieträgerinnen leiden unter den Reaktionen der sozialen Umwelt und verorten den Ursprung für ihre Probleme (keine Zuwendung zu bekommen, ausgegrenzt zu sein usw.) in ihrem Körper, so dass sie im weiteren Verlauf ein negatives Verhältnis zu ihm sowie eine besondere Sensibilität für Reaktionen der Umwelt entwickeln. Die Verunsicherungen tragen dazu bei, dass sie beispielsweise kaum in Kontakt mit Gleichaltrigen treten.

Magdalena erlebt früh Hänseleien, die sich auf ihren Körper beziehen, und Ausgrenzungen von Gleichaltrigenkontakten. So entwickelt sie ein Problemverständnis, das an ein negatives Bild von ihrem Körper geknüpft ist und zu der Vorstellung führt, dass niemand Kontakt zu ihr wolle, da sie so hässlich sei. Die Verunsicherung dem eigenen Körper und den Gleichaltrigen gegenüber führt dazu, dass sie sich zurückzieht und die damit einhergehenden fehlenden Kontakte wieder auf ihre äußere Erscheinung zurückführt, so dass sich ihre negativ gefärbte Haltung sich selbst und dem Körper gegenüber verfestigt. Dies wird besonders in der Erinnerung an die Situation eines ‚heißen Sommertages‘ deutlich, wo sie sich im Zimmer in Träumereien zurückzieht, während die Gleichaltrigen im Schwimmbad sind.

Diana erinnert schon früh, dass die Eltern sie fortwährend kritisieren, sie sei zu dick. Sie fühlt sich von den Eltern nicht angenommen und assoziiert daraus einen Zusammenhang mit ihrer körperlichen Erscheinung. Diese Grundhaltung überträgt sie in ihre Kontakte zu Gleichaltrigen. Im Nachfrageteil erinnert sie detailliert eine Spielsituation, wo sie übersensibel auf Äußerungen anderer Kinder reagiert, weil sie sie auf sich und ihren Körper bezieht, sich zurückzieht und weint. In ihrer Erinnerung zeigt sich, dass sie nicht unbefangen mit Gleichaltrigen umgehen kann und besonders empfindlich auf Signale reagiert, die auf ihren Körper bezogen werden könnten. Im Ergebnis findet sie ihr negatives Bild vom eigenen Körper bestätigt.

Mit solchen Erfahrungen und ihrer Verarbeitung entsteht schon früh eine negative Beziehung zum eigenen Körper, mit dem Problemursachen assoziiert werden und zu dem die Biographieträgerinnen im weiteren Verlauf ihrer Entwicklung keine positive Haltung aufbauen können.

5.4.11.2 Das Fremdwerden des eigenen Körpers aufgrund von lebenszyklischen Prozessen (psychosexuelle Entwicklung)

In diesem Abschnitt sollen weitere – lebenszyklisch bedingte – körperliche Veränderungen behandelt werden, die einen Einfluss auf die Beziehung zu sich selbst bzw. zum eigenen Körper sowie zu den Interaktionspartnern haben und die im Vorfeld der aufbrechenden Störungsverlaufskurve erlebt werden können. In unterschiedlichen Interviews wird deutlich, dass die Biographieträgerinnen sich gegenüber den körperlichen Veränderungen, die im Rahmen von Pubertät und Adoleszenz eintreten, als ohnmächtig erleben und darunter leiden. Ihr eigener Körper, der sekundäre Geschlechtsmerkmale bildet bzw. die Körperproportionen verändert, wird ihnen zunächst fremd, was sie auch im Kontakt zu anderen, insbesondere zu Gleichaltrigen, verunsichert. Diese Entwicklungen müssen naturgemäß durchlaufen werden und führen im Normalfall später zu einem weitgehenden Identischsein mit dem eigenen Körper. Demgegenüber zeigt sich, dass Biographieträgerinnen Probleme haben, diese körperlichen Veränderungen zu verarbeiten. Ein Beispiel hierfür findet sich in Dianas Fall. Sie möchte die körperlichen Veränderungen am liebsten rückgängig machen, da sie diese nicht akzeptieren kann:

> E: ...hab ich dann schon nen richtigen Busen bekommen ne(`) und dis hat mich halt auch total fertig gemacht eigentlich – und ich hab dann mal meine Mutter gefragt, ja – wie kann ich dis wieder los werden(`)... [126-128]

In der analytischen Beschreibung wird herausgearbeitet, dass die Mutter auf Dianas Frage inadäquat reagiert, denn sie klärt sie nicht auf, sondern stellt einen Zusammenhang zu ihrem Körpergewicht her und verstärkt darüber das bekannte Muster der Kritik an Dianas Körper. Somit wird die sich entwickelnde Brust nicht in den Kontext eines natürlichen Wachstumsprozesses gestellt. Diana übernimmt dies in ihr Selbstbild und ist nachhaltig verunsichert in Bezug auf Peerkontakte und heterosexuelle Partnerschaften. So erlebt sie in ihrer ersten partnerschaftlichen Beziehung die Berührungen ihrer Brust durch den Partner sowie seine Bemerkungen zu ihrer körperlichen Erscheinung als verletzend und grenzüberschreitend. Die in ihrem Fall bereits früh verinnerlichte negative Haltung zum eigenen Körper wird so immer wieder bestätigt und verstärkt. Die daraus resultierende Nichtidentifikation mit dem eigenen Körper tritt hier als Verlaufskurvenpotenzial in Erscheinung. An diesem Fall lässt sich zeigen, dass das Fremdwerden des eigenen Körpers (im Sinne einer gestörten Beziehung zum eigenen Körper) mit nicht bewältigten Entwicklungsanforderungen im Zuge der Pubertät einhergehen kann.

5.4.11.3 Das Fremdwerden des eigenen Körpers aufgrund von Transformationen

Im Abschnitt zu den Transformationen der Störungsverlaufskurve (vgl. 5.4.6) wird deutlich, dass es zu Auswirkungen in den somatischen Bereich kommen kann. Die körperlichen Veränderungen stehen in einem engen Zusammenhang mit den veränderten ‚Lebensweisen', die sich auf die veränderten Ess-, Trink-, Bewegungsgewohnheiten sowie auf Medikamenteneinnahme usw. beziehen. Es entstehen z.B. Zahnschäden durch das ständige Erbrechen oder Kreislaufstörungen, Schwächeanfälle aufgrund mangelnder Nahrungszufuhr, Schlafstörungen usw. Die auftretenden körperlichen Reaktionen werden – wie bei Cornelia – als zusätzlich belastend und angstauslösend erlebt, da sie sich der eigenen Kontrolle entziehen und die Alltagsbewältigung erschweren. Hierbei handelt es sich zumeist um plötzlich und massiv auftretende Veränderungen. Im folgenden Interviewauszug beschreibt Cornelia deutlich die Auswirkungen von Mangelerscheinungen:

E: Und da is mir dann innerhalb 'm halben Jahr *so* schlecht gangen(') hab ich au bloß no i glaub achtadreißg Kilo oder so gwogen – als Schreiner woisch – mit – 20 Jahr mittlerweile (-) Ähm (...) was wollt ich'n sagen? Ja – und dann hab i Krämpf' kriegt übera- also i hab fascht nimmer arbeiten können i woiß – i tät heut daheim bleiben i tät mi ins Bett legen und nimmer aufstehn. I hab – da wenn i da irgendwie so a Kante hab schleifen müssen da sim'mir die Finger immer so drin blieben. Ganz schlimme Krämpfe i gar überhaupt kein (-) Und und i hab mi eigentlich – i hab d Augen nimmer aufhalten können! I hab scho laufen können no das hat mi zwar oo ogstrengt aber d' Augen aufhalten war so schwierig. Des war ganz + schlimm! I war immer bei meiner Hobelbank + [lacht] und d' Augen sind zugfallen und der ganze Tag des war – den Tag rumbringen des war ein Kampf. Du acht Stund' Arbeit – oh [stöhnt] Wahnsinn. [351-361]

Die körperlichen Beeinträchtigungen sind in ihrer Erinnerung noch so präsent, dass sie diese detailliert beschreibt und damit die Anstrengungen verdeutlicht, die erforderlich waren, um den Arbeitsalltag zu bestehen. Im Erzähltext wie in den nicht-sprachlichen Signalen spiegelt sich, wie außerordentlich belastend sie diese Situation empfunden hat. Es scheint so, als habe sie zu ihrem Körper keine Beziehung mehr, da dieser sich ihrer Kontrolle entzieht.

Nicht selten greifen die Biographieträgerinnen in solchen Situationen auf Medikamente oder Alkohol zurück, um die Wirkungen zu dämpfen, was letztlich zu einer Verschärfung der Gesamtdynamik beiträgt.

Bei Cornelia schreiben sich solche Erlebnisse, in denen sie Veränderungen ihres eigenen Körpers wahrnimmt und darunter leidet, bis heute fort. Im folgenden Beispiel wird deutlich, dass diese Entwicklungen zu weiteren

Transformationen – hier in den sozialen Bereich – führen. Sie kann die Reaktionen des Körpers nicht steuern und ist dadurch stark beeinträchtigt:

E: Neuerdings des is seit seit paar – Monat' hab i Sehstörungen manchmal in der Früh. Aber so dermaßen dass ich nix mehr sieh dass i – einfach nur leere Flecken sieh. Da fehlen Teile des is – neulich war bei der – äh beruflich jemand – so Samstag Vormittag(') das war Samstag vor acht Tag'(') und i bin aufgstanden und denk mir scho oh Scheiße was is'n des? Wie von der Sonne blendet.

I: Mhm

E: Wie wenn i voll in d'Sonne gschaut hätt und dann sieh i überall – die Flecken und dann geh i in Keller nunter(') tu Wäsche in d'Waschmaschin' und – da gehen doch die Wasserrohre und dann die drei Waschmaschinen und da hat da war einfach – a Bruch. Hat a Teil von dem Rohr gfehlt [lacht]! Des hab i nimmer gsehn. Mm des war scho des – hot mi dann scho erschreckt echt oder wenn da hot mir die Frau so – was gebn zum Lesen i hätt's nimmer lesen können. I hab dann gsagt ja ja i sieh's scho [lacht]. I hab – i hab mi so gschämt aber i kann's ja net sagen dass i Sehstörungen hab in dem Moment. Und des hat zwanzg Minuten odauert und dann – war's Gott sei Dank weg. [814-827]

Die Situation mit einer Kundin wird insofern problematisch, als sie aufgrund von massiven Sehbeschwerden kaum noch in der Lage ist, die Geschäftsbeziehung in der aktuellen Situation aufrechtzuerhalten. Deutlich wird das Erschrecken über den plötzlich eintretenden Zustand, den sie nicht beeinflussen kann. Sie kann die Situation nur mit Mühe überstehen. Beide Interviewpassagen sind beispielhaft für eine Wahrnehmung des eigenen Körpers, der Ausfallserscheinungen zeigt und ‚etwas' mit ihr macht, das sie nicht kontrollieren kann.

Ein anderes Beispiel für Ohnmachtsgefühle gegenüber dem eigenen Körper und seinen Reaktionen findet sich bei Christina M. Sie erinnert eine Phase, in der sie zwischen starken äußeren Belastungen sowie Spannungen in ihrem Inneren eine Balance für sich herzustellen versucht. In dieser Zeit beginnt ihr Körper zu krampfen, sie bekommt keine Luft und verliert die Kontrolle. Sie wird in eine Klinik gebracht und es werden „Hyperventilationen" diagnostiziert. Diese Erlebnisse führen dazu, dass sie Angst vor unvorhersehbaren Körperreaktionen entwickelt und sich nicht mehr ohne Weiteres in die Öffentlichkeit begibt:

E: Und dann – dann fing's an dass ich dass ich Krampfanfälle bekommen hab die ganze Zeit echt ich fing an da Pfötchenstellung – mir is alles zusammen mein Gesicht hat sich verzogen (-) [NFT:1140-1143]

War dann auch ne ganze Zeitlang so dass ich echt nur noch mit Plastiktüte aus'm Haus laufen konnte weil weil das ständig war(') und wo ich dann echt Angst bekommen hab. [NFT:1170-1171]

In der Erzählweise dokumentiert sich eine Distanz, als habe sie die Situation vor dem Spiegel erlebt. Neben der Unkalkulierbarkeit ihrer körperlichen Reaktionen wird sichtbar, dass sie sich dagegen zu wappnen versucht. Bei isolierter Diagnose könnte das Hyperventilieren als eigenes Phänomen gesehen werden. Im Kontext der Lebensgeschichte wird allerdings deutlich, wie es als Symptom in die Störungsverlaufskurve eingebettet ist, in der ein massives Symptomgeschehen (Erbrechen) vor dem Hintergrund ständiger Spannungen und Konflikte im Rahmen des Familiensystems in Erscheinung tritt. Durch die Angst vor plötzlich auftretenden körperlichen Ausfallserscheinungen wird sie in der Ausübung ihres Nebenjobs behindert, traut sich nicht mehr Auto zu fahren usw.

An diesen Beispielen wird deutlich, dass diese Transformationsprozesse der Störungsverlaufskurve in den somatischen Bereich von einer Wahrnehmung des plötzlichen Erschreckens durch die Biographieträgerinnen gekennzeichnet sind. Ein Fremdwerden drückt sich unter anderem darin aus, dass sie keinen Einfluss auf dieses körperliche Geschehen haben, sich ihrem Körper ausgeliefert fühlen usw. Mit solchen Erfahrungen geht allerdings die Gefahr einher, das Vertrauen in den eigenen Körper zu verlieren.

5.4.11.4 Das Fremdwerden des eigenen Körpers aufgrund von Kontrollinterventionen

Hierunter sind vor allem Prozesse zu verstehen, in denen Kontrollinterventionen von außen auf Biographieträgerinnen einwirken und zu Erlebnissen beitragen, die das Körper- und Selbsterleben nachhaltig verändern.

Cornelia erzählt im Rahmen der stationären Aufenthalte unterschiedliche Erlebnisse, in denen etwas mit ihrem Körper gemacht wird, in denen sie den Eingriffen hilflos ausgeliefert ist, was ihr letztlich ihren Körper fremd werden lässt, weil sie keine Kontrolle mehr über ihn hat. So erlebt sie sich z.B. durch die Wirkung von Medikamenten im Rahmen der „Schlaftherapie", in die sie weitgehend unvorbereitet hineingerät, stark beeinträchtigt. Sie wird in einen ‚Dämmerzustand' versetzt, wobei ihr das Zeitgefühl völlig abhanden kommt und sie die Steuerung über ihren Körper verliert. Aufgrund der Außerkraftsetzung ihrer Selbstkontrolle ist sie jeglicher Selbstpflegefähigkeit (Ernährung, Körperpflege, Ausscheidung) beraubt und muss erleben, wie dies stellvertretend von Pflegekräften erledigt wird. Dies ist offenbar eine traumatische Erfahrung.

In einer weiteren Erzählung – ähnlich wie bei Cornelia – wird deutlich, welche Auswirkungen von außen eingeleitete Maßnahmen, wie z.B. eine Sondenernährung, auf die Selbstwahrnehmung und das Erleben des Körpers haben können. Inka ist eine Frau Mitte zwanzig, die zur Zeit des Interviews stark untergewichtig ist und sich in einem klinischen Setting befindet. Bis dato hatte sie verschiedene stationäre Aufenthalte hinter sich, in denen sie immer wieder per Sonde ‚aufgepäppelt' wurde. Im Interview geht sie an mehreren Stellen auf ihre einschneidenden Erlebnisse während der stationären Aufenthalte ein. In der Erinnerung wird deutlich, wie sehr sie unter den von außen eingeleiteten Maßnahmen leidet, sich gegenüber diesen Interventionen sowie den damit verbundenen körperlichen Veränderungen (Gewichtszunahme) ohnmächtig fühlt und wie der Körper zu einem Objekt von Vorgängen wird. Die Selbststeuerung über den eigenen Körper geht ihr in diesen Situationen total verloren, was sie in Verzweiflung treibt.

E: ...und ehm (.) ja, da hatte ich dann [I: hmh] einmal auch weil ich diese Sonden natürlich auch nicht mehr wollte das tat weh, mir ging's beschissen – hab ich einmal 'nen zentralen Venenkatheter gekriegt mit dem hat ich wi zwar weniger Schmerzen und so, aber es war halt auch nur wieder Aufpäppeln des Körpers... [111-115]

Diese Textstelle zeigt, dass die Sondenernährung nicht nur gegen ihren Willen geschah, sondern ihr auch Schmerzen bereitete und von einer anderen Form abgelöst wurde. Auf dieses Erlebnis geht sie auch später im Nachfrageteil noch einmal ein.

E: ...also die Schmerzen bei bei ja wo es eingeführt wurde oder rausgezogen wurde waren einfach furchtbar, obwohl ich's eh Schmerzen gut ertragen kann und – ging es [räuspert] ja im Nachhinein ging's man vergisst ja auch schnell solche Schmerzen, aber dieses Gefühl wie so ne Mastgans da zu liegen und es tropft und tropft und tropft ich hatte oft das Gefühl, ich werd wahnsinnig. [...] ehm ja ich hab nichts gegessen und trotzdem wurde mein Magen immer voller und voller, mir wurde schlecht und dann habe ich zugenommen und ich fühlte mich einfach nur – hilflos. [NFT:565-572]

Die Sondenernährung, die als medizinisch notwendige Intervention gesehen wird, wirkt aus der Perspektive der Biographieträgerin als Zwangsernährung, der sie hilflos ausgesetzt ist. In der Formulierung, sich „wie eine Mastgans" zu fühlen, findet Inka ein drastisches Bild für ihre Selbstwahrnehmung als Objekt fremder Eingriffe. Aus dem ethischen Konflikt, dass die behandelnden Professionellen das Überleben der Betroffenen sichern müssen, erwächst aus der Perspektive der Biographieträgerin eine nahezu unerträgliche Gewalterfahrung. In den Fallgeschichten von Cornelia oder von Inka (sowie bei Carola, Katja) sind ähnliche traumatische Erfahrungen im Zusammenhang mit Sondenernährung zu beobachten, die bis heute als solche erinnert werden.

Das Fremdwerden des eigenen Körpers tritt hier im Zusammenhang mit medizinischen Interventionen in Erscheinung, in deren Folge die Biographieträgerinnen die Steuerung über ihren Körper verlieren und sich ohnmächtig erleben,[2] wodurch die Störungsverlaufskurve eine zusätzliche Dynamisierung erfährt. Die sichtbar werdende Distanzierung gegenüber dem eigenen Körper und dem Erleiden ist vermutlich ein Versuch, die damit verbundenen Verletzungen ertragen und bewältigen zu können.

5.4.11.5 Das Fremdwerden sich selbst gegenüber im Zusammenhang mit Ohnmachtserfahrungen im Rahmen von Interventionen

Neben den Ohnmachtserfahrungen, die sich auf den Verlust der körperlichen Steuerungsfähigkeit beziehen, wodurch die betroffenen Frauen zu Beobachterinnen ihrer selbst und sich und dem eigenen Körper fremd werden, sind weitere Qualitäten von Zwangserfahrungen zu beobachten, durch die es zu neuen psychischen Belastungen kommt.

Zwangserfahrungen beginnen z.B. damit, dass die behandelnden Professionellen gegenüber den betroffenen Frauen mit einem „geschlossenen Bewusstheits-Kontext“[3] agieren, was bedeutet, dass die jeweiligen Maßnahmen nicht kommuniziert und verständlich gemacht werden. Das kann dazu führen, dass sich die Frauen den Interventionen gegenüber ausgeliefert fühlen. Dies wird besonders deutlich am Fall von Cornelia, die die angewandten Maßnahmen (wie z.B. Fixierung, Schlafmittel, Sonde) weder in der Situation noch später versteht und sich als ohnmächtig erlebt, da sie weder begreift, was in ihr vorgeht, noch, was mit ihr gemacht wird. Versuche, sich gegen die Behandlung zu wehren oder mit den Professionellen darüber zu sprechen, werden im Fall von Cornelia seitens der Professionellen ignoriert (insbesondere im Rahmen der „Schlaftherapie“). Ein Fluchtversuch wird dann als auffälliges Verhalten gedeutet und dementsprechend sanktioniert. Ihr gesamtes Erleben,

2 An dieser Stelle möchte ich anmerken, dass die aus medizinischer Sicht sicher notwendige Maßnahme zur Gewichtsstabilisierung angesichts der in mehreren Fällen beobachteten psychischen Belastungen auch zu kritisieren ist. Die Sachlage wird durch einen akuten Fall der medizinischen Betreuung in München aus dem Jahre 2003/2004 noch verschärft, wo behandelnde Ärzte, die auf eine Zwangsernährung im Fall einer Frau mit „Magersucht“ verzichteten, dafür verantwortlich gemacht wurden, dass die Betroffene zu einem Pflegefall wurde. – Wenn eine Zwangsernährung angezeigt ist, muss sie meines Erachtens mindestens intensiv therapeutisch begleitet werden. Dazu ist es aber erforderlich, von der verbreiteten Einschätzung Abstand zu nehmen, dass Menschen mit starkem Untergewicht nicht therapiefähig seien.

3 Damit sind Situationen gemeint, in denen Wissen vorenthalten wird, der Bewusstheits-Kontext geschlossen gehalten wird (vgl. Glaser/Strauss 1974: 32). Ärzte entscheiden beispielsweise darüber, den Klienten nicht über seinen Zustand zu unterrichten, und tun alles, damit dieser nichts erahnt bzw. erfährt. Die betroffene Person ist somit nicht in den Behandlungsprozess einbezogen, und es liegt eine Asymmetrie in der Informationsverteilung vor.

ihre Sinnwelt wird ignoriert und stigmatisiert. Daraufhin zieht sie sich in sich selbst zurück und entwickelt ein nach außen hin angepasstes Verhalten. In diesem komplexen Zusammenhang wird Cornelia immer wieder deutlich gemacht, dass sie nicht zurechnungsfähig sei. Sie gibt es irgendwann auf, sich selbst zu behaupten. In diesem Sinne hat sie den Bezug zu sich selbst verloren, da sie sich auf ihr eigenes Gefühl und auf ihren Willen nicht mehr verlassen kann und ihr damit die Handlungsgrundlage entzogen ist, dies mit langfristigen Folgen.

Andere Zwangserfahrungen müssen noch nicht unbedingt zu Prozessen des „Sich-Selbst-Gegenüber-Fremd-Werdens" führen, solange eine innere Distanzierung bzw. Selbstbehauptung gelingt. So wird in einigen Erzählungen berichtet, wie strukturelle Bedingungen in der Behandlung und in der Selektion von Patientengruppen erlitten werden. In vielen Kliniken werden homogene Gruppen aus Menschen mit ‚Essstörungen' gebildet. Daraus entsteht die Situation, von anderen sofort als ‚essgestört' identifiziert werden zu können, was z.B. durch so genannte „Esstische" im Speiseraum möglich wird, an denen nur Menschen mit ‚Essstörungen' ihre Mahlzeiten einnehmen. Das damit verbundene ‚erzwungene Outing' kann Schamgefühle hervorbringen. Dies gilt insbesondere für Menschen, die ungezügelt essen und dementsprechend übergewichtig sind, bzw. für diejenigen, die anschließend erbrechen und sich auf diese Weise entlarvt fühlen. Als Beispiel dient die folgende Textstelle aus dem Interview mit Anja B., die im Rahmen ihres ersten Klinikaufenthaltes das ‚erzwungene Outing' wie folgt erlebte:

E: ...eigentlich hätte es ganz gut werden können (.) und das Problem dort war dann dass ich (..) also da gab's so Essenstisch (.) ehm zwei Tische an denen die Essgestörten sitzen mussten, (..) da kam auf einmal dieses – dieses Schamgefühl so raus. Also vorher musste ich mich ja nicht schämen weil entweder ich hab's den Leuten nur erzählt und wenn ich's erzählt hab – ich meine gut ich erzähls nicht jedem aber aber es is was anderes ob ich's erzähle oder ob's jemand sieht und – gesehen hatt's ja keiner. Und da war es so – da sitz ich und da is mein Stempel ich bin essgestört sonst würd ich da nicht sitzen und da ess ich auch noch (.) und (5 Sek.) ich weiß nicht, auf der einen Seite hatte ich das Gefühl dass die Therapie ganz toll is und dass sich da viel bewegt und hatt' so riesige Hoffnungen – dass es ja doch was werden könnt und auf der anderen Seite – hat mich das total klein gedrückt wieder dieses (.) und was bin ich für'n Tier und was mach ich hier und die sehen das noch alle und (4 Sek.)... [288-299]

Diese Textstelle zeigt, dass die Biographieträgerin das Problem der Stigmatisierung ganz deutlich erkennt und anspricht. Dabei erlebt sie damals nicht nur das Etikett ‚essgestört' als bedrückend, sondern insbesondere auch die Tatsache, dass sie nicht selbst bestimmen kann, wem sie sich mit ihrem Problem offenbart. Die Menschen auswählen zu können, die sie in ihre Probleme einweiht, war für sie bislang offenbar ein wichtiges Moment zum Selbstschutz, dessen sie jetzt beraubt ist. Das erlebt sie offensichtlich als Verletzung ihrer Intimität und Selbstbestimmung. Die betroffenen Frauen finden sich plötzlich auf diese Weise in Interaktionen wieder, in denen sie stigmatisiert sind. Das Stigma, mit dem sie identifiziert werden, ist ihnen genauso fremd wie die sich daraufhin verändernden Interaktionen im sozialen Umfeld, selbst wenn sie sich ihrer ‚Essstörung' bewusst sind.

5.4.11.6 Das Fremdwerden sich selbst und dem eigenen Körper gegenüber im Zusammenhang mit der Störungsdynamik

Die Biographieträgerinnen werden sich auch selbst gegenüber fremd in Momenten, in denen sie wahrnehmen, dass sie von einer inneren Dynamik getrieben sind und die Selbststeuerung verloren haben. Wie weiter oben beschrieben wird, setzt eine entsprechende Eigendynamik weit früher ein, als dies von den betroffenen Frauen im Zusammenhang mit einem Problembewusstsein wahrgenommen wird. Insofern werden sie von der (plötzlichen) Wahrnehmung der Störungsdynamik überrascht.

Diana erleidet z.B. nach einer mit großen Anstrengungen verbundenen „Diät" einen plötzlichen Kontrollverlust, als sie entgegen ihrer Selbstbeschränkung plötzlich merkt, dass sie eine ganze Packung Kekse aufgegessen hat. Anschließend entwickelt sich eine Eigendynamik, der gegenüber sie sich ohnmächtig fühlt, da sie ihren ungezügelten Essbedürfnissen ausgeliefert ist. In dem Moment kann sie nicht verstehen, was mit ihr passiert, und versucht es sich später über eine Theorie der Disziplinlosigkeit zu erklären.

Cornelia entwickelt im Zuge der Veränderung im Symptomgeschehen (nach fünf Jahren Fasten und übermäßiger Bewegung hin zum „Fressen") Schamgefühle gegenüber sich selbst, wie es im folgenden Zitat deutlich wird:

> E: Und dann hab i zum Fressen angfangen, dann is umkippt. Ich hab echt zum Fressen angfangen. Ich hab Wochen des war – des war da (..) da hab i mi vor mir selber so geschämt(') [I: mhm] dass der volle Wille(') dass der – der war wirklich net da in dem Fall – da war er brochen. [297-302]

In dieser Passage stellt sie dar, wie sich plötzlich etwas in ihrem Essverhalten verändert, was außerhalb ihrer Handlungskontrolle liegt, weswegen sie Schamgefühle entwickelt. Durch den Kontrollverlust verändert sich etwas in der Haltung zu sich selbst, was sie dadurch ausdrückt, sich als Persönlichkeit mit ‚gebrochenem Willen' zu bezeichnen. Im weiteren Störungsverlauf entwickeln sich aus den Versuchen, gegenzusteuern, neue Qualitäten im Symptomgeschehen (Abführmittelmissbrauch, Erbrechen, Alkoholkonsum), die neue Erfahrungen von Kontrollverlusten und neue Schamgefühle mit sich bringen. Cornelia kämpft mit Scham und Selbstzuschreibungen:

E: Und i hab mir des au niemand eben sagen traun was i – für'n Vogel hab für'n extremen ge (-) [513f.]

Im Zitat wird deutlich, wie sie versucht, die ihr fremden Anteile des Selbst nach außen zu verbergen. Offenbar hat sich das Selbstbild, ‚gestört zu sein', im Zuge dieser Dynamiken stark verfestigt und beeinträchtigt die sozialen Beziehungen.

Im Zuge der Störungsdynamik erinnern die Biographieträgerinnen etwas bzw. jemanden Fremdes, wenn sie die Eigendynamik an sich bewusst erleben. Darin dokumentiert sich, dass sie sich in solchen Momenten fremd werden, da sie sich nicht als handelnd begreifen.

5.4.11.7 Das Fremdwerden von Interaktionspartnern

In den Interviews zeigt sich auch, dass sich Interaktionen und Beziehungen verändern. In Dianas Fall wird dies in einer Phase des rigiden Fastens deutlich:

E: Es hat mir sogar es haben mir sogar mehrere Leute – zu der Zeit gesagt, dass es zu arg wär, dass es nicht mehr schön aussehen würd. Und dann hab ich mir gedacht, sind die nicht ganz dicht +oder was+ [lacht] aber, ja, so war's halt. [NFT:1000-1002]

Darin wird sichtbar, dass sie nicht nachvollziehen kann, warum andere auf sie mit Unverständnis reagieren. Aus ihrem Bewusstheitskontext heraus, in dem sie nach Kriterien der Disziplin und strikten Esskontrolle agiert, entsprechen die Bewertungen der anderen nicht der eigenen. Die soziale Umgebung bewertet sie nach den Maßstäben einer körperlichen ‚Normalerscheinung'. Die Interaktionspartner agieren also vor dem Hintergrund völlig unterschiedlicher Sinnwelten, in denen sie die Bewertungsmaßstäbe nicht mehr teilen. Aus der Perspektive der Betroffenen ergibt sich daraus ein Fremdwerden der Interaktionspartner aus einer ehemals vertrauten Umgebung.

Diese Prozesse des Fremdwerdens sich selbst gegenüber, dem eigenen Körper gegenüber bzw. das Fremdwerden der sozialen Umgebung und der Interaktionspartner stellen in den Verlaufskurvenprozessen dramatische Höhepunkte mit langfristigen Folgen dar. Die Biographieträgerinnen erleben sich in verschiedensten Situationen als hilflos, orientierungslos, handlungsunfähig, fremdbestimmt und leiden an den entsprechenden Erlebnissen lange über die konkrete Situation hinaus, teilweise über ihr gesamtes weiteres Leben. In dem ab 5.5 beginnenden Abschnitt, in dem es um die argumentativen und eigentheoretischen Auseinandersetzungen mit der eigenen Biographie und der Störungsdynamik geht, wird beispielsweise deutlich werden, dass die Biographieträgerinnen versuchen, sich von diesen Situationen und Erlebnissen zu distanzieren bzw. Erklärungen dafür zu finden. Insbesondere Zwangserfahrungen im Kontext von Interventionen können zerstörerische Wirkungen auf das Selbst und auf die bis dato zumeist schon gestörte Beziehung zum eigenen Körper haben. Der fremd gewordene Körper wird endgültig zum Objekt, als etwas Fremdes, als etwas in der Verantwortung anderer Liegendes erlebt. Das bei den Biographieträgerinnen schon früh zu beobachtende Unzulänglichkeitsgefühl sowie die gestörte Beziehung zum eigenen Körper (als Verlaufskurvenpotenziale) manifestieren sich und werden durch die beschriebenen Erlebnisse verfestigt und fortgeschrieben.

5.4.12 Bearbeitungs- und Bewältigungsprozesse

Dieser Abschnitt setzt sich auf zwei Ebenen mit den verschiedenen Beobachtungen in Bezug auf die Bewältigung der Störungsverlaufskurve auseinander. Erstens stehen die (mehr oder weniger) gezielten, handlungsschematischen Kontroll-, Bearbeitungs- und Behandlungsstrategien und deren Auswirkungen im Zentrum. Dabei handelt es sich um Strategien, die sich entweder unmittelbar auf die Symptomatik oder auf Konflikte und Problemlagen beziehen, um eine Verbesserung der Lage herbeizuführen. Im Sinne von Behandlungsstrategien sind Bearbeitungsversuche gemeint, zu denen Hilfe von außen hinzugezogen wird. Zweitens soll die über die unmittelbaren Kontroll-, Bearbeitungs- und Behandlungsstrategien hinausreichende biographische Arbeit beschrieben werden, die die Biographieträgerinnen leisten, um ihre Entwicklung im Sinne eines eigenständigen Lebensentwurfs, im Hinblick auf Selbständigkeit und eigenständige soziale Beziehungen usw. voranzutreiben. Die Unterscheidung in diese beiden Ebenen soll den Blick dafür öffnen, dass unmittelbare Kontroll-, Bearbeitungs- und Behandlungsstrategien zunächst überwiegend von einem konkreten Problemdruck getragen sind und sich zumeist unmittelbar auf die Störungsdynamik (insbesondere auf das Symptomgeschehen) beziehen. Die biographische Arbeit hingegen folgt weiter reichenden Entwicklungsanforderungen, nämlich einen eigenen Weg durchs Leben zu finden und entsprechende Schritte (biographische Planungen und Initiativen) zu unternehmen. Wenn dies gelingt, das zeigt sich in einigen Interviews, dann nimmt die Dominanz des Symptomgeschehens in der Regel ab. Die damit verbundene Entdeckung von Ressourcen und die Entwicklung von Kompetenzen kann zu einer Stärkung des Selbst und des Kohärenzgefühls führen. Auf dieser Basis können auch die mit der Störungsverlaufskurve verbundenen Problemgemengelagen anders angegangen werden, wie es sich in einigen Fallanalysen zeigt. Wichtig ist es in diesem Zusammenhang, darauf zu verweisen, dass gerade die biographische Arbeit, die nicht unmittelbar auf die Störungsdynamik (insbesondere auf das Symptomgeschehen) bezogen ist, eine wichtige Ressource zur Bewältigung darstellt.

5.4.12.1 Spezifische Bearbeitungs- und Bewältigungsprozesse in den vier Kernfällen

Im Folgenden werden die vier Kerninterviews auf spezifische Kontroll-, Bearbeitungs- und Behandlungsversuche hin untersucht. Darüber hinaus wird die biographische Arbeit und ihre Auswirkung auf den Gesamtverlauf der Biographie sichtbar gemacht.

Kerstin – im Zusammenwirken von Behandlungsstrategien und biographischer Arbeit gelingt eine weitgehend erfolgreiche Bewältigung der Störungsverlaufskurve

In Kerstins Fall zeigt sich, wie im Zusammenwirken von Behandlungsstrategien und biographischer Arbeit die Störungsverlaufskurve in verschiedenen Dimensionen bearbeitet und über einen längeren Zeitraum bewältigt wird.

In der analytischen Beschreibung wird deutlich, dass Kerstin zu einem bestimmten Zeitpunkt durch ärztliche Diagnosen ein Problembewusstsein zu entwickeln beginnt. Durch die kontinuierliche Beziehungsarbeit zwischen dem Arzt und Kerstin gelingt es, sie für einen zunächst an der Symptomatik ansetzenden Bearbeitungsprozess zu motivieren und zu bestärken. Neben der Arztbeziehung verfügt sie trotz eines vorübergehenden sozialen Rückzugs noch über soziale Ressourcen, denn sie kann sich Freunden anvertrauen und findet so einen Raum, über ihre Problematik zu reden. Sie übt ihre Berufstätigkeit weiterhin aus. Kerstin beginnt sich aktiv Informationen über die Problematik wie über die Behandlungsmöglichkeiten zu beschaffen und tritt dabei in Austausch mit anderen betroffenen Menschen. Hier eröffnen sich für sie Perspektiven im Umgang mit der Problematik. In einem ersten Klinikaufenthalt, der für sie auch als ein Moratorium von Beruf bzw. Alltag zu verstehen ist, lernt sie ihr Essverhalten bzw. ihre Esskontrolle zu reflektieren und neu zu gestalten, stabilisiert darüber ihr Gewicht, entdeckt diffus erste kreative Fähigkeiten und erkennt die Bedeutung sozialer Ressourcen für sich und die Folgen ihrer Isolation.

In der Behandlung durch den Hausarzt sowie im Rahmen des Klinikaufenthalts wird deutlich, dass sie weiterhin selbstbestimmt agieren kann, indem sie jeweils in Entscheidungen einbezogen wird. Aus der Klinik entlassen, nimmt sie eine ambulante Therapie auf, um weiterführend Unterstützung zu erhalten. Im Zentrum steht weiterhin die Bearbeitung der Symptomatik – des Essverhaltens und des niedrigen Körpergewichts. Verlaufskurvenpotenziale wie die Beziehungsproblematik, uneingelöste lebenszyklische Ablaufmuster wie Familiengründung/Mutterschaft sowie eine mangelnde Selbstentfaltung und -zufriedenheit usw. bleiben jedoch unbearbeitet und virulent. Dies zeigt sich in einer Krise, die sie erleidet, obwohl sie zwischenzeitlich ein normalisiertes Essverhalten und Körpergewicht erreicht hat. Konfrontiert mit Lebensmodellen, in denen sie ihre uneingelösten Wünsche nach Partnerschaft, Familie und Beruf realisiert sieht, wird die Störungsverlaufskurve mit einem beschleunigten Symptomgeschehen wieder aktiviert. Allerdings erkennt sie bald, dass sie die Kontrolle verloren hat. Die verlässliche und vertraute Beziehung zum Hausarzt wird reaktiviert und erweist sich als wichtige Ressource. Beide entwickeln erneut ein gemeinsames Handlungsschema der Behandlung mit einem Klinikaufenthalt. Dort steht jedoch ein therapeutischer Ansatz im Zentrum, der neben der symptombezogenen Therapie auch Körperarbeit und die Erschließung kreativer Potenziale umfasst. Während des Aufenthalts kommt es zu neuen Erfahrungen, worüber sie insbesondere auch eine positivere Beziehung zum eigenen Körper herstellen kann. In der Therapie entdeckt sie auch Kreativpotenziale, die sie ausbaut und darauf basierend beginnt, biographische Perspektiven der Selbstverwirklichung zu entwickeln und damit etwas gegen ihre berufliche Unzufriedenheit zu unternehmen.

In dieser Zeit verfügt sie mittlerweile über ein soziales Netz, mit dem sie in einem kontinuierlichen Austausch steht. Ihr intensives Briefe- und Tagebuchschreiben trägt zur Reflexion der vergangenen und aktuellen Situation bei. Nach der Rückkehr aus der Klinik geht sie neben der kontinuierlichen Gewichtsstabilisierung die gezielte Umsetzung der biographischen Entwürfe an. So beginnt sie biographische Initiativen einzuleiten, um ihre Lebenssituation zu verändern, dies besonders durch Reduzierung der Festanstellung und die Entwicklung einer freiberuflichen Tätigkeit. In der Mitte des vierten Lebensjahrzehnts beginnt sie ihr Leben neu zu ordnen, zu organisieren und die eigenen Fähigkeiten zu entfalten. Deutlich wird, dass sie zunehmend Herausforderungen sucht und sich in offene Prozesse begibt, hierbei immer wieder positive Erfahrungen sammelt und darüber wachsend Zutrauen zu sich selbst gewinnt. Ihr biographisches Projekt – ihre Selbstentfaltung – fokussiert zunehmend ihre Energie. Diese Erfahrungen festigen sie in sich selbst, so dass sie immer weniger auf ihre alten Reaktionsmuster der selbstauferlegten Nahrungsbeschränkung zurückgreifen muss und zugleich erkennt, dass dies nicht der richtige Weg ist. Dieser Entwicklungsprozess wird dadurch gestärkt, dass sie einerseits ihre eigene Leidensgeschichte in einem Buchprojekt aufarbeitet. Andererseits engagiert sie sich in der Selbsthilfe, wo sie mit anderen in Austausch tritt und ihre Erfahrungen weitergibt. Mit der Buchveröffentlichung sowie mit ihrer Position in der Selbsthilfegruppe entwickelt sie eine Vorbild- und Expertenrolle, die sie weiter stabilisiert. Bis heute hat sie sich auf diese Weise neue Lebensbereiche erschlossen und ihre Situation stabilisiert. Der Blick auf die Störungsverlaufskurve zeigt, dass sich Kerstin auf diese Art und Weise aus einer sehr lange währenden und insgesamt unerfüllten Partnerbeziehung gelöst und stattdessen einen eigenen und unabhängigen Lebensweg entwickelt hat.

Kerstins Bewältigungsprozess weist verschiedene Dimensionen auf, die mittelbar oder unmittelbar bearbeitet werden, z.B. die Loslösung aus einer als verletzend empfundenen Partnerbeziehung, die Bewältigung der Störungssymptomatik, die Selbstentfaltung in neuen kreativen und beruflichen Feldern, die bewusste Reflexion und Verarbeitung ihres Erleidensprozesses im Buchprojekt, die Entwicklung neuer sozialer Handlungskompetenzen (z.B. Selbsthilfegruppe), der Aufbau eines neuen sozialen Netzes, die Entwicklung eines Kohärenzsinns, Probleme bewältigen und das Wissen darüber weitergeben zu können.

Sie greift dabei auf eine Reihe von Ressourcen zurück. Im Zusammenhang mit den Behandlungsprozessen erscheint die Arzt-Patientin-Beziehung als eine wichtige Ressource, die von einer gegenseitig akzeptierenden und verständnisvollen Haltung gekennzeichnet ist. Ihr wird nicht die Selbstkontrolle entzogen und sie ist mit an der Planung des Behandlungsschemas beteiligt. Selbst im Klinikalltag wird ihr Selbstbestimmung und Mitsprache gewährt. Sie kommt in therapeutische Zusammenhänge, in denen unterschiedliche Dimensionen (Körperwahrnehmung, Essverhalten, kreative Potenziale) angesprochen und gefördert werden. Darüber hinaus verfügt sie über soziale Ressourcen und die Fähigkeit, über ihre Problematik zu sprechen. Vermutlich spielen ihre Lebenserfahrung und altersbedingte Reflexionsfähigkeit eine wichtige Rolle. Der Umstand, im fortgeschrittenen vierten Lebensjahrzehnt sich beruflich umzuorientieren und freiberufliche Aktivitäten zu entwickeln, soziale Beziehungen neu anzugehen, spricht für ihre Risikobereitschaft und ihren Entscheidungswillen. Des Weiteren ist sie materiell unabhängig, da sie selbst in Phasen starker Prozessierung im Beruf bleibt und dort über ein verständnisvolles Umfeld verfügt, das ihre Therapieversuche fördert. Sie verfügt über ein ihr innewohnendes Potenzial an Energie und Antrieb, wodurch sie beispielsweise in der Lage ist, über Krisen hinweg ihren Beruf aufrechtzuerhalten und später neue Pläne zu entwickeln und umzusetzen.

Für Kerstins positive Entwicklung ist neben ihren Ressourcen sicher auch von entscheidender Bedeutung, dass sie nach der Entwicklung eines Problembewusstseins in einen Behandlungszusammenhang kommt, in dem sie von Beginn an aktiv einbezogen und zur Nutzung ihrer Ressourcen angeregt wird. So wird sie in ihrer biographischen Arbeit unterstützt und gefördert.

Magdalena – eine weitgehend erfolgreiche biographische Arbeit kann ein latent negatives Selbstbild noch nicht verändern

Im Fall Magdalenas zeigt sich, wie die Störungsdynamik mit positiven Bearbeitungs- und Entwicklungsansätzen konkurriert, wie sie Ressourcen einsetzt, in der Selbsteinschätzung aber weiterhin ihr Unzulänglichkeitsgefühl dominiert. So nimmt sie positive Ergebnisse ihrer biographischen Arbeit, wie z.B.

die Kontinuität in der beruflichen Entwicklung und die materielle Unabhängigkeit, kaum wahr. Magdalena initiiert kein Behandlungsschema.

In der analytischen Beschreibung wird deutlich, dass ein erster Versuch, die aktuellen Probleme unter Kontrolle zu bringen, mit den Eltern initiiert wird. Durch einen temporären Auslandsaufenthalt soll Magdalena offenbar Abstand zu den als problematisch gesehenen Entwicklungen (Ess-Brech-Symptomatik, problematische Partnerschaftsbeziehung, problematische Peerkontakte) gewinnen. Der Versuch scheitert zunächst, so lange er sich im Rahmen der mit den Eltern vereinbarten Bedingungen bewegt. Magdalena entwickelt in dieser Krise jedoch eigene Initiativen, den Aufenthalt selbstbestimmt fortzuführen. Neben erfolgreicher Job- und Zimmersuche erlebt sie befriedigende, selbstbestimmte soziale Kontakte, ohne der Kontrolle der Eltern ausgesetzt zu sein. In dieser Phase tritt die Störungsverlaufskurve in den Hintergrund. Nach der Rückkehr in ihre Heimat wird sie von ihren Problemen und besonders vom Druck, eine Ausbildung aufzunehmen, wieder eingeholt, und die Störungsverlaufskurve wird wieder dominant. Diese Entwicklung steigert sich bis zu einem Orientierungszusammenbruch mit Unfallfolgen. Während einer anschließenden Rehabilitationsmaßnahme, in der sie Unterstützung durch eine Vertrauensperson (einen Arzt) findet, wird ein nachhaltiger Veränderungsprozess angestoßen. Sie entwickelt erste biographische Entwürfe, die an ihrer sie belastenden Lebenssituation und Orientierungslosigkeit ansetzen. Sie setzt diese Vorstellungen in Initiativen wie Auszug aus dem Elternhaus, Umzug in eine Großstadt und Suche eines Jobs nach und nach um. Damit holt sie Entwicklungen nach, die im Rahmen institutioneller bzw. lebenszyklischer Ablauf- und Erwartungsmuster angestanden haben. In dieser Zeit stabilisiert sich ihr Gesamtzustand langsam. Jedoch bleiben die Einflüsse und Kontrollen durch die Familie wirksam, sowohl hinsichtlich der Wohnungswahl als auch der Berufsentscheidung.

In diesem fremdbestimmten Lebensarrangement kann sie sich nicht einrichten, die Störungsdynamik (insbesondere das Symptomgeschehen) verschärft sich erneut, und sie steuert auf einen Orientierungszusammenbruch hin. Es gelingt ihr in dieser Phase jedoch, einen biographischen Entwurf zu entwickeln, ihre kreativen Potenziale mit einem Designstudium aufzugreifen. Trotz ungünstiger Rahmenbedingungen (wie verstrichene Bewerbungsfristen) lässt sie sich nicht davon abbringen, ihren Plan umzusetzen. Sie bricht die Ausbildung ab, sucht sich einen Job und fertigt die notwendige Bewerbungsmappe selbständig an. In dieser Zeit investiert sie zunehmend Energie in ihre biographische Entwicklung, mit Erfolg, denn sie kann das Studium aufnehmen. Mit der Umsetzung ihrer eigenen Vorstellungen nimmt die Störungsdynamik kontinuierlich weniger Raum in ihrem Alltag ein. Parallel dazu entwickelt sich eine neue partnerschaftliche Beziehung, in der sie sich angenommen und geliebt fühlt und die unterstützend wirkt. Positive Erfahrungen sammelt Magdalena darüber hinaus unter Gleichaltrigen während einer Reise, wo es ihr unter sanftem Druck der Freundin gelingt, ihr Symptomgeschehen unter Kontrolle zu bringen, unbefangen Spaß und Genuss zu erleben. Diese Erfahrungen motivieren sie, gegen ihre Kontrollpraktiken (Erbrechen wie Fasten) und die Dominanz des Themas Essen in ihrem Leben anzugehen. Zunehmend ordnet sich ihr Leben, holt sie Entwicklungen (Ablösung, Individuierung, berufliche Entwicklung, Partnerschaft) erfolgreich nach, wachsen ihre Handlungskompetenzen an, worüber sich ihre gesamte Lebenssituation stabilisiert und die Dominanz des Essens sowie die Praktik des Erbrechens langsam nachlassen. Magdalena entwickelt seit dem Rehabilitationsaufenthalt zwar einen ‚roten Faden', eine biographische Linie, in der sie Zug um Zug einige aufgeschichtete Problemlagen (insbesondere die Ablösung vom Elternhaus) angeht, jedoch bleiben einige Probleme bestehen.

Im Fall Magdalenas zeigt sich besonders deutlich, wie die Störungsdynamik (insbesondere das Symptomgeschehen) mit positiven Bearbeitungs- und Entwicklungsansätzen konkurriert, wie sich entsprechende Entwicklungsdynamiken abwechseln, überlagern, wie die Störungsverlaufskurve mit ihren Dimensionen (Familiensystem, negatives Selbstbild, Symptomatik, Orientierungslosigkeit usw.) letztlich zum Zeitpunkt des Interviews noch nicht vollständig bearbeitet worden ist und Magdalena – trotz vieler Erfolge – weiterhin mit zentralen Problemen der Selbsteinschätzung zu kämpfen hat. Magdalena nimmt lange keine professionelle Unterstützung von außen in Anspruch, erst zum Zeitpunkt des Interviews ist der Gedanke gereift, dies zu tun. Den Kampf gegen das Symptomgeschehen hat sie bisher weitgehend alleine geführt und ihre Praktik des Erbrechens weitgehend unter Kontrolle gebracht. Bis heute existiert ein negativ gefärbtes Selbstbild und ein weitreichendes Unzulänglichkeitsgefühl, das es ihr schwer macht, ihre positiven Entwicklungslinien bewusst wahrzunehmen und anzuerkennen.

Dennoch werden Fähigkeiten und Ressourcen sichtbar, auf die sie immer wieder zurückgreift. Sie erlebt parallel zum Störungsverlauf immer wieder positive Entwicklungen, wie das bestandene Abitur, eine Partnerbeziehung, eine befriedigende Sexualität usw. Ressourcen liegen in ihrer Fähigkeit, selbständig zu entscheiden und zu organisieren. Institutionelle wie lebenszyklische Ablauf- und Erwartungsmuster bewältigt sie offenbar auf wachsenden Druck, z.B. in Bezug auf Schule und Berufsausbildung. Durch Peerkontakte verfügt sie über wichtige soziale Ressourcen. Anstatt sich mit ihren Problemen zurückzuziehen, ist sie offenbar in der Lage, über ihre Problematik mit anderen zu sprechen. Sie besitzt zudem kreative Potenziale, die sie für ihre berufliche Entwicklung nutzt. Ebenso verfügt sie später über eigene materielle Ressourcen sowie über die Unterstützung durch die Eltern, die jedoch ambivalent zu bewerten ist.

In Magdalenas Fall steht die biographische Arbeit mit sichtbaren Entwicklungen im Vordergrund, die jedoch von einer nach wie vor störungs- bzw. defizitbezogenen Selbsteinschätzung überlagert wird.

Diana – ein am Anfang stehender Bewältigungsprozess beinhaltet erste biographische Initiativen, Bearbeitungsversuche mit Selbsthilfeaktivitäten sowie sich problematisch gestaltende Behandlungsversuche

In der Lebensgeschichte von Diana werden immer wieder Anstrengungen deutlich, gegen die Störungsdynamik anzukämpfen. Diese Versuche befinden sich zum Zeitpunkt des Interviews überwiegend in einem frühen Stadium, zumal sie sich dabei mehreren Hindernissen gegenübersieht.

Bei Diana ist der Kampf gegen Übergewicht Bestandteil ihrer spezifischen Störungsdynamik mit wechselnden Symptomatiken (Phasen ungezügelten Essens mit Gewichtszunahme sowie Phasen mit Praktiken selbstauferlegter Nahrungsbeschränkung und übermäßiger Bewegung). Damit sind die Versuche der Gewichtskontrolle nicht als Bearbeitungs- oder Bewältigungsversuche zu sehen, sondern als Teil der Gesamtdynamik. Problembewusstsein entsteht in Ansätzen offenbar erst durch ein Gespräch mit einer Arbeitskollegin über ihr Essverhalten. Hierbei wird ihre Theorie, das fortwährende Scheitern ihrer Gewichtsreduktion auf fehlende Disziplin zurückzuführen, erstmalig durch die neue Perspektive, unter einer ‚Essstörung' zu leiden, in Frage gestellt. Sie entwickelt daraus langsam ein Bewusstsein dafür, Unterstützung von außen in Anspruch nehmen zu können. Sie tritt in Kontakt zu einer spezialisierten Therapeutin und erlebt dies positiv. Die beginnende Therapie wird allerdings aufgrund eines mit dem Partner gemeinsam entwickelten biographischen Entwurfs (Wohnortwechsel) abgebrochen. Sie gibt dem Wohnortwechsel den Vorzug, da sie auf diese Weise mehr Distanz zur Familie gewinnen und den belastenden Arbeitsplatz wechseln will. Am neuen Wohnort versucht sie erneut, Kontakt zu Professionellen aufzunehmen. Hier entwickelt sich jedoch keine neue therapeutische Beziehung, da sie sich mit ihren Problemen nicht verstanden fühlt. Ein Therapeut beginnt zwar mit ihr zu arbeiten, jedoch appelliert er dabei im Wesentlichen an ihre Rationalität („statt Butter Margarine essen") und unterstellt ihr damit erneut Disziplinlosigkeit. Sie bricht die Therapie ab. Durch diese Erfahrungen ist sie stark verunsichert und beginnt wieder mit ihrem Selbstbild (disziplinlos zu sein) zu hadern. Durch eine fehlgelaufene Intervention und das Problem, keinen geeigneten Therapeuten zu finden, ist Diana wieder verstärkt auf sich zurückgeworfen. Daraufhin entwickelt sie die Strategie, weiter durch den Erfahrungsaustausch über das Internet sowie durch die Auseinandersetzung mit Literatur an sich zu arbeiten. Auf diese Weise versucht sie weitgehend symptombezogen Ressourcen zu aktivieren, die sie im Rahmen von Selbsthilfe anwendet.

Bei Diana sind erste Bearbeitungs- und Behandlungsversuche zu erkennen, wobei letztere aufgrund ungünstiger Rahmenbedingungen und kontraproduktiver Interventionen, die ihre negativen Selbst- und Fremdzuschreibungen verstärken, nicht zustande kommen. So kann sie kaum an ihrem Unzulänglichkeitsgefühl und ihrer Eigentheorie der Disziplinlosigkeit arbeiten. Ihr Leidensdruck ist jedoch mittlerweile stark ausgeprägt und motiviert sie zu Bearbeitungs- und Behandlungsprozessen. Trotz widriger Umstände unternimmt sie mehrere Anläufe, professionelle Unterstützung zu finden.[4] Diese Motivation ist eine bedeutsame Ressource, die sich auch in ihren Selbsthilfeaktivitäten spiegelt. Sie beginnt sich mit ihrer Biographie und ihrem Erleiden auseinander zu setzen und greift dabei auf Medien wie Internet und Literatur zurück, entwickelt darüber schon einen anderen Blick auf sich und auf ihre Umwelt und versucht erste Bearbeitungsstrategien, die die Bewältigung des unmittelbaren Alltags sowie den Umgang mit sich selbst betreffen. Der Erfahrungsaustausch mit anderen betroffenen Frauen über das Internet stellt für Diana eine weitere wichtige Ressource dar (Reflexion, Anerkennung ihrer Person, Erfahrungsaustausch im Umgang mit Problemen, Legitimation einer Fremdunterstützung durch Therapie). Ebenso die Partnerschaft, in der sie Unterstützung findet und über die sie einen gemeinsamen biographischen Entwurf umsetzen kann. Anzumerken ist auch, dass Diana trotz wachsender Probleme im Arbeitskontext beruflich integriert bleibt. Einerseits fühlt sie sich belastet, andererseits finden hier außerfamiliäre Sozialkontakte statt, erhält sie eine Alltagsstruktur und ist finanziell abgesichert.

Diana ist offenbar motiviert, etwas zu verändern. Daher unternimmt sie verschiedene Initiativen, die sie – soweit sie in ihrer Hand liegen – auch umzusetzen beginnt, wie z.B. der biographische Entwurf der räumlichen Distanzierung von der Familie oder die Selbsthilfeaktivitäten. Im Hinblick auf die Suche nach Behandlungsmöglichkeiten gerät sie in ein Dilemma, nicht nur keine geeigneten Therapeuten zu finden, sondern dabei auch in ihrer Selbstzuschreibung bestätigt zu werden. Dadurch entsteht die Gefahr, demotiviert zu werden und das Scheitern auf die eigene Unfähigkeit zurückzuführen.

Cornelia – negative Erfahrungen mit Behandlungsprozessen und eine sich transformierende Störungsverlaufskurve überlagern zunehmend ihre Bewältigungsversuche im Rahmen biographischer Arbeit

In Cornelias Fall sind zunächst mehrere fremd ausgelöste Behandlungsprozesse kennzeichnend, die sie traumatisch erlebt, die in ihre Störungsverlaufskurve hineinwirken und diese beschleunigen. Dennoch wird Cornelia den in-

4 Aus Kontakten nach dem Interview war zu erfahren, dass sie später nach einem erneuten Umzug den Kontakt zur spezialisierten Therapeutin wieder aufbaut und einen professionell unterstützten Bearbeitungsprozess einleitet.

stitutionellen Ablauf- und Erwartungsmustern weitgehend gerecht, indem sie das Abitur besteht, eine Berufsausbildung – wenn auch unter großen Kraftanstrengungen – absolviert und berufliche Perspektiven entwickelt. Über die nächsten Jahre hinweg kann sie im Großen und Ganzen ein labiles Gleichgewicht der Alltagsbewältigung aufrechterhalten, jedoch leidet sie zunehmend unter ihrer Lebenssituation, da sie immer noch bei den Eltern wohnt, sich alleine fühlt, unter der Symptomatik leidet, diese geheim halten muss, der Beruf sie körperlich Kraft kostet usw. Sie verfügt kaum über soziale Ressourcen und die Möglichkeit, über ihre Probleme zu sprechen. Die Scham, sich jemandem zu offenbaren, ist groß. Nach Jahren wird sie sich durch eine zufällig erhaltene Information über ‚Essstörungen' ihrer Problematik („Bulimie") bewusst und erhält einen Impuls, eine Beratung wahrzunehmen. Aufgrund ihrer negativen Erfahrungen mit professioneller Hilfe und ihrer großen Scham benötigt sie allerdings lange Zeit, um tatsächlich den Kontakt zu einer niederschwelligen Beratungseinrichtung aufzunehmen. Im geschützten Rahmen einer Selbsthilfegruppe findet sie einen Raum, erstmalig über ihre Problematik zu sprechen. Die Treffen werden über zwei Jahre zu einem wichtigen Anker in ihrem Alltag. Sie beginnt langsam etwas an ihrer Lebenssituation, an ihrer beruflichen Situation, an ihrem Umgang mit Stress, an ihrer Beziehungsproblematik usw. zu verändern und entwickelt neue Handlungsmuster. Sie nimmt immer neue Herausforderungen (Ausbildung zur Meisterin, Selbständigkeit) an und bewältigt diese. Parallel dazu verliert das Symptomgeschehen (Essverhalten und Alkoholkonsum) seine Dominanz im Alltag. Auch bei auftretenden Konflikten bleibt sie jetzt weitgehend stabil. Sie gewinnt an Selbstvertrauen und erschließt sich neue Ressourcen, beispielsweise Prozesse beruflicher Entwicklung mit Risiko (Selbständigkeit) anzugehen.

Diese Phase, in der sie einen Teil aufgeschichteter Verlaufskurvenpotenziale bearbeitet, ihre eigene Entfaltung und Entwicklung vorantreibt, dauert ca. zehn Jahre an. Da sie merkt, die Symptomatik (Essen und Erbrechen) nicht vollständig in den Griff zu bekommen, sucht sie Hilfe bei Professionellen. In Zusammenhang mit einer Gruppentherapie entdeckt sie bei sich lesbische Neigungen. Der Versuch, sich der Frau zu offenbaren, scheitert und sie gerät darüber in eine Krise, die die Störungsverlaufskurve dynamisiert. Cornelia steuert auf einen Orientierungszusammenbruch zu, denn es fällt ihr zunehmend schwerer, den Alltag zu bewältigen und Lebenssinn zu finden. Schließlich sieht sie den Ausweg in einem Suizid und beginnt diesen zu planen. Im Zuge dessen ordnet sie ihr Leben, bilanziert und entwickelt ein Gefühl von Autonomie. Entgegen ihres Vorhabens stabilisiert sie sich langsam, nimmt vom Suizidplan Abstand, bekommt ein Bewusstsein für die Komplexität ihres Leidens (Stimmungsschwankungen, Alltagsbewältigung, Essverhalten, Alkohol, Einsamkeit usw.) und entwickelt daraus die Motivation, sich trotz ihrer traumatischen Erfahrungen im Rahmen stationärer Settings in eine

Klinik zu begeben. Damit verbindet sie für sich die (letzte) Chance, etwas Wesentliches zu verändern. Im standardisierten Klinikalltag trifft sie auf Personen, mit denen sie aus früheren Klinikaufenthalten negative Erfahrungen verbindet, fühlt sich mit ihren Problemen nicht verstanden und erlebt die auf das Körpergewicht und Essverhalten fokussierte Behandlung als ‚Déja-vu'. Cornelia wird in ihrer Erwartung enttäuscht und bricht den Aufenthalt ab, nicht ohne das Personal mit ihrer Kritik zu konfrontieren.

Zum Zeitpunkt des Interviews befindet sich Cornelia immer noch in einem labilen Lebensarrangement, das sie nur unter Kraftaufwand aufrechterhalten kann. Die Hoffnung, dass sie ihre Probleme bewältigen kann, ist mittlerweile aufgrund von negativen Eigentheorien und als gescheitert erlebten Versuchen, Hilfe in Anspruch zu nehmen, einer pessimistischen Grundhaltung gewichen.

Auch in Cornelias Fall zeigen sich – trotz vieler Leidensprozesse – Bearbeitungsressourcen und -möglichkeiten. Ihre berufliche Entwicklung ist ein zentraler Lebens- bzw. Identitätsbereich, der ihr Kontinuität und Anerkennung verleiht. Hierin überlebt sie mit der ihr eigenen Zähigkeit. Ihre berufliche Integration schützt sie außerdem davor, sich vollständig sozial zurückzuziehen. Auch entwickelt sie immer wieder die Motivation, Unterstützung und Hilfe zu suchen. Daraus gehen z.B. Selbsthilfeaktivitäten hervor, die eine Phase wachsender Stabilität über fast zehn Jahre begleiten und zu einem Nachlassen der Verlaufskurvendynamik im Alltag führen. Dabei entwickelt sie biographische Initiativen, um sich mehr und mehr aus der Familie zu lösen, Selbständigkeit bzw. Autonomie zu gewinnen, ihre berufliche Situation (mit Risiken) zu verändern. Sie nutzt Informationsmedien und sucht den Austausch mit betroffenen Menschen über das Internet. Cornelia verfügt über eine ihr innewohnende Kraft und Zähigkeit, sich selbst immer wieder aufzurichten, Perspektiven zu suchen und umzusetzen.

Demgegenüber steht jedoch eine im Verlauf immer komplexer werdende Gemengelage von Dimensionen des Erleidens, die ihre Kraft zunehmend binden. Vermutlich sind dafür die traumatischen Erfahrungen im Rahmen fremdbestimmter Interventionen in ihrer Kindheit und Jugend ausschlaggebend, die bis heute offenbar unverarbeitet sind. Besonders nachhaltig wirken bis heute offenbar die fremdbestimmten Kontrollverluste, die Verletzung ihres Körpers, die Zwangsernährungen, der ‚Raub' an Lebenszeit durch stationäre Aufenthalte, insbesondere auch während der für sie unvorbereitet kommenden „Schlaftherapie", der Vertrauensverlust gegenüber ihren Eltern, die erlebte Hilflosigkeit usw. Dies untergräbt nachhaltig ihr Vertrauen in sich selbst und andere. Es erschwert den Zugang zu Behandlungszusammenhängen. Besonders durch negative Erfahrungen im Zusammenhang mit einer freiwillig eingeleiteten Behandlung in einer Klinik wird die mühsam erarbeitete Motivation, professionelle Hilfe in Anspruch zu nehmen, wieder zerstört. Hinzu kommt, dass Cornelia nach wie vor von der Störungsverlaufskurve beansprucht wird und durch Transformationen zusätzlich belastet ist. Offensichtlich muss sie daher immer mehr Kraft aufwenden, ihren Alltag aufrechtzuerhalten. Bis zum Zeitpunkt des Interviews lebt sie sozial zurückgezogen und verfügt so kaum über soziale Beziehungen, die ihr Rückhalt geben, mit denen sie sich austauschen kann, bei denen sie Anerkennung (trotz ihrer Probleme) findet. Zudem verheimlicht sie ihre Ess- und Trinkprobleme, so dass die Aufrechterhaltung ihrer äußeren Fassade sie zunehmend Energie kostet.

Cornelia leistet fortwährend biographische Arbeit, baut sich dadurch eine eigene Existenz auf, kann jedoch die notwendige Kraft immer weniger aufbringen, um diese gegenüber der Verlaufskurvendynamik aufrechtzuerhalten. Zwischenzeitliche Beruhigung ergab sich im Zuge von Bearbeitungsprozessen, die sie im Selbsthilfezusammenhang startet und über längere Zeit fortsetzt. In diesem Zusammenhang entwickelt Cornelia wichtige biographische Entwürfe, die sie in einem längeren Prozess umsetzt. Cornelia unternimmt auch Initiativen zur Behandlung, was nach ihren traumatischen Erlebnissen besondere Überwindung kostet. Die Versuche sind insgesamt jedoch mit negativen Erfahrungen verbunden und dämpfen nachhaltig ihre diesbezüglichen Erwartungen.

5.4.12.2 Fallübergreifende Beobachtungen zu den Bearbeitungs- und Bewältigungsprozessen

In allen vier Kernfällen sind Bewältigungsprozesse zu beobachten. Alle versuchen zunächst vor allen Dingen, ihr Leben zu bewältigen und den gesellschaftlichen Erwartungen an eine eigenständige Lebensführung gerecht zu werden, was insbesondere biographische Initiativen im Bereich der beruflichen Entwicklung voraussetzt. In diesem Zusammenhang bleiben sie selbst dann noch lange Zeit handlungsfähig, wenn sich bereits massives Symptomgeschehen entwickelt hat. Auf diese Art und Weise erarbeiten sich die Biographieträgerinnen eine wichtige Ressource beruflicher und damit sozialer Integration. Im Zuge von Verlaufskurventransformationen geraten diese Ressourcen jedoch in die Gefahr, verdrängt zu werden (wie z.B. lange Klinikaufenthalte, Berufsunfähigkeit, gesundheitliche Beeinträchtigungen usw.).

Das Streben nach Selbständigkeit scheint ein wichtiger Motor für Bewältigungsprozesse zu sein. Die Biographieträgerinnen sind alle in verschiedenen Formen einer starken Fremdbestimmung in familiären und partnerschaftlichen Beziehungen ausgesetzt, von der sie sich zu emanzipieren versuchen, ohne dass ihnen das unmittelbar bewusst ist. Die jungen Frauen versuchen sich von der Bevormundung durch die Eltern frei zu machen, die ihre Biographieplanung übernehmen und sie mit engen Vorstellungen von beruflicher und familiärer Entwicklung konfrontieren. Dagegen eine selbständige biographische

Linie zu entwickeln, kostet sie viel Überwindung, Zeit und Energie. In den Fällen, in denen diese Initiativen gelingen, verändert sich sichtbar etwas im Leben der Biographieträgerinnen, auch wenn solche Prozesse nur temporär wirken, wie ein vorübergehendes Verliebtsein, wie eine bestandene Prüfung, eine Jobzusage, Erfolg im Sportverein usw. Hierbei ist für die Biographieträgerinnen offenbar wichtig, diese Erfolge im Zusammenhang mit eigenen Initiativen und einer veränderten Selbstwertschätzung zu erleben. Da die Biographieträgerinnen überwiegend unter einem schon früh verankerten Unzulänglichkeitsgefühl und unter der Fremdbestimmung durch erwachsene Familienmitglieder leiden, bearbeiten sie mit den (biographischen) Initiativen, Selbstbestimmung zu erlangen, eines ihrer grundlegenden Verlaufskurvenpotenziale, ohne dies oft bewusst zu planen. In den Fallanalysen wird so immer wieder deutlich, dass die Störungsverlaufskurvendynamik (insbesondere das Symptomgeschehen) in der Erfahrungsaufschichtung temporär dann in den Hintergrund rückt, wenn positive Erfahrungen im Rahmen solcher Initiativen gemacht werden.

Bei den Bearbeitungsversuchen, die im engeren Sinne auf die Störungsdynamik und insbesondere das Symptomgeschehen gerichtet sind, müssen die Biographieträgerinnen zunächst ein mehr oder weniger ausgeprägtes Problembewusstsein entwickelt haben. Dies ist jedoch noch keine Garantie dafür, dass entsprechende Initiativen auch kontinuierlich verfolgt werden, da die Biographieträgerinnen überwiegend eine ambivalente Haltung (vgl. 5.4.8) gegenüber dem veränderten Essverhalten und den Kontrollpraktiken beibehalten. Um solche Initiativen einzugehen bedarf es eines reflexiven Bewusstseins, das es zumindest zum Teil ermöglicht, das veränderte Essverhalten, Kontrollpraktiken und damit einhergehende psychosoziale Veränderungen zu erkennen und zu hinterfragen. Dies kann sowohl durch Kontrollverluste als auch durch Irritationen in Interaktionen ausgelöst werden, z.B. auch durch die Diagnose des Hausarztes. Um ein Problembewusstsein entwickeln zu können, benötigen die Frauen häufig auch Informationen, um ihre Leidensprozesse einordnen zu können. Oftmals gelingt es ihnen erst dann, ihre Scham zu überwinden, ihr Selbstbild zu überprüfen usw. In diesem Zusammenhang kann die Stigmatisierung als „essgestört“ durchaus entlastend wirken, da das Problemverständnis auf diese Weise aus einer individualisierten Perspektive herausgerückt wird. Oftmals ist ein entwickelter Leidensdruck erforderlich, um die Biographieträgerinnen für diese Informationen und Irritationen zugänglich zu machen. So ist es nicht selten der Fall, dass sie lange Zeit das vorhandene Wissen über ‚Essstörungen‘ gar nicht auf sich anwenden, wenn sie noch nicht dafür sensibilisiert sind.

Vor dem Hintergrund eines entsprechenden Problembewusstseins starten die Biographieträgerinnen verschiedene Initiativen, ihre Störungsdynamik unter Kontrolle zu bekommen und zu bearbeiten. Dabei spielt insbesondere die

Informationsbeschaffung eine Rolle, wobei verschiedenste Medien genutzt werden, z.B. Ratgeberliteratur, einschlägige Websites und Diskussionsforen im Internet, Zeitschriften usw. Die Biographieträgerinnen setzen sich mit diesen Informationen zunächst weitgehend allein auseinander und versuchen dabei, Aufschluss über ihre Problematik zu bekommen und festzustellen, dass auch andere ähnlich betroffen sind. Es bedeutet hingegen schon eine größere Überwindung, Selbsthilfegruppen oder Beratungsstellen aufzusuchen, sich zu offenbaren und auf Prozesse einzulassen, die die Biographieträgerinnen zu diesem Zeitpunkt nicht überschauen können. Besonders im Fall von Cornelia wird deutlich, dass zwischen dem Entstehen des Problembewusstseins und einer ersten Initiative der Kontaktaufnahme eine mehrmonatige Zeitspanne verstreicht, wobei sie insbesondere ihr Schamgefühl überwinden muss. Der dann beginnende Austausch mit ebenfalls betroffenen Menschen wird von ihr wie von anderen Biographieträgerinnen als positiv und entlastend erlebt, wobei besonders das Sprechen über die Probleme von Bedeutung ist, da sie dies in ihrem gewohnten sozialen Umfeld nicht können. In diesem Kontext entstehen dann z.B. weitere biographische Initiativen, die breiter auf die Lebensbewältigung ausgerichtet sind.

Bei den Behandlungsversuchen, mit denen gezielt professionelle Unterstützung gesucht wird, herrscht zuvor entweder ein verschärfter Leidensdruck, oder sie werden auf ärztliches Anraten oder durch enge Bezugspersonen ausgelöst. Inwiefern diese Behandlungen positiv verlaufen, ist von vielen Bedingungen abhängig. Aus den Interviews wird aber zumindest deutlich, dass sich insbesondere eine Beziehung zwischen dem Professionellen und der betroffenen Frau entwickeln muss, die von Vertrauen und Wertschätzung gekennzeichnet ist, in der die Selbstbestimmung und die Ressourcen der Betroffenen Beachtung finden. Im Fall von Kerstin zeigt sich, dass dies sowohl in der Beziehung zu ihrem Vertrauensarzt, zu ihrem Therapeuten als auch beim stationären Aufenthalt zum Klinikpersonal gegeben ist, was sicherlich eine wichtige Rolle für ihre voranschreitende Bewältigung spielt. Im Gegensatz dazu macht Diana offenbar mit mehreren Therapeuten gegenteilige Erfahrungen. So gelingt weder ein Beziehungsaufbau, noch fühlt sie sich mit ihren Problemen verstanden. Es kommt sogar zu kontraproduktiven Effekten durch einen offenbar fachlich ungeeigneten Therapeuten. Ähnlich ist Cornelias Erfahrung bei einem selbstinitiierten Klinikaufenthalt, wo sie nicht das Gefühl hat, dass auf ihren Einzelfall eingegangen wird. Misslingende Behandlungsversuche bergen ein hohes Risiko in sich, das bei den Biographieträgerinnen ausgeprägte Unzulänglichkeitsgefühl enorm zu verstärken, da sie das Scheitern oftmals sich selbst zuschreiben.

Bei den Bewältigungsversuchen stehen oftmals Ressourcen im Hintergrund, auf die die Biographieträgerinnen zurückgreifen können bzw. durch die sie Unterstützung finden. Wichtig scheinen hierbei zunächst materielle

Ressourcen zu sein, die es ihnen ermöglichen, sich aus Abhängigkeiten zu lösen, in eigenständige Wohnsituationen zu gelangen, eigenständige Vorstellungen verwirklichen zu können, spezifische Behandlungsangebote zu wählen usw. Weiterhin sind offenbar Ressourcen in sozialen Beziehungen sehr wichtig, die das Gefühl, angenommen zu sein, vermitteln, die Bearbeitungs- und Behandlungsversuche unterstützen und begleiten, zur Entwicklung biographischer Initiativen beitragen, ggf. auch sanften Druck ausüben usw. In diesem Zusammenhang erscheint es als besonders bedeutsam, dass die Biographieträgerinnen im Umfeld von Schule, Ausbildung und Beruf Unterstützung erfahren, wenn sie durch Klinikaufenthalte für längere Zeit ausfallen, wie es am Beispiel von Kerstin deutlich wird, die dennoch integriert bleibt.

Die Biographieträgerinnen verfügen darüber hinaus über eigene Ressourcen, die oftmals wiederentdeckt und aktiviert werden, wie beispielsweise kreative Potenziale, die zur beruflichen Entwicklung eingesetzt werden (z.B. Magdalena und Kerstin). Andere Ressourcen wie eine verbreitete Leistungsbereitschaft, ein ausgeprägtes Durchhaltevermögen, ein Wille zur Lebensbewältigung usw. treten häufig in Erscheinung. Diese Ressourcen werden allerdings oft gar nicht entsprechend wahrgenommen und gewürdigt, da der Blick durch das Unzulänglichkeitsgefühl und die Defizitorientierung geprägt ist.

Bewältigungsprozesse beginnen daher unentdeckt oft bereits, während das Symptomgeschehen noch als dominant wahrgenommen wird. Kennzeichnend ist, dass insbesondere Prozesse der biographischen Arbeit von den Biographieträgerinnen oft nicht wahrgenommen oder unterbewertet werden, während das Symptomgeschehen dominiert. Auf der Symptomebene zeigt sich dann eine mehr oder weniger starke Betroffenheit, während sich auf der Biographieebene parallel dazu bereits Prozesse des Kompetenzgewinns, biographische Entwürfe und die Erschließung von Ressourcen abzeichnen. Bei einer auf das Symptomgeschehen fokussierten Wahrnehmung werden die oft parallel stattfindenden Prozesse ausgeklammert bzw. Ressourcen übersehen, die möglicherweise für eine Förderung von Bewältigungsversuchen von Bedeutung wären.

Aus den Beobachtungen wird deutlich, dass eine erfolgreiche Bewältigung des komplexen Phänomens ‚Essstörung' nur im Zusammenhang mit einer weitreichenden Entwicklung, Förderung und Entfaltung des Selbst sowie durch die Bearbeitung komplexer Verlaufskurvenpotenziale möglich ist. Die symptombezogene Arbeit allein greift demnach zu kurz, da sie die zugrunde liegenden Problemdimensionen nicht erreicht. Es zeigt sich, dass insbesondere die Entwicklung und Umsetzung eigener biographischer Initiativen die erforderliche Entwicklung und Entfaltung der Persönlichkeit ermöglicht, ebenso wie das Erschließen eigener Lebensbereiche und die Erfahrung von Selbstbestimmung. Dabei erscheint es jedoch wichtig, dass die Frauen Anerkennung erfahren, dass sie lernen, ihre eigenen Leistungen zu reflektieren und wertzuschätzen. Mit diesen Prozessen geht eine Veränderung der Sicht auf sich selbst und das Vertrauen in den Umgang mit Problemen einher, was zentral für die Bewältigung der Störungsdynamik ist. Hier schließt sich der Kreis zu den Beobachtungen bezüglich der Entstehung des Phänomens ‚Essstörung' bzw. seiner biographischen Bedeutung. Die Biographieträgerinnen geraten in Problemgemengelagen, die nicht nur ihre normalen Entwicklungen hemmen, sondern zusätzliche negative Dynamiken entfalten. Die Bewältigungsprozesse gestalten sich dementsprechend schwierig und langwierig. Selbst wenn das Symptomgeschehen zurückgedrängt werden konnte, bedeutet es noch lange nicht, dass zugrunde liegende Problemdimensionen und Haltungen zu sich selbst verändert wurden.

Aus diesen Beobachtungen lassen sich Schlussfolgerungen für die Unterstützung von Bewältigungsprozessen ableiten, die im letzten Kapitel (vgl. 6.9) diskutiert werden. Zunächst jedoch die autobiographischen Thematisierungen.

5.5 Die autobiographischen Thematisierungen – Reflexionen und theoretische Verarbeitungsversuche der Biographieträgerinnen

In den nachfolgenden Abschnitten (bis 5.14) sollen die argumentativen bzw. eigentheoretisch und evaluativen Interviewbestandteile fallübergreifend analysiert werden, in denen sich die Biographieträgerinnen mit ihrer Biographie und ihren Problemen auseinander setzen und darin Einstellungen, Eigentheorien, Selbstbilder usw. entwickeln, die entweder explizit in konkreten Textstellen oder über das gesamte Interview hinweg implizit als Haltung zu sich selbst deutlich werden. Diese autobiographischen Thematisierungen geben Einblick in die Versuche, das eigene Erleben zu reflektieren und zu verarbeiten. Insofern werden in diesem Abschnitt die Deutungsversuche und Interpretationen der Biographieträgerinnen selbst herausgearbeitet. Dies wird durch Interviewauszüge aus den vier Kernfällen sowie ergänzend auch aus anderen Interviews aufgezeigt. Die folgende Diskussion von autobiographischen Thematisierungen bezieht sich besonders auf

- Beschreibungen, in denen sich die Biographieträgerinnen Phänomenen des vom Symptomgeschehen Dominiertwerdens annähern,
- Symbolisierungen, mit denen die Biographieträgerinnen Kontrollverluste, Phänomene des Getriebenseins und Prozesse des sich Fremdwerdens beschreiben,
- die argumentativen Auseinandersetzungen mit Transformationsprozessen, z.B. gesundheitlichen Folgeschäden,

- die Ausblendungs- bzw. Distanzierungsversuche gegenüber (traumatischen) Erlebnissen bzw. die Auseinandersetzung mit Erinnerungslücken in der Biographie,
- Theorieversatzstücke, die der Erklärung der Störungsdynamik und ihrer Bewältigung dienen,
- Argumentationen zur biographischen Einordnung der ‚Essstörung', wie sie durch eine entsprechende Frage im Anschluss an das Interview ausgelöst wurden.

Aus den Analysen geht auch hervor, aus welchen Zusammenhängen sich Haltungen der Biographieträgerinnen sich selbst gegenüber entwickeln und durch welche Erlebnisse und Erfahrungen sie fortgeschrieben werden. Da dieser Arbeit der analytische Ansatz zugrunde liegt, zwischen der Erfahrungsaufschichtung und ihrer Verarbeitung zu differenzieren, zeigt sich in der Erfahrungsaufschichtung und den daraus rekonstruierten Prozessstrukturen beispielsweise, dass die Biographieträgerinnen einiges in ihrem Leben erreicht haben, was sie in ihren Bewertungen und Eigentheorien allerdings kaum berücksichtigen. Oft werden nämlich negative Zuschreibungen in das Selbstbild übernommen, was die Frauen daran hindert, eigene Stärken und Ressourcen zu erkennen. An diesem abstrakten Beispiel wird der mögliche Nutzen dieser Differenzierung besonders deutlich. In den vier Kernfällen und weiteren signifikanten Fällen sind unter anderem folgende Aspekte von Bedeutung:

Cornelia hat im Laufe der Zeit ein überwiegend negatives Selbstbild mit einer eher pessimistischen Zukunftserwartung entwickelt. Dazu gehört die Annahme, dass sie unter einer genetisch bedingten Sucht leide, der sie zyklisch ausgeliefert sei und durch die sich ihre verschiedenen Probleme chronifiziert hätten. In sozialen Beziehungen hält sie sich für ‚schwierig', da sie keine anderen Themen als ihre Probleme habe. Ihre berufliche Entwicklung bilanziert sie zwar positiv, setzt sich aber mit den beginnenden körperlichen Beeinträchtigungen als Bedrohung ihrer Berufsausübung auseinander. Gegenüber ihren traumatischen Erlebnissen versucht sie sich zu distanzieren.

Diana betrachtet sich selbst als disziplinlos und hat sich damit eine ihr schon früh entgegengebrachte Zuschreibung zu Eigen gemacht. Sie verortet damit den Ursprung ihrer Probleme bei der Esskontrolle sowie beim Umgang mit Leistungsanforderungen in ihrer eigenen Person. Durch diese Theorie erkennt sie nicht, dass sie Karrierepläne und Leistungswünsche anderer zu erfüllen versucht. Die Etikettierung als disziplinlos macht es ihr auch lange Zeit unmöglich, ein Bewusstsein für andere Dimensionen ihrer Problemlagen zu entwickeln. Auf diese Weise kommt Diana erst später dazu, die Entwicklung eigener Interessen als berechtigt anzusehen und Unterstützung zu suchen.

Magdalena hat sich ähnlich wie Diana sehr früh negative Zuschreibungen zu Eigen gemacht und dabei besonders eine negative Beziehung zum eigenen Körper entwickelt. In ihren Theorien führt sie Probleme ursächlich auf ihre unzulängliche körperliche Erscheinung zurück. Demgegenüber kann sie ihre Leistungen bei der Alltagsbewältigung und dem Aufbau einer beruflichen Perspektive kaum wertschätzen. Magdalena wie Diana arbeiten sich zum Zeitpunkt des Interviews intensiv an ihrer eigenen Biographie ab und suchen dazu professionelle Unterstützung.

Kerstin hat im Zuge der Auseinandersetzung mit ihrer ‚Essstörung' einen geschlossenen Kontext der Selbstfindung entwickelt, wobei die Verarbeitung ihrer Erfahrungen und der Austausch darüber zur Entwicklung einer Identität als Expertin geführt hat. Dabei vertritt sie erfahrungsgestützt verschiedene Theorien zu ‚Essstörungen' und zur Alltagsbewältigung, die sie durch diverse Aktivitäten auch öffentlich präsentiert. Sie folgt darin dem Modell, dass die ‚Essstörung' in ihrem Leben einen notwendigen Schritt auf dem Weg zur Selbstverwirklichung darstellt.

Wie schmerzhaft Erinnerungen sein können, wird gerade in Cornelias Fall deutlich. Beim Erzählen versucht sie häufig, Distanz zu traumatischen Erlebnissen herzustellen (lachen, derbe Wortwahl usw.), die mit Entfremdungsprozessen sich selbst gegenüber in Verbindung stehen. Ähnliches zeigt sich im Fall von Christina M., wo im Interviewverlauf eine Eigendynamik mit Redeabbrüchen, impulsiven Reaktionen (auf den Tisch hauen) und zahlreichen Argumentationen usw. sichtbar wird, was darauf verweist, dass sie von ihren Erlebnissen unmittelbar mitgerissen wird und für traumatische Erlebnisse in der Familie nach Erklärungen sucht. In ihrem Bewusstheitskontext dokumentieren sich Verzweiflung, Resignation angesichts zahlreicher erfolgloser Bearbeitungs- und Behandlungsversuche und Orientierungslosigkeit (das Gefühl, nichts zu „überreißen"). Ihre Argumentationen kreisen vor allem um die eigene Hilflosigkeit.

5.6 Die aktive Annäherung an die eigene Biographie im Prozess des Erzählens

Ausgehend von der Frage, warum die Frauen daran interessiert waren, ein Interview zu führen, kommt es zu der Beobachtung, dass das Interview in den meisten Fällen offenbar eine willkommene Gelegenheit zur Reflexion und Selbstvergewisserung darstellt. In diesem Zusammenhang ist interessant, dass auch Personen, die möglicherweise aufgrund ihres akuten Zustands kaum als therapiefähig eingestuft werden, die Anforderung eines autobiographisch-narrativen Interviews meistern können und auch den Zugzwängen des Erzählens gewachsen sind – nämlich die darin auftretenden Dynamiken und Stimmungsschwankungen auszuhalten und die notwendige Konzentration der Erinnerungsarbeit aufzubringen. Im Erzählen entwickeln sie trotz ihres labilen Zustands die Fähigkeit, eine Gestalt zu entwickeln. Die Biographieträgerinnen sind insgesamt offenbar durch die Chance, sich selbst thematisieren zu können, motiviert, sich dieser – ansonsten offenen – Situation auszusetzen.

So meinte z.B. Magdalena im Vorfeld, dass sie sich durch die Erzählsituation erhoffe, über Dinge, die sie sonst verdrängt bzw. mit denen sie sich sonst nicht auseinander setzt, zu sprechen. In einem anderen Interview sprach ich Inka, die ich in einer Klinik besuchen und interviewen durfte, am Ende direkt auf ihre Motivation für das Gespräch an. Sie war zum Zeitpunkt des Interviews sehr stark untergewichtig und körperlich geschwächt. In der folgenden Textpassage wird deutlich, wie sehr sie daran interessiert ist, mehr über sich selbst zu erfahren, und sich dies im Rahmen eines Interviews erhofft.

I: Hmh, hmh und vielleicht nur noch ganz kurz zum Schluss ehm (.) was war jetzt deine Motivation für das Interview, also?

E: Hmh ... ich hab immer schon mal eh darüber nachgedacht ehm so was zu machen, weil ich einfach für mich am Anfang wu hab ich immer gedacht, (.) ja vielleicht +lernst du da auch noch irgendwas+ [lächelnd] über – über die Krankheit oder über die Essstörung oder wenn man redet, dass dabei noch irgendwas eh für mich an Erkenntnis kommt oder auch um zu gucken, wenn diese Interviews und so denn fertig geschrieben sind und ich im Nachhinein das vielleicht noch mal lesen kann ehm zu irgendeiner Zeit ich mich dann auch wieder ganz anders sehe, dass ich dann sehe, auch was ich schon wieder in der Zeit geschafft habe und dass es wirklich 'nen Sinn für mich hat [I: mhm] und dass ich wirklich offen dazu stehe, dass ich Magersucht habe und das nicht verstecke. [NFT:747-758]

In dieser Textstelle wird deutlich, dass Inka sich offenbar schon früher mit Formen der Selbstvergewisserung durch Interviews und Ähnliches auseinander gesetzt hat und nun versucht, das Interview zu nutzen, um etwas über sich zu erfahren. Dabei hat sie offenbar ein Gefühl dafür, dass beim Sprechen über Probleme neue Erkenntnisse kommen können, und sie vermutet, dass ihr das verschriftlichte Interview auch später nützlich sein kann, um Entwicklungen nachzuvollziehen. Schließlich scheint für sie von Bedeutung zu sein, im Verlauf des Interviews zu ihrer ‚Essstörung' zu stehen, bzw. sich selbst so anzunehmen.

Für einige der Biographieträgerinnen scheint das Interview eine Möglichkeit zu bieten, erstmalig über sich und ihre Probleme zu sprechen, Scham zu überwinden und dafür einen Rahmen zu nutzen, der zunächst keine weiteren Zugzwänge auslöst. So im Fall von Annabell, die bis dato mit niemandem über ihre Problematik geredet hatte. Ähnlich war es bei Cornelia, bei Ina S., bei Andrea F.

In anderen Interviews gaben die Erzählerinnen zu erkennen, dass sie als Expertinnen etwas zur öffentlichen Diskussion beitragen möchten, da sie ihre Erfahrungen als wertvoll für andere Frauen betrachten (wie z.B. Viola, Kerstin, Jana).

In einem weiteren Interview mit Carola, die sich während des Interviews in stationärer Behandlung befand, stark untergewichtig war und offensichtlich unter ihrer Problematik litt, wurde deutlich, dass sie zunächst einmal ihre Version der Lebensgeschichte erzählen wollte. Offenbar hatte sie bis dahin die Erfahrung gemacht, damit nicht ernst genommen worden zu sein, denn sie argumentierte umfangreich, nahm Fotos zu Hilfe usw. Sie suchte offenbar Aufmerksamkeit für ihre Biographie und Anerkennung als Person mit einer Entwicklungsgeschichte auch außerhalb der üblichen Fokussierung auf die Symptomatik, wie sie es scheinbar in ihrer Familie und in anderen Behandlungssituationen (traumatische Erfahrungen in der Psychiatrie) bereits erfahren hatte.

Für einige Frauen, die in der Interviewsituation offensichtlich noch stark von ihren Problemen bestimmt waren, stellte das Interview offenbar eine große Herausforderung dar, der sie sich bewusst aussetzten. Dies wird insbesondere bei Inka und Carola deutlich, sowie auch bei Yvonne und Katja, die zum Zeitpunkt des Interviews unter akuten Zwängen und Ängsten litten. Yvonne besuchte ich in ihrer betreuten Wohngemeinschaft. Durch ihre akuten Angststörungen und autoaggressiven Verhaltensweisen war sie offenbar über Monate stark in ihren Aktivitäten beeinträchtigt, so dass es einige Zeit brauchte, bis sie sich dazu in der Lage sah, ihren Wunsch nach einem Interview auch umzusetzen. Ähnlich verhielt es sich bei Cornelia, wo das Interview in einer Phase der langsamen Stabilisierung nach einer Krise stattfand. Sie lebte noch stark zurückgezogen, vertraute sich nach ihren Aussagen kaum jemandem an, betrachtete das Interview für sich als einen wichtigen Schritt, aus der Isolation herauszukommen, und sah darin ein Zeichen, dass es langsam wieder aufwärts gehe.

Die Erzählsituation wirkte unterschiedlich auf die Biographieträgerinnen. So wurde Christina M., die zunächst unter starken Spannungen stand und sehr impulsiv war, im Verlauf des Interviews deutlich ruhiger und entspannter. Andere entdeckten offenbar im Erzählen Zusammenhänge in Form von „Aha-Erlebnissen". So scheint z.B. Bärbel, die sich zum Zeitpunkt des Interviews aufgrund ihres starken Untergewichts in der Klinik befand, im Verlauf des Interviews ihr Verhalten bzw. ihre Sinnwelt zunehmend zu hinterfragen. Auch wurde in einigen Fällen deutlich, dass die Biographieträgerinnen beim Blick auf die eigene Lebensgeschichte von den Ereignissen und Abläufen überwältigt waren. Im Zusammenhang erkannten sie offenbar erstmals die Bedeutung und die Massivität von Lebensereignissen, die sie durchlebt haben. Das Überwältigtsein wird beispielsweise bei Cornelia im Ausspruch: „Oh Wahnsinn echt aber..." oder in dem leise geäußerten Kommentar: „echt a halbs Jahr (...) Boh!" deutlich.

Erzählprozesse eröffnen den Frauen offenbar die seltene Möglichkeit, sich mit ihrer Lebensgeschichte und den darin zu Tage tretenden Zusammenhängen aktiv auseinander zu setzen. Dabei findet offenbar der Effekt statt, sich die eigene Biographie vor Augen zu führen und sie sich damit fremd zu machen, was eine Voraussetzung für weitere Verarbeitungsprozesse ist.

5.7 Beschreibungs- und Erklärungsversuche von Phänomenen der Störungsdynamik und des Symptomgeschehens

Die im Folgenden herausgearbeiteten Darstellungsaktivitäten stehen im Zusammenhang mit Prozessen, in denen die Biographieträgerinnen sich selbst fremd werden, da sie sich als getrieben erleben, Kontrollverluste erleiden usw. Offenbar können sie nicht nachvollziehen, was mit ihnen geschieht, und greifen daher auf Bilder und ähnliche Ausdrucksformen zurück, um die Situationen zu verdeutlichen.

5.7.1 Die Beschreibung des Dominiertwerdens von etwas Fremdem

Immer wieder wird deutlich, dass sich die Erzählerinnen im Zuge der Verlaufskurvenentfaltung von etwas Fremdem beherrscht erleben. Besonders häufig wird erinnert, wie die Gedanken um das Essen kreisen und nicht aus dem Kopf verdrängt werden können. Cornelia drückt dies so aus: „...und des hot mi eigentlich momentan *nur* aufgregt! I hab gar net gwusst was do jetz passiert.“ [44f.]. Der sprachliche Ausdruck verwendet hier zwar kein Bild, jedoch eine deutliche Markierung des Fremdgesteuertseins. Ähnliches findet sich bei Magdalena, die aus ihrer heutigen Sicht darstellt: „...und ähm – war eigentlich beherrscht nur noch von dem Gedanken essen...“ [235].

Anja B. beschreibt ein Beherrschtsein von den Gedanken an das Essen speziell für die Situation vor einem Ess-Brech-Anfall. Sie erlebt, dass sich in ihr ein Druck aufbaut, dass sich die Gedanken an das Essen verstärken und sie beherrschen, dass sie letztlich nachgibt und es zu einem ungezügelten Essen kommt.

E: ...dass ich das nicht will aber dass ich einfach mach wie ferngesteuert – und dass ich da sitz vor dem riesigen Büffet und mir denk nee ich will gar nichts essen und hingehe wenn eine Seite sagt doch du musst jetzt essen du musst jetzt essen und (5 Sek.) ja so ferngesteuert war ich dann auch. [166-169]

In dieser Beschreibung benutzt sie das Bild des „Ferngesteuertseins“, um die von ihr nicht beherrschte Eigendynamik darzustellen. Sie verwendet dabei dramaturgische Elemente, indem sie einen inneren Dialog zwischen der „einen Seite“ und ihr selbst darstellt. Dieses Beispiel zeigt exemplarisch, wie sich die Biographieträgerin mit dem Fremdwerden sich selbst gegenüber auseinander setzt, indem sie dem Fremden, Unerklärlichen einen Akteur („Seite“) und eine Sprache („du musst jetzt essen“) verleiht. Damit macht sie es greifbar und spaltet es als etwas Fremdes ab. Hierbei handelt es sich um Darstellungsformen, die im Zusammenhang mit Prozessen des „Sich-Selbst-Gegenüber-Fremd-Werdens“ (vgl. 5.4.11) in Erscheinung treten.

5.7.2 Die Beschreibung von Grenzen der eigenen Handlungssteuerung

Biographieträgerinnen setzen sich immer wieder damit auseinander, dass sie an Grenzen geraten, wenn sie wider besseres Wissen der Eigendynamik unterliegen. Sie erkennen dabei, dass ihnen die rationale Einsicht nicht hilft, ihren Willen zu steuern, und können sich dieses Phänomen nicht erklären. Selbst Frauen mit Therapieerfahrungen erleben sich weiterhin als hilflos und handlungsunfähig (so z.B. Anja B., Nicole, Angela, Christina M.).

So setzt sich Nicole, die seit ca. zehn Jahren wechselnde Phasen des Fastens und ungezügelten Essens mit Abführmittelmissbrauch durchlebt, mit ihren immer wieder erlebten Grenzen auseinander:

E: Und ich weiß auch dass ich diese Phasen – oder das äh v-verhindern kann indem ich regelmäßig esse weil dann treten sie [die Essanfälle, d. Verf.] nich mehr auf (-) Das weiß ich auch alles. So viele – Bücher gelesen, so viel jetz auch in der Therapie – gearbeitet und gemacht ich weiß eigentlich alles, ich weiß genau was zu tun is, was ich machen muss was – meine ganzen Gründe sind und – das geht trotzdem nich weg. +Ich kann – nich stark genug sein.+ [leise] [NFT:217-222]

Nicole formuliert ihre Verzweiflung darüber, dass ihr bislang alles Wissen und alle Bereitschaft zur Reflexion in einer Therapie, also alle Arbeit an sich selbst nicht geholfen hat, die Eigendynamik zu beherrschen: „das geht trotzdem nich weg.“ Damit beschreibt sie, dass das normale Handlungsmodell außer Kraft ist, aus Einsicht zu lernen und Verhalten ändern zu können. Die Erklärungstheorie mündet in einer Selbstzuschreibung: „ich kann – nich stark genug sein.“

Auch beispielsweise Kerstin, Diana und Inka beschreiben die Grenzen ihrer Handlungsfähigkeit und das Erleben von Ohnmacht. Im Fall von Inka wird dies besonders deutlich:

E: ...ehm weil ich einfach nicht ehm über diese Sperre hinweg komme auch mal zum Beispiel Schokolade zu essen oder einfach mehr zu essen, das ist immer noch so, [I: hm] weil eh dieser Knackpunkt immer noch da is ehm dass ich ni ehm diesen diese Sperre oder was das auch immer ist nicht ausschalten kann, dass ich einfach probieren muss, ob ich ehm ja ob's ob ich jetzt dagegen angeh oder nicht, ich muss mechanisch essen und (.) +ich krieg's einfach nicht auf die Reihe+. [atmet aus] [179-186]

In dieser Textpassage kommt Inkas Verzweiflung zum Ausdruck, aus Einsicht und Bedürfnis essen zu wollen, daran jedoch massiv gehindert zu werden. Mit dem Begriff der „Sperre“ findet sie ein Bild für eine Grenze und Blockade, die allgegenwärtig, aber nicht zu beschreiben ist und nicht überwunden werden kann. Wieder entsteht der Eindruck des Fremdgesteuertseins („mechanisch essen“). Die Erfahrung des Scheiterns mündet in einen Selbstvorwurf.

Im Nachfrageteil versucht Inka das Phänomen der „Sperre“ auf Nachfrage näher zu beschreiben:

E: ...Ich weiß auch gar nich irgendwie, was das für ne Sperre is, ich weiß nur, dass wenn man den Willen hat, dass man dann normalerweise auch agieren kann und ehm [lacht]... [NFT:666ff.]

Die „Sperre“ kann sie nicht beschreiben, sondern sie dient auch hier als Bild, um die Grenzen der Handlungssteuerung deutlich zu machen. Sie drückt auf diese Weise die Differenz zwischen ihrem Willen und ihrem Handeln aus und damit die Abweichung von der normalen Lebenserfahrung, ihr Handeln durch Lernen verändern und durch Willen beeinflussen zu können.

5.7.3 Die Symbolisierung von Kontrollverlusten und anderen plötzlich in Erscheinung tretenden Eigendynamiken

Die folgenden Beispiele sollen verdeutlichen, wie Biographieträgerinnen plötzliche Veränderungen, in denen sie sich selbst gegenüber fremd werden bzw. die Kontrolle verlieren usw., zu beschreiben versuchen. Dabei ist auffallend, dass sie immer wieder auf ähnliche Bilder zurückgreifen. So sprechen sie beispielsweise davon, dass ein „Schalter“ oder „Hebel“ umgelegt wird oder dass es „Klick“, „Peng“, „Wusch“ usw. macht, oder – wie weiter oben beschrieben – von „Schranke“, „Sperre“ oder von „zwei Stimmen im Kopf“.

So verwendet Magdalena beispielsweise im Nachfrageteil im Zusammenhang mit einem sich aufbauenden Essanfall das Bild eines „Hebels“:

E: Und da hätte mich auch dann keiner derbremsen können.

I: mhm

E: Also das meine Mutter hat oft da versucht mich da irgendwie abzuhalten wenn se die Gelegenheit hatte wenn sie gemerkt hat jetz geht's los – das ging gar nich! Also das war – wie wenn du ein – ein Hebel umschaltest und dann ging's los. [NFT:621-626]

Magdalena beschreibt sich als einer unbekannten Macht ausgeliefert. Diese verursacht eine Eigendynamik, die durch nichts gebremst werden kann. Der plötzlich einsetzende Prozess („dann ging's los“) wird durch einen „Hebel“ bzw. durch ein Umschalten in Gang gesetzt, wobei der auslösende Akteur nicht in Erscheinung tritt. Das Bild dient dazu, die störungsimmanente Eigendynamik durch etwas Fremdes zu beschreiben. Sie ist in dieser Perspektive das Objekt in einem fremdgesteuerten Prozess.

Diana erinnert eine Arbeitspause, in der sie zwei Kekse essen möchte, jedoch in kurzer Zeit die gesamte Schachtel leer isst. Rückblickend beschreibt sie ihr Erleben danach:

E: Und das war irgendwie so'n Schalter umgelegt und dann hab ich gedacht, -das war's, jetzt kannst den ganzen Erfolg den 'de gehabt hast im Prinzip in (Harz) kicken. [345f.]

Mit dem Bild des „Schalters" verdeutlicht sie einerseits die überraschende Unmittelbarkeit des Kontrollverlustes, dem sie ausgesetzt ist, gleichzeitig aber auch eine Veränderung in ihrem Bewusstsein, denn sie weiß sofort, dass dieser Kontrollverlust Folgen haben wird. So symbolisiert sie sowohl den Kontrollverlust selbst als auch den sich daran anschließenden Bewusstwerdungsprozess. Sie antizipiert, dass eine Eigendynamik ausgelöst wird, die sie ebenfalls nicht mehr kontrollieren kann. Diana setzt das Bild des „Schalters" ein, um plötzliche Prozesse des sich Ausgeliefertfühlens bzw. der Ohnmacht zu symbolisieren.

Im Zusammenhang mit inneren Widersprüchen, die als unauflösbar erlebt werden, entwickelt z.B. Bärbel folgendes Bild:

E: Also es gibt – ja diese zwei Seiten. Oder diese ich – Teufel und Engel im Kopf. Und ich hoffe mal dass der Engel mal'n bisschen stärker wird(`) (..) [258-260]

Ähnlich wie Anja B. (vgl. 5.7.1) versucht Bärbel ihr Problem der inneren Widersprüche im Sinne eines Kampfes zwischen Gut und Böse darzustellen. Auch hier sind es wieder fremde Kräfte, die in ihrem Kopf agieren und stellvertretend für große Mächte stehen. In dieser Form gibt es eine Dichotomie (‚gut – böse' oder ‚gesund – krank'), die nur im Sinne eines Kampfes ausgehen kann, wobei eine der beiden Seiten die Oberhand gewinnen muss. Bärbel hofft, dass das Gute siegen wird, wobei ihr Anteil an diesem Prozess unklar bleibt. Auch hier entsteht der Eindruck, dass sie sich einer Fremdsteuerung ausgeliefert sieht.

In allen Fällen handelt es sich um Symbolisierungen, die für das unerwartete Auftreten der Eigendynamik stehen, insbesondere das Erlebnis von Handlungsunfähigkeit, bzw. für die Kennzeichnung innerer Widersprüche verwendet werden, denen sich die betroffenen Frauen ausgeliefert fühlen.

5.8 Die argumentative Auseinandersetzung mit möglichen und bestehenden gesundheitlichen Folgeproblemen

In den Lebensgeschichten werden Transformationen der Störungsverlaufskurve in den somatischen Bereich deutlich. Die gesundheitlichen Probleme scheinen in vielen Fällen in enger Beziehung zu den jahrelang praktizierten Lebensweisen (unausgewogenes und reduziertes Essen, Erbrechen, Alkohol- und Tablettenmissbrauch usw.) zu stehen (vgl. Abschnitt 5.4.6). So werden immer wieder beispielsweise starke Schäden an den Zähnen, Knochen- und Gelenkprobleme, Kreislaufschwäche und vereinzelt massive Sehstörungen usw. beschrieben. Die betroffenen Frauen entwickeln zu den körperlichen Folgeschäden im Wesentlichen zwei unterschiedliche Haltungen, indem sie sie entweder als zur ‚Essstörung' gehörig darstellen, in ihrer Wirkung jedoch eher unterbewerten, oder indem sie kaum bzw. keinen Zusammenhang zwischen ihrer ‚Essstörung' und den bestehenden körperlichen Beschwerden herstellen, sich teilweise auch aufgrund ihrer robusten Natur als widerstandsfähig ansehen. In all diesen Haltungen werden Zusammenhänge und gesundheitliche Beeinträchtigungen jedoch eher gering bewertet.

Bei Cornelia beispielsweise ist auffällig, dass sie in der Erzählkoda eine Vielzahl gesundheitlicher Folgen aufzählt, diese jedoch als für ihre Problematik normal bewertet und im Vergleich zu anderen betroffenen Menschen sogar ein Fehlen von ‚typischen' Gesundheitsproblemen behauptet. In dem Ausmaß ihrer argumentativen Auseinandersetzung dokumentiert sich jedoch, dass es sich hierbei um ein für sie zentrales Thema handelt. Sie stellt durchaus einen Zusammenhang zwischen ihrem körperlichen Befinden und ihrem Ess- und Trinkverhalten her und betont, dass entsprechende Veränderungen in ihrer Hand lägen. Dieses Wissen und die massiven gesundheitlichen Belastungen reichen dennoch nicht dazu aus, dass sie etwas an ihrem Ess- und Trinkverhalten verändert. Die rationale Einsicht in die Problemlage und in ihre möglichen Folgeschäden muss also noch lange keine Verhaltensänderung bewirken. Um ihren Alltag dennoch bewältigen zu können, versucht sie folglich, diese Probleme ‚herunterzuspielen' und sich so mit ihrer gesundheitlichen Situation zu arrangieren:

E: Na ja gut so Gelenkbeschwerden Knie gschwollen is oft zwischendurch so Gelenkentzündungen – i denk des sind – Spätfolgen. Des is einfach. [831-833]

In ihrer Binnensicht akzeptiert sie die gesundheitlichen Probleme als zur ‚Essstörung' gehörend und damit als unausweichlich.

In Andrea F.'s Stegreiferzählung wird die Verwunderung über ihre Widerstandsfähigkeit deutlich. Andrea F. wendet seit über 20 Jahren Praktiken des Essens und anschließenden Erbrechens an und wirkt zum Zeitpunkt des

Interviews ausgezehrt. Sie betont mehrfach, dass sie eine „Rossnatur" habe, und sieht diese offenbar als vom Vater vererbt an. Auch sei sie das widerstandsfähigere Kind eines Zwillingspaars, so ihre Eigentheorie. Im folgenden Textausschnitt wird ihre argumentative Auseinandersetzung damit, dass sie ihre jahrzehntelangen Praktiken der „Bulimie" ohne – ihres Erachtens nach – größere gesundheitliche Beschwerden überstanden hat, deutlich:

E: Also ich bin halt dann – Bulimie entwickelt. Ja und Bulimie hab ich bis heute noch(') jetz werd ich dann 40(') mit ganz ganz wenig Unterbrechung eigentlich. Ähm – es waren eineinhalb eineinviertel Jahre war die längste Unterbrechung(') und vorher irgendwann auch noch mal neun Monate. Alles was dazwischen is(') (..) tagtäglich. (..) X-mal, x-mal. Ja. Wo i mi selber wundern muss(') (4 Sek.) dass ich ne Rossnatur habe ne? [kurzes Lachen]

I: Wie bitte?

E: Ich hab eine Rossnatur.

I: Was ist das?

E: Eine Rossnatur? Also ein – Pferdenatur sozusagen.

I: Ach so!

E: Ein – ein – eine Stärke in mir(') eine körperliche Stärke – die – also wo jetz einfach auch diese ganze Bulimie eigentlich (..) keinen wesentlich großen körperlichen Schaden hint- hinterlassen hat bisher außer dass ich halt fast keine eigenen Zähne mehr habe. Aber ansonsten (-) (..) Ich hab nicht das Gefühl dass ich krank bin. Grad so körperlich auf jeden Fall net. [147-163]

Ihre Zahnschäden spielt sie hier herunter und betrachtet sie offenbar als normal im Zuge langjährigen Erbrechens. Dass sie sich nicht als krank betrachtet, ist auf ihre Bewertungsmaßstäbe zurückzuführen, die offenbar nur mit starken körperlichen Beeinträchtigungen assoziiert sind. Das lässt implizit die Deutung zu, dass sie sich seelisch als beeinträchtigt sieht. Es entsteht insgesamt der Eindruck, dass das Bild der „Rossnatur" dazu dient, sich zu legitimieren. Es steht in einem Bewusstheitskontext, in dem selbst offensichtliche Zusammenhänge zwischen der Symptomatik und körperlichen Beeinträchtigungen ausgeblendet werden, um das Selbstbild aufrechtzuerhalten. So muss sie auch nicht über die möglichen Folgen ihrer langjährigen Praktiken nachdenken, die sich möglicherweise noch einstellen können.

Nicole spricht ebenfalls das Thema Gesundheit ohne äußeren Impuls an und meint:

E: ...dann is das wirklich so abgefahren dass ich dass sich der – Körper so dran gewöhnt irgendwann (-) Und das Schlimme is halt auch – dass ich halt irgendwie überhaupt noch keine – Nebenwirkung oder irgendwas sich – ausgewirkt hat auf mein Körper. Also ich hab keine – pff Elektrolytstörung oder irgendwas, ich bin immer bumsgesund +von allen+ [lacht] Werten('). [456-460]

Nicole blickt auf mittlerweile zehn Jahre zurück, in denen sich Phasen des Essens und Erbrechens mit Phasen des rigiden Fastens ablösen. Offenbar verfügt sie über ein Fremdwissen über ‚Essstörungen', weshalb sie bestimmte „Nebenwirkungen" unterstellt, von denen sie sich allerdings nicht betroffen sieht. Als Indikator für ihre Gesundheit führt sie Laborwerte an. In ihrer weiteren Argumentation stellt sie ihren Körper als besonders anpassungsfähig dar und sieht darin unter anderem einen Grund, weshalb keine gesundheitlichen „Nebenwirkungen" aufgetreten seien. Die Formulierung „das Schlimme ist halt..." verweist auf den an dieser Stelle entwickelten Argumentationszusammenhang, dass ihr Körper ihr durch das Ausbleiben von „Nebenwirkungen" auch keine weitere Veranlassung gibt, etwas an ihrem Verhalten zu verändern. Darin liegt die Gefahr, den eigenen Körper weiterhin übermäßig zu belasten und mögliche Auffälligkeiten, die in ihrem Bewusstsein nicht als ‚typische' Folgeprobleme existieren, auszublenden.

Wie Nicole sprechen auch andere Biographieträgerinnen (wie z.B. Cornelia und Kerstin) das Thema gesundheitliche Folgen im Interview von alleine an, dies zumeist in der Erzählkoda, was darauf verweist, dass sie sich mit dem Thema besonders auseinander setzen. So steigt beispielsweise Cornelia auf einmal in das Thema Gesundheit mit folgender Formulierung ein:

E: Mei und dann hab i scho klar hab i – da zum Beispiel die Gelenke(') des... [798]

Durch die Formulierung „scho klar" räumt sie ein, dass sie über gesundheitliche Folgeschäden zu klagen hat, und mit dem „zum Beispiel" verdeutlicht sie, dass es über die erwähnten Gelenkprobleme hinaus noch weitere gibt.

Kerstin spricht das Thema ebenso in der Erzählkoda an:

E: ...und ehm – dass ich sonst gesundheitlich <u>nichts</u> davon getragen habe(,) meine Knochendichte is zwar sehr so im Grenz-bereich aber ehm auch nich irgendwie jetzt ganz bedenklich, ehm einzigen Schaden was ich hatte sind eh war ne Gallenblase voll mit Steinen, die mir irgendwann auch große Probleme gemacht haben und wo sich Gallenkoliken gehäuft haben und dann hab ich mir zweiundneunzig – Gott ja is auch schon zehn Jahre fast her die Gallenblase entfernen lassen. [431-436]

Kerstin wendet z.B. den Indikator „Knochendichte" an, um gesundheitliche Beeinträchtigungen abzuwägen, was sie mit der Feststellung verbindet, nichts Bedenkliches zurückbehalten zu haben. Ihre Gallenkoliken sieht sie durch eine Operation als bewältigt an und bilanziert somit, keine gesundheitlichen Folgeschäden davongetragen zu haben.

Auffällig ist, dass sich viele Frauen offenbar durchaus mit der Möglichkeit beschäftigen, dass ihre Praktiken und ihr Essverhalten gleichzeitig auch Raubbau am eigenen Körper bedeuten können. Daher sprechen sie das Thema ungefragt an, besonders auch zum Abschluss der Erzählung, wenn es – wie gewöhnlich – um Bilanzierungen und die Bewertung der gegenwärtigen Situation geht. Oft setzen sie sich mit dieser Frage in längeren argumentativen Passagen auseinander, in denen sie auch ihr Expertinnenwissen im Hintergrund als Bewertungsmaßstab benutzen. Dabei entsteht der Eindruck, dass sie bemüht sind, Risiken und Gefahren ‚herunterzuspielen', indem sie Folgeschäden als nicht vorhanden, nicht ursächlich mit der Störung im Zusammenhang stehend oder aber in ihrer Wirkung und Erscheinung als nicht so belastend darstellen. In der Art, über den eigenen Körper zu sprechen, äußert sich gerade im Zusammenhang mit möglichen Folgeschäden eine distanzierte Objektbeziehung. Diese Art der Thematisierung dient offenbar dazu, die eigene Situation erträglich zu machen, Ängste ‚herunterzuspielen', die angesichts des hohen Risikos von Folgeschäden aufgrund der nach wie vor aufrechterhaltenen Praktiken des veränderten Essverhaltens und der Kontrolle bestehen.

5.9 Der Umgang mit traumatischen Erlebnissen und ‚Lücken' in der eigenen Biographie

In den folgenden Abschnitten werden Versuche, mit traumatischen Erlebnissen umzugehen bzw. sich mit Erinnerungslücken in der Biographie auseinander zu setzen, dargestellt, ebenso Distanzierungsversuche gegenüber Erlebnissen, mit denen sich die Biographieträgerinnen nicht bzw. nicht mehr identifizieren können.

5.9.1 Der Versuch der Ausblendung schmerzhafter und traumatischer Erlebnisse

In den Fallstudien, wie beispielsweise im Fall von Cornelia, sowie in einzelnen Kapiteln der fallübergreifenden Diskussion wird deutlich, dass einige Biographieträgerinnen in ihrem Lebensablauf verschiedene schmerzhafte bzw. traumatische Erlebnisse aufzuweisen haben. Als Gewalt erlebte Interventionen spielen hierbei ebenso eine Rolle wie subtile Gewalt im sozialen Nahfeld, der Verlust von signifikanten Anderen, sexueller Missbrauch usw. In den Erzählungen wird dabei immer wieder deutlich, wie die Biographieträgerinnen versuchen, die Aktualisierung schmerzhafter Erinnerungen zu umgehen, so dass es nicht möglich wird, über die Erlebnisse zu sprechen. Yvonne beispielsweise möchte über bestimmte Phasen in ihrem Leben überhaupt nicht reden. Cornelia versucht im Erzählprozess zu den traumatischen Erlebnissen im Rahmen stationärer Aufenthalte eine Distanz herzustellen, indem sie lacht, derbe Kommentare einfügt und das Ganze aus der Perspektive einer Beobachterin wie Filmszenen kommentiert („wie im Psychiatriefilm"). Im Fall von Andrea F. ist kennzeichnend, dass sie über ihr gesamtes Leben aus der Perspektive der Beobachterin berichtet und so durchgehend eine Distanz zu den eigenen Erlebnissen hält. Beispielsweise erzählt sie den sexuellen Missbrauch durch den älteren Bruder in ganz nüchternem und objektivem Ton. Bei Diana wiederum werden die Verlustgefühle nur kurz erwähnt, die im Vorschulalter durch eine von den Eltern radikal unterbundene, wichtige Beziehung zur Patentante ausgelöst wurden. Erst im Nachfrageteil lässt sich erahnen, wie schmerzhaft diese Trennung und der damit verbundene Verlust für sie war. In all diesen Fällen wird deutlich, dass es Phasen oder Ereignisse im Leben der betroffenen Frauen gibt, die bis heute sehr schmerzhaft wirken, Scham auslösen usw. Sie versuchen diese Erfahrungen zunächst auszuklammern, Fragen danach zu umgehen und laufen damit immer Gefahr, plötzlich mit den Bestandteilen ihrer Biographie konfrontiert zu werden, die ihnen bis heute große seelische Probleme bereiten. Dies hat enorme Auswirkungen auf soziale Beziehungen, da sie sich hier nicht unvoreingenommen öffnen können.

5.9.2 Distanzierungsversuche gegenüber Erlebnissen und eigenen Verhaltensweisen

An dieser Stelle soll das häufig zu beobachtende Phänomen näher betrachtet werden, dass Betroffene versuchen, sich insbesondere gegenüber ‚abweichenden' Verhaltensweisen zu distanzieren. In einigen Fällen wird auch ein Sich-Fremd-Machen eigener traumatischer Erlebnisse sichtbar.

Kerstin beispielsweise distanziert sich folgendermaßen von ihren früheren Verhaltensweisen:

E: Und ich hatte eine Marotte – ich habe <u>jeden Tag</u> [einzelne Worte gedehnt] +wenn ich mir das heute überlege+ [Hände vors Gesicht] diese Zeit die ich da investiert habe Datum aufgeschrieben und genau eine Liste <u>was</u> ich gegessen hatte und dahinter <u>genau ausgerechnet</u> – die Kalorien. [83-86]

Die Distanzierung liegt in der Wertung als „Marotte" und in der deutlichen Kennzeichnung, dass dieses Verhalten der Vergangenheit angehört („ich hatte"). Aus ihrer heutigen Position erscheint ihr das damalige Verhalten als unverständlich („wenn ich mir das heute überlege"), wobei sie durch ihre Gestik (Hände vors Gesicht) ihre Distanzierung verstärkt. Es entsteht auch der Eindruck eines damit verbundenen Schamgefühls.

Magdalena distanziert sich ebenfalls retrospektiv von ihrem eigenen Verhalten (dem Erbrechen) durch folgende Bewertung:

E: Also – mittler- also mich ekelt's vor mir selber wenn ich mir das jetz so vorstell aber es war so ja. [267f.]

Magdalena markiert hier mittels tiefer Abneigung („ekelt's") eine große Distanz zum damaligen Verhalten. Gleichzeitig signalisiert sie, dass sie trotz aller Wertung ihre Vergangenheit zu akzeptieren versucht.

Bei Cornelia wird immer wieder deutlich, dass sie ihr eigenes Verhalten sowie sich selbst retrospektiv pathologisiert. So kommentiert sie ihren Bewegungsdrang besonders häufig mit „Wahn", vergleicht ihre Erlebnisse im Zuge von Interventionen mit „Psychiatriefilm“ bzw. „wie im Film“ oder verwendet Etiketten wie „krank“ oder „durchgeknallt“ auf sich in bestimmten Lebensphasen. Dabei entsteht immer wieder der Eindruck, dass sie besonders die belastenden Zwangserfahrungen aus ihrem Lebensablauf quasi wie einzelne Filmszenen herauslöst und diesen rückblickend zuschaut. Mit ihren Kommentaren wie „Psychiatriefilm“ bekräftigt sie die Übereinstimmung einzelner Zwangserfahrungen mit drastischen Darstellungen aus Filmen und findet damit ein Bild, die Brutalität ihrer Erlebnisse nachvollziehbar zu machen. Offenbar ist das Sich-Fremd-Machen eigener (traumatischer) Erlebnisse ein Mittel, sich davor zu schützen, von den Erinnerungen wieder eingeholt zu werden. Zugleich schafft sie sich die Möglichkeit, sich mit Leidensdarstellungen, die aus der Erfahrung anderer Menschen stammen, zu identifizieren, wodurch sie sich mit ihren Problemen in einen kollektiven Zusammenhang rückt.

In den Beispielen zeigt sich überwiegend der Versuch, sich rückwirkend von Erlebnissen und Verhaltensweisen zu distanzieren, die die Biographieträgerinnen aus heutiger Sicht negativ bewerten. Darüber hinaus zeigen sich in einzelnen Sequenzen Versuche, sich besonders belastende Bestandteile der Biographie fremd zu machen (insbesondere durch eine Beobachterperspektive), was als ein Bewältigungsversuch verstanden werden kann. Traumatische Erfahrungen werden z.B. auf diese Weise in eine Form gebracht, in der sich die Betroffene von ihnen abgrenzen und sie als abgeschlossen betrachten kann.

5.9.3 Der Umgang mit dem Verlust eines Teils der Biographie

Ein weiteres Phänomen, das in einigen Interviews zum Vorschein kommt, sind ‚Lücken‘ in der eigenen Biographie. So gibt es Phasen, an die sich die Biographieträgerinnen kaum bzw. gar nicht mehr erinnern können. Hierbei spielen offenbar traumatische Erlebnisse innerhalb sozialer Beziehungen, Erlebnisse im Zusammenhang mit Drogenkonsum, Medikamentenmissbrauch, starker Medikamentierung durch Psychopharmaka in psychiatrischen Behandlungszusammenhängen usw. eine wesentliche Rolle. Bei Cornelia und Uta sind die Erinnerungsprobleme z.B. auf Phasen des Drogenmissbrauchs (Alkohol, Medikamente) und der medikamentösen Behandlung in klinischen Settings zurückzuführen.

Besonders auffällig ist Yvonnes Fall. Sie steigt schon mit dem Kommentar „viele Sachen weiß ich auch gar nicht mehr“ in das Interview ein. Im Verlauf ihrer Erzählung wird deutlich, dass ihr lange Phasen der Kindheit, Jugend und ihrer Prozessierung im Dunklen bleiben, sie sich nicht erinnern kann. Aus den Versatzstücken ihrer Erinnerung lässt sich jedoch auf eine traumatische Kindheit und Pubertät schließen: mit massiven Konflikten zwischen den Eltern, dem Gefühl, allein gelassen zu sein, dem Verantwortungsgefühl für die kleine Schwester und der damit verbundenen Angst, mit einer ambivalenten Mutter (zwischen Gewalt und Zuwendung schwankend), mit einer psychisch kranken Großmutter usw. Diese Erlebnisse werden durch die beginnende Prozessierung (Fasten, Essen, Erbrechen, Ängste, selbstverletzendes Verhalten, Drogenkonsum) verschärft. Ihre fehlende Erinnerung ist zudem vermutlich auf lange Aufenthalte in Psychiatrien zurückzuführen, wobei sie offenbar mit starken Psychopharmaka behandelt wurde. Während des Interviews stößt Yvonne immer wieder an die Grenzen ihrer Erinnerungsfähigkeit:

E: ...an mein Vater hab ich auch nicht mehr [kurzes Lachen] so viel Erinnerung irgendwie weil (6 Sek.) hm (..) also ich weiß noch mit ihm konnte ich mich halt besser glaube ich unterhalten (so über) (8 Sek.) mm [ich versuche sie zu beruhigen, indem ich von eigenen Erinnerungslücken erzähle] mhm ja aber eh das nervt mich auch also auch in der Therapie ich würd mich so gern an so viel erinnern +aber+ [mit vibrierender Stimme] (...) ich kann mich halt an gar nichts mehr erinnern fast (...) [Track 2: 39:08-39:54[5]]

In ihrer Erzählung versucht sie immer wieder ihr Erinnerungsdefizit dadurch zu bewältigen, dass sie auf Beschreibungen einer Grundschulfreundin zurückgreift:

E: ...von der Grundschulfreundin weiß ich halt auch noch dass (..) dass ich auch nie – dass sie fascht immer zu mir zu Besuch gekommen ist... [Track 2: 34:54-35:02]

An diesem Fall wird das Fremdwerden der eigenen Biographie besonders krass deutlich, da Yvonne nicht mehr über eigene Erinnerungen aus der Kindheit und Jugend verfügt, sondern auf Erzählungen anderer zurückgreifen muss. Sie hat offenbar keine eigene Geschichte mehr.

Cornelias Fall ist signifikant für ‚Lücken' in der eigenen Biographie, die auf starke Medikamentierungen zurückzuführen sind. So sind ihre Erinnerungen sehr unscharf bezüglich der Zeit, in der sie sich über mehrere Wochen in einem Dämmerzustand im Rahmen der „Schlaftherapie" befand. In diesem Zusammenhang beschäftigt sie bis heute offenbar besonders, welchen Risiken sie durch die damals angewandten Medikamente – die heute anscheinend verboten sind – ausgesetzt ist. Cornelia und Yvonne sind offensichtlich stark verunsichert bzw. verzweifelt über den Verlust eines Teils ihrer Biographie, was sie auch immer wieder beschäftigt.

Deutlich wird anhand dieser Beispiele, dass es Phasen im Leben einiger Biographieträgerinnen gibt, an die sie sich kaum bzw. gar nicht erinnern können. Ein Teil ihrer eigenen Biographie bleibt ihnen fremd und unergründlich, daher können sie diese Phasen auch nicht erzählen, sondern bestenfalls auf

5 Hierbei handelt es sich um eine selektive Transkription, da das Interview nicht vollständig transkribiert wurde – daher die Zeitangabe.

der Basis von Informationen anderer beschreiben, Vermutungen anstellen, nach Erklärungen suchen oder sie ausblenden.

5.10 Die Entwicklung einer negativ gefärbten Haltung zu sich selbst

In den narrativen Textpassagen wie in den Beschreibungen, Kommentaren bzw. Argumentationen dokumentiert sich eher implizit als explizit, dass die Biographieträgerinnen im Lauf der Zeit ein zumeist negativ gefärbtes Selbstbild entwickelt haben, vor dessen Hintergrund sie ihren Lebensablauf interpretieren und Eigentheorien entwickeln. Die negativen Haltungen sich selbst (und dem eigenen Körper) gegenüber haben oft bereits in der Kindheit ihren Ursprung und beruhen auf entsprechenden Interaktionserfahrungen innerhalb der Familie bzw. unter Gleichaltrigen. Im weiteren Lebensablauf werden sie z.B. durch Kontrollverlusterfahrungen im Zuge der Störungsdynamik, durch Stigmatisierungen sowie durch das Misslingen von Bewältigungsversuchen fortgeschrieben. Im nachfolgenden Abschnitt wird der Versuch unternommen, die über die Interviews zahlreich verstreuten Hinweise auf solche negativ gefärbten Haltungen zu sich selbst einzelfallbezogen zusammenzustellen und zu diskutieren. Dabei kann in der Regel nicht auf geschlossen vorgetragene Argumentationen und Einschätzungen zurückgegriffen werden, sondern diese Haltungen müssen aus unterschiedlichen Interviewpassagen, in denen sie sich dokumentieren, rekonstruiert werden, wie es in den Fallstudien (vgl. Kapitel 4, „Die autobiographischen Thematisierungen“) deutlich wird.

5.10.1 Die frühzeitige Entwicklung einer negativ gefärbten Haltung zu sich selbst und dem eigenen Körper

Besonders im Fall von Magdalena und Diana wird schon im Vorfeld der aufbrechenden Störungsverlaufskurve deutlich, wie sie aufgrund von äußeren Erwartungen an ihre Leistungsfähigkeit und ihre körperliche Erscheinung, denen sie nicht gerecht zu werden glauben, eine negativ gefärbte Haltung gegenüber sich selbst und dem eigenen Körper entwickeln. Demgegenüber fehlen ihnen Erfahrungen des Angenommenseins und der Anerkennung.

So wird Magdalena schon sehr früh mit Leistungsanforderungen konfrontiert, da die Erwachsenen ihre Aufmerksamkeit besonders darauf richten und hohe Erwartungen haben. Im Rahmen der Familie spielt die Leistung in Bezug auf Anerkennung eine zentrale Rolle. So werden die schulischen Leistungen besonders wichtig für die Wertschätzung. Dabei spielt als Wertmaßstab immer das Bestmögliche eine Rolle, aktuell erbrachte Leistungen werden entsprechend wenig gewürdigt. So wird ihr trotz guter Zensuren immer wieder gespiegelt, dass dies nicht ausreiche, besonders durch den Vater, der ihr das drohende Zukunftsbild einer „Fließbandnäherin mit Abitur“ vor Augen hält. Magdalena verinnerlicht diesen Leistungsdruck und lernt so nicht, ihre aktuellen Leistungen sowie andere Fähigkeiten wertzuschätzen. Selbst später im Studium oder im Berufsleben kann sie nicht anerkennen, was sie bereits erreicht hat. Zudem dokumentiert sich in Beschreibungen ihrer letzten Berufsjahre, dass das Muster, das Erreichte nicht wertschätzen zu können und Anerkennung nur über Leistung erhalten zu können, sehr zentral ist.

Neben diesem Leistungsaspekt kommt eine negativ gefärbte Haltung zum eigenen Körper zum Ausdruck, deren Ursprung auf frühe Erfahrungen unter Gleichaltrigen zurückzuführen ist. Deren Hänseleien als „Dampfwalze“ oder „fette Kuh“ sind mit Erfahrungen von Ausgrenzung verbunden und tragen in ihrem Fall dazu bei, dass sie bereits als Kind eine negative Haltung zum eigenen Körper entwickelt. Sie führt ihre Interaktions- bzw. Beziehungsprobleme mit Gleichaltrigen ursächlich auf ihren „hässlichen“ Körper zurück. Daraus resultiert die Haltung: „jemanden wie mich – will keiner!“ [115]. Aufgrund ihres früh beginnenden sozialen Rückzugs und fehlender Möglichkeiten zur Thematisierung innerhalb der Familie mangelt es an Unterstützung und Kontrasterfahrungen, um ihr negatives Selbstbild zu verändern, das sich bis heute entsprechend verfestigt hat. So kann sie ihren Körper immer noch nicht akzeptieren, wie er ist, obwohl sie dem äußeren Anschein nach keine besonderen (negativen) Auffälligkeiten zeigt. Ebenso bilanziert sie heute ihre berufliche Entwicklung eher negativ und ist nicht dazu in der Lage, ihre eigenen Leistungen und Entwicklungen (wie abgeschlossenes Studium, lückenlose Berufstätigkeit, eigene soziale Beziehungen usw.) anzuerkennen und wertzuschätzen. Ihr Blick ist auf ihre Defizite gerichtet und auf Körper und Leistung fokussiert, wobei offenbar unerreichbare Ziele gesteckt sind. Daraus resultiert ein Gefühl der Unzulänglichkeit, das ihre Wahrnehmung filtert, wodurch sie sich in einer Spirale negativer Selbstbewertung befindet.

In Dianas Lebensgeschichte werden ähnliche Entwicklungen deutlich. Zunächst führt die fehlende Zuwendung der Mutter dazu, dass sie sich nicht angenommen fühlt. Des Weiteren werden schon früh beginnende Ermahnungen und Erwartungen hinsichtlich ihrer körperlichen Erscheinung deutlich. Insbesondere der Stiefvater vermittelt ihr früh, dass sie nicht seinen Vorstellungen entspricht, was sie zunehmend in ihre Haltung zu sich selbst übernimmt. Damit verbunden ist offenbar die Zuschreibung von Disziplinlosigkeit (z.B. als fehlende Beherrschung beim Essen), die zu einem zentralen Bestandteil der Kritik und ihres Selbstbildes wird. Die fehlende Zuwendung der Eltern und die Kritik an ihrer körperlichen Erscheinung führen bei Diana zu einer Vermutung: „das Gefühl eh nicht so – dass se mich wahrscheinlich lieber hätten ehm un und ehm mehr mö mögen würden, vielleicht auch mehr loben würden un un anerkennen würden wenn ich jetzt abnehmen würd...“

[NFT:745-747]. Im Zuge der körperlichen Veränderungen in der Pubertät kommt es zu weiteren Verunsicherungen. In mehreren Situationen erinnert sie ihre Scham bei der Entwicklung der sekundären Geschlechtsmerkmale (der Brust) und dass ihr in Interaktionen gespiegelt wird, dass dies auf ihr Übergewicht zurückzuführen sei. Ihre Verunsicherung wird nicht aufgefangen, sondern durch inadäquate Reaktionen verstärkt und als negative Haltung ihrem eigenen Körper gegenüber verfestigt. So wird sie nicht darin unterstützt, sich mit ihrem Körper und ihrem Geschlecht identisch zu erleben. Bereits früh wird Diana mit kritischen, körperbezogenen Sichtweisen auf sich selbst konfrontiert, die sie übernimmt.

Neben den ihr entgegengebrachten Erwartungen an eine angemessene körperliche Erscheinung wird sie immer wieder mit besonderen Erwartungen an ihre Leistungsfähigkeit konfrontiert, denen sie auf der Suche nach Anerkennung immer wieder gerecht zu werden versucht. Dabei ist sie Überforderungen ausgesetzt, die weder sie noch andere erkennen, über die folglich auch nicht geredet wird. Sie hat mehrfach Probleme in Schule und Berufsausbildung, die sie auf ihre Unfähigkeit und Disziplinlosigkeit zurückführt, wodurch sich das Gefühl der Unzulänglichkeit verstärkt. Bis heute kann sie nicht erkennen, dass die gegen ihre eigenen Wünsche durchgesetzten Vorstellungen signifikanter Anderer bezüglich ihrer beruflichen Karriere eine Fremdbestimmung und möglicherweise auch Überforderung waren. In dieser Gemengelage entwickelt sich ihre Theorie der Disziplinlosigkeit, die sowohl auf Körper als auch auf Leistungsfähigkeit ausgedehnt ist. In folgender Bilanzierung wird deutlich, dass sie die Theorie der Disziplinlosigkeit generalisiert: „Ehm (.) ich kann – Sachen wie soll ich sagen ich ich halt insgesamt schlecht durch“ [NFT:1055f.]. Insgesamt dokumentiert sich in Dianas Interview eine problem- bzw. defizitorientierte Haltung sich selbst und dem eigenen Körper gegenüber. Sie erkennt offenbar noch nicht, dass ein Teil dieser Probleme dadurch entsteht, dass sie sich an fremde Erwartungen anpasst.

Was an den Fällen von Magdalena und Diana aufgezeigt wird, gilt gleichermaßen für zahlreiche andere Interviews, in denen eine schon früh gestörte Beziehung zu sich selbst bzw. zum eigenen Körper sichtbar wird. Besonders Hänseleien unter Gleichaltrigen, das fehlende Auffangen solcher Verunsicherungen durch wichtige Bezugspersonen sowie das Prinzip, offenbar nur durch Leistung Anerkennung finden zu können, spielen dabei eine herausragende Rolle. Insgesamt verweisen diese Beobachtungen darauf, dass schon sehr früh ein Vertrauen in sich selbst und in den eigenen Körper untergraben wird. Offenbar fehlt das Gefühl des Angenommenseins und der Wertschätzung ohne Ansehen der körperlichen Erscheinung und der Leistungsfähigkeit.

In einigen Fällen werden die Biographieträgerinnen von den Eltern kaum beachtet und erhalten von ihnen daher weder Zuwendung noch Wertschätzung. Gelegentlich beziehen sie Konflikte zwischen den Eltern auf sich und fühlen sich dafür verantwortlich, was die Haltung zu sich selbst in ähnlicher Weise beeinflusst, nämlich nicht liebenswert zu sein und auch nicht zu wissen, wie Zuwendung und Anerkennung erworben werden können (Andrea F., Yvonne, Iris B., Cornelia usw.), was sie bis heute in ihren Beziehungen und in ihrer Selbstwertschätzung beeinträchtigt.

5.10.2 Störungsdynamiken, Interventionen und misslingende Bewältigungsversuche als Hintergrund für eine negativ gefärbte Haltung zu sich selbst

Im Zuge der Störungsverlaufskurve werden unterschiedliche Wirkungen auf die Selbstbewertung deutlich. So stehen am Beginn des veränderten Essverhaltens oft positive Erfahrungen (vgl. 5.3.2), die sich im Zuge von Kontrollverlusten, Stigmatisierungen, Transformationen usw. ins Gegenteil wenden.

In Magdalenas Fall führt die Gewichtsabnahme vorübergehend zur Anerkennung ihres Aussehens, was ihr Selbstwertgefühl steigert. In dieser Phase kommt es zu der lang ersehnten ersten sexuellen Partnerbeziehung, was sie in ihrer Theorie (dick sein bedeutet unattraktiv sein; dünn sein bedeutet attraktiv sein) deutlich bestätigt. Später, als sich die Eigendynamik im Symptomgeschehen entfaltet, erlebt sie zunehmend Kontrollverluste, wird, nachdem ihre Strategie des Erbrechens entdeckt wurde, von ihren Eltern als „abnormal" stigmatisiert und gerät darüber in neue Konflikte. Rückhalt findet sie hier in einer Clique, in der die anderen ebenso ein abweichendes Verhalten zeigen. Damit einher geht eine sich verändernde Haltung sich selbst gegenüber, die zwar ambivalent bleibt, aber vom „Ekel" gegenüber den eigenen Praktiken gekennzeichnet ist: „Kotzen selber hat mich ja (..) schon lange – angeekelt. Aber – es war die einzige Möglichkeit nicht zuzunehmen" [487-489]. Innerhalb dieser ambivalenten Haltung bezeichnet sie sich selbst als „essgestört", was sie in ihrer Selbsteinschätzung nachhaltig prägt.

Cornelias Fall ist von zahlreichen Interventionen gekennzeichnet, in denen sie massive Grenzüberschreitungen sowie Einschränkungen ihrer Selbstbestimmung erlebt. Jeder Versuch, sich dagegen zu behaupten, wird durch Professionelle und durch die Mutter als widerständig, verhaltensauffällig bzw. als krank gewertet und durch stärkere Sanktionen beantwortet. Ihre Versuche, sich verständlich zu machen, werden negiert bzw. ähnlich bewertet. Sie resigniert und zieht sich in sich selbst zurück; parallel dazu entwickeln sich Veränderungen im Symptomgeschehen (neu eintretende Essanfälle), die eine tiefe Scham sich selbst gegenüber auslösen: „da hab i mi vor mir selber so geschämt(')" [289f.]. Das Besondere daran ist, dass sie sich diese Verschärfungen selbst zuschreibt und daraus eine Haltung gegenüber sich selbst entwickelt, sich als ‚abartig' und ‚gestört' zu betrachten. Sie kann sich damit niemandem offenbaren: „Und i hab mir des au niemand eben sagen traun was i –

für'n Vogel hab für'n extremen ge (-)" [513f.]. Diese stigmatisierende Selbstzuschreibung ist über Jahre massiv und wird durch ein fehlendes Wissen über vergleichbare Fälle aufrechterhalten. Dass sie sich auf diese Art und Weise, bezogen auf die gesellschaftliche Bewertung von abweichendem Verhalten, ganz unten sieht, kommt im folgenden Kommentar zum Ausdruck: „...i hab mi einfach – i hab mi als unterschte Stufe von der – von der Gesellschaft gfühlt. Echt." [535f.]. Ihre Schamgefühle, sich zu offenbaren, waren so stark, dass sie beispielsweise lange Zeit benötigte, um eine Selbsthilfegruppe aufzusuchen. Dieses Selbstbild wird immer wieder dominant und führt zur Entwicklung von Eigentheorien, die eine positive Veränderung unwahrscheinlich erscheinen lassen.

In Bezug auf medizinisch-therapeutische Interventionen ist festzuhalten, dass bei betroffenen Frauen eine zumeist schon existierende defizitäre Sicht auf sich selbst durch die direkte Zuschreibung, „krank", „auffällig", „magersüchtig", „bulimisch" usw. zu sein, verschärft werden kann. Aber auch als misslungen erlebte Interventionen, z.B. nicht erreichte Vorgaben (Gewichtsziele), nicht zustande gekommene Vertrauensbeziehungen, ‚Rückfälle' in alte Verhaltensweisen usw. schreiben sich die Biographieträgerinnen selbst als ein Scheitern zu, sehen sich in ihrer Unzulänglichkeit bestätigt, was zu Verzweiflung und Selbsthass führen kann. Beispielhaft lässt sich das an einem Interviewauszug von Christina M. zeigen, die – auf Nachfrage – ihr selbstverletzendes Verhalten im Zusammenhang mit ihrer Unzulänglichkeit sieht:

I: Hmh, hmh (..) ehm du hast dann beschrieben dass dass da du zunehmend depressiv wurdest und Selbstmord versuchst hast und ja dann halt auch dir Selbstverletzungen

E: Ja das is

I: zugefügt hast. Kannst du mir da noch irgendwie bisschen mehr erzählen – wenn du's wenn du magst?

E: Ja das war eigentlich auch so zunehmend mit mehr Therapie dann auch so weil ich dann immer so dachte, ja jetzt muss du das doch mal überreißen, du musst das doch mal irgendwie bist du zu blöd oder so eben – so die ganze Zeit so diese Gedanken

I: hmh

E: du bist einfach zu doof du du du schnallst das nicht irgendwie – keine Ahnung w eh ss so e s [...] dann dann dann darf man dann – dann dann ärgere weil dann dann entwickle ich halt nen Hass auf mich ja(`) weil ich ja eigentlich so viel schon weiß(`) aber oftmals (.) ich es einfach gar nicht – überreiße irgendwie das is dann einfach... [NFT:2528-2544]

Aus der Textstelle geht hervor, wie sehr die Biographieträgerin darunter leidet, trotz ihrer Therapieerfahrungen und trotz ihres Wissens nichts an ihrem Verhalten ändern zu können, wie sehr sie sich dieses gleichzeitig als Versagen oder Unzulänglichkeit zuschreibt und daraus einen Selbsthass entwickelt, der in ihrem Fall bis zur Selbstverletzung führt.

In einigen anderen Fällen kommt deutlich zum Ausdruck, dass die betroffenen Frauen ihr ganzes Leben der Störung unterordnen. Gemeint ist, dass sie sich als krank bezeichnen und kaum noch dazu in der Lage sind, andere Perspektiven zu entwickeln. Ihr Leben ist auf ihr Kranksein ausgerichtet, und dementsprechend verhalten sie sich. Hierbei handelt es sich vor allem um Personen, die sich immer wieder in stationären und ambulanten Settings bewegen, die in anderen Lebensbereichen aufgrund der Zuschreibung, krank zu sein, eingeschränkt sind und bei denen sich das Symptomgeschehen mittlerweile in Form von Ängsten, Zwängen, selbstverletzendem Verhalten usw. erweitert hat. So wird z.B. bei Katja deutlich, wie sie sich als krank und leistungsunfähig betrachtet und sich dementsprechend verhält, obwohl ihre Lebensgeschichte auf zahlreiche Ressourcen verweist, die sie jedoch nicht erkennt bzw. nicht in der Lage ist, zu aktivieren. Medikamente, Klinikaufenthalte, Ängste vor neuen Problemen bestimmen ihren Alltag.

Demgegenüber gibt es eine weitere Gruppe von langjährig betroffenen Frauen, die sich zwar in Bezug auf ihr Essverhalten, ihre Esskontrolle, ihren Umgang mit dem eigenen Körper sowie auf ihr Sozialverhalten mehr oder weniger als defizitär bewerten, die jedoch für sich in anderen Lebensbereichen wie z.B. im Berufsleben eine positive Bilanz ziehen, so z.B. Cornelia mit dem Aufbau ihres Kleinbetriebes oder Christina M. in ihrer Berufstätigkeit als Krankenschwester.

Außerdem ist im Hinblick auf Diagnosen und deren Übernahme durch die betroffenen Frauen zu beobachten, dass sich viele als „bulimisch“, „magersüchtig“, „esssüchtig“ usw. bezeichnen und sich damit offenbar besonders identifizieren, sogar über die Existenz des Symptomgeschehens hinaus. So wird in mehreren Fällen deutlich, dass sich die Erzählerinnen im Vorfeld des Interviews als „bulimisch“ usw. bezeichneten, sich in der erzählten Lebensgeschichte allerdings ein ganz anderes Bild dokumentiert. So z.B. bei Ina S., die ihr Essverhalten sehr gut unter Kontrolle hat, erfolgreich berufstätig ist, zwei Kinder hat und ihren Alltag meistert, oder bei Kordula und Susi, die mittlerweile ihren eigenen biographischen Weg gefunden haben, sich sozial integrieren und nur noch in bestimmten Momenten Muster des Essens und anschließenden Erbrechens bzw. des ungezügelten Essens zeigen. Diese Frauen bezeichnen sich jedoch als „bulimisch“ bzw. „esssüchtig“, was mit einer Zuschreibung als krank bzw. beeinträchtigt einhergeht.

Die negativ gefärbte Haltung sich selbst gegenüber ist in dem Erleben der Frauen oft dominant, so dass Erfahrungen, die geeignet wären, Selbstbestätigung zu erbringen, dahinter zurücktreten.

5.11 Die Auswirkung von Stigmatisierungen und einer negativ gefärbten Haltung zu sich selbst auf soziale Beziehungen

Verschiedene Faktoren können die betroffenen Frauen daran hindern, sich unvoreingenommen auf soziale Interaktionen einzulassen: die Scham, sich zu offenbaren, längere Aufenthalte in Kliniken, insbesondere in Psychiatrien, die lang anhaltende Dominanz des Symptomgeschehens in bestimmten Lebensphasen usw. Die Betroffenen antizipieren, dass die Umwelt negativ auf sie reagiert, wenn ihr Stigma bekannt wird, bzw. dass sie in problematische Situationen geraten könnten. Dies trägt dazu bei, dass sie soziale Kontakte scheuen, sich aus sozialen Beziehungen zurückziehen oder aber als Strategie die Interaktionspartner rasch mit ihrem Stigma konfrontieren.

So praktiziert es z.B. Yvonne, die sich über Jahre hinweg immer wieder für längere Zeitabschnitte in stationärer Behandlung befand, auch in Psychiatrien. Sie sieht ihre Lebensgeschichte als mit den Aufenthalten in (psychiatrischen) Kliniken verbunden und von einem breiten Spektrum im Symptomgeschehen gekennzeichnet. Zudem leidet sie unter großen Erinnerungslücken bezogen auf ihre sonstigen soziale Bezüge und biographischen Entwicklungen. Ihre Probleme, neue Beziehungen aufzubauen, insbesondere zu männlichen Gleichaltrigen, sind ein wiederkehrendes Thema im Interview, was darauf verweist, dass es sie stark beschäftigt. Um die Enttäuschung zu verhindern, dass sich Menschen von ihr abwenden, sobald sie mehr von ihr wissen, hat sie die Strategie entwickelt, ihr Gegenüber schon beim ersten Kontakt mit ihrer Geschichte zu konfrontieren (Psychiatrieaufenthalte und Symptomgeschehen). Yvonne befindet sich dabei in dem Dilemma, dass sie vermutlich auch wenig anderes über sich berichten kann und wahrscheinlich auch immer wieder Enttäuschungen erlebt hat.

Ein weiteres Beispiel ist Cornelia, die ihre Problematik des Essens und anschließenden Erbrechens aus Scham verheimlicht und zurückgezogen lebt. Selbst bei dem regelmäßigen Besuch in der Selbsthilfegruppe ist sie stark verunsichert, sich gegenüber anderen Menschen zu öffnen. Heute blickt sie auf viele Jahre und Phasen einer starken Dominanz der Störungsdynamik zurück und glaubt, dass ihr ‚Lebensthemen' fehlen und sie daher in Kontakt zu anderen kaum Interessantes zu berichten hätte:

E: Ah i denk mir immer weil i hab ja nix zum Erzählen! Des is alles – oder was soll i immer sagen oder so (…) ja i woiß au net i find des dann immer äh – wenn dann des Gegenüber no net viel redet dann wird's ja immer fascht klemmig des is dann so – anstrengend. Also – i hab halt bei mir passiert net viel im Leben(') i geh in mei Arbeit und dann komm i hoim und dann hab i meine Fressanfälle und des war's und – es passiert einfach net so viel. [NFT:1920-1925]

Cornelia bewertet ihr Leben als von der Arbeit und von der Störungsdynamik bestimmt. Neben ihrer Scham hat sie die Angst entwickelt, keine Gesprächsthemen zu haben und darüber in beklemmende Situationen zu geraten. Die Folge ist, dass sich Cornelia weiterhin sozial isoliert. Besonders fatal erscheint hierbei jedoch ihre tiefe Scham und die damit verbundene Barriere, zu reden.

Im Gegensatz zur häufig zu beobachtenden sozialen Isolation Betroffener ist Magdalenas Fall interessant: Sie ist in eine Clique von Drogen konsumierenden Jugendlichen integriert. In der Clique, in der alle ein abweichendes Verhalten praktizieren, findet sie Rückhalt und Verständnis für ihre Probleme und zugleich eine Gemeinsamkeit („Sucht"). Damit verfügt Magdalena über einen subkulturellen Hintergrund, in dem sie Rückhalt und Akzeptanz für ihr abweichendes Verhalten erfährt und sich dadurch den Zuschreibungen der Familie zeitweise entziehen kann. Cornelia hingegen bewertet sich im Vergleich zu drogenabhängigen Menschen, die sie in der Beratungsstelle antrifft, zwar als noch ‚abnormaler', aber sie wohnt später mit einer Frau zusammen, die ein Drogenproblem hat und mit der sie offenbar der Versuch, die jeweilige Störung unter Kontrolle zu bringen, verbindet. Die gemeinsame Betroffenheit wird in beiden Fällen zu einer Basis für soziale Beziehungen.

5.12 Die Suche nach Indikatoren für das ‚Kranksein' in der eigenen Biographie

Im Kontext der Übernahme von Krankheitszuschreibungen ist zu beobachten, dass die eigene Biographie immer wieder vor dem Hintergrund, ‚krank' zu sein, gedeutet wird. Weiter oben (vgl. Abschnitt 5.9) wird auf das Phänomen verwiesen, dass die Biographieträgerinnen sich retrospektiv Bestandteile ihrer Biographie fremd machen, wobei unter anderem auch thematisiert wird, dass die Frauen ihr eigenes Verhalten rückblickend als ‚krank' oder als ‚unnormal' stigmatisieren. Darüber hinaus fällt immer wieder auf, dass Biographieträgerinnen ihre Biographie nach Auffälligkeiten ‚absuchen', die als mögliche Hinweise und Erklärungen für die Entwicklung ihrer ‚Essstörung' dienen könnten. Andererseits nehmen sie eine ‚übersensible' Haltung sich selbst gegenüber ein, denn sie bewerten eigene Verhaltensweisen und Gedanken sehr schnell als auffällig.

Cornelia betrachtet rückblickend beispielsweise ihr Verhalten in der frühen Kindheit schon als auffällig (wie z.B. ihr „zwanghaftes Beten") und als einen frühen Hinweis auf ihre spätere Entwicklung. Dabei spielt offenbar eine Eigentheorie über eine Disposition – dass etwas Entsprechendes in ihrem Wesen angelegt sei – eine zentrale Rolle. Sie erwägt allerdings nicht die Möglichkeit, dass es sich dabei auch um ein alters- und entwicklungstypisches Verhalten handeln könnte.

Diana deutet ihr Verhalten bis in die Kindheit zurückgehend als auffällig. Dabei entsteht der Eindruck, als suche sie ihre Biographie vor dem Hintergrund eines konkreten Störungsbildes („ADS") nach Auffälligkeiten ab. Diese Auseinandersetzung dient offenbar dazu, sich über ein gesellschaftlich akzeptiertes Krankheitsbild vom Vorwurf der Willensschwäche zu entlasten und eine Begründung für eine Therapieberechtigung zu finden. Dementsprechend deutet sie aktuelle ebenso wie frühkindliche Verhaltensweisen als symptomatisch. Dadurch schreibt sie die defizitorientierte Haltung gegenüber sich selbst fort, erhält aber zugleich eine Entlastung vom Vorwurf der Disziplinlosigkeit.

So laufen die Biographieträgerinnen häufig Gefahr, den defizitorientierten Blick auf das eigene Verhalten und die Biographie beizubehalten. Dementsprechend deuten sie ihren Alltag und definieren Verhaltensweisen als krankheitsbedingt auffällig, für die es auch andere Erklärungen gäbe.

5.13 Die Entwicklung von Eigentheorien zur Störungsdynamik und zum Symptomgeschehen

Die Biographieträgerinnen verflechten mit ihren Erzählungen immer wieder argumentative Aktivitäten, in denen Eigentheorien, teils bruchstückhaft, zum Ausdruck kommen. Sie dienen dazu, in der Auseinandersetzung mit der eigenen (Störungs-)Geschichte zu Deutungen und Erklärungen zu kommen, insbesondere in Bezug auf die Ursachen und die für die betroffenen Frauen oft unerklärlichen Dynamiken. Dabei wird deutlich, dass sie einerseits eigene Erfahrungen verallgemeinern, andererseits auf Fremdwissen zurückgreifen. Dabei werden Theorien von ganz unterschiedlicher Reichweite entwickelt. So präsentiert z.B. Kerstin eine geschlossene Theorie vom Beginn und Ausgang ihrer ‚Essstörung', die sie kohärent mit ihrem aktuellen Leben verbinden kann. Dabei spielen Theoriefragmente eine Rolle, die sich auf die Bedeutung eines Schönheitsideals beziehen bzw. eine biographische Entwicklungstheorie beinhalten. Demgegenüber sind in den drei anderen Kerninterviews aktuelle Versuche zur Auseinandersetzung mit dem Ursprung und dem Verlauf der Störungsdynamik zu beobachten. So weisen sie immer wieder längere diskursive und argumentative Passagen auf, in denen sich die Biographieträgerinnen mit sich wiederholenden Themen auseinander setzen, was für aktuelle Verarbeitungs- und Erklärungsversuche steht.

Auffällig ist zum Beispiel, wie sich Magdalena, Diana und Cornelia, beispielsweise in der Erzählkoda, mit ihrem aktuellen Essverhalten argumentativ auseinander setzen und dabei unterschiedliche Theorien entwickeln, warum sie nach wie vor verschiedene Praktiken der Esskontrolle anwenden. Dabei wird zunächst eine ambivalente Haltung deutlich, dass sie z.B. Praktiken der selbstauferlegten Nahrungsbeschränkung nach wie vor latent positiv bewerten, da sie sich dabei als aktiv handelnd und diszipliniert erleben, da sie etwas gegen ihre Unzufriedenheit mit ihrem Körper unternehmen usw. Die in diesem Zusammenhang herangezogenen Theorien dienen dazu, diese latent positiven Erfahrungen von den damit verbundenen Kontrollverlusten, Beeinträchtigungen usw. abzuspalten, die Widersprüche aufzulösen und damit ein Festhalten an diesen Praktiken zu legitimieren. Cornelia geht davon aus, dass die Gefühle des Stolzes beim Fasten inzwischen in sie „eingeschrieben" und damit unabänderlich seien. Außerdem hat sie die Theorie, über Essen Spannungen abbauen zu können, was ihre Ess-Brech-Anfälle legitimiert. Damit versucht sie dem Dilemma zu entkommen, sich einerseits als ‚abartig' anzusehen, andererseits nach wie vor den Dynamiken zu unterliegen. Magdalena sieht im Erbrechen sowie im „Diäten" die einzigen Möglichkeiten, ihr Körpergewicht zu kontrollieren, das ohne diese Praktiken außer Kontrolle geriete. Diana verbindet mit einer „Diät" besonders den Aspekt der Disziplin, gleichzeitig sieht sie sich als disziplinlos und erklärt damit alle Defizite.

Die Biographieträgerinnen greifen bei ihren theoretischen Erklärungsversuchen auf verschiedene Informationsquellen zurück, die zunächst kurz erläutert werden. Im darauf folgenden Abschnitt werden Auseinandersetzungen mit Heilungsprozessen dargestellt. Schließlich wird auf die verbreitete Suchttheorie eingegangen. Diese beiden Aspekte werden deshalb ausführlicher diskutiert, weil sie sich im Kontext realistischer Bewältigungsversuche als kontraproduktiv erweisen können.

Die Informationsquellen für theoretisches Erklärungswissen

In den Erzählungen wird deutlich, dass die Biographieträgerinnen unterschiedliche Mittel heranziehen, um sich mit ihrer Störungsproblematik auseinander zu setzen. Hierbei spielt für viele Frauen der Zugang zu Erklärungsmustern über Printmedien eine zentrale Rolle. So setzt sich beispielsweise Diana zur Zeit des Interviews mit Büchern zum Thema „Esssucht" intensiv auseinander. Darüber versucht sie, ihre eigene Kindheit, ihre Verhaltensweisen und Haltungen sich und dem eigenen Körper gegenüber zu reflektieren. Für sie stellt das Internet ein weiteres wichtiges Medium dar. Hier tritt sie in Kontakt zu anderen betroffenen Frauen, mit denen sie Erfahrungen und Erklärungen austauscht. Bei Kerstin hingegen spielen die Erklärungsmuster, mit denen sie im Rahmen von medizinisch-therapeutischen Settings konfrontiert wird, eine wichtige Rolle. Bei ihr gewinnt Expertenwissen an Bedeutung, das sie sich aus der Literatur oder aus dem unmittelbaren Kontakt mit Fachleuten aneignet. Für Cornelia wie für viele andere interviewte Frauen stellen Selbsthilfegruppen ein wichtiges Medium des Informations- und Erfahrungsaustausches dar.

Insgesamt werden über therapeutische oder Selbsthilfezusammenhänge, über Bücher, Zeitschriften, Internet und andere Medien Theorien zum Phänomen ‚Essstörung' gehandelt, deren sich die betroffenen Frauen unterschiedlich stark bedienen. Das Vorhandensein von Erklärungs- und Deutungsmustern stellt einerseits eine Ressource dar, denn es gibt Impulse für die eigene Reflexion, stellt Erklärungen für nicht nachvollziehbare Phänomene bereit und ermöglicht, in Interaktion mit anderen verstanden zu werden (z.B. durch die Verwendung untereinander gehandelter Begriffe) usw. Andererseits geht damit die Gefahr einher, dass Bestandteile der eigenen Biographie einseitig gedeutet und pathologisiert werden.

5.13.1 Idealisierte Vorstellungen über den (plötzlichen) Beginn von Veränderungsprozessen

Einige interviewte Frauen haben die Vorstellung entwickelt, dass es irgendwann zu einer plötzlichen Veränderung im Essverhalten kommt, die von einem „Klick im Kopf" ausgelöst wird, der einen plötzlichen Wandel symbolisiert. Dies entspricht einer Theorie vom Wendepunkt, ab dem alles anders und besser wird. Eine andere verbreitete Vorstellung vermittelt die Notwendigkeit eines absoluten Tiefpunktes, um eine solche Wende einzuleiten. Die Biographieträgerinnen warten offenbar vielfach auf das Eintreten solcher Impulse und sind zugleich darüber verzweifelt, dass sie sich nicht einstellen. Damit verbunden ist, dass sie auf dieser Basis nicht den Anspruch an sich stellen, selbst aktiv werden zu müssen, und dass sie die bereits erreichten Fortschritte nicht erkennen können. Zwei Beispiele verdeutlichen diese Beobachtung.

Im ersten Fall wird die Verzweiflung über das Ausbleiben des „Klicks im Kopf" deutlich. Inka, die sich zum Zeitpunkt des Interviews in einer Klinik befindet und mittlerweile auf mehrere stationäre Aufenthalte zurückblickt, spricht immer wieder davon, dass sie diesen „Klick im Kopf" nicht erlebt, und führt in der Vergangenheit misslungene Behandlungs- und Bearbeitungsversuche darauf zurück:

> E: ...eh hatte auch Familiengespräche und se es hat sich zwischendurch auch einiges halt gebessert, das Problem war halt wirklich immer noch, – dass ich ehm innerlich nicht dieses Gefühl für mich hatte – dass ich wieder essen wollte. Ich hab's zwar getan, aber eigentlich nur für die Therapie oder ehm – weil ich dachte, ja vielleicht (.) irgendwann kommt dieser Klick in meinem Kopf oder es macht irgendwann klick und ich merk es dann auch wirklich ob's in mir drinne auch so ist, dass ich das möchte. [94-101]

Hiermit beschreibt sie eine Phase, in der sie ihr Essverhalten eigentlich nur für andere verändert hat, jedoch nicht aus einem inneren Wunsch (einer inneren Klarheit) heraus, der sich nach ihrer Erwartung plötzlich einstellen müsste. Der „Klick“ steht hier (wie der „Schalter“) für eine plötzliche Veränderung im Bewusstsein.

Im folgenden Zitat setzt sie sich erneut mit dem Scheitern ihrer Bearbeitungsversuche auseinander:

E: Und ich hab jetzt halt auch schon mal mit unserer Co-Therapeutin zusammen Mittag gegessen und da sind so die ersten kleinen Schritte, wo es denn eh einigermaßen mal geht, aber es geht dann für einmal und denn den nächsten Tag is schon wieder genauso wie vorher, also es is halt – sauschwierig und dieses Gefühl, dass es innerlich so klick gemacht hat, das ehm ich merke einfach ehm ich kann das – is noch nicht, ich hab immer noch dieses im Kopf, du kannst das nich... [188-192]

Dabei wird deutlich, dass sie das Ausbleiben von plötzlichen positiven Veränderungen beklagt, die mit einem „Klick“ verbunden wären. So kann sie offenbar kleine positive Veränderungen kaum wertschätzen. Zugleich geht sie davon aus, dass sie selbst nicht dazu in der Lage ist, Veränderungen aus eigener Kraft herbeizuführen. Auf Nachfrage macht sie deutlich, dass sie die Vorstellung vom „Klick“ aus Erzählungen von (ehemals) betroffenen Frauen übernommen hat und sich im Vergleich dazu anders erlebt, was sie offenbar sehr traurig stimmt.

E: Ich hab immer gehofft, weil viele die's geschafft haben, mir erzählt haben, irgendwann war so der Zeitpunkt wo sie gesagt haben, so (.) ich hab's gefühlt einfach und jetzt wollt ich das und dann konnt ich das auch (..) und bei mir ist es immer so, ich weiß vom Kopf her ich will es und ich will gesund werden, aber ich fühle nichts dabei, nicht dieses wirklich so dass es aus dem Bauch raus kommt von mir aus. +Das ist halt nicht der Fall bei mir+ [leiser]. [NFT:555-560]

Sie übernimmt Erfahrungen von anderen und wendet sie normativ auf sich an. Ihre Eigentheorie: „... ich kann das – is noch nicht, ich hab immer noch dieses im Kopf, du kannst das nich...“, zeigt einerseits Hilflosigkeit und Enttäuschung, andererseits eine passive Haltung gegenüber notwendigen Veränderungen, was die Gefahr in sich birgt, bei allem Veränderungswillen, den sie zeigt, die eigene Verantwortung zu übersehen.

Im Fall von Anja B. wird eine ähnliche Vorstellung von einer plötzlich eintretenden inneren Veränderung der Einstellung sowie das damit verbundene Abwarten deutlich. In diesem Fall erinnert die Biographieträgerin dies rückblickend und bewertet es mittlerweile für sich als problematisch:

E: ...und ich weiß dass ich da so (.) weil mir da auf einmal so so klar war dass (.) dass es so was Krankes is, so was Unnormales und da hab ich immer so auf den – den Aha-Moment gewartet, dass irgendwas plopp macht und dann geht's nur noch bergauf (.) [149-152]

Mit ähnlichen Bildern wie dem „Klick" („Plopp", „Aha-Moment") beschreibt sie die Erwartungshaltung von plötzlichen Veränderungen zum Besseren. Für sich hat sie mittlerweile erkannt, dass es diese Momente nicht gibt.

Etwas später begründet Anja B. ihren zeitweiligen Abwärtstrend bis zu einem Zusammenbruch, ohne vorher aktiv zu werden, mit einer anderen Theorie, die sie im folgenden Ausschnitt darstellt:

E: Und (..) und irgendwie hab ich da so was die Therapie angeht schon – fast hundertprozentig aufgehört an so'nen Aha-Moment zu glauben und drauf zu warten dass es irgendwann plopp macht und ich bin geheilt (–) (.) da war ich dann eher so in dem Dreh – du musst so ganz unten sein, es muss dir ganz beschissen gehen dann geht's bergauf. [403-406]

Sie sah demnach damals einen Zusammenbruch als unabdingbare Voraussetzung für Veränderungen an. Sie untermauert diese Theorie – obwohl sie sich hier davon zu distanzieren scheint – durch die Darstellung ihrer Biographie. Demnach muss es erst zu einem Zusammenbruch kommen: Ein Autounfall dynamisiert ihre Situation, in der sie einen großen Schuldenberg angehäuft und keine eigene Wohnung hat, in der das Symptomgeschehen aktiv ist usw. Sie erinnert ihre damalige Erkenntnis: „...jetzt bist ganz unten, jetzt kann's nicht mehr schlimmer kommen, jetzt musst du was tun..." [421f.]. Damit verifiziert sie ihre frühere Eigentheorie mit ihrer eigenen Entwicklung. Dieselbe Theorie vom notwendigen Tiefpunkt findet sich beispielsweise auch im Interview mit Bärbel.

Dass diese Theorie offenbar auch von Professionellen in therapeutischen Zusammenhängen vertreten wird, und welche Wirkungen mit ihr verbunden sein können, zeigt sich im nächsten Interviewausschnitt:

E: ...weil wir hatten in der Klinik immer so gehört man muss auf nem Tiefpunkt sein damit man das wirklich überwinden kann [grinst] und dann so – wo ich dann so vier fünf Kilo wieder abgenommen hatte hab ich mir gedacht okay jetzt musst noch mal richtig rein in die Scheiße damit du danach +rauskommst+ [lacht] und dann hab ich's halt noch mal richtig extrem gemacht also so – aber dann auch wirklich mit Vorsatz. (.) Weil ich mir dann gedacht hab okay [lacht] – damit sich's nachher wieder lohnt [lacht] (-) [Antje, NFT:1726-1734]

Hier entsteht ein ambivalenter Eindruck, einerseits im Sinne einer Schuldzuweisung an Professionelle zur Legitimation des damaligen Verhaltens, andererseits als Erinnerung an die Strategie, den notwendigen Tiefpunkt durch eigenes Verhalten (Verschärfung der Praktik der selbstauferlegten Nahrungsbeschränkung) beschleunigt herbeizuführen. In jedem Fall zeigt sich auch darin die Gefahr dieser Theorien, die dazu führen können, die eigene Verantwortung auszublenden.

5.13.2 Die Suchttheorie

In den Kommentaren, Bilanzierungen und Beschreibungen Kerstins, Cornelias, Magdalenas sowie vieler anderer Biographieträgerinnen taucht im Zusammenhang mit dem Phänomen ‚Essstörungen' immer wieder die Deutung als Suchtverhalten auf. Diese weit verbreitete Haltung resultiert vermutlich aus den eigenen Erfahrungen von Kontrollverlusten, einem Dominiertsein von Gedanken an das Essen, von Verheimlichungsstrategien, veränderten Bewusstheitskontexten und der Schwierigkeit, dem Symptomgeschehen gegenzusteuern. Darüber hinaus suggerieren die Bezeichnungen wie „Esssucht", „Magersucht" oder „Ess-Brech-Sucht", dass die Betroffenen unter einer Sucht leiden. Mit dieser Suchttheorie ist oft die Annahme verbunden, dass es sich um eine genetische Disposition handele, so dass generell eine Anlage zur Suchtanfälligkeit bestehe, und dass im Vergleich zu anderen Menschen eine notwendige Verhaltenskontrolle („Grenze") außer Kraft gesetzt sei. Mit dieser Theorie geht allerdings die Gefahr einer pessimistischen Haltung gegenüber Heilungschancen einher. Stattdessen herrscht oft die Überzeugung vor, der Sucht ausgeliefert zu sein, mit dem Suchtstoff Essen lebenslang konfrontiert zu sein und nicht abstinent sein zu können bzw. andere Süchte (im Sinne einer Suchtverschiebung) zu entwickeln usw.

In Cornelias Fall wird besonders deutlich, dass ihre Überzeugung, süchtig zu sein, und die Theorie, einer genetischen Disposition zu unterliegen, mit dazu beitragen, eine eher pessimistische Haltung gegenüber einer möglichen Heilung einzunehmen. Ihre Erfahrungen von wechselnden Phasen der Stabilisierung und Destabilisierung scheinen sie darin zu bestärken, wie es in der Fallstudie ausführlich beschrieben wird. So entwickelt sie neben der Dispositionsthese eine Eigentheorie über Suchtzyklen, denen sie ausgeliefert ist. Demgegenüber spricht Magdalena zwar ebenfalls von einer Sucht, jedoch nutzt sie das eher diffuse Suchtverständnis, um Verhaltensweisen zu erklären. Kerstin benutzt ebenfalls Suchttheorien, um darüber ansonsten nicht nachvollziehbare Veränderungen im Verhalten und in der Wahrnehmung zu erklären. Dabei erscheint der Suchtbegriff außerdem im Zusammenhang mit einer Theorie, in der Sucht mit der Suche nach Sinn verknüpft ist und dabei als ungeeignetes Mittel bewertet wird.

Mit der Suchttheorie verbunden ist die populäre Auffassung, dass die Betroffenen ein Leben lang davon beeinträchtigt seien. Dies kann die Biographieträgerinnen entmutigen, eigene Versuche zu unternehmen, ihre Situation zu verändern.

5.14 Die argumentative Auseinandersetzung mit dem ,Sinn der Störung' im Rahmen der eigenen Biographie

Im Anschluss an das autobiographisch-narrative Interview stellte ich den meisten (29) der 30 interviewten Frauen die Frage, welchen Sinn sie der Störung in ihrem Leben beimessen. Die Frage war bewusst an das Ende des Erzählprozesses platziert worden, um ihnen im Anschluss die Möglichkeit zu geben, sich mit ihrer Störung argumentativ auseinander zu setzen. Zwar leisten dies einige Biographieträgerinnen insbesondere in ihrer Erzählkoda zum Teil bereits ohne Aufforderung, jedoch sollte eine entsprechende Argumentation systematisch in jedem Interview angelegt sein. Dadurch wollte ich die Biographieträgerinnen dazu anregen, die Gesamtgestalt ihrer Biographie zu reflektieren und darin eingebettet ihre Haltung zur eigenen Betroffenheit zum Ausdruck zu bringen. Im nachfolgenden Abschnitt werden die darauf bezogenen Argumentationen der Frauen dargestellt und diskutiert.

Insgesamt wird deutlich, dass die Befragten unterschiedliche Dimensionen bzw. Reichweiten an Argumentationen entwickeln, dass sie dabei unterschiedlich emotional beteiligt sind und dass es einigen nicht leicht fällt, zu antworten. Eine Biographieträgerin wehrte die Frage vollständig ab (Lora).

Im Folgenden werde ich insbesondere auf die vier Kerninterviews eingehen, da sich darin drei Argumentationsstränge widerspiegeln, denen die übrigen Interviews zugeordnet werden können. Insofern werden ergänzend auch Argumentationen aus anderen Interviews hinzugefügt. Dabei ist auffällig, dass durch die Frage nach dem ,Sinn' häufig Argumentationen ausgelöst werden, in denen die Biographieträgerinnen zunächst versuchen, dem Symptomgeschehen einen Sinn zu verleihen, z.B. als Bewältigungsstrategie in unerträglichen Situationen. Darin spiegelt sich die bereits diskutierte ambivalente Haltung zum veränderten Essverhalten und den Kontrollpraktiken wider, die in weiteren Bearbeitungs- und Behandlungsprozessen hinterfragt werden muss. Hier allerdings sollen diese Haltungen dokumentiert werden, um zu zeigen, wie sich die Biographieträgerinnen mit ihrer Betroffenheit im Lebenszusammenhang auseinander setzen.

Der **erste Argumentationsstrang** wird von Frauen entwickelt, die anhand der Frage nach dem ,Sinn der Störung' überwiegend einen unmittelbaren Zusammenhang zwischen belastenden Situationen und ihrem Essverhalten herstellen und dabei das Symptomgeschehen im Sinne eines „Katalysators", eines „Drucklösers" oder ähnlicher Formen der situativen Reaktion auf Probleme sehen.

Magdalena z.B. kann bis heute offenbar insgesamt keine positive Entwicklung für sich erkennen und entwickelt zum Zeitpunkt des Interviews die

Idee, eine Therapie zu beginnen. Auf die Frage nach dem ‚Sinn der Störung' argumentiert sie in einer längeren Passage wie folgt:

E: [seufzt] Ich – denke schon dass es irgendein Sinn hatte. Aber ich weiß es noch nich, das is jetz hier deswegen versuch ich ja jetz(`) irgendwie mit diesen Therapien irgendwie'n bisschen mehr noch rauszufinden über mich also – mir is schon mittlerweile klar dass einfach durch diese ganze Erziehung die ich da hatte(`) dass es irgendwo einfach (…) wahrscheinlich – drauf hinauslaufen musste dass irgend- dass irgendwas – kommt. Es hätte ja auch ich hätte genauso gut äh mit Drogen anfangen können oder – 'n Alkoholproblem haben oder sonst was. Also ich war ja so nah an dieser Drogenszene dran(`) also es war aber das war für mich irgendwie – nie besonders reizvoll und außerdem hatte ich – sowieso mein eigenes Problem also – mein – mein ganzes Denken – war so aufs Essen konzentriert(`) dass ich für andre Sachen überhaupt kein Platz mehr hatte. Gott sei Dank irgendwo. Weil mittlerweile sind auch'n paar von diesen Leuten nich mehr am Leben – die ich von damals kannte. Aber m – ich denk schon dass es dass es dass es'n Ausdruck war – ob's ob's – 'n Hilfeschrei war kann i net sagen. Weil der Hilfeschrei – wär in jeder Ri- wär im Prinzip – der ging ja auch in die falsche Richtung also – Hilfe hab ich damals ja nich bekommen. (.) Es war glaub ich irgendwo einfach die einzige – Möglichkeit damals für mich mit diesem Druck fertig zu werden. Ich hab nichts anderes gesehen.

I: mhm

E: Ich war ja noch zuhause(`) ich hatte ja keine Möglichkeit – wegzugehen von diesem Druck(`) ich war diesem Druck ja total ausgeliefert(`) und – das war halt die ein- es war es hat sich ergeben irgendwie(`) und es hat sich also – eben durch dieses Schleichende(`) eigentlich – nich bewusste Reinrutschen in dieses Ganze(`) und hat sich dann irgendwie entwickelt als die als als Drucklöser. [...] [NFT:1043-1065]

In dieser Argumentation entwickelt Magdalena gleich drei verschiedene Dimensionen eines unmittelbaren ‚Sinns der Störung'. Zunächst einmal arbeitet sie heraus, dass sie mit ihren Problemen „genauso gut ... mit Drogen anfangen" hätte können, wobei sie die ‚Essstörung' als insgesamt weniger gefährlich ansieht, angesichts dessen, dass einige ihrer ehemaligen Bekannten mittlerweile an den Folgen ihrer Drogensucht verstorben seien. Weiterhin sieht sie in ihrer Störungsentwicklung eine Art „Hilfeschrei", also ein Auf-sich-aufmerksam-Machen, wobei sie relativiert, dass sie für den „Hilfeschrei" damals eigentlich keine Adressaten hatte, insbesondere nicht zuhause in der Familie. Insofern ging der „Hilfeschrei" ins Leere. Schließlich kommt sie auf eine weitere Argumentation: dass die ‚Essstörung' ihr dazu gedient habe, mit dem starken Druck umzugehen, dem sie sich ausgeliefert fühlte und nicht anders entziehen konnte („Drucklöser").

Ihre abschließende Bilanzierung lautet:

E: Also es waren ja Jahre da hab ich ja nur vegetiert wie'n Vieh. Also es diese – diese Jahre(') wo ich wirklich fünfmal am Tag gekotzt hab das war ja im Prinzip nichts anderes als einkaufen(') essen kotzen – vielleicht so ne halbe Stunde irgendwo den Raum verlassen(') dann ging's schon wieder los(') das war ja – kein Leben. Das war absolut kein Leben. Und das tut mir im Nachhinein furchtbar furchtbar leid. Weil ich jetz mittlerweile Gott sei Dank so viele schöne – Sachen – genießen kann also ich kann's mittlerweile genießen [...] da fühl ich mich frei jetz (-) Und das sind halt Sachen die ich die ich total bedauere dass es halt so is. Aber ob das ein Sinn also – für irgendwas wird's nen Sinn gehabt haben aber den – den bin ich selber noch am Suchen, den hab ich noch nich gefunden. [NFT:1095-1106]

Magdalena bezweifelt insgesamt, dass die Störung für sie auch eine positive Entwicklung angestoßen haben könnte. Sie setzt sich aber in ihrer Argumentation mit mehreren Möglichkeiten auseinander, welche Bedeutung die Störung gehabt haben könnte, um mit unmittelbaren Problemen fertig zu werden. Die Erinnerung an die Kontrollverluste in der Störungsdynamik ist jedoch offenbar so negativ („vegetiert wie'n Vieh"), dass sie darin keinen positiven Sinn sehen kann. Für sie gibt es demnach keinen unmittelbaren Zusammenhang zur heutigen Situation, in der sie sich besser fühlt („da fühl ich mich frei jetz"). In der Konsequenz ist daraus zu erkennen, dass sie die positiven und negativen Abschnitte ihrer Biographie nicht miteinander in Verbindung bringt, weshalb sie eine Möglichkeit darin sucht, den fehlenden roten Faden z.B. durch eine Therapie zu finden.

Ähnlich wie Magdalena arbeiten auch viele andere der befragten Frauen heraus, dass sie aus ihrem Essverhalten bzw. ihrer Esskontrolle etwas Unmittelbares für ihre Lebenssituation gewinnen (konnten): ein Ventil für Problemdruck, eine Kraftquelle, ein Mittel zum Überleben, ein Mittel, sich selbst zu spüren usw., wie es auch aus den folgenden Zitaten hervorgeht.

Das erste ist von Yvonne, die noch akut betroffen ist und für die das Essen noch mehrfach mit Bedeutung aufgeladen ist:

E: ...also weil ich ja immer [räuspert sich] weil ich mich ja immer so verstell und (4 Sek.) und (.) nie weiß (.) wer ich wirklich bin oder so und da halt da bei dem Essen – in dem Moment weiß ich's da ess ich einfach un und danach geh ich kotzen und – ich kanns nicht erklären aber- und und das is auch was was mir gehört (.) wo mir meine Mutter (..) ja da kann meine Mutter halt nichts sagen ob's ihr jetzt passt oder nich(') is schon meinsch und ich mach das (...) [Track 3: 24:37-25:13]

In dieser Argumentation wird deutlich, dass sie dem Essen wesentlich mehr beimisst als nur die Funktion der Nahrungsaufnahme, sondern darin sowohl eine Selbstvergewisserung spürt wie auch die Abgrenzung gegenüber der Mutter aktiv erlebt. Insofern wird die Sinnfindung noch innerhalb der Störungsdynamik definiert, wobei das Essen als Mittel für die Problembearbeitung dient. Yvonne hat auf diese Weise noch kaum Distanz zu ihrem problematischen Essverhalten aufbauen können.

Ähnlich verhält es sich bei Inka, einer der Frauen, die sich zum Zeitpunkt des Interviews in einer Klinik befinden. Sie sieht in ihrem Fasten eine Möglichkeit der Selbstbehauptung gegenüber dem familiären Anpassungsdruck:

> E: Ja. (...) auf jeden Fall. Also für mich war es schon mal der Sinn allein zu erkennen, ehm dass für mich eh diese – Kompromisse eingehen und eh m keinen Streitereien, dass das für mich – vom vom Grundprinzip einfach gar nich anzunehmen is, dass es dass ich eigentlich überhaupt nich so der sensible Typ bin der ich bin, sondern einfach auch wirklich – ehm meine Meinung und so durchbringen möchte. – Und dass ich das auch machen werde, auch wenn es wenn ich so aufgewachsen bin, dass man das nich macht. – weil ich sonst gegen mich selbst lebe und das is halt der Punkt, der mich krank gemacht hat einfach. [NFT:739-746]

In diesem Zitat drückt sich Inkas Wille aus, Autonomie und Selbstbestimmung zu wahren. Dass dies insbesondere im Zusammenhang mit familiärem Anpassungsdruck steht, erschließt sich aus dem Interviewkontext. Insgesamt scheint es ihr wichtig zu sein, ein entsprechendes Selbstbild zu entwickeln und darin auch eine Begründung für ihr ‚Kranksein' zu finden, nämlich dass sie daran gehindert wurde, sie selbst zu sein. Im Kontext eines akuten Störungsverlaufs sieht Inka also den Sinn ihres Essverhaltens unmittelbar in der Abgrenzung gegenüber einem ihre Autonomie bedrohenden Familiensystem.

Das nächste Zitat stammt von einer jungen Frau, Annabell, die sich zur Zeit des Interviews in einer Phase befindet, in der sie zunehmend die Symptomatik kontrollieren kann, jedoch ihre Grenzen dabei erreicht.

> E: Weil ich denke durch die Bulimie hab ich – die zwei Jahre die zwei letzten Jahre zuhause noch überleben können. Ich glaub ohne die Bulimie hätte ich das nicht mehr geschafft. Also ich hab nie an Selbstmord gedacht oder so das nicht. Aber (..) ich glaub sonst hätte ich die Schule auch nicht mehr geschafft. Ich glaub, die Schule hab ich nur durch die Bulimie geschafft. (..) Das kann man sich jetzt vielleicht so als Außenstehender nicht vorstellen aber (..) das Leben hat mir einfach keinen Spaß mehr gemacht. Ich fand alles, und auch mit der Familie das – hat mich fix und fertig gemacht und – wo ich mich eigentlich nur noch drauf gefreut habe das waren meine Orgien. Darauf hab ich mich immer gefreut. Im Unterricht – da hab ich jetzt nicht mehr gedacht: Oh Gott wenn du nach Hause kommst das wird ja alles wieder so schrecklich da ist es ja wieder so einsam, was sollst'e machen? Sondern ich hab immer so gedacht: Mensch jetzt hast du gleich Schluss dann kannst du endlich mal wieder loslegen. Und das war für mich so der Highlight des Tages. [NFT:1270-1283]

Hier beschreibt sie, wie sie aufgrund einer offenbar unerträglichen Familiensituation zu ihrem Ess-Brech-Verhalten kommt. Die „Orgie", sich also etwas ungezügelt einzuverleiben und anschließend wieder zu erbrechen, füllt eine

Leere aus und hilft die offenbar unerträgliche Familiensituation zu verdrängen. Es fällt Außenstehenden, wie es die betroffene Frau selbst formuliert, sicher schwer, sich vorzustellen, dass ein Ess-Brech-Anfall das „Highlight" des Tages sein kann, zeigt aber, unter welchen seelischen Belastungen die betroffene Frau stand, wenn sie dies als positiv erlebte.

Auch Cornelia ist dieser Gruppe zuzuordnen, die aus dem Essverhalten zunächst eine unmittelbare Erleichterung für ihre Situation zu gewinnen scheint. Auch sie stellt einen argumentativen Zusammenhang zur aktuellen Alltagsbewältigung her. Bereits im Anschluss an ihre Ersterzählung argumentiert sie im Kontext einer Frage nach ihrem aktuellen Essverhalten, dass ihr dieses in Drucksituationen Kraft gebe. Durch die Frage nach dem ‚Sinn der Störung' ausgelöst, argumentiert sie vielschichtig.

E: (…) Ja i halt ja sonscht manche Situation net aus! Oder so – i würd halt – wenn i net – fressen kann, wenn i do wirklich so gehindert wer – und – (?) essen halt net so – dann würd i brutal schwer müde. Also echt so Richtung – depressiver Patient glaub i. [NFT:2044-2046]

Hier bringt sie zum Ausdruck, dass sie auf diese Weise unerträgliche Situationen zu bewältigen und eine innere Leere zu umgehen versucht, dass das Ess-Brech-Verhalten noch schwerwiegendere Störungen („depressiver Patient") verhindern könne. In Form einer Begründung entwickelt sie die Argumentation weiter:

E: Da is ja gar nix! Stell dir mal vor da komm i – hab i irgendwie'n Arbeitstag wo i wo nur Scheiße glaufen is und dann komm i hoam und kann nimmer fressen. Da is ja gar nix! Da komm i hoim in die leere Bude im Winter no kalt und – [stöhnt] ooh! Kannsch'n Computer eischalten(') das mach i hab i am Ofang immer gmacht des kann i mi au nimmer ablenken und – (..) also des hat scho sei Funktion! [NFT:2048-2052]

Cornelia entwickelt hier einen Zusammenhang zwischen ihrer Einsamkeit und ihrem anstrengenden Arbeitsalltag, wobei sie offenbar kaum über andere Kompensationsmöglichkeiten verfügt. Im weiteren Verlauf der Argumentation setzt sie sich auch damit auseinander, dass es ihr an Alternativen zu dem Ess-Brech-Verhalten mangelt, wobei das „Fressen" offenbar auch mit Genusserwartung verbunden ist:

E: I friss halt dann immer und des kann i ja immer no machen. Woisch dann hab i mein Ausgleich und am nächsten Tag denk i mir oh Scheiße morgen heit wird's besser, heit lauft's natürlich wieder genauso. Aber de- dass i des nie glernt hab mi um Alternativen zu kümmern. Des hab i versäumt a bissle und des is sehr schwer des – des is – haut manchmal hi dann nimm i wieder so woisch denk i mir ah ja jetz – zum Beispiel geh i jetz oimal in der Woch' in Yoga(') hab i jetz wieder ogfangen (-) Aber jeds Mal denk i mir oh Scheiße jetz musch no in Yoga gehen [lacht]. Aber wenigschtens – schaff i's jetz wieder dass i dann hi geh ge (-) So weit bin i scho wieder. [NFT:2061-2068]

In diesem Abschnitt zeigt sich, dass sie unter hohem Energieaufwand versucht, Alternativen zu entwickeln („Yoga"), was ihr nach der täglichen körperlichen Anstrengung nicht leicht fällt. Auch bei Cornelia löst die Frage nach dem ‚Sinn der Störung' eine verzweigte Argumentation aus, wobei ihr Ess-Brech-Verhalten im Wesentlichen eine kompensatorische Funktion gegenüber ihrem tristen und belastenden Alltag zugesprochen bekommt. Die Entwicklung von Alternativen scheitert bisher anscheinend an ihrer fehlenden Energie. Offenbar gelingt es Cornelia also nicht, die notwendige Stärkung durch maßvolles Essen zu erreichen und dadurch wieder Energie für andere Aktivitäten zu gewinnen, ohne dass die Automatismen der Störungsdynamik sie ergreifen.

Die bisher diskutierten Argumentationen beziehen sich auf einen unmittelbaren Sinn, den die betroffenen Frauen ihrem Verhalten innerhalb der Störungsdynamik zumessen, beispielsweise als Abgrenzungsversuch, als Kraftquelle usw. Sie beschäftigen sich also eher mit dem Symptomgeschehen, das sie als Reaktion auf Problemsituationen deuten und dem sie in erster Linie einen Sinn als Bewältigungsversuch zuweisen. In einzelnen Fällen werden dabei auch die negativen Folgewirkungen der Störungsdynamik reflektiert.

Diana ist dem **zweiten Argumentationsstrang** zuzuordnen, bei dem beginnende Reflexions- und Veränderungsprozesse im Vordergrund stehen. In der Erzählung spricht sie in Kommentaren immer wieder von „Baustellen", an denen sie arbeitet, womit sie verschiedene Problemdimensionen bezeichnet, die sie mittlerweile erkannt hat. Ausgelöst durch die Frage nach dem ‚Sinn der Störung' nimmt sie diese Argumentation noch einmal auf:

E: Eh (...) sie [die ‚Essstörung', d. Verf.] überdeckt – ehm viele viele andere Probleme die ich hab. Viele Probleme für die ich keine Lösung weiß ehm zum Beispiel eben Selbsthass, zum Beispiel ehm (..) dieser ehm – einerseits ehm dieses ständige getriebne sein innerlich, auf der anderen Seite das net zu schaffen den ehm den den Moment zu finden – irgendwas mal in die in die Hand zu nehmen, ehm – dis Problem dass ich ehm das Gefühl hab, ich kann nichts zu Ende machen, also diese diese Summe an an Dingen oder mich net abgrenzen können, keine Wut äußern können nach außen, dis da hab ich auch nen ganz ganz großes Problem damit. Ehm net zu mir stehen zu könne in in eh bestimmten Situationen, das alles überdeckt diese große Blase mit dem mit dem Essen, mit dem Essproblem. Und ehm ich denk, ich werd das Essproblem nich in den Griff kriegen, solang ich die andern Probleme diese verschiedenen Baustellen eben nich bereinigt hab – das denk ich –, überdeckt's ja, und den Zweck überf erfüllt's eben, dass ich – das nich so spür, dass so viele Dinge in meinem Leben eigentlich nicht in Ordnung sind, (...) denk ich. [lacht] [NFT:1387-1402]

Diana stellt hier einen Zusammenhang zwischen vielen anderen Problemen, die sie relativ genau benennen kann, und ihrem problematischen Essverhalten her. Dabei entsteht ein umfangreiches Bild von Defiziten, wobei sie erkennt, dass die Essproblematik dies „alles überdeckt diese große Blase [...] mit dem Essen, mit dem Essproblem". Demnach deutet sie ihr Essproblem dahingehend, dass es ihr den Blick auf ihre anderen Probleme verstellt und sie diese deshalb nicht so deutlich wahrnehmen kann. Dabei bleibt offen, ob sie damit auch meint, diese Probleme dadurch besser aushalten zu können („das nich so spür"). Ihre Argumentation zielt aber auch darauf, dass sie über die Essproblematik darauf gekommen ist, auch die anderen „Baustellen" wahrzunehmen und daran zu arbeiten. Insofern ist der ‚Sinn der Störung' implizit ein doppelter: zunächst Verdrängung, später ein Schlüssel zu den tieferen Dimensionen ihrer Probleme.

Ähnlich wie Diana sieht Simone in ihrer Essproblematik einen Impuls für Veränderungen. Simone hat über viele Jahre ihr Essen erbrochen und lange kein Problembewusstsein entwickelt, ist jedoch zur Zeit des Interviews bereits in Selbsthilfezusammenhänge und ambulante Beratungen eingebunden. In ihrer Argumentation bringt sie zum Ausdruck, der Körper habe sie darauf aufmerksam gemacht, dass sie in ihrem Leben etwas verändern müsse. In beiden Fällen dokumentiert sich, dass die Frauen in der Störungsdynamik ein Zeichen für tiefer liegende Probleme sehen, ohne die komplexen Gemengelagen bereits vollständig zu überblicken. Ihre Argumentation weist der Störung insofern einen Sinn zu, als sie auf diese Weise auf andere Problemdimensionen gestoßen worden seien.

Der **dritte Argumentationsstrang** wird von wenigen Interviewten entwickelt. Sie deuten die Störung im Kontext ihrer eigenen biographischen Entwicklung als einen wichtigen Schritt auf dem Weg zur Problemlösung, zur Verarbeitung von Erfahrungen und zur Selbstfindung. In den Antworten kommt dabei eine weitgehend geschlossene Argumentation zum Ausdruck, am deutlichsten bei Kerstin. Sie schaut mittlerweile auf eine bewältigte ‚Essstörung' zurück und kann auf Veränderungen verweisen, die sie auf die erfolgreiche Bearbeitung ihrer Störung zurückführt. Bereits in der Erzählkoda bilanziert sie:

> E: Und eh so gesehen denke ich war für mich die Magersucht auch – es is wirklich mein Weg gewesen und ich – ich hab diesen Weg irgendwie gewählt, aber ich musste ihn auch damals wählen, um mich überhaupt weiter zu entwickeln. [396-398]

Diesen argumentativen Zusammenhang zwischen Durchleiden der „Magersucht", ihrer Bewältigung und einer persönlichen Entwicklung greift sie bei der Frage nach dem ‚Sinn der Störung' erneut auf:

E: (4 Sek.) Ja. Für mich hat se ehm (..) ja mir hat sie zur Sinn zur eigentlichen Sinnfindung verholfen. Oder so dass ich eh heute für mich einfach Sinn im Leben sehe und eh ich heute das Gefühl habe eh für mich ich bin ehm in diese Welt eh hineingeboren worden und nicht um immer nur eh Fun zu haben und Trallala und das alles immer nur ganz eben geht sondern ehm ich bin auch in diese Welt hineingeboren worden ehm weil ich irgendwelche Aufgaben bekomme und ehm durch die die Krankheit is für mich einfach (.) ja es is für mich auch eine Suche gewesen(`) und vielleicht habe ich auch den <u>Sinn</u> oder das wirklich gesucht und ehm (.) dass ich heut diese Aufgaben die ich heute erfülle oder heute mache – dass ich die überhaupt erfüllen kann oder dass ich das überhaupt dass ich mein heutiges Leben so genießen kann und dass ich auch heute anderen Menschen was vermitteln kann oder was geben kann dafür – habe ich diese Krankheit gebraucht oder hab ich diesen Weg gebraucht. [...] – und dazu habe ich diese Krankheit gebraucht. (5 Sek.) Und so g so gesehen hat se für mich nen sehr sehr großen Sinn gehabt. [NFT:938-953]

Kerstin macht auf diese Art und Weise deutlich, dass sie ihre Störung nicht nur erfolgreich bewältigt sieht, sondern dass sie darüber zu einem neuen und befriedigenden Leben gefunden hat, in dem sie anderen Menschen etwas von ihrer Erfahrung vermitteln kann. Kerstin vertritt dabei die Theorie, dass jeder Mensch Probleme zu überwinden habe, um zu sich selbst zu finden, und in diesem Zusammenhang integriert sie ihre Störung als sinnvolles Element in ihre Biographie. Ähnlich argumentiert z.B. Viola.

Bis hierher dürfte deutlich geworden sein, dass in den Auseinandersetzungen mit der Frage nach dem ‚Sinn der Störung' letztlich drei Argumentationsstränge entwickelt werden: Der erste bezieht sich auf unmittelbare Reaktionen auf äußeren Druck sowie auf bislang unerkannte Problemlagen und damit auf eine Perspektive innerhalb einer akuten Störungsdynamik. Der zweite bezieht sich auf den ‚Sinn der Störung' zur Entwicklung eines tiefer greifenden Problemverständnisses, das mehr als die unmittelbare Symptomatik umfasst. Der dritte wird offenbar gerade von Biographieträgerinnen entwickelt, die ihre Störungsdynamik als abgeschlossen betrachten und ihr in der Gesamtbiographie eine Funktion auf dem Weg zur Selbstentfaltung zuschreiben. Damit werden auch verschiedene Haltungen sich selbst bzw. der Störungsdynamik gegenüber entwickelt, die für die Interpretation der eigenen Lebensgeschichte von Bedeutung sind. Insgesamt wird deutlich, dass die Biographieträgerinnen sich intensiv mit ihrer Biographie und ihrer Problematik auseinander setzen. Dabei versuchen sie, Erklärungen zu entwickeln und ihre Erleidensprozesse in ihre Biographie zu integrieren. Problematisch werden die Sinndeutungen des ersten Argumentationsstranges, wenn sie darauf gerichtet sind, die Störungsdynamik und den damit verbundenen Bewusstheitskontext aufrechtzuerhalten. In diesen Fällen bedarf es besonders einer unterstützenden Reflexion, um ein größeres Problembewusstsein zu erzeugen und die eigenen Bewusstheitskontexte zu hinterfragen.

6 Diskussion zentraler Aspekte der fallrekonstruktiven Studie in Beziehung zu fremdtheoretischen Modellen und Überlegungen zur biographischen Arbeit als Kern von Bewältigungsprozessen

Im folgenden Kapitel werden einige Ergebnisse der fallrekonstruktiven Studie unter spezifischen Aspekten genauer betrachtet, wie z.B. hinsichtlich der Bedeutung der Familie, der Wirkung von Interventionen usw. Dabei werden auch Theoriebezüge diskutiert, die während des fallrekonstruktiven Vorgehens zunächst ausgeblendet werden mussten bzw. sich erst im Zuge der Analysen herausstellten. Die Ergebnisse der fallvergleichenden Diskussion, wobei mehr oder weniger gelingende und über das Essverhalten ausgetragene Bewältigungsversuche im Zentrum stehen, legen es nahe, theoretische Anschlüsse z.B. im Bereich der Identitätstheorien und im Belastungs-Bewältigungsmodell von Aaron Antonovsky zu suchen. Schließlich ergeben sich in diesem Kontext Überlegungen zur ressourcen- und stärkenorientierten Unterstützung von Bearbeitungs- und Bewältigungsprozessen im Rahmen biographischer Arbeit, die hier im doppelten Sinne verstanden wird, nämlich reflexiv im Zuge autobiographischen Erzählens sowie aktiv gestaltend als Arbeit an der eigenen Biographie.

6.1 Ein verändertes Essverhalten als Symptom für umfassende Problemgemengelagen

Die Vielschichtigkeit und Prozesshaftigkeit des Phänomens ‚Essstörung' offenbart sich unter einer fallrekonstruktiven Perspektive. Dabei wird deutlich, dass es sich um ein komplexes biographisches Geschehen handelt, das eng mit den Lebenswelten, den darin stattfindenden Interaktionen, den gesellschaftlichen Erwartungsmustern, den lebenszyklischen Entwicklungsanforderungen sowie den individuellen (biographischen) Voraussetzungen verbunden ist. In der fallübergreifenden Diskussion wird herausgearbeitet, dass das Phänomen ‚Essstörung' nicht allein aus dem aktuellen Symptomgeschehen besteht, das mit einer Diagnose nach ICD 10 oder ähnlichen Klassifikationssystemen zu erfassen ist. Aus der biographischen Perspektive wird vielmehr eine ‚Vorgeschichte' deutlich, die sich als ein im Lebensablauf der Biographieträgerinnen zumeist schon sehr früh aufbauender „Bedingungsrahmen" abzeichnet, der eine eigenständige Entwicklung erschwert.

Im fortschreitenden Lebensablauf, der mit weiteren Entwicklungsanforderungen verbunden ist, bauen sich neue Problemgemengelagen auf, wodurch die Biographieträgerinnen zunehmend in innere Widersprüche, in Spannungen und Krisen geraten, die sie destabilisieren. Ihre Versuche der Krisenbewältigung setzen dabei unmittelbar am eigenen Körper bzw. am Essverhalten an, was ihnen zunächst auch Beruhigung und Entlastung verschafft. Die Orientierung auf den Körper bzw. auf das Essverhalten lässt sich biographisch auf eine entsprechende Verunsicherung und Sensibilisierung zurückführen, wobei geschlechtsspezifische Muster der Problemverarbeitung eine Rolle spielen, ebenso individuelle Erfahrungen mit Kritik an der körperlichen Erscheinung, habitualisierte Essensrituale, die mit sozialen und affektiven ‚Funktionen' aufgeladen sind usw. Von außen betrachtet, manifestiert sich im weiteren Verlauf bei den Biographieträgerinnen ein inadäquater Bewältigungsversuch, der eine Eigendynamik entwickelt, welche im Symptomgeschehen ihren Ausdruck findet. Das veränderte Essverhalten entwickelt sich für die Biographieträgerinnen ambivalent, einerseits als Leidensprozess mit Zugzwängen, denen sie sich nicht entziehen können, andererseits hat es für sie eine individuelle Bedeutung als Versuch der Problembearbeitung. Die zugrunde liegenden Problemgemengelagen, wie z.B. Unzulänglichkeitsgefühle, Familienprobleme, Entwicklungshemmungen, bleiben weiterhin virulent und entfalten mit dem Symptomgeschehen neue Dynamiken und Wechselwirkungen. Dies wird insbesondere sichtbar, wenn Transformationen in den somatischen, psychischen und sozialen Bereich stattfinden. Lange Zeit sind diese Prozesse jedoch eingebettet in einen sich weiterhin unauffällig vollziehenden Lebensablauf, in dem es den Biographieträgerinnen gelingt, institutionellen Ablauf- und Erwartungsmustern wie z.B. Schule, Ausbildung, Beruf teilweise oder vollständig gerecht zu werden.

Aus der Störungsdynamik heraus werden oftmals bereits Kontroll-, Bearbeitungs- und Behandlungsversuche initiiert, die zumeist das Symptomgeschehen bzw. unmittelbare Problemlagen fokussieren. Insgesamt ist jedoch beobachtbar: Wenn es den Frauen gelingt, zunehmend biographische Arbeit zu leisten und darüber Selbststeuerung zu erleben, eigene Kompetenzen zu erkennen und Ressourcen zu erschließen, dann haben sie Chancen, sich langfristig zu stabilisieren und zugrunde liegende Probleme zu bewältigen. Dabei erscheint es jedoch als besonders wichtig, dass sie die Haltung sich selbst gegenüber, die von wenig Selbstvertrauen, -zuversicht und einem Gefühl der Unzulänglichkeit geprägt ist, verändern und sich über ihre innewohnenden Potenziale sowie Ressourcen und Kompetenzen bewusst werden. Das, was letztlich als ‚Essstörung' gehandelt wird, eben das Symptomgeschehen (als abweichendes Essverhalten, veränderte körperliche Erscheinung usw.), stellt sich hier als nur eine Dimension dar, die eingebettet ist in früher einsetzende, darüber hinausreichende Prozessstrukturen und -dimensionen.

6.2 Die Bedeutung des Familiensystems im Zusammenhang mit einem sich früh entwickelnden Unzulänglichkeitsgefühl

In der fallübergreifenden Diskussion (vgl. Abschnitt 5.2.1.1) wird die Familie ausdrücklich als eine zentrale Problemdimension im Zusammenhang mit der Genese der ‚Essstörung' thematisiert. Dabei wird herausgearbeitet, dass die Familie bzw. einzelne Familienmitglieder selbst von Problemlagen bzw. Verlaufskurvenprozessen dominiert sind und dass daraus problematische Beziehungs- und Interaktionsmuster resultieren. So leiden die Mütter vielfach selbst unter Problemen, Konflikten, nicht eingelösten Lebensentwürfen usw., mit denen sie umzugehen versuchen. Sie sind auf die Aufrechterhaltung ihres Alltags und auf die Problembewältigung fokussiert, weshalb sie oftmals keine Zeit für ihre Töchter haben bzw. als distanziert oder ambivalent erscheinen. Die Verlaufskurvenprozesse bzw. Problemlagen der Mütter scheinen sich so auf die Töchter zu übertragen.

Aber nicht nur die Mütter spielen eine Rolle, sondern auch andere Familienangehörige wie die Väter, Geschwister bzw. Großeltern. In den Lebensgeschichten tritt gerade der Vater signifikant in Erscheinung, sei es durch seine Abwesenheit, durch seine autoritäre Position innerhalb der Familie, durch seine kritisierende Haltung oder durch seine Leistungsorientierung gegenüber der Tochter, im Zusammenhang mit einer problematischen Beziehung zu seiner Frau oder aber aufgrund massiver (psychischer und körperlicher) Grenzüberschreitungen. Somit ergibt sich aus den Fallanalysen, dass nicht allein die Mütter einen Einfluss auf die Entwicklung der heranwachsenden Töchter haben, sondern dass Konflikte im Familiensystem teilweise über Generationen hinweg bestehen, weitertransportiert werden und dass dabei die Väter ebenso eine signifikante Rolle einnehmen.

Die familiären Problemlagen bestimmen so die Beziehungen zu den Kindern. Daraus erwächst bei den Biographieträgerinnen eine frühe Verunsicherung in Bezug auf ihre Position innerhalb der Familie, teilweise ein Gefühl, für die Probleme verantwortlich zu sein, bzw. ein Gefühl der fehlenden Anerkennung oder des nicht Angenommenseins. Daraus resultierend versuchen sie immer wieder, den Erwartungen und Forderungen der Familie gerecht zu werden, um darüber Anerkennung und Zuwendung zu erhalten. Dies wird durch die oft zu beobachtenden engen, sie kontrollierenden bzw. fremdbestimmenden Familienstrukturen gefördert. So lernen die heranwachsenden Frauen nicht, eigene Bedürfnisse zu entwickeln und einzufordern, sondern passen sich stattdessen an das Familiensystem an. Die Entwicklung der Fähigkeit, Grenzen gegenüber den Erwartungen und Forderungen anderer zu ziehen und eigene Bedürfnisse zu entfalten und umzusetzen, wird in diesen Familiensystemen maßgeblich beeinträchtigt, da den Kindern und Jugendlichen hier kein entsprechender Raum zugestanden wird. So wird schon früh eine Entwicklung zur Eigenständigkeit behindert, was besonders in der Pubertät und Jugend, wenn Individuierung, Ablösung, die Umsetzung eigener Lebensentwürfe usw. in den Vordergrund rücken, zu inneren Spannungen und Widersprüchen führen kann, teilweise auch, wenn sie mit ihren Problemen und Wünschen gar nicht wahrgenommen und zur Anpassung gezwungen werden. Unter den Bedingungen von Nichtbeachtung, fehlender Wärme oder von enger Kontrolle, hohen Leistungserwartungen und häufiger Kritik entwickeln die Biographieträgerinnen ein tief verankertes Unzulänglichkeitsgefühl. Sie verfügen kaum über die Fähigkeit, aufgrund eigener Bedürfnisse, Interessen und Entwicklungen Grenzen zu ziehen und sich darin selbst zu behaupten. Stattdessen neigen sie eher dazu, sich an Personen, die ihnen wichtig sind, anzupassen, weil sie andernfalls befürchten, keine Anerkennung und Zuwendung zu bekommen.

Neben der zentralen Bedeutung des Familiensystems werden fallübergreifend auch weitere Problemdimensionen diskutiert, wie Peer- und Partnerschaftsbeziehungen sowie institutionelle und lebenszyklische Ablauf- und Erwartungsmuster. Dabei wird deutlich, dass die frühe Verunsicherung, die zumeist schon in der frühen familiären Sozialisation verankert wird, in der Beziehung zu signifikanten Anderen sowie in der Haltung sich selbst gegenüber weiter verstärkt wird und dass sich innere Widersprüche und Spannungen zwischen Anpassungsdruck und Entwicklungsanforderungen weiter aufbauen.

Insgesamt wird deutlich, dass sich schon sehr früh ein Unzulänglichkeitsgefühl herausbildet, mit dem eine Verunsicherung in Interaktionen einhergeht. Dieses Gefühl hat Hilde Bruch in ihren Arbeiten als zentrale Dimension für die Genese von ‚Essstörungen' herausgearbeitet. Sie verortet jedoch den Ursprung explizit in einer gestörten Mutter-Kind-Beziehung insbesondere im ersten Lebensjahr (vgl. Abschnitt 2.11.1). In den Fallanalysen wird demgegenüber deutlich, dass über die Mutter-Kind-Beziehung hinausgehend auch weitere signifikante Andere in die Entwicklung der heranwachsenden Frauen hineinwirken, dass das Selbstvertrauen, das Selbstwertgefühl und die Selbstentfaltung über lange Jahre hinweg untergraben bzw. beeinträchtigt werden und dass die Mütter selbst in eigene Problemlagen verstrickt sind. Es ist jedoch offensichtlich, dass gerade die familiären Beziehungsstrukturen und das familiäre Klima die heranwachsenden Frauen wenig darin unterstützen, eigene biographische Entwürfe zu entwickeln, zu behaupten und umzusetzen. Dies wirkt dem Aufbau eines Vertrauens in sich selbst und in die eigene Handlungsfähigkeit entgegen. Die Lebensgeschichten zeigen zwar, dass die Biographieträgerinnen schulischen und beruflichen Anforderungen gerecht werden, was sie jedoch weniger als eigene Leistung verbuchen können, wenn sie damit versuchen, fremden Erwartungshaltungen gerecht zu werden.

6.3 Der Körper und das Essverhalten im Zentrum von Bewältigungsversuchen

Im Unterschied zu anderen Problembewältigungsversuchen sind in den vorliegenden Fällen der Körper und das Essverhalten zentral. Hier ist zu beobachten, dass in Krisen und kritischen Lebenslagen zunächst beispielsweise mit einem veränderten Essverhalten reagiert wird, z.B. durch unwillkürliche Nahrungsreduktion ohne konkretes Ziel. Oder der Körper rückt als Projektionsfläche für Unzulänglichkeiten und Probleme in den Vordergrund, weshalb entsprechende Strategien der Esskontrolle eingeleitet werden. Schließlich gibt es auch Fälle, bei denen das Essen über die Nahrungsaufnahme hinaus mit affektiven und sozialen Funktionen aufgeladen ist, so dass in Krisensituationen besonders das Bestreben an Bedeutung gewinnt, sich etwas Gutes zu tun. Dies bringt die Betroffenen jedoch in ein Dilemma zwischen Genuss und Kontrolle. Insgesamt dokumentiert sich bei allen im veränderten Essverhalten ein mehr oder weniger intentionaler Bewältigungsversuch einer Krise, in der die aufgeschichteten Probleme unterschiedlich deutlich zu Tage treten. Durch die damit verbundene Veränderungen und Erfahrungen stabilisieren sich die Frauen einerseits, wodurch sie andererseits das veränderte Essverhalten aufrechterhalten und eine Eigendynamik in Gang setzen, die im Symptomgeschehen ihren Ausdruck findet.

Die Fokussierung auf den Körper und das Essen wird überwiegend durch folgende Erfahrungen aufrechterhalten und verstärkt:

- durch eine (scheinbare) Bearbeitung eines Unzulänglichkeitsgefühls, die sich in den Fällen zeigt, in denen die Biographieträgerinnen z.B. durch Gewichtsabnahme Beachtung und soziale Anerkennung erfahren,

- durch die Veränderung von sozialen Beziehungen und Interaktionen, z.B. durch ein selbstbewussteres Auftreten im Gefühl einer neu gewonnenen Attraktivität, oder aber durch den Gewinn von Zuwendung und Fürsorge im Fall extremer Gewichtsabnahme,
- durch stattfindende Abgrenzung und Individuierung, z.B. durch die Entdeckung von eigenständigem Handeln und Intimität bei beginnenden Praktiken der Kontrolle (wie Fasten oder Erbrechen), die als selbstbestimmte Handlungen erlebt werden,
- durch einen entstehenden Selbstbezug, etwas für sich zu tun und sich beispielsweise einer Fremdbestimmung und Kontrolle zu entziehen bzw. die Orientierung auf andere abzuschwächen,
- durch eine entstehende Selbstwahrnehmung, die vor allem auf der veränderten Körperwahrnehmung basiert und durch Hungergefühle, durch die Wahrnehmung des abnehmenden Körperumfangs, aber auch durch kurzfristige Entspannungs- und Genusssituationen gekennzeichnet sein kann,
- durch das Erleben von Selbstkontrolle und Selbststeuerung gerade im Zuge von Praktiken selbstauferlegter Nahrungsbeschränkung, aber auch von Praktiken des Erbrechens, wobei das Erleben von Durchhaltevermögen, von erfolgreichen Kontrollstrategien usw. Handlungsfähigkeit signalisiert und das Unzulänglichkeitsgefühl zunächst kontrastiert.

Diese Effekte werden positiv und als Resultat eines erweiterten Handlungsspektrums erlebt. Dies zeigt sich in den Bewusstheitskontexten und in den eigentheoretischen Thematisierungen. Darin nehmen die Biographieträgerinnen oftmals eine ambivalente Haltung gegenüber ihrem Essverhalten und ihren Kontrollpraktiken ein. Beispielsweise wird immer wieder ein Zusammenhang zwischen Disziplin, Stärke und Esskontrolle hergestellt. Daraus resultiert überwiegend auch ein fehlendes Problembewusstsein bzw. ein Festhalten an Praktiken, unter deren Eigendynamik die Betroffenen bereits leiden. Diese Paradoxie ist kennzeichnend für die Störungsverlaufskurven und muss in allen Bearbeitungs- und Behandlungskontexten Berücksichtigung finden.

6.4 Die Bedeutung von Lebensalter, Schönheitsidealen und Geschlecht für die Genese von ‚Essstörungen'

In den Fallanalysen wird deutlich, dass nicht nur junge Frauen betroffen sind. Kerstin ist ein Beispiel dafür, dass solche Verlaufskurvenprozesse auch erst im Erwachsenenalter aufbrechen und sich als Symptomgeschehen manifestieren können. Ihre Unzulänglichkeitsgefühle, weder anerkannt und geliebt zu werden, noch als Frau attraktiv und beruflich erfolgreich zu sein, manifestieren sich deutlich in einer Krise nach der Trennung von ihrem Partner. Im

Rahmen einer Bilanzierung ist sie mit ihren uneingelösten Erwartungen und Ansprüchen an ihr Leben konfrontiert, die sie schließlich auf ihren scheinbar unvollkommenen Körper projiziert, den sie als Ursprung ihrer Probleme identifiziert. Dies wird durch ein berufliches Umfeld gefördert, in dem persönliche Attraktivität an beruflichem Erfolg sowie an der äußeren Erscheinung gemessen wird. Die Unzufriedenheit mit dem eigenen Körper ist angesichts der ansonsten umfassend negativen Selbstbilanz etwas Greifbares, so dass sie unmittelbar mit Praktiken der selbstauferlegten Nahrungsbeschränkung reagiert. Durch eine erfolgreiche Gewichtsabnahme erlebt sie sich als aktiv, steuernd, kontrollierend und erfährt auch Anerkennung. Oberflächlich betrachtet eifert sie auf diese Weise einem diffusen Schönheitsideal nach. Dahinter stehen jedoch Gefühle der Einsamkeit, der Leere und Orientierungslosigkeit und ein geringes Selbstwertgefühl. Ihre Lebenssituation ist im Vergleich zu den jungen Frauen zwar eine andere, jedoch versucht auch sie durch Esskontrolle Probleme zu bearbeiten, die tiefer begründet sind als nur in einer scheinbar fehlenden Attraktivität.

Dass insgesamt eher jüngere Frauen betroffen sind, wird im Rahmen der vorliegenden Studie daran ersichtlich, dass die Biographieträgerinnen überwiegend während der Pubertät und Adoleszenz in Verunsicherungen, Konflikte und Widersprüche geraten, die sie vor dem Hintergrund ihrer Problemaufschichtungen destabilisieren. Dass in diesen Lebensphasen der Körper ins Zentrum gerät, ist auch auf die psychosexuellen Entwicklungen und die damit einhergehenden Verunsicherungen und Rollenerwartungen zurückzuführen. Gerade Pubertät und Adoleszenz sind Lebensphasen mit Umbrüchen, Verunsicherungen, divergenten Anforderungen usw., die jede heranwachsende Frau bewältigen muss. Die bei den Biographieträgerinnen oft schon früh beschädigte Beziehung zum eigenen Körper im Zuge von Zuschreibungen und die damit verbundenen Verunsicherungen, besonders in Interaktionen mit Gleichaltrigen, werden in dieser Phase nachhaltig virulent. Die Mädchen und jungen Frauen leiden oft unter ihren Problemen und inneren Widersprüchen, bleiben jedoch nach außen angepasst und unauffällig, ohne eine Sprache und einen Raum zu finden, in dem sie ihre Gefühle zum Ausdruck bringen können. Daher müssen sie die Probleme mit sich selbst ausmachen. Darin spiegelt sich sowohl eine geschlechtsspezifische Problemgemengelage wie auch eine geschlechtsspezifische, introvertierte Problemverarbeitung. Vielleicht treten ‚Essstörungen' auch deshalb gehäuft in der Pubertät und Adoleszenz in Erscheinung, weil die Mädchen und jungen Frauen noch kaum über eigenständige Strategien der Lebensbewältigung verfügen, keine bzw. wenige außerfamiliäre Beziehungen und Räume zur Problemreflexion und Bearbeitung zur Verfügung haben, entwicklungsbedingt auch nicht den Raum zur Selbstbestimmung zugesprochen bekommen. Das Symptomgeschehen entwickelt sich in diesen Gemengelagen in Form intuitiver Strategien der Problembewältigung, die sich im weiteren Lebensablauf allerdings so manifestieren, dass sie mit Beendigung der Jugendphase nicht einfach ‚abgelegt' werden können. Genauso gut können allerdings Krisensituationen auch in späteren Lebensphasen in Erscheinung treten, die ähnlich tiefe Verunsicherungen mit sich bringen, wie dies ursprünglich allein der Jugendphase zugeschrieben wird.

Hinsichtlich der gängigen Annahme, dass ein gesellschaftliches Schönheitsideal des schlanken Frauenkörpers wesentlich für die Genese von ‚Essstörungen' sei, ergibt sich in den Fallstudien ein differenzierteres Bild.

- Zwar rücken Körperlichkeit und Attraktivitätsvorstellungen in verschiedenen Lebensphasen immer wieder in den Mittelpunkt der Selbstbetrachtung, so dass die Annahme, es werde ein Vergleich mit einem Schönheitsideal angestellt, zunächst nachvollziehbar ist. Jedoch ergibt sich aus den Fallanalysen, dass damit eine viel weiter reichende kritische Selbstbetrachtung verbunden ist, die sich auf die bereits mehrfach herausgearbeiteten Unzulänglichkeitsgefühle und tief sitzenden Defiziterlebnisse stützt.
- Dementsprechend formulieren die Biographieträgerinnen überwiegend keine klaren Vorstellungen von ‚Schönheit', sondern eher diffuse Wünsche, „schlanker" zu werden bzw. ein bestimmtes Zielgewicht zu erreichen usw. Wichtiger scheint dabei zu sein, dass für sie damit die diffuse Vorstellung verbunden ist, dass dann alles besser wird, dass dann endlich Disziplin eingehalten werden kann, dass dann die gewünschte Zuwendung erlangt wird usw.
- Zudem erinnern einige Biographieträgerinnen gar nicht das Ziel, eine „Diät" zu verfolgen, sondern in Krisen unwillkürlich mit verändertem Essverhalten reagiert zu haben. Nicht alle Strategien der selbstauferlegten Nahrungsbeschränkung bzw. anderer Kontrollpraktiken stehen demzufolge im Zusammenhang mit einem bewusst oder unbewusst verfolgten Schönheitsideal, sondern sie resultieren oft auch aus der unmittelbaren Reaktion auf Probleme.
- Die im Verlauf des Störungsgeschehens ausgeprägte Angst vor Gewichtszunahme hat in den wenigsten Fällen mit dem Nichteinhalten eines normativen Schönheitsideals zu tun, sondern ist oftmals als Angst vor dem Gefühl des Versagens, des Verlustes an Kontrolle und Selbstbestimmung zu verstehen. Unabhängig von ihrem körperlichen Zustand und der Schwere ihres Erleidensprozesses bedeutet es für die betroffenen Frauen einen großen Verlust, ihre Praktiken und damit das für sie Erreichte an Selbstkontrolle, Disziplin usw. aufzugeben.
- Natürlich spielen unbewusst normative Standards bei der Selbstbewertung eine Rolle, wie sie beispielsweise schon früh subtil innerhalb der Familie gesetzt werden. Wenn z.B. der Vater fortlaufend am ‚dicken Hintern' der Tochter herummäkelt, wenn die Mutter ihr eigenes Körperideal durchzusetzen versucht oder als Modell dient, wenn inadäquat auf körperliche

Veränderungen in der Pubertät reagiert wird, wenn bereits früh immer wieder auf die ‚richtige' Ernährung hingewiesen wird, dann werden normative Körperideale schon früh und relativ umfassend einsozialisiert. Die fortwährende Kritik an den Mädchen und jungen Frauen lässt sie zugleich spüren, dass sie unzulänglich sind, nicht mit Anerkennung rechnen können und unter Veränderungsdruck stehen. Dies wirkt unabhängig von den Modellerscheinungen, wie sie über die Medien transportiert werden.

Die geschlechtsspezifisch weiblichen Betrachtungen in dieser Studie konnten nicht durch männliche Fälle kontrastiert werden. In der männlichen Sozialisation stand die körperliche Attraktivität bisher bei weitem nicht so im Mittelpunkt wie in der weiblichen. Inzwischen deutet sich allerdings ein Wandel im Verständnis der männlichen Geschlechterrolle an, wobei eine Vielzahl an Orientierungen und Identitätskonzepten im Raum stehen, unter anderem auch andere Formen der (körperlichen) Selbstpräsentation und Problemverarbeitung. Auch männliche Subjekte können auf Krisen mit einem veränderten Essverhalten reagieren und im Alltag versuchen, ihr Körpergewicht zu kontrollieren. Mit der zunehmenden Bedeutung der körperlichen Attraktivität wächst auch bei Männern allerdings die Gefahr, dass diese ihren Körper als Projektionsfläche für sonstige Probleme entdecken und dementsprechende Strategien zur Kontrolle entwickeln. Vor dem Hintergrund entsprechend massiver Problemaufschichtungen kann sich auch hier das veränderte Essverhalten manifestieren. Zwar stehen ihnen – im Sinne von Geschlechtsstereotypen – legitime Aktivitäten wie extreme körperliche Betätigung, Fitnesstraining, Anabolikagebrauch usw. zur Verfügung, daneben entwickeln sich aber auch vielfältige Lebensformen und Orientierungen, in denen die dichotomen Geschlechterstereotypen aufgelöst werden. Damit steigt die Wahrscheinlichkeit, dass die Geschlechtsspezifik des Phänomens ‚Essstörung' abnimmt.

6.5 Eigendynamiken in den Störungsverläufen

An dieser Stelle werden drei zentrale Phänomene pointiert dargestellt, die die Eigendynamiken im Störungsverlauf kennzeichnen und die Komplexität des Phänomens ‚Essstörung' widerspiegeln, das sich weit über das Symptomgeschehen hinaus erstreckt.

(a) Ambivalente Haltungen gegenüber dem veränderten Essverhalten und Kontrollpraktiken sowie veränderte Bewusstheitskontexte

Die Fallanalysen machen deutlich, dass das Symptomgeschehen nicht von Beginn an und über den gesamten Verlauf hinweg von den Biographieträgerinnen kontinuierlich erlitten wird. Dies erklärt sich u.a. aus den anfänglichen

Veränderungen, die entlastend empfunden werden. Der sich im Verlauf entwickelnde Bewusstheitskontext trägt dazu bei, dass Kontrollverluste, Risiken sowie Reaktionen aus dem sozialen Umfeld nicht wahrgenommen bzw. ausgeblendet werden. Solange über die Esskontrolle Selbstdisziplin, Selbststeuerung und anderes erlebt wird oder im Erbrechen die einzige Möglichkeit gesehen wird, dem Spannungsverhältnis zwischen Bedürfnis und Kontrolle zu entgehen, erübrigt sich für die Biographieträgerinnen ein Infragestellen. So können Anstöße zur Reflexion durch die soziale Umwelt an ihnen abprallen. Hierbei spielen auch sich entwickelnde Eigentheorien eine Rolle, die das eigene Essverhalten in einen Bedeutungszusammenhang mit der aktuellen Lebenssituation bringen. Erst im Zuge eines temporären Leidensdrucks beginnt ein Oszillieren zwischen Erleiden und Nicht-Erleiden, wobei dieses ambivalente Erleben über längere Phasen hinweg kennzeichnend sein kann. Folglich muss eine Motivation, Hilfe in Form einer professionellen Unterstützung in Anspruch zu nehmen, nicht durchgängig vorhanden sein. Die Ambivalenz ist somit störungsimmanent und Ausdruck für fehlende adäquate Bewältigungsmuster, für entwickelte Eigentheorien sowie für weiter bestehenden Problemdruck. Dies muss innerhalb therapeutischer Arbeit beachtet werden, denn seitens der Frauen hat das Aufgeben ihres veränderten Essverhaltens bzw. ihrer Kontrollpraktiken eine weitaus größere Bedeutung (vgl. Abschnitt 6.3).

(b) Körperliche, psychische und soziale Beeinträchtigungen

Im vorherigen Kapitel (vgl. Abschnitt 5.4.6) werden die Auswirkungen der Störungsverlaufskurve auf den körperlichen, psychischen, schulischen bzw. beruflichen und sozialen Bereich diskutiert. Dabei ist zentral, dass die Transformationsprozesse nicht allein auf das Symptomgeschehen zurückzuführen sind, sondern aus der Gesamtdynamik der Problemgemengelage heraus entstehen. Außerdem können Stigmatisierungen und Erlebnisse von massiver Fremdbestimmung im Rahmen von Interventionen Transformationsprozesse auslösen bzw. beschleunigen. Dabei sind neben qualitativen Veränderungen und Erweiterungen im Symptomgeschehen besonders auch Auswirkungen auf das Selbsterleben, auf die Haltung sich selbst und der Welt gegenüber zu beobachten. Auch autoaggressives Verhalten wie selbstverletzende Handlungen sind in den vorliegenden Fällen unter anderem darauf zurückzuführen. Im Hinblick auf Auswirkungen im körperlichen Bereich, die sich beispielsweise in Krämpfen, Zahnschäden, Knochenschäden, Kreislaufproblemen, Sehstörungen usw. zeigen, ist interessant, wie die Biographieträgerinnen sich damit argumentativ auseinander setzen. Einerseits antizipieren sie Folgeschäden, zugleich versuchen sie, existierende gesundheitliche Beeinträchtigungen auszublenden bzw. ‚herunterzuspielen'. Letzteres dient offenbar dazu, die eigene Situation erträglich zu gestalten, Ängste klein zu halten, die angesichts des hohen Risikos von Folgeschäden bei weiter aufrechterhaltenen Praktiken des veränderten Essverhaltens und der Kontrolle bestehen. In den argumentativen Auseinandersetzungen dokumentiert sich zugleich, dass sie ein über Literatur und andere Medien vermitteltes Hintergrundwissen als Bewertungsmaßstab anwenden. Die über die Medien berichtete drastische Komorbidität trägt offenbar mit dazu bei, dass sie sich unaufgefordert damit auseinander setzen. Bei einigen Biographieträgerinnen haben die in der Öffentlichkeit gehandelten vielfältigen Risiken (vgl. Abschnitt 2.6) scheinbar die Auswirkung, dass sie – wenn sie nicht ebenso drastische Beeinträchtigungen bei sich beobachten –, von einer verminderten Betroffenheit ausgehen und dann existierende Schädigungen unterbewerten. Zugleich kann daraus eine verstärkte Angst resultieren, die sie allein jedoch nicht motivieren kann, ihr Essverhalten zu verändern. Somit tragen sie diese Verunsicherung als zusätzliche Belastung immer in sich.

(c) Entfremdungsprozesse

In den Erinnerungen wie in den argumentativen Auseinandersetzungen wird die Bedeutung von Entfremdungsprozessen anschaulich deutlich. Diese treten in verschiedenen Qualitäten und Kontexten auf. Besonders kennzeichnend sind Prozesse des Fremdwerdens sich selbst gegenüber, des Fremdwerdens des eigenen Körpers bzw. der sozialen Umwelt. Die Biographieträgerinnen erleben sich dann in verschiedensten Situationen als hilflos, orientierungslos, handlungsunfähig, fremdbestimmt. Anhand der autobiographischen Daten kann gezeigt werden, dass Zwangserfahrungen im Rahmen von Interventionen hierbei eine zentrale Rolle spielen. Sie können zerstörerische Wirkungen auf die Haltung gegenüber sich selbst sowie auf die zumeist schon beschädigte Beziehung zum eigenen Körper haben. So kann eine Sondenernährung zum traumatischen Erlebnis der Verletzung der persönlichen Integrität und Autonomie führen, wodurch der Körper als Objekt in der Hand anderer und der eigenen Steuerung entzogen erlebt wird. Die betroffenen Frauen werden so ihres Körpers enteignet und erfahren Gefühle umfassender Hilflosigkeit und Ohnmacht. Das schon früh zu beobachtende Unzulänglichkeitsgefühl sowie die gestörte Beziehung zum eigenen Körper werden so verfestigt und fortgeschrieben. In den autobiographischen Stegreiferzählungen dokumentiert sich, dass die Betroffenen sich von solchen Erlebnissen zu distanzieren oder diese Phasen auszublenden versuchen. Selbst Jahre nach den Klinikaufenthalten haben sie diese Erlebnisse nicht verarbeitet.

Besonders drastisch zeigen sich Entfremdungsprozesse im Verlust der eigenen Biographie, wie es in einigen Fällen zu beobachten ist. In Folge von zahlreichen und langwierigen stationären Aufenthalten und Interventionen sowie traumatischen Erlebnissen sehen sich die Frauen als fremdbestimmt und verlieren den Zusammenhang bzw. roten Faden in ihrem Lebensablauf, so dass sie teilweise sogar erlebte Beziehungen nur noch aus Sekundärquellen rekonstruieren können. Damit sind ihnen Teile ihres eigenen Lebens fremd geworden.

6.6 Beobachtete negative Wirkungen von Interventionen

In der Gesamtdiskussion wird über die Entfremdungsprozesse hinaus das Erleben von Interventionen mehrfach thematisiert. Dabei wird deutlich, dass medizinisch-therapeutische Interventionen wie auch Interventionen seitens signifikanter Anderer nicht nur als unterstützend und hilfreich erfahren bzw. rückblickend bewertet werden. In den Erfahrungsaufschichtungen kommen vielmehr auch Ereignisse zu Tage, die als Gewalt, als Zwang, als Entmündigung usw. erlebt wurden. Im Folgenden werden einige Aspekte im Überblick dargestellt, die einen kritischen Blick auf Interventionen werfen, der sich aus der Perspektive der Biographieträgerinnen ergibt:

- Im Rahmen von Interventionen werden häufig durch untaugliche Mittel Probleme reproduziert. Beispielsweise ist für die betroffenen Frauen Autonomie und Selbstbestimmung ein hoher Wert, wohingegen sie besonders in stationären Zusammenhängen auf Anpassung und Unterordnung reduziert werden. Immer wieder erleben Biographieträgerinnen die Fremdbestimmung als extrem, wenn ihnen keine Intimitätsräume zugestanden werden und sie einer ständigen Kontrolle unterliegen. Wie oben herausgearbeitet, ist die ambivalente Haltung zum eigenen Essverhalten Bestandteil der Störungsdynamik und muss in die therapeutische Arbeit integriert werden.
- Der Anpassungsdruck (insbesondere im Rahmen von Verhaltensprogrammen) kann zu Strategien des Unterlaufens bzw. zu Abwehrreaktionen führen. Aus Sicht der Biographieträgerinnen handelt es sich dabei nämlich um Versuche, ihre Selbstbestimmung und Selbstkontrolle aufrechtzuerhalten und sich zu behaupten. Ihre daraus resultierenden Abwehrreaktionen bzw. heimlichen Strategien, sich den Regeln zu widersetzen, werden von den Professionellen als aufsässig bzw. als störungstypisch definiert und mit verschärften Sanktionen geahndet. Dies erscheint oft ungeeignet, um Compliance herzustellen, denn letztlich können so weitere Abwehrreaktionen entstehen. Der damit verbundene Vertrauensverlust untergräbt nachhaltig die Offenheit gegenüber professioneller Unterstützung.
- Folgen auf solche Abwehrreaktionen Sanktionen, bzw. wird den betroffenen Frauen fehlende Compliance unterstellt, so machen sie sich trotz ihres Abwehrverhaltens dafür oftmals dennoch selbst verantwortlich. Die Erfahrung von misslingenden Therapieversuchen verbuchen sie als selbst zu verantwortendes Scheitern aufgrund ihrer eigenen Unzulänglichkeit und

erhalten damit eine Bestätigung in ihrer sowieso schon negativ gefärbten Grundhaltung sich selbst gegenüber. Selbststigmatisierung, Rückzug in sich selbst, Verzweiflung, Selbsthass bis hin zu autoaggressiven Handlungen können die Folge sein.

- In den Interaktionen mit den Professionellen fühlen sich die Biographieträgerinnen häufig nicht verstanden bzw. nicht ernst genommen. Demgegenüber werden ihre Versuche, sich zu verbalisieren, teilweise negiert bzw. als charakteristisch für ihre Störung gewertet. Damit werden Eskalationen heraufbeschworen, die seitens der betroffenen Frauen mit weiteren Affekthandlungen, Rückzügen und Abwehrreaktionen, seitens der Professionellen mit weiteren Sanktionen beantwortet werden.
- Die Ernährung über die Sonde wird von Professionellen als medizinisch notwendige Intervention gesehen, um das Überleben der Betroffenen zu sichern. Aus der Perspektive der Biographieträgerinnen wirkt dies als Zwangsernährung. Sie erleben diese Maßnahmen als unerträgliche Gewalt, woraus Gefühle totaler Hilflosigkeit und Ohnmacht erwachsen. Besonders fatal erscheint dabei, dass solche Maßnahmen ohne weitere therapeutische Begleitung eingeleitet und durchgeführt werden, so dass die Frauen mit ihren Ohnmachtsgefühlen allein gelassen sind.
- Professionelle agieren gegenüber betroffenen Frauen häufig mit „geschlossenen Bewusstheitskontexten". Maßnahmen werden z.B. nicht kommuniziert oder verständlich gemacht, und die Betroffenen werden nicht in Entscheidungsprozesse einbezogen. Das kann dazu führen, sich den Interventionen ausgeliefert zu fühlen.
- Eine gesonderte Behandlung, beispielsweise in homogenen Therapiegruppen, kann von den betroffenen Frauen als ein erzwungenes ‚Outing' erlebt werden. Ebenso die in vielen Kliniken anzutreffenden ‚Esstische', an denen ausschließlich Menschen mit ‚Essstörungen' sitzen. Sie werden mit ihrer Problematik für alle anderen Klinikpatienten identifizierbar. Diese Rahmenbedingungen können als Verletzung der Intimität und Selbstbestimmung erlebt werden und Schamgefühle, Verunsicherungen sowie Abwehrverhalten hervorrufen.
- Lange und aufeinander folgende stationäre Aufenthalte, lange Krankschreibungen usw. tragen mit zur sozialen Desintegration bei, zu Unterbrechungen institutioneller Ablauf- und Erwartungsmuster wie Schul-, Berufsausbildung oder Beziehungsaufbau unter Peers usw., so dass die Fokussierung auf die eigene Betroffenheit zu einem wesentlichen Lebensbestandteil wird.
- Bei wiederholten Klinikaufenthalten wird vorab nicht darauf geachtet, wie die betroffenen Frauen vorherige erlebt haben. So kann es zu Wiederholungen von schon einmal als traumatisch erlebten Interventionen kommen, was unterschiedliche Reaktionen nach sich zieht: das Vertrauen in profes-

sionelle Unterstützung gänzlich zu verlieren oder sich erneut ohnmächtig bzw. als unfähig zu erleben usw.

Abschließend ist anzumerken, dass – ohne hier weitere Zusammenhänge einzubeziehen – es augenscheinlich ist, dass diejenigen, die wechselnde stationäre Aufenthalte, fremd eingeleitete Interventionen, Zwangsernährung, Fixierung, Medikamentierung usw. (traumatisch) erinnern, oft lange und massive Störungsverlaufskurven aufweisen. Im Fachdiskurs ist bei diesen Menschen oft von „chronischen Verläufen" mit Komorbiditäten die Rede, wobei der Ursprung im jeweiligen Subjekt verortet wird. Aus der Perspektive der Biographieträgerinnen stellt sich dies jedoch anders dar, wenn sie an solchen Interventionen und Traumatisierungen langfristig leiden und diese bislang nicht verarbeiten konnten. In den Interaktionsbeziehungen zwischen Professionellen und den betroffenen Frauen dokumentiert sich in solchen Fällen oft eine asymmetrische Beziehung mit der Definitionsmacht bei den Professionellen, unter der die Frauen leiden, weil sie sich nicht verstanden fühlen, weil ihnen Gewalt angetan wird, weil sie sich nicht wehren können. An dieser Stelle wird nicht einfach die Perspektive der Biographieträgerinnen in Form von Klagen übernommen. Die skizzierten Defizite und ihre Auswirkungen dokumentieren sich in zahlreichen Situationen, wie sie in den Lebensgeschichten erinnert werden.

Es dürfte deutlich geworden sein, dass die Biographieträgerinnen im Zuge der Störungsdynamik von vielfältigen Phänomenen getrieben sind und einen eigenen Bewusstheitskontext entwickeln, aus dem heraus sie oftmals zunächst weder die Notwendigkeit von Interventionen noch deren einzelne Maßnahmen nachvollziehen oder akzeptieren können, was die Behandlungssituationen beeinträchtigen kann. Es entsteht allerdings der Eindruck, dass die Professionellen dem Willen nach Selbstbehauptung seitens der betroffenen Menschen durch einfache Formen von Zuwendung, durch ein sichtbares Bemühen um ein Verstehen des Einzelfalls, durch Vermittlung des Gefühls der nach wie vor bestehenden Einzigartigkeit der Persönlichkeit, durch Information bzw. Kommunikation sowie durch ihre Beteiligung an Entscheidungsprozessen entgegenkommen könnten.

6.7 Bewältigungsprozesse und Ressourcen

In den Fallrekonstruktionen wird deutlich, dass die Biographieträgerinnen in der Regel auch dann noch über Ressourcen verfügen, wenn sie vordergründig fast vollständig vom Symptomgeschehen dominiert sind. Die berufliche Integration stellt dabei eine wichtige Ressource dar, in einigen Fällen auch die soziale Integration durch Kontakte zu Gleichaltrigen. Auffallend ist jedoch, dass die Biographieträgerinnen dies selbst nicht wahrnehmen, sondern von einem geringen Selbstwertgefühl und Selbstvertrauen geprägt sind. Oft verstellt dies den Blick auf die eigenen Leistungen und Ressourcen.

Darüber hinaus ist das Phänomen zu beobachten, dass im Zuge von Erfahrungen sozialer Integration, Selbstbestimmung, Handlungskompetenz und der Umsetzung bzw. Bewältigung von Aufgaben usw. die Störungsverlaufskurve (insbesondere das Symptomgeschehen) temporär in den Hintergrund tritt. Immer dann, wenn die Frauen selbst Handlungsoptionen entwickeln, umsetzen und damit Erfolg erzielen, besteht die Chance, dass sie von ihren Problemlagen weniger dominiert werden und dass das Symptomgeschehen in den Hintergrund tritt. In den Fallgeschichten gibt es dafür zahlreiche Beispiele, die vom Eintritt in einen Volleyballverein über die Entwicklung beruflicher Perspektiven der Selbständigkeit bis hin zum Besuch einer Selbsthilfegruppe reichen und allesamt mit dem Effekt verbunden sind, dass das Symptomgeschehen zumindest vorübergehend an Dominanz verliert.

Eine weitere Beobachtung ist, dass die betroffenen Frauen aus Erfahrungen mit der eigenen Störungsdynamik Handlungskompetenzen entwickeln. So antizipieren sie sich anbahnende Orientierungszusammenbrüche und versuchen diese durch entsprechende Strategien, die sie teilweise unbewusst entwickeln, abzuwenden. Darin dokumentiert sich ein Lernprozess, in dem die Kompetenz gebildet wird, nach Erfahrungen mit Krisen handlungsschematisch zu agieren, beispielsweise in einer heraufziehenden Krise den Vertrauensarzt aufzusuchen oder das Abgleiten in die Depression durch Arbeitssuche zu verhindern oder biographische Entwürfe zu entwickeln, mit denen die belastende Lebenssituation entscheidend verändert werden soll.

In der fallübergreifenden Diskussion der Bearbeitungs- und Bewältigungsprozesse der Störungsverlaufskurve (vgl. Abschnitt 5.4.12) werden zwei Ebenen unterschieden: die der unmittelbaren Bearbeitungs- und Behandlungsstrategien sowie die der darüber hinausreichenden biographischen Arbeit. Bezieht sich die erste eher auf die Bearbeitung des Symptomgeschehens bzw. aktueller Konflikte und Problemlagen, so sind mit der zweiten die Entwicklungen und Umsetzungen eigenständiger Lebensentwürfe gemeint, die die Entwicklung von Selbständigkeit, Selbstbestimmung, eigenständigen sozialen Beziehungen usw. vorantreiben. Im Zuge von biographischen Initiativen, über die die Biographieträgerinnen mehr Selbstbestimmung über ihr Leben erlangen, bearbeiten sie zugleich grundlegende Verlaufskurvenpotenziale, wie z.B. das ausgeprägte Gefühl der Unzulänglichkeit und der Fremdbestimmung. Diese Prozesse des Kompetenzgewinns, der Erschließung von Ressourcen, einer gelingenden Lebensbewältigung sind den Biographieträgerinnen in ihrer Bedeutung jedoch weniger bewusst und beginnen zumeist unentdeckt, während das Symptomgeschehen noch dominant ist. Diese Entwicklungen können jedoch langfristig Veränderungen in den Haltungen sich selbst gegenüber und im Umgang mit Problemen bedingen. Diese Erfahrung alleine scheint jedoch noch nicht ausreichend. Offenbar ist es wichtig, dass die Frauen Anerkennung erfahren, dass sie lernen, ihre eigenen Leistungen zu reflektieren und wertzuschätzen. Die Fallanalysen legen damit offen, dass eine symptombezogene Arbeit zu kurz greifen würde und dass eine auf das Symptomgeschehen fokussierte Wahrnehmung die parallel stattfindenden Prozesse und vorhandenen Ressourcen möglicherweise übersehen würde. Darüber hinaus wird deutlich, dass die Kontrolle des Symptomgeschehens noch nicht bedeutet, dass zugrunde liegende Probleme und Haltungen sich selbst gegenüber verändert werden, und dass somit das Risiko bestehen bleibt, dass jederzeit neue Prozessierungen aufbrechen können.

Mit einer gelingenden Bewältigung können unter anderem folgende förderlichen Bedingungen sowie notwendigen Ressourcen herausgearbeitet werden:

- Selbsthilfezusammenhänge: Der Austausch mit anderen betroffenen Menschen wird als entlastend erlebt, insbesondere wenn das Problembewusstsein dadurch aus einer individualisierten Perspektive herausgerückt werden kann. Die Niederschwelligkeit spielt hierbei eine große Rolle, denn viele der Frauen haben eine große Scham, über ihre Probleme zu reden. Zudem erleben sie hier ein Angenommensein auch mit ihren Problemen, was ihnen oftmals in der gewohnten sozialen Umgebung verwehrt ist. Auch leisten solche Gruppen, dass die betroffenen Frauen das Gefühl von sozialer Integration und Zugehörigkeit entwickeln, auch wenn dies über das gemeinsame Stigma erfolgt. Darauf basierend entwickeln die Frauen oftmals weitere Initiativen zur Bewältigung des Alltags und ihrer Probleme.
- Behandlungszusammenhänge: Hier scheint die Beziehungsebene zwischen Professionellen und betroffenen Frauen besonders bedeutsam zu sein, sofern sie von Vertrauen und Wertschätzung gekennzeichnet ist. Dabei spielen „offene Bewusstheitskontexte“ eine wichtige Rolle, dass also Transparenz hinsichtlich der geplanten Maßnahmen hergestellt und eine gemeinsame Aushandlung von Therapiezielen ermöglicht wird usw. Seitens der Professionellen bedeutet dies, sich auf einen offenen, fallverstehenden Prozess einzulassen, in dem auf das Erleben der Klientin eingegangen wird, in dem deren Selbstbestimmung geachtet wird, in dem biographische Arbeit gefördert wird (das Bestreben, eine eigene biographische Linie zu entwickeln) und in dem die Ressourcen der Klientinnen aktiviert werden. Dabei scheint es auch wichtig zu sein, die entwickelten Bewusstheitskontexte, die Eigentheorien und die Haltungen sich selbst gegenüber immer wieder zu hinterfragen und ein mögliches Scheitern zu thematisieren, um dem Gefühl der eigenen Unzulänglichkeit entgegenzuwirken. Darüber hinaus ist es besonders bei langwierig betroffenen Menschen, die schon mehrere medizinisch-therapeutische Settings durchlaufen haben, wichtig,

sich mit ihren Erlebnissen und Bewertungen therapeutischer Maßnahmen vorab auseinander zu setzen, um die Reproduktion von Negativerfahrungen zu vermeiden.

- Materielle Ressourcen: Für einen Prozess der Ablösung aus einengenden Familienstrukturen, der Gewinnung von Selbstbestimmung, der Entwicklung kreativer Potenziale, der Umsetzung eigener biographischer Entwürfe usw. sind materielle Ressourcen unabdingbar. Diese Voraussetzung ist jedoch nicht immer gegeben: Frauen, die aufgrund von langen Krankschreibungen bzw. unterbrochenen Schul- und Berufsausbildungen kaum beruflich integriert sind, befinden sich oft in finanziellen Abhängigkeiten bzw. Engpässen. Des Weiteren handelt es sich zumeist um junge Frauen, die in finanzieller Hinsicht stark an die Familie gebunden sind, wodurch eine Ablösung bzw. Abgrenzung von der familiären Fremdbestimmung erschwert wird. Darüber hinaus spielen materielle Ressourcen bei vielen Behandlungsangeboten eine wesentliche Rolle: So sind beispielsweise ambulante Therapien, die kreative Potenziale ansprechen oder die Körperarbeit forcieren, als Privatleistungen – ebenso wie z.B. teilstationäre Behandlungszusammenhänge – oft mit hohen Eigenbeteiligungen verbunden.
- Soziale Ressourcen: Das Vorhandensein eigenständiger sozialer Beziehungen, in denen Wertschätzung, Anerkennung und ein Gefühl des Angenommenseins vermittelt wird, spielt offenbar eine große Rolle bei der Entwicklung eines stärkeren Selbstwertgefühls. Die Sicherheit, daraus Unterstützung erfahren zu können, sich einer Gruppe zugehörig zu fühlen und über die eigenen Probleme sprechen zu können, ist eine wichtige Ressource gerade im Zuge von Bewältigungsprozessen. Zugleich wird deutlich, dass soziale Beziehungen einen sanften Druck auf die betroffenen Frauen ausüben können, etwas zu verändern, und damit deren ambivalente Haltung gegenüber ihrem Essverhalten beeinflussen können. Die Reaktionen von Bezugspersonen sind als Impuls und Ermutigung wichtig. Sie können aber nur dann entsprechend wirken, wenn sie nicht grenzüberschreitend und als Fremdbestimmung erlebt werden.
- Persönliche Ressourcen und Potenziale: Wie schon mehrfach betont, werden in jeder Lebensgeschichte schon früh Potenziale und Kompetenzen sichtbar, ebenso wie in den späteren Versuchen, mit Krisen und schwierigen Lebenslagen umzugehen. Zu nennen sind beispielsweise Kreativität, Leistungsbereitschaft, Durchhaltevermögen, Willensstärke, eigenständige Planungs- und Umsetzungskompetenzen usw. Diese Ressourcen werden von den Biographieträgerinnen allerdings auch gerade im Zusammenhang mit ihrem veränderten Essverhalten bzw. ihren Kontrollpraktiken eingesetzt, weshalb sie nicht als solche erkannt, sondern als störungstypische Verhaltensweisen klassifiziert und negativ bewertet werden. In den Bearbeitungs- und Behandlungsprozessen ginge es vor allem darum, diese Res-

sourcen und Potenziale zu erschließen und für den Bearbeitungsprozess nutzbar zu machen. In einigen Fällen ist jedoch zu beobachten, dass seitens der Professionellen Energie darauf verwendet wird, diese Ressourcen zu unterdrücken, Willenskraft zu ‚brechen', da sie dies einseitig in Verbindung mit dem Symptomgeschehen sehen.

Insgesamt wird in den analysierten Fällen deutlich, dass Bewältigungsprozesse langwierig sein können, dass sich Prozesse mit stabilisierenden wie destabilisierenden Effekten abwechseln, dass das Problembewusstsein immer wieder schwankt und dass sich mit Orientierungszusammenbrüchen nicht automatisch Wendepunkte einstellen. In den Eigentheorien der Biographieträgerinnen sind idealisierte Vorstellungen davon jedoch verbreitet, denn einige der betroffenen Frauen warten auf einen plötzlichen Beginn des Veränderungsprozesses, der sich unwillkürlich einstellen soll. Dabei laufen sie allerdings Gefahr, ihre eigene Beteiligung auszublenden wie auch eigene, kleine Entwicklungsfortschritte nicht anzuerkennen. Ebenso erscheint die weit verbreitete Theorie, dass es sich bei ‚Essstörungen' um eine Sucht handele, eher hinderlich. Daraus resultiert die Auffassung, ein Leben lang beeinträchtigt zu sein, was auf die Biographieträgerinnen eher entmutigend wirken kann.

Abschließend soll an dieser Stelle darauf verwiesen werden, dass es – im Gegensatz zum Fachdiskurs (vgl. Abschnitt 2.8) – betroffenen Menschen auch ohne Behandlungszusammenhänge offenbar gelingt, einen eigenständigen und selbstbestimmten Lebensweg zu finden und sich darüber langsam zu stabilisieren. Demgegenüber zeigen einige Lebensgeschichten eindrücklich, wie inadäquate Behandlungszusammenhänge eine eigenständige biographische Entwicklung behindern und die Störungsdynamik verschärfen.

In den Fallanalysen ist deutlich geworden, dass das Familiensystem einen wichtigen Hintergrund für die Entwicklung der Störungsdynamik abgibt und dass ein Großteil der Probleme aus dem Versuch erwächst, Eigenständigkeit zu gewinnen. Daraus entsteht die divergente Anforderung, dass Bearbeitung- und Behandlungsprozesse einerseits die Förderung von Eigenständigkeit und Abgrenzung beinhalten, andererseits auch die familiensystemischen Zusammenhänge in den Blick nehmen müssen. Vermutlich kann nur im Einzelfall entschieden werden, wie die Eigenständigkeit gestärkt werden kann, gleichzeitig aber auch Probleme innerhalb der Familie bearbeitet werden können.

6.8 Die Entwicklung eines „sense of coherence" und Identitätsarbeit

Aus den bisherigen Beobachtungen und Schlussfolgerungen wird deutlich, dass das Phänomen ‚Essstörung' von vielschichtigen Problemlagen gekennzeichnet ist, dass die Biographieträgerinnen daher nicht auf das Symptomgeschehen reduziert werden können, dass sie über Ressourcen und Potenziale verfügen und dass Bewältigungsversuche breiter angelegt sein müssen, als nur auf das Symptomgeschehen bezogen. Der Fachdiskurs spiegelt jedoch, dass die pathogenetische Sicht auf das Phänomen ‚Essstörung' wie auf die Betroffenen überwiegt. Die Biographieträgerinnen arbeiten sich (mit ungeeigneten Mitteln) an Entwicklungsproblemen, an ihren negativ gefärbten Haltungen zu sich selbst, an Problemen der Entwicklung und Umsetzung eigener Lebensentwürfe usw. ab und entwickeln in diesem Zusammenhang die Symptomatik. Um diese komplexen Problemgemengelagen zu verstehen und zu bearbeiten, greifen die pathologischen Sichtweisen zu kurz. Im Folgenden wird daher auf das Modell der Salutogenese von Aaron Antonovsky Bezug genommen, das als eine Alternative zur Pathogenese betrachtet werden kann. Anschlussfähig zu den Beobachtungen der vorliegenden Studie erscheint die in diesem Modell betonte Komponente der Entwicklung eines „sense of coherence" zu sein. Dies steht wiederum in einem engen inhaltlichen Bezug zu neueren Identitätstheorien, bei denen die Anforderung an eine Passungsleistung der Subjekte zwischen inneren Bedürfnissen und äußeren Anforderungen, verbunden mit der Entwicklung eines Kohärenzsinns herausgestellt wird. Daher sollen an dieser Stelle entsprechende Aspekte dieser Modelle thematisiert und mit Beobachtungen aus dieser Studie in Zusammenhang gebracht werden. Die Thematisierung in Form eines Exkurses erfolgt an dieser Stelle, da die Ergebnisse der fallübergreifenden Diskussion dieser Studie eine große Nähe zu Überlegungen der Identitätsarbeit und des „sense of coherence" aufweisen.

6.8.1 Exkurs: Das theoretische Modell der Salutogenese unter besonderer Berücksichtigung des „sense of coherence"

Aaron Antonovskys Modell basiert auf der Annahme einer „der menschlichen Existenz innewohnenden Heterostase (Ungleichgewicht) und Konflikthaftigkeit" (Antonovsky 1993: 3). Das bedeutet, dass Subjekte immer mit belastenden Lebenssituationen konfrontiert sind, die sie bewältigen müssen. Wie diese Bewältigung erfolgt, wirkt sich auf das Wohlbefinden und den gesundheitlichen Zustand aus. Krankheit und Tod sind Bestandteile des Lebens, wobei Krankheit als eine Verarbeitungsform im Umgang mit Problemen des Lebens zu verstehen ist. Gesundheit erzielt das Subjekt durch eine aktive Auseinandersetzung mit den inneren Bedürfnissen und äußeren Anforderungen. Für Antonovsky sind Gesundheit und Krankheit gleichermaßen Bestandteile des Lebens und nicht dichotom zu denken. Er verortet beide Zustände auf einem Gesundheits-Krankheits-Kontinuum. Folglich bewegt sich das Subjekt zwischen diesen beiden Polen im Lebensablauf hin und her, und es wird über ein Kranksein hinaus zugleich auch ein Gesundsein möglich. Das bedeutet, dass Gesundheit kein Normalzustand ist und nicht durch Krankheit unterbrochen wird. Damit rückt eine ganzheitliche Betrachtung des Subjekts mit seiner Geschichtlichkeit (Werden) in den Mittelpunkt. Antonovsky meint, dass bei der Ortsbestimmung einer Person auf dem Gesundheits-Krankheits-Kontinuum die Auseinandersetzung mit ihrer „Geschichte" (ebd. 1993: 9) von Bedeutung ist, um zu verstehen, unter welchen Bedingungen beispielsweise das Erleiden entstanden ist und wie die gesunden Anteile als „heilsame Ressourcen" (ebd.: 9) zu fördern sind. Die Auseinandersetzung mit der „Geschichte" bedeutet zugleich, dass Gesundheit wie Krankheit einen individuellen Bedingungsrahmen haben und erfordert somit die Auseinandersetzung mit jeder individuellen Lebensgeschichte. Bis hierher deutet sich eine ganzheitliche Betrachtung des Subjekts mit seinen subjektiven Verarbeitungsmechanismen und Bewertungen, mit seiner sozialen Einbindung sowie mit seiner individuellen Lebensgeschichte an. Darüber hinaus bindet Antonovsky sein Modell in gesellschaftliche und kulturelle Zusammenhänge ein, so dass letztlich Gesundheit und Krankheit auch als von einer „makrosozialen Umwelt" (ebd.: 13) beeinflusst zu betrachten sind.

Wie bewältigen nun aber die Subjekte ihre alltäglichen Herausforderungen, wie gehen sie mit den Spannungen um, die aus der dem Leben innewohnenden Konflikthaftigkeit resultieren? Antonovsky hat hierzu zwei wichtige Komponenten in sein Modell integriert: Erstens die generalisierten Widerstandsressourcen, die der Bewältigung von Anforderungen dienen und die in ihrer Ausgestaltung vom jeweiligen soziokulturellen Kontext bedingt sind. Diese generalisierten Widerstandsressourcen können differenziert werden in körperlich-genetische Widerstandsquellen wie das Immunsystem, in kognitive Widerstandsquellen wie Intelligenz, Bildung, Ich-Identität, in materielle sowie in soziale Widerstandsquellen, also soziale Beziehungen, Netzwerke usw. Deren Mobilisierung hängt jedoch – zweitens – stark von einer Kompetenz bzw. der Fähigkeit, Sinn im eigenen Leben herzustellen, ab, was er als „sense of coherence" bezeichnet. Antonovsky betont, dass es sich hierbei nicht um einen spezifischen Coping-Stil handele (vgl. ebd.: 12). Er betrachtet den Kohärenzsinn eher als eine übergordnete Dimension, als „eine generelle Lebenseinstellung" (ebd.: 4), die das Subjekt zu einem Bewältigungshandeln und zur Aktivierung adäquater Ressourcen befähige.

Antonovsky definiert den „sense of coherence" als „eine globale Orientierung, die ausdrückt, in welchem Ausmaß man ein durchgängiges, andauerndes und dennoch dynamisches Gefühl des Vertrauens hat, dass 1. die Stimuli, die sich im Verlauf des Lebens aus der inneren und äußeren Umgebung ergeben, strukturiert, vorhersehbar und erklärbar sind; 2. einem die Ressourcen zur Verfügung stehen, um den Anforderungen, die diese Stimuli stellen, zu begegnen; 3. diese Anforderungen Herausforderungen sind, die Anstrengung und Engagement lohnen" (Antonovsky 1997: 36). Es handelt sich also um mehr als eine Haltung zu sich selbst. „Sense of coherence" meint, einen Sinn im eigenen Dasein zu sehen und sich als handlungsfähig in einer Welt zu verorten, die als verstehbar, handhabbar und bedeutsam erlebt wird. Für Antonovsky speist sich die „generelle Lebenseinstellung“ also aus drei Komponenten: der Verstehbarkeit, der Handhabbarkeit und der Bedeutsamkeit bzw. Sinnhaftigkeit.

Zwischen den generalisierten Widerstandsressourcen und dem Kohärenzgefühl besteht ein wechselseitiger Zusammenhang, der beispielsweise schlussfolgern lässt, dass ein Subjekt zwar über Ressourcen verfügen kann, zugleich jedoch nicht dazu in der Lage ist, diese zu aktivieren. Hierbei spielen Erfahrungen von Ohnmacht, Hilflosigkeit, Fremdbestimmung usw. eine zentrale Rolle, die zu einer negativen Einschätzung der eigenen Handlungsfähigkeit beitragen. Andererseits kann eine erfolgreiche Bewältigung von Herausforderungen einen Zuwachs an Erfahrungen eigener Handlungsfähigkeit und Selbststeuerung, Gestaltbarkeit des eigenen Lebens sowie an Ich-Stärke bedeuten und damit zur Entwicklung eigener Ressourcen sowie zur Förderung des Kohärenzsinns beitragen. Jedoch kann ein Mangel an z.B. materiellen Widerstandsquellen trotz des Selbstvertrauens, einer Herausforderung gewachsen zu sein, zu einer ausbleibenden Umsetzung bzw. zu einem Scheitern führen, was ein Erleben von Ohmacht und damit negative Wirkungen auf den Kohärenzsinn nach sich ziehen kann.

Wie entwickelt sich der „sense of coherence“ im Lebensablauf? Der Kohärenzsinn basiert auf dem Erleben, dass es einen Sinn im Leben gibt und dass das Leben nicht durch unbeeinflussbare Gegebenheiten bestimmt ist. Antonovsky, beeinflusst von Eriksons Entwicklungsmodell, verortet die Entwicklung des Kohärenzgefühls im Lebensablauf insbesondere in der Phase bis zum frühen Erwachsenenalter und misst der Adoleszenz eine besondere Bedeutung bei, da hier das Bild, das die Subjekte von der Welt haben, nochmals auf die Probe gestellt wird (vgl. 1997: 100). Insgesamt geht er von einer in der ersten Dekade des Erwachsenenalters abgeschlossenen und nur noch wenig veränderbaren Ausprägung des Kohärenzgefühls aus (vgl. ebd.: 114). An dieser Stelle muss Antonovsky auf der Basis neuerer Erkenntnisse über Anforderungen an ein Leben in der „reflexiven Moderne“ ergänzt werden, da die Subjekte inzwischen ein Leben lang Identitätsarbeit (vgl. Keupp u.a 1999) leisten müssen, also eine Passung zwischen inneren Bedürfnissen und wechselnden äußeren Anforderungen herstellen müssen, um handlungsfähig zu bleiben. Damit einher gehen immer wieder neue Erfahrungen von wechselnden Problemstellungen, wechselnden Anforderungen an die Handlungsfähigkeit, von Risiken des Scheiterns, was sich auch auf das Kohärenzerleben auswirken kann. In den vorliegenden Lebensgeschichten, beispielsweise im Fall von Kerstin, wird dieses erweiterte Verständnis von einem fortlaufenden Prozess der Entwicklung des Kohärenzsinns bestätigt. Sie beginnt Mitte Dreißig, sich neu zu orientieren, ihre biographische Entwicklung voranzutreiben, Lebensentwürfe zu entwickeln und umzusetzen und darüber Erfahrungen der Verstehbarkeit, Gestaltbarkeit und Sinnhaftigkeit zu machen. Zunehmend sucht sie Herausforderungen, vertraut auf sich selbst und lässt sich auf offene Prozesse ein.

Die Entwicklung und Ausprägung eines starken bzw. schwachen Kohärenzgefühls ist für Antonovsky von drei zentralen Dimensionen, die insbesondere innerhalb von Beziehungen ihre Wirkung entfalten, beeinflusst: erstens die Erfahrung von Konsistenz bzw. Kontinuität innerhalb von Interaktionsbeziehungen (z.B. in einer zuverlässigen Mutter-Kind-Beziehung). Erfahrungen von ständigen Brüchen, von Inkonsistenz sind weniger förderlich, denn die Lebenszusammenhänge werden für das heranwachsende Subjekt weniger verstehbar. Zweitens sind Erfahrungen von Beteiligung an altersgerechten Entscheidungen innerhalb sozialer Beziehungen eine zentrale Dimension für das Erleben, selbst wichtig und bedeutsam zu sein (z.B. im Zuge der adäquaten Reaktion der Mutter auf die geäußerten Bedürfnisse des Babys). Drittens sind Erfahrungen einer Ausgewogenheit zwischen Über- und Unterforderung wichtig für die Handhabbarkeit (vgl. Antonovsky 1997: 91ff.; Lorenz 2004: 46ff.). Wie erwähnt, wird nach Antonovsky das Subjekt in der Adoleszenz mit neuen Rollenanforderungen, Lebenssituationen, -optionen usw. konfrontiert, wodurch der bis dahin entwickelte Kohärenzsinn auf die Probe gestellt wird. An dieser Stelle wird erneut die Verbindung zu Modellen der Identität besonders deutlich und soll etwas genauer diskutiert werden.

Heiner Keupp hat ein Modell der Identitätsbildung entwickelt, in dem die lebenslangen Passungsleistungen zwischen inneren Bedürfnissen und wechselnden äußeren Anforderungen im Zentrum stehen. Der Begriff der „Patchworkidentität" (Keupp u.a. 1999) steht dabei für die Herausforderung, verschiedene Teilidentitäten als biographische Leistung miteinander in Verbindung zu bringen. In diesem Kontext stellt er eine Verbindung zwischen dem „sense of coherence" und der Identitätsarbeit her: „Kohärenz ist nicht nur eine zentrale Basis für Gesundheit, sondern auch ein klassisches Kriterium für gelingende Identitätsarbeit" (Keupp 1997: 63). Er betrachtet den Kohärenzsinn beispielsweise für Heranwachsende gerade in der Adoleszenz als zentral, in einer Lebensphase, in der eine zentrale Entwicklungsaufgabe auf die Herausbildung einer eigenständigen Identität gerichtet ist. Die Entwicklung und Umsetzung eigener biographischer Entwürfe steht in einem engen Zusammenhang mit einem „Bild der eigenen Handlungsfähigkeit [...], die von dem Gefühl der Bewältigbarkeit von externen und internen Lebensbedingungen, der Gewissheit der Selbststeuerungsfähigkeit und der Gestaltbarkeit der Lebensbedingungen getragen ist" (Keupp 1997: 59). Verfügt das Subjekt also über das Vertrauen, dass Prozesse nachvollziehbar sind und in Lebenszusammenhänge eingeordnet werden können, dass die sich stellenden Herausforderungen bewältigbar sind, dass Ressourcen verfügbar sind und dass sich das Engagement lohnt, dann wird die Verwirklichung seiner Ziele wahrscheinlicher. Ein positives Kohärenzgefühl motiviert also zur aktiven Gestaltung des eigenen Lebens, und die Erfahrung einer gelingenden Umsetzung eigener Lebensentwürfe fördert zugleich den Kohärenzsinn. Denn eine gelingende Passungsleistung zwischen Lebensbedingungen und der Verwirklichung eigener Lebensvorstellungen führt zu „Lebenserfahrungen, in denen Subjekte sich als ihr Leben Gestaltende konstruieren können, in denen sie sich in ihren Identitätsentwürfen als aktive Produzenten ihrer Biographie begreifen können [...]" (Keupp 1997: 44). Somit sind Identitätsentwicklung und Veränderungen des Kohärenzgefühls in den Lebensablauf eingebettet und bedingen sich wechselseitig.

Renate Höfer arbeitet hierzu den engen Zusammenhang zwischen dem Identitätsprozess und der Entwicklung eines Selbst- und Kohärenzgefühls heraus: Je mehr es gelingt, eigene Projekte zu verwirklichen, umso mehr entwickelt das Subjekt ein positives Selbstgefühl bzw. einen positiven Bezug zu sich selbst. Die Bewertung der Erfahrungen in der Umsetzung von Identitätsprojekten beeinflusst das Gefühl der Sinnhaftigkeit, Verstehbarkeit und Machbarkeit (vgl. Höfer 2000: 62f.). Die Haltung, die die Subjekte zu sich selbst und zu ihrer Welt entwickeln, entsteht somit in der biographischen Entwicklung und in Prozessen der Identitätsarbeit, die über die Adoleszenz hinaus lebenslang andauern.

Um offene Identitätsprozesse eingehen zu können, bedarf es allerdings einer Verfügbarkeit von Ressourcen. Hierbei spielen materielle Widerstandsquellen eine wichtige Rolle (vgl. Keupp 1997: 67), aber auch ein soziales und soziokulturelles Klima, in dem selbstbestimmte Aktivitäten der Subjekte (unabhängig vom Geschlecht) unterstützt und anerkannt werden. Dem Idealbild einer gelingenden Identitätsarbeit und damit einer positiven Beeinflussung des Kohärenzgefühls stehen allerdings auch andere Realitäten gegenüber. So beeinflussen beispielsweise familiäre Rahmenbedingungen die frühe Entwicklung eines positiven Kohärenzgefühls und können Risiken für eine gelingende Bewältigung der Entwicklungsaufgabe der Adoleszenz beinhalten. Sich entwickelnde Grundhaltungen, die von geringem Selbstwertgefühl, Hilflosigkeit, Fremdbestimmtheit, Orientierungslosigkeit usw. geprägt sind, lassen kaum Raum für Lebenssinn, für die Motivation zur Umsetzung eigener Lebensentwürfe. Keupp zeigt anhand eigener Untersuchungen mit Jugendlichen, dass, je ausgeprägter das „Demoralisierungsgefühl", desto geringer der Kohärenzsinn, und je niedriger der Kohärenzsinn, desto mehr psychosomatische Auffälligkeiten bei den Heranwachsenden (vgl. Keupp 1997: 59f.).

Im hier Dargestellten wird der Zusammenhang zwischen Identitätsarbeit und einem „sense of coherence" deutlich. Um eine gelingende Bewältigung von Problemen und Alltagsanforderungen leisten zu können, müssen die Subjekte sich demnach als handlungsfähig erleben und ihre Welt als strukturiert und veränderbar wahrnehmen. In dieser Sichtweise und diesen theoretischen Modellen liegt ein Ansatz, die Biographieträgerinnen darin zu unterstützen, durch Reflexion und aktive Arbeit an der eigenen Biographie eine andere Haltung sich selbst und der Welt gegenüber gewinnen zu können.

6.8.2 Beobachtungen zur (behinderten) Entwicklung des „sense of coherence"

Im nachfolgenden Abschnitt sollen Beobachtungen aus dieser Studie zusammengetragen werden, die im Zusammenhang mit der (behinderten) Entwicklung eines „sense of coherence" stehen. Dabei überwiegen Beobachtungen zu erschwerten Entwicklungsbedingungen und einem beeinträchtigten „sense of coherence", was auch als ursächlich für die Entfaltung der Störungsdynamiken betrachtet werden kann.

- Die familiäre Sozialisation: Deutlich wird, dass die Biographieträgerinnen im Rahmen der familiären Sozialisation Erfahrungen von Inkonsistenz, von Fremdbestimmung sowie von Über- oder Unterforderung in unterschiedlichem Ausmaß machen. So sind beispielsweise problematische, konfliktreiche bzw. diffuse Beziehungen zwischen den Familienangehörigen bzw. zwischen Eltern und Kind, insbesondere zwischen Mutter und Tochter zu beobachten. Eine geringe Anerkennung sowie ein fehlendes Gefühl des Angenommenseins trägt zu frühen Verunsicherungen bei den Biographieträgerinnen bei, was oft ein angepasstes Verhalten fördert, wodurch Erfahrungen in der Entwicklung und Umsetzung eigener Bedürfnisse fehlen. Oft ist das familiäre Klima von Kontrolle, Enge, normativen Wertesystemen gekennzeichnet, denen die Biographieträgerinnen sich unterordnen müssen. Ihnen werden Erwartungshaltungen an ihre Entwicklung entgegengebracht, die sie übernehmen. Letztlich tun sie, was von ihnen verlangt wird, bzw. was sie glauben, dass es von ihnen erwartet wird. Daraus resultiert eine Unsicherheit gegenüber einer offenen und weniger fremdbestimmten Welt. Die familiären Rahmenbedingungen unterbinden zugleich jegliches Aufkeimen von selbstbestimmten Initiativen. Nicht selten sind die Biographieträgerinnen aufgrund der Leistungserwartungen oder der familiären Konflikte, die sie nicht lösen können, überfordert, wobei sie das Scheitern auf die eigene Handlungsunfähigkeit zurückführen. Die Biographieträgerinnen entwickeln im Verlauf ein Gefühl der Unzulänglichkeit, ein geringes Selbstvertrauen und erleben sich wenig einflussreich gegenüber den Lebensbedingungen.
- Beziehungen unter Gleichaltrigen: Obwohl Beziehungen unter Gleichaltrigen wichtige Ressourcen darstellen, enthalten sie auch Risiken, wie sie in vielen Lebensgeschichten deutlich werden. Hierbei wirken z.B. Hänseleien und Ausgrenzungen nachhaltig, wenn sie nicht beispielsweise in der

Familie thematisiert und aufgefangen werden können. In diesen Fällen werden sie von den Biographieträgerinnen auf sich selbst bezogen und tragen zu Gefühlen der Unzulänglichkeit und Hilflosigkeit bei. Eine unbefangene Interaktion mit Gleichaltrigen wird dadurch erschwert. Entsprechend beeinträchtigte Peerkontakte reduzieren zugleich die Verfügbarkeit außerfamiliärer Beziehungen, die als wichtige Ressource zur Verselbständigung erforderlich wären.

- Partnerschaftliche Beziehungen: Sie können ebenso eine Ressource darstellen, wie sie die Entfaltung der Biographieträgerinnen beeinträchtigen können. In der Studie werden unterschiedliche Beispiele sichtbar, in denen die Partner sich gegenüber den betroffenen Frauen z.B. widersprüchlich verhalten, Abhängigkeiten erzeugen und Erwartungen durchsetzen, die Fremdbestimmung produzieren. Wenn sich die betroffenen Frauen in solch einer Beziehungskonstellation befinden, werden ihre bestehenden Unzulänglichkeitsgefühle verstärkt.
- Mit dem eigenen Körper nicht identisch sein: In den meisten Fällen werden die Biographieträgerinnen schon früh mit Kritik an ihrer äußeren Erscheinung konfrontiert, sei es durch Hänseleien von Gleichaltrigen oder durch die wiederholt vorgetragene Kritik seitens der Eltern. Wie ausführlich beschrieben, entsteht auf diese Weise schon früh eine beschädigte Beziehung zum eigenen Körper. Die mit der Pubertät einsetzenden körperlichen Veränderungen können zu weiteren Gefühlen von Hilflosigkeit und Ohnmacht beitragen, da die betroffenen Frauen ihre körperliche Entwicklung nicht verstehen und nicht beeinflussen können. Dies geschieht zumeist in einem Umfeld, in dem sie mit ihren Problemen allein gelassen sind und die pubertären Verunsicherungen und Ängste nicht aufgefangen werden. Die Distanz zum eigenen Körper wirkt als dauerhafte Verunsicherung und Beeinträchtigung und macht die Frauen dafür anfällig, alle möglichen Problemlagen auf ihre körperliche Erscheinung zu beziehen, Interaktionen aufgrund ihrer Verunsicherung negativ zu antizipieren usw.
- Die Adoleszenz als generelle Verunsicherung: In dieser Phase kommen auf die Biographieträgerinnen neue Anforderungen an die Entwicklung einer eigenständigen Identität zu. Hierbei geraten sie an Grenzen, besonders wenn die familiären Bedingungen eine eigenständige, selbstbestimmte Entwicklung und die Umsetzung eigener Lebensentwürfe behindern. Für sie entsteht das Dilemma, einerseits mit (diffusen) Erwartungen an das Erwachsenwerden konfrontiert zu sein, andererseits einem Konformitätszwang zu unterliegen, einer starken elterlichen Kontrolle und Fürsorge ausgeliefert zu sein, neue eigene Bedürfnisse zu verspüren und ohne Zuwendung und Verständnis diesen Problemen orientierungslos gegenüberzustehen. Vor dem Hintergrund des bis dahin ausgeprägten Gefühls der Unzulänglichkeit und des geringen Selbstvertrauens in die eigene Hand-

lungsfähigkeit wird die Verunsicherung massiv und wirkt lähmend auf eigene, vorwärts gerichtete Aktivitäten.

- Sinnkrisen in späteren Lebensphasen: In den Fallbeispielen werden Sinnkrisen deutlich, die in Lebensphasen des Erwachsenenalters ähnliche Verunsicherungen mit sich bringen, wie solche in der Jugendphase. Es brechen Probleme auf, die bislang latent ‚im Untergrund' schwelten und für die die Betroffenen bislang keine Lösung gefunden haben. Gelingt es nicht, die aktuelle Lebenssituation zu verstehen und in den eigenen Lebenszusammenhang einzuordnen, fehlt ein Selbstvertrauen in Veränderungsprozesse, dann kann es zu einer nachhaltigen Destabilisierung kommen.
- Akute Überforderung durch Probleme: In den Fallanalysen wird deutlich, dass in bestimmten Lebensphasen die Biographieträgerinnen durch Problemlagen überfordert werden, wobei es ihnen offenbar nicht gelingt, die Situation strukturiert zu erfassen, die adäquaten Widerstandsressourcen zu aktivieren und sich so aktiv mit ihren inneren Bedürfnissen und den äußeren Anforderungen auseinander zu setzen. Stattdessen versuchen sie, die Situation über ein verändertes Essverhalten bzw. die Arbeit am Körper zu bearbeiten. Dabei ist interessant, dass sich darin zunächst oftmals so etwas wie ein eigenes Identitätsprojekt dokumentiert, über dessen Umsetzung die Biographieträgerinnen kurzfristig Selbstbestimmung, Selbstkontrolle, Handlungsfähigkeit erfahren. Es entsteht vorübergehend für sie das Gefühl, dass sie handlungsfähig sind, dass sie einem übergeordneten Sinn folgen usw., bis sie durch die Störungsdynamik erneut in Hilf- und Orientierungslosigkeit getrieben werden.
- Auswirkungen der Störungsdynamik: Das Erleben von wiederkehrenden Kontrollverlusten und Gefühlen, durch die Störungsdynamik fremdgesteuert zu sein, trägt zu Gefühlen von Ohnmacht und Hilflosigkeit bei, was das Bild der eigenen Handlungsfähigkeit nachhaltig beeinträchtigt.
- Auswirkungen von Interventionen: Besonders eklatant wirken sich Interventionen aus, die als Fremdbestimmung und Zwang erlebt werden. Sie bestätigen die Gefühle totaler Hilflosigkeit und Ohnmacht. Ein positives Bild der eigenen Handlungsfähigkeit, der Bewältigbarkeit, Steuerungsfähigkeit und der Sinnhaftigkeit wird hier nachhaltig untergraben. An anderen Beispielen, in denen die Selbstbestimmung der Biographieträgerinnen sowie ihre aktive Beteiligung in den Interventionen gewahrt bleibt, wird deutlich, dass sich dies offenbar positiv auf die Entwicklung des „sense of coherence" auswirkt.
- Die Identifikation mit der ‚Essstörung': Offenbar identifizieren sich viele Biographieträgerinnen besonders mit ihrer ‚Essstörung', wodurch sie zu einem zentralen Identitätsbestandteil wird. Zugleich beeinträchtigt die mit der ‚Essstörung' verbundene Zuschreibung, ‚krank' zu sein, das Zutrauen

in die eigene Handlungsfähigkeit. Insbesondere langjährig betroffene Frauen, die immer wieder auf misslungene Bearbeitungs- und Behandlungsversuche zurückblicken und die die entsprechenden Zuschreibungen des Versagens und Krankseins in ihr Selbstbild übernommen haben, sind oft entsprechend demoralisiert. Ihnen fehlen in der Regel Lebensbereiche – beispielsweise im Beruf –, in denen sie Kontrasterfahrungen machen könnten, indem sie sich als aktiv gestaltend erfahren können.

- Entwicklungen und Lernprozesse: Neben den problematischen Verlaufskurvenentwicklungen werden aber auch positive Prozesse in Schule und Beruf sichtbar, wobei die Biographieträgerinnen diese positiven Erfahrungen nicht immer entsprechend beachten, bewerten und in ihr Selbstbild übertragen. Neben den Erleidensprozessen (Symptomgeschehen und Problemlagen) existieren also auch funktionierende Lebensbereiche, die jedoch aufgrund einer negativ gefärbten Grundhaltung nicht entsprechend wertgeschätzt werden. Ebenso aktivieren die Betroffenen in bestimmten Situationen Ressourcen, ohne dies als eigene Leistung zu würdigen. In einigen Fällen verfügen die Biographieträgerinnen in Teilbereichen ihrer Existenz über einen Kohärenzsinn, beispielsweise im beruflichen Bereich, ohne dass dies jedoch Auswirkungen auf eine umfassende Grundhaltung hätte. In diesen Fällen gelingt es ihnen offenbar nicht, Teilidentitäten kohärent miteinander zu verbinden. Dies ist aus den Selbst- und Fremdzuschreibungen zu erklären, durch die die Biographieträgerinnen einen defizitorientierten Blick entwickeln, der alles zu überlagern scheint. Es fehlt ihnen offenbar an Anregung, Ermutigung und Wertmaßstäben, die eigenen Leistungen als solche zu erkennen und darauf aufzubauen.
- Weiter oben wurde bereits ausführlich auf die Bewältigungsprozesse und Ressourcen (vgl. Abschnitt 6.7) eingegangen. An dieser Stelle soll nur noch einmal darauf verwiesen werden, dass die dort so bezeichnete biographische Arbeit letztlich auch auf Identitätsarbeit verweist. Im Zuge der Entwicklung und Umsetzung eigener Lebensentwürfe machen die Biographieträgerinnen zunehmend die Erfahrung einer gelingenden Passungsleistung zwischen inneren Bedürfnissen und äußeren Anforderungen, einer aktiven Gestaltung ihrer Biographie. Dabei erschließen sie sich Ressourcen und Potenziale, erlangen sie zunehmend Vertrauen in die eigene Handlungsfähigkeit, entwickeln sie die Haltung, sich Herausforderungen stellen zu können und darin einen Sinn für die eigene Entwicklung zu sehen. Damit bearbeiten sie zugleich grundlegende Problemlagen und entziehen dem Symptomgeschehen zunehmend den Boden. Es wird jedoch deutlich, dass dies einer entsprechenden Anerkennung, Unterstützung und förderlicher Rahmenbedingungen bedarf. Eine stark ausgeprägte Grundhaltung von Unzulänglichkeit und eine eher pessimistische Lebenseinstellung ermöglicht es den Frauen oft nicht, Eigenleistungen selbständig zu

erkennen und anzuerkennen. Daher bedarf es hierbei einer Unterstützung, im Zuge von biographischer Arbeit das eigene Handeln sowie die eigenen Leistungen zu reflektieren und Lebensentwürfe und entsprechende Handlungskonzepte zu entwickeln und diese anzugehen.

Obwohl diese Studie ursprünglich nicht so angelegt war, sich explizit mit dem Zusammenhang von Identitätsprozessen bzw. der Entwicklung des „sense of coherence" und dem Phänomen ‚Essstörung' zu beschäftigen, wird meines Erachtens aus dem Vergleich der Fallstudien mit den theoretischen Aspekten der Salutogenese deutlich, dass ein biographieanalytischer Zugang zur Erforschung der Bedeutung des „sense of coherence" im Zusammenhang mit Störungen interessant ist. Obwohl Antonovsky von der „Geschichte des Menschen" spricht, findet die Geschichtlichkeit bei ihm nur bis ins frühe Erwachsenenalter besondere Aufmerksamkeit und bleiben biographische Entwicklungsprozesse in der Forschung offenbar weitgehend unberücksichtigt. Der „sense of coherence" wird zumeist mit quantitativen Instrumenten, wenn auch im Längsschnitt, gemessen. Mit einem biographieanalytischen Zugang wird es allerdings möglich, die Entwicklung von Störungsdynamiken mit ihren Dimensionen sowie die Entwicklung von Haltungen sich und der Welt gegenüber eingebettet in lebensgeschichtliche Zusammenhänge zu beobachten. Prozesse des Erleidens können so aus dem jeweiligen biographischen Kontext verstanden werden, und zugleich können andere Lebensbereiche sowie Ressourcen und Potenziale in den Blick genommen werden, ebenso Bearbeitungs- und Bewältigungsversuche bzw. deren Behinderung.

6.9 Biographische Arbeit zur Unterstützung von Bewältigungsprozessen

Im nachfolgenden Abschnitt werden als Konsequenz aus den vorangegangenen Analysen einige Vorschläge zusammengetragen, die darauf zielen, die betroffenen Menschen in ihren Bewältigungsversuchen zu unterstützen. Dabei spielt die Förderung eines „sense of coherence" eine wichtige Rolle, durch den nicht nur die eigene Handlungsfähigkeit gestärkt, sondern auch Ressourcen aktiviert und Handlungsoptionen entwickelt werden können. Wie sich aus den Fallanalysen ergibt, könnte ein Weg zur Bewältigung der Störungsverlaufskurven darin bestehen, Biographiearbeit in einem doppelten Sinne zu leisten: im Zuge autobiographischen Erzählens eine Gesamtgestalt der eigenen Biographie zu entwickeln sowie konkret als Arbeit an eigenen Lebensentwürfen, Handlungsoptionen und Wegen der Umsetzung. Damit ist einerseits ein Verarbeitungs- und Reflexionsprozess, andererseits eine auf die Zukunft ausgerichtete aktive Gestaltung des Lebens gemeint, wobei beides miteinander verbunden ist. Dass diese Dimensionen für Bewältigungsprozesse bei Menschen mit ‚Essstörungen' eine zentrale Rolle spielen und durch unterschiedliche Behandlungszusammenhänge gefördert werden sollen, liegt, wie die Studie bis hierher zeigt, auf der Hand. Darauf verweisen Stichworte wie Gefühle der Unzulänglichkeit, ein geringes Selbstvertrauen, misslingende bzw. behinderte Entwicklung und Ausgestaltung eigener Lebenslinien, negativ gefärbte Grundhaltungen sich und der Welt gegenüber und damit geringe Wertschätzung eigener Entwicklungen und Potenziale. In vielen Fällen wird offensichtlich, dass es an Unterstützung und Ermutigung fehlt, das eigene Leben in die Hand zu nehmen, sich dazu in der Lage zu fühlen, die eigenen Potenziale zu erkennen und zu aktivieren und sich als wertvoll zu betrachten, dies im Sinne der „Ermutigung zum aufrechten Gang" (Keupp 1997).

Schon in den Arbeiten von Hilde Bruch (vgl. Abschnitt 2.11.1) wird deutlich, dass sie die Beziehung zwischen Professionellen und Klienten, die Befähigung zur Selbstexploration und zur Selbstbestimmung der Klienten sowie eine Zukunfts- und Wachstumsorientierung in den Behandlungsprozessen als wesentlich für das Gelingen betrachtet. Franke (1981, 1994) schließt hierbei mit ihrem klientenzentrierten Ansatz an Bruchs Forderungen an. Damit ist zwar die Richtung abgesteckt und mit dem klientenzentrierten Ansatz auch eine methodische Orientierung vorgegeben. In diesem Zusammenhang sind jedoch die im Erzählprozess liegenden Potenziale für eine Fallarbeit, die nicht nur in medizinisch-therapeutischen Settings stattfinden könnte, noch kaum ausgearbeitet worden. Nachfolgend werden hierzu einige Aspekte hervorgehoben, die sich auf den möglichen Nutzen von autobiographischen Stegreiferzählungen und ihrer systematischen Betrachtung für die Bewältigung von ‚Essstörungen' beziehen. Der Rückgriff auf biographietheoretische Überlegungen soll an dieser Stelle zeigen, wie die Zugzwänge des Erzählens und der Interaktion in solchen Prozessen nutzbar gemacht werden können.

6.9.1 Das autobiographische Erzählen als Ressource

In der medizinisch-therapeutischen Praxis ist es kennzeichnend, dass unterschiedliche Sinnhorizonte aufeinander treffen, die auf die verschiedenen Lebenskontexte und biographischen Erfahrungen der Beteiligten zurückzuführen sind und als Voraussetzung der Kommunikation nicht unmittelbar reflektiert sind. In der Interaktion zwischen Klienten und Professionellen besteht z.B. die Gefahr, dass letztere auf der Basis ihres Wissenskanons den ‚Fall' typisieren, ihm eine Diagnose zuschreiben und dementsprechende Interventionen einleiten. Dabei wird auf ein Wissen Bezug genommen, das dem betroffenen Subjekt einerseits nicht zugänglich ist, andererseits häufig nicht auf einem vertieften Fallverständnis seitens des Professionellen beruht. Diese Situation ist im Wesentlichen der beruflichen Sozialisation im medizinisch-therapeutischen Bereich geschuldet, wie auch den materiellen Rahmenbedingungen der Behandlungssituationen, die von steigendem Kostendruck und gering bemessener Zeit für offene Gespräche gekennzeichnet sind. Dadurch gerät jedoch die Komplexität und Mehrschichtigkeit biographischer Verläufe in den Hintergrund. Das autobiographische Erzählen stellt demgegenüber eine Möglichkeit dar, ein Fallverstehen seitens der Professionellen und ein Selbstverstehen seitens der Klienten zu fördern und darüber hinaus eine von Respekt gekennzeichnete wechselseitige Beziehung herzustellen sowie theoretische Verarbeitungen der eigenen Geschichte und biographische Veränderungen anzustoßen.

In den Kapiteln 3 bzw. 5 wird das Interesse der Frauen an einem autobiographisch-narrativen Interview thematisiert, das darin begründet ist, die Gelegenheit zu erhalten, selbstbestimmt das eigene Leben zu erzählen. Dabei wird auch aufgezeigt, welche sichtbaren Wirkungen das Erzählsetting auf die Biographieträgerinnen hatte. Hanses (2000) kommt im Rahmen einer Studie zur biographischen Diagnostik im Rehabilitationsbereich zu ähnlichen Beobachtungen: dass ein Erzählen-Können und das Gefühl, gehört zu werden, für die betroffenen Menschen wichtig sei. Darüber hinaus stellt er fest, dass dies die Zusammenarbeit zwischen Klienten und Professionellen positiv beeinflusst (vgl. ebd.: 374). Ob ein autobiographisches Erzählen sich auf die Beziehung förderlich auswirken kann, liegt offenbar besonders am Setting. Die zuhörende Person muss sich ebenso wie die erzählende auf einen offenen Prozess einlassen und dabei mit Achtung und Akzeptanz auftreten. Die Situation der Fremdheit bedeutet für die erzählende Person, die Erfahrungsaufschichtung nachvollziehbar darzustellen. Im Erzählprozess findet eine gemeinsame Vertiefung in erinnerte bzw. nachempfundene Ereignisse und Abläufe statt, was gerade ein Verstehen seitens der zuhörenden Person fördert. Durch ein aktives Zuhören, das Anerkennung und Verständnis spiegelt, wird wiederum das Vertrauen der erzählenden Person in sich selbst und das eigene Leben gefördert. Im Erzählprozess wird so eine gemeinsame Sinnwelt aufgebaut (vgl. Schütze 1987: 91ff.), was die Beziehung verdichtet und mitgestaltet.

Das Erzählen ist die Quelle der Theoriebildung (vgl. Schütze 1987: 45). Die Erzählenden erbringen im Erzählprozess immer wieder eigentheoretische Aktivitäten, um sich einen Geschehensablauf und die eigene Positionierung darin erklärlich zu machen bzw. zu bewerten. Dabei wird versucht, sich kognitiv eine erklärbare Ordnung im Erlebnisstrom zu erarbeiten. Jemandem die eigene Lebensgeschichte zu präsentieren bedeutet auch, die Abläufe und Verkettungen von Lebensereignissen nachvollziehbar darzustellen, um Eigentheorien, Meinungen usw. formulieren zu können. Die Zugzwänge des Erzählens zwingen die erzählende Person dabei immer wieder, in Details des Erinnerungsstroms zu gehen. So gelangen die Erzählenden auch an Erlebnisse, die sie verdrängt bzw. noch wenig theoretisch verarbeitet haben. Dadurch, dass sie sie explizit machen, erleben sie diese zum Teil noch einmal. Zugleich werden sie zugänglich für eine „selbständige und aktive biographietheoretische Reflexion und den Aufbau einer konsistenten Identitätskonzeption“ (Schütze 1984: 108). Darin steckt eine ‚heilsame‘ Wirkung bzw. therapeutische Nutzbarkeit des autobiographischen Erzählens (vgl. Schütze 1984: 108; Rosenthal 1995: 167ff.; Hanses 2000: 364).

Das Erzählen der eigenen Lebensgeschichte bedeutet, Einzelereignisse in einen Lebenszusammenhang einzubinden, eine ‚sinnvolle‘ Gesamtgestalt zu entwickeln. Identitätsarbeit als Prozess der Passungsarbeit zwischen inneren Bedürfnissen und äußeren Anforderungen, der von Spannungen, Ambivalenzen, Widersprüchen gekennzeichnet ist und sich auf unterschiedliche Teilbereiche erstreckt, erfordert vom Subjekt eigene Verknüpfungsleistungen, die Keupp u.a. in der Selbstnarration sehen: „Erzählend organisiert das Subjekt die Vielschichtigkeit seines Erlebens in einen Verweisungszusammenhang“ (1999: 208). Das bedeutet, dass über das Erzählen aktiv Identitätsarbeit geleistet werden kann. Diese Selbstnarrationen sind jedoch in sozialen Kontexten verankert und von ihnen beeinflusst (vgl. Keupp u.a. 1999: 208). Somit ist das Bild, das ein Subjekt von sich selbst erhält, einerseits von der sozialen Umgebung geprägt, in die es dauerhaft eingebunden ist. Andererseits ist es aber auch von der sozialen Situation abhängig, in der das Subjekt seine Geschichte erzählend entfalten kann. Dazu ist ein Gegenüber erforderlich, das interessiert zuhört und dazu motiviert, Zusammenhänge herzustellen, Lebenslinien zu zeichnen, Haltungen zu erkennen und zu reflektieren.

Erzählen bedeutet demnach, sich mit dem eigenen Leben auseinander setzen zu müssen, dieses zu bilanzieren und ihm einen Sinn zu geben. Durch biographische Arbeit im Sinne von Narrationsarbeit können betroffene Menschen darin unterstützt werden, Zusammenhänge zu erkennen, Interpretationsmuster zu reflektieren, Zukunftsvorstellungen zu entwickeln usw. Die Aufforderung zum Erzählen ist auch eine Aufforderung zur Partizipation und Selbstbestimmung, nämlich die eigene Geschichte zum Gegenstand von Kommunikation und Reflexion zu machen.

6.9.2 Die autobiographische Stegreiferzählung als Basis für eine verstehende Fallarbeit

Neben den Wirkungen des autobiographischen Stegreiferzählens auf Erzähler und Zuhörer, die in der praktischen Arbeit nutzbar gemacht werden können, sind erzählte Lebensgeschichten auch eine Basis für einen aktiven (gemeinsamen) Bearbeitungsprozess. Dabei werden die Biographieträger zu Experten ihrer selbst, was bei den Professionellen eine entsprechende Haltung erfordert, dies auch zuzulassen.

In der vorliegenden Studie wird besonders deutlich, dass die Lebensgeschichten zahlreiche Potenziale, Ressourcen und positive Entwicklungen aufzeigen, diese jedoch von den Biographieträgerinnen nicht als solche reflektiert und bewertet werden. Ihre Haltungen sich und der Welt gegenüber, ihre Gefühle von Unzulänglichkeit usw. stehen oft im Widerspruch zu ihren Entwicklungen. Nicht selten erleben sie sich ohnmächtig, den Anforderungen nicht gewachsen, bzw. greifen immer wieder auf alte Bewältigungsmuster zurück, die jedoch letztlich wenig förderlich sind. Deutlich wird in vielen Fällen auch, dass der Weg zur Entwicklung und Umsetzung eigener Lebensentwürfe durch unterschiedliche Problemdimensionen behindert wird. Eine analysierte autobiographische Stegreiferzählung könnte als Ausgangspunkt zur Bearbeitung grundlegender Probleme, zur Erschließung und Förderung von Potenzialen, Ressourcen sowie zur selbstbestimmten Entwicklung eigener biographischer Linien beitragen. Auch würde eine Analyseeinstellung, die die Interpretationen und Haltungen in den Blick nimmt, den Unterstützungsbedarf in der Förderung der Selbstwertschätzung, der Reflexion problematischer Eigentheorien usw. offen legen bzw. die Notwendigkeit einer Selbstevaluation der im Bearbeitungsprozess gemachten Erfahrungen in der Alltagsbewältigung sowie in der Umsetzung biographischer Entwürfe betonen.

Darüber hinaus kann anhand von autobiographischen Stegreiferzählungen beispielsweise das Erleben von und die Haltung gegenüber Interventionen rekonstruiert werden, insbesondere bei betroffenen Frauen, die sich scheinbar erfolglos in verschiedenen Behandlungszusammenhängen bewegten. So könnten ihre Erfahrungen mit wenig förderlichen Interventionen und ihre daraus resultierenden Einstellungen gegenüber Professionellen herausgearbeitet werden. Solche Erkenntnisse wären wichtig für weitere Therapie- und Behandlungsversuche. Im Fall von Cornelia wird z.B. deutlich, wie sie bei ihrem letzten, auf eigene Initiative herbeigeführten Klinikaufenthalt mit einem Setting konfrontiert wird, das in ihr traumatische Erlebnisse mit stationären Aufenthalten in der Kindheit wieder wachruft und ihr Vertrauen in die aktuelle Behandlungssituation nachhaltig zerstört. Sie sieht dadurch ihre letzte Chance auf Veränderung durch therapeutische Unterstützung vergeben. Andere Biographieträgerinnen geraten wiederholt in Settings mit Zwangsernährung, ohne dass ihr Erleben thematisiert wird. Traumatische Erlebnisse werden auf diese Art und Weise ohne Ansehen des inneren Zustandes wiederholt.

Behandlungsprozesse könnten auf der Basis einer systematisch ausgewerteten autobiographischen Stegreiferzählung besser individuell gestaltet werden. Dazu müssten die Professionellen entsprechend fortgebildet sein, ein Fallverstehen eher entlang von Prozessstrukturen zu entwickeln, die nicht verkürzt nach fremdtheoretischen Überlegungen gedeutet werden dürfen. Stattdessen sollte der Versuch unternommen werden, die Fallentwicklung aus dem biographischen Gesamtzusammenhang zu verstehen und die sich daraus entwickelnden Haltungen zu erkennen. Die Professionellen bzw. die diesen Prozess begleitenden Personen müssten über eine Möglichkeit verfügen, die ihnen vorliegenden Fälle in einem (interdisziplinären) Team zu präsentieren und die fallbezogenen Überlegungen intersubjektiv zu überprüfen. Ergebnisse aus solchen Fallrekonstruktionen könnten einerseits direkt in den Kontakt mit den Klienten einfließen, um Bearbeitungsprozesse anzustoßen, andererseits könnten mit ihnen gemeinsam im Sinne eines Fallmanagements gezielte Unterstützungsformen herausgearbeitet werden. Dies erscheint unter den gegebenen gesetzlichen und finanziellen Rahmenbedingungen zunächst als illusorisch. Allerdings bin ich der Auffassung, dass der erhöhte koproduktive Aufwand bei der Fallaufnahme den betroffenen Menschen zugute käme. Auch könnten Kosten und negative Effekte verursachende Interventionen eventuell vermieden werden. Am allerwichtigsten erscheint es mir jedoch, dass die Betroffenen durch das Erzählen in Prozesse hineingezogen und darin weiter unterstützt werden, eigene biographische Initiativen zu entwickeln und diese anzugehen. Eine so verstandene biographische Fallarbeit wäre nicht allein in den Domänen der medizinisch-therapeutischen Professionen verortet, sondern könnte auch von Sozialpädagogen, Pflegekräften und geschulten Laien, beispielsweise im Selbsthilfezusammenhang, begleitet werden.

6.9.3 Biographische Arbeit im Zusammenhang mit Selbsthilfe

Im Rahmen dieser Studie ist an verschiedenen Stellen die Bedeutung der Arbeit an der eigenen biographischen Entwicklung seitens der betroffenen Frauen hervorgehoben worden, wobei das Entwickeln und Umsetzen eigener Lebensentwürfe mit der Bewältigung der ‚Essstörung' in einem besonderen Zusammenhang steht. Die bestehenden Verunsicherungen, die negativ gefärbten Haltungen sich und der eigenen Handlungsfähigkeit gegenüber, das geringe Selbstwertgefühl usw. erfordern kontrastive Erfahrungen, die das Gefühl fördern, mehr Selbstbestimmung und Selbstkontrolle über das Leben zu gewinnen und es als solches gestalten und sinnvoll bewerten zu können. Das Symptomgeschehen der ‚Essstörungen' steht bei den beobachteten Problemgemengelagen also nicht im Vordergrund, sondern ist spezifischer Ausdruck des Leidens an diesen Problemen. Bei der Bearbeitung geht es demnach vorrangig um Prozesse, in denen die betroffenen Frauen (wieder) zu „aktive(n) Produzent(en) ihrer Biographie" (Keupp 1997: 44, geändert v. Verf.) werden und ein Gefühl von Kohärenz und Sinn in ihrem Leben entwickeln können. Insofern müssen nach den Beobachtungen dieser Studie bei den Bearbeitungs- und Bewältigungsprozessen solche im Vordergrund stehen, die geeignet sind, sich selbst zu entwickeln, den Alltag zu bewältigen und Probleme zu entindividualisieren.

Damit rücken die hier angestellten Überlegungen in den Zusammenhang von Empowermentprozessen bzw. Prozessen der Ermächtigung (vgl. Stark 1996; Herriger 1997), in denen sich Subjekte mit ähnlichen Problemen zusammenschließen, sich ihrer eigenen Kräfte und Kompetenzen bewusst werden und eigene Lösungswege entwickeln (vgl. Keupp 1997: 46). Empowerment ist auf „zwei Schauplätzen" (Stark 1996: 107) zu verorten: einerseits als (kollektiver) Prozess der Selbst-Aneignung von Macht und Gestaltungskraft im Alltag, wie es in Selbsthilfezusammenschlüssen bzw. anderen aktiven Selbstorganisationen zu beobachten ist, andererseits angestoßen und unterstützt durch Professionelle im psychosozialen Bereich (vgl. Stark 1996: 117ff.; Herriger 1997: 16ff.). Eine Empowerment-Orientierung im professionellen Bereich bedeutet eine Abkehr von der Defizitperspektive hin zu einer solchen, die die Ressourcen, Stärken und Potenziale der Subjekte zur Lebensbewältigung und -gestaltung fokussiert. Das erfordert ein Vertrauen in die Stärken der Adressaten, ein Einlassen auf symmetrische Arbeitsbeziehungen sowie auf ein partnerschaftliches Aushandeln. Darüber gewinnt die Förderung der Selbstbestimmung und Kontrolle über das eigene Leben, die Selbstverantwortung sowie die Aneignung sozialen Kapitals an Bedeutung.

Da Selbsthilfeinitiativen dazu in der Lage sind, viele der oben formulierten Forderungen an Bewältigungsprozesse einzulösen, soll an dieser Stelle etwas genauer auf diesen „Schauplatz" von Empowerment eingegangen werden. In Selbsthilfeinitiativen finden sich Menschen freiwillig zusammen, die von gleichen Problemen betroffen sind bzw. sich für ähnliche Themen interessieren, um durch Gespräche mit Gleichbetroffenen ihre Situation zu erkennen, zu klären, zu verstehen, zu bearbeiten und ggf. durch gemeinsames Handeln zu verbessern. Selbsthilfe bedeutet, mit anderen aktiv zu werden, gemeinsam das eigene Leben in die Hand zu nehmen und zu lernen, es selbst zu gestalten. Die Teilnehmer sind dabei gleichermaßen Leidensgenossen wie Experten ihrer selbst und besitzen daher untereinander die Legitimation, sich kompetent zu beraten. Die folgenden Ausführungen zu den Potenzialen von Selbsthilfeinitiativen basieren auf meinen Erfahrungen aus einer mittlerweile mehr als dreijährigen Arbeit im Selbsthilfezusammenhang mit Menschen mit ‚Essstörungen'. Da es sich dabei zumeist um Frauen handelt, ist folgend von weiblichen Betroffenen die Rede.

Zunächst handelt es sich um einen niederschwelligen Zugang, der besonders für betroffene Frauen mit einer großen Scham bzw. mit einer Voreingenommenheit gegenüber professionellen Einrichtungen von Bedeutung ist. Das Wissen, dass sich dort ausschließlich Leidensgenossinnen treffen, erleichtert es ihnen, aktiv zu werden und sich der Gruppe anzuschließen. Oft leben die Frauen sozial isoliert bzw. stark sozial zurückgezogen, erleben sich als ‚unnormal' bzw. problematisch und können mit Familienangehörigen bzw. anderen Bezugspersonen nicht über ihre Probleme reden. Der Weg in eine Selbsthilfegruppe ermöglicht ihnen, ihre Problemlagen zu entindividualisieren, sich sozial zu integrieren und darüber einen eigenen Raum zu finden, in dem sie selbstbestimmt über ihre Probleme reden können. In der Gruppe erleben sie ein Angenommen- und Verstandenwerden, was sie ermutigt, über sich und ihre Probleme zu sprechen.

Der Zugang in die Selbsthilfegruppe erfolgt zwar über ein Stigma, jedoch findet innerhalb der Gruppe eine gewisse ‚Normalisierung' statt. Hier können sich die Frauen über die verschiedensten Themen austauschen, können sie sich mit verschiedenen Aspekten ihres Lebens präsentieren, können sie gemeinsam etwas entwickeln und unternehmen, so dass sie sich nicht nur auf ihre Störung reduziert erleben.

In der Gruppengemeinschaft sind die Gruppenmitglieder gleichgestellt, herrschen symmetrische Beziehungen, kann jedes Mitglied über seine Mitgliedschaft und seine aktive Teilnahme selbst entscheiden, so dass Autonomie und Selbstbestimmung ermöglicht wird. Zugleich entwickelt jede Gruppe interne Regeln, die dann funktionieren, wenn sie Autonomie, Selbstbestimmung, Anonymität nach außen sicherstellen, andererseits die Mitglieder dazu befähigen, sich in eine soziale Gruppe zu integrieren, also zu lernen, die Grenzen anderer zu respektieren, eine gewisse Verbindlichkeit einzugehen usw.

In den Gruppensitzungen finden Gruppengespräche statt, die zumeist darauf abzielen, persönliche Probleme zu erkennen, zu thematisieren, eine Veränderung in der Problemdeutung zu erreichen, Lösungen zu finden bzw. zu lernen, besser mit den Problemen umzugehen. Dabei steht weniger das Symptomgeschehen im Mittelpunkt als die Alltagsbewältigung. Oft erleben sich die Frauen den Problemen in der Berufstätigkeit, den schulischen bzw. Studienanforderungen, Beziehungsproblemen usw. gegenüber ohnmächtig, und es fehlt ihnen in ihrem näheren Umfeld an Austauschmöglichkeiten. Ebenso sprechen die Frauen konkret ihre Selbstzweifel, Unzulänglichkeitsgefühle, Ängste an. Allein durch die Möglichkeit, dies zu erzählen, finden die Frauen zumeist schon Entlastung. Im gemeinsamen Gespräch entstehen dann unterschiedliche Perspektiven auf die Problemsituationen, so dass die betroffenen Frauen eine veränderte Problemsicht sowie Handlungsmöglichkeiten entwickeln können. Durch das Erleben positiver Fremdwahrnehmungen beginnen sie auch, ihre Selbstzweifel bzw. Ängste in Frage zu stellen. Die Gruppenmitglieder können jedoch auch Einzelnen mit einer kritischen Haltung begegnen und sie dazu auffordern, den eigenen Bewusstheitskontext zu hinterfragen. So beispielsweise, wenn die Mitglieder aufgrund ihrer eigenen Erfahrungen erkennen, dass sich jemand etwas ‚vormacht'.

Da die Arbeit auf Wechselseitigkeit beruht, können die Gruppenmitglieder die Erfahrung machen, nicht nur von Problemen zu berichten, sondern auch über Erfahrungen, Wissen und Kompetenzen zu verfügen und andere damit unterstützen zu können. Zugleich werden sie in den Gruppengesprächen mit Themen anderer konfrontiert, die sie mehr oder weniger auch selbst beschäftigen. So wird eine Selbstreflexion gefördert, wie auch die Bewertung der eigenen Lebenssituation durch den Vergleich mit dem gerade verhandelten Fall. Daraus kann Selbstwertschätzung der eigenen Entwicklung wie auch Motivation zur Veränderung resultieren.

Das Erzählen selbst stellt insgesamt eine Basisressource in der Gruppenarbeit dar, die mehrdimensional wirkt. So werden Teile der eigenen Biographie, die Störung selbst, die Alltagsbewältigung, aber auch die Informationsvermittlung zum Gegenstand. Über die Selbstthematisierungen erleben die Frauen, selbst jemand zu sein, und erfahren zugleich durch das Interesse der anderen an ihren Erzählungen Wertschätzung und Anerkennung. Aufgrund der unterschiedlichen Themen wird dabei die Störung nur zu einem Aspekt in ihrem Leben. Zugleich wird durch das wechselseitige Erzählen und Sich-Mitteilen die Beziehung zwischen den Gruppenmitgliedern gefördert, die von emotionaler Nähe und gegenseitigem Vertrauen gekennzeichnet ist. In solch einem Klima wird es einigen Frauen auch möglich, über Erlebnisse aus ihrem Leben zu sprechen, die sie lange verheimlicht bzw. verdrängt haben. So können wichtige Verarbeitungsprozesse angestoßen werden. Zu erzählen bedeutet auch, sich etwas fremd zu machen und so zu reflektieren oder aber sich über Zusammenhänge bewusst zu werden, so dass die theoretische Verarbeitung gefördert wird. Andererseits trägt der Austausch von Deutungen und Erklärungen dazu bei, eigene Theorien zu hinterfragen.

Die Selbsthilfeinitiative steht jedoch den medizinisch-therapeutischen Behandlungsangeboten nicht konträr gegenüber. Die betroffenen Frauen setzen sich auch innerhalb der Gruppe mit anderen Unterstützungs- und Behandlungszusammenhängen auseinander, tauschen sich über verschiedene Erfahrungen aus und motivieren akut betroffene Menschen, sich auch professionelle Unterstützung zu suchen. Der Gruppenrahmen ist jedoch auch ein Raum, sich mit negativen Erfahrungen und traumatischen Erlebnissen im Rahmen von medizinisch-therapeutischen Interventionen auseinander zu setzen.

Dieser Ausschnitt soll genügen, um die Nutzbarkeit von Selbsthilfe im Zusammenhang mit Bearbeitungs- und Bewältigungsprozessen darzustellen. Mit dem Schritt in eine Selbsthilfegruppe werden die Frauen aktiv, etwas an ihrer aktuellen Lebenssituation zu verändern. In der Gruppe erfahren sie ein Angenommensein ihrer selbst, erhalten sie einen Raum, sich mit sich selbst in Interaktion mit anderen auseinander zu setzen, ermutigen sie sich gegenseitig, ihr Leben aktiv und eigenverantwortlich in die Hand zu nehmen und zu gestalten, lernen sie einen neuen Umgang mit Problemen, erschließen sie sich Ressourcen, insbesondere ein soziales Netzwerk, worüber sie soziale Unterstützung und Zugehörigkeit erleben, lernen sie eigene Fortschritte und Stärken zu erkennen und wertzuschätzen. Somit können in der Gruppe Veränderungs- und Bearbeitungsprozesse bei den einzelnen Mitgliedern angestoßen und unterstützt werden, wodurch Gefühle von Bedeutsamkeit, Handhabbarkeit und Sinnhaftigkeit im Sinne eines „sense of coherence" gefördert werden. Die

Gruppe kann mit dazu beitragen, einen Zusammenhang im eigenen Leben zu finden, und das Gefühl fördern, mehr Selbstbestimmung und Selbstkontrolle über das Leben zu gewinnen. Dies bedarf jedoch bestimmter Gruppenqualitäten, wie ein gemeinsames Gruppenbewusstsein sowie eine zeitliche Stabilität der Gruppe. Meine Erfahrungen zeigen mir, dass Menschen mit ‚Essstörungen' aus der Zugehörigkeit zur Selbsthilfegruppe Kraft gewinnen können, und dass die Gruppe geeignet ist, die betroffenen Frauen in ihrem Alltag zu begleiten und zur Stabilisierung beizutragen. Der Selbsthilfezusammenhang ist meines Erachtens eine mögliche Grundlage und Ergänzung zu weiteren Bearbeitungs- und Bewältigungsprozessen.

Insgesamt bin ich davon überzeugt, dass in jedem betroffenen Menschen genügend Potenziale stecken, um Bewältigungs- und Wachstumsprozesse angehen zu können. Dies bedarf jedoch in jedem Einzelfall eines unterschiedlichen Maßes an Begleitung und Unterstützung und erfordert einen sozialen und professionellen Rahmen, der die Persönlichkeit respektiert, die Selbstbestimmung und Eigenverantwortung fördert und die Menschen in ihrem Willen unterstützt, Veränderungen herbeizuführen.

Die vorliegende Studie will einen Beitrag dazu leisten, das Verständnis von Menschen mit ‚Essstörungen' dahingehend zu erweitern, dass sie nicht nur auf das Symptomgeschehen reduziert werden, sondern als Menschen mit einer eigenen Geschichte gesehen werden, aus der heraus ihre Probleme verständlich, aber auch ihre Ressourcen und Potenziale sichtbar werden.

Nach diesem Verständnis ist zu unterstreichen, dass die betroffenen Frauen darin ermutigt und bestärkt werden müssen, ihre Probleme aktiv anzugehen und ihr Leben zu gestalten. Unterstützung können sie darin in vielfältiger Form finden, wobei Selbsthilfezusammenhänge sozialpolitisch bzw. institutionell oft noch zu wenig Beachtung finden und Beratungszusammenhänge, in denen biographische Reflexion und Arbeit angeregt und begleitet wird, beispielsweise im Bereich von pflegerischen und sozialpädagogischen Maßnahmen, noch auszubauen wären.

Literatur

Alheit, Peter/Fischer-Rosenthal, Wolfram/Hoerning, Erika M. (1990): Biographieforschung. Eine Zwischenbilanz in der deutschen Soziologie. Werkstattberichte des Forschungsschwerpunkts „Arbeit und Bildung", Bd. 13, Bremen: Universität.

Alheit, Peter (1996): „Biographizität" als Lernpotential: Konzeptionelle Überlegungen zum biographischen Ansatz in der Erwachsenenbildung. In: Krüger, Heinz-Hermann/Marotzki, Winfried (Hg.), Erziehungswissenschaftliche Biographieforschung, 2. Auflage, Opladen: Leske u. Budrich, S. 276-307.

American Psychiatric Association (APA) (1994): Diagnostical and Statistical Manual of Mental Disorder: DSM-IV. 4. Edition, Washington, DC: A.P.A.

Antonovsky, Aaron (1993): Gesundheitsforschung versus Krankheitsforschung. In: Franke, Alexa/Broda, Michael (Hg.), Psychosomatische Gesundheit. Versuch einer Abkehr vom Pathogenese-Konzept, Tübingen: dgvt, S. 3-14.

Antonovsky, Aaron (1997): Salutogenese. Zur Entmystifizierung der Gesundheit. Tübingen: dgvt.

Bell, Rudolph M. (1985): Holy Anorexia. Chicago, London: The University of Chicago Press.

Beushausen, Jürgen (2004): Essstörungen und multiple Süchte. Gesundheit und Krankheit in der Familie – ein systemischer Zugang. Leer: Grundlagen und Praxis.

Bilden, Helga (1998): Feministische Perspektiven in der Sozialpsychologie am Beispiel der Bulimie. In: Keupp, Heiner (Hg.), Zugänge zum Subjekt. Perspektiven einer reflexiven Sozialpsychologie, 3. Auflage, Frankfurt am Main: Suhrkamp, S. 147-185.

Bruch, Hilde (1998a): Der goldene Käfig. Das Rätsel der Magersucht. 15. Auflage, Frankfurt am Main: Fischer.

Bruch, Hilde (1998b): Das verhungerte Selbst. Gespräche mit Magersüchtigen. Frankfurt am Main: Fischer.

Bruch, Hilde (1999): Essstörungen. Zur Psychologie und Therapie von Übergewicht und Magersucht. 7. Auflage, Frankfurt am Main: Fischer.

Buchholz, Helga (2001): Die verzehrte Frau. Anorexie und Bulimie im Spiegel weiblicher Subjektivität. Opladen: Leske u. Budrich.

Buddeberg-Fischer, Barbara (2000): Früherkennung und Prävention von Essstörungen. Essverhalten und Körpererleben bei Jugendlichen. Stuttgart, New York: Schattauer.

Bundeszentrale für gesundheitliche Aufklärung (BZgA) (o.J.): Ess-Störungen. Bulimie – Magersucht – Ess-Sucht. 2., überarbeitete Auflage, Köln.

Corbin, Juliet M. (2002): Die Methode der Grounded Theory im Überblick. In: Schaeffer, Doris/Müller-Mundt, Gabriele (Hg.), Qualitative Gesundheits- und Pflegeforschung, 1. Auflage, Bern u.a.: Hans Huber, S. 59-70.

Corbin, Juliet M. (2003): Grounded Theory. In: Bohnsack, Ralf/Marotzki, Winfried/Meuser, Michael (Hg.), Hauptbegriffe Qualitativer Sozialforschung, Opladen: Leske u. Budrich, S. 70-75.

Corbin, Juliet M./Strauss, Anselm L. (2004): Weiterleben lernen. Verlauf und Bewältigung chronischer Krankheit. 2., vollständig überarbeitete und erweiterte Auflage, Bern u.a.: Hans Huber.

Danzl, Claudia u.a. (2001): Lebensqualität essgestörter Patientinnen. Eine Katamneseerhebung. Psychiatr Prax, Jg. 28, Heft 1, S. 18-23.

Devereux, Georges (1974): Normal und Anormal. Aufsätze zur allgemeinen Ethnopsychiatrie. Frankfurt am Main: Suhrkamp.

Dilling, H./Mombur, W./Schmidt, M. (1999): Weltgesundheitsorganisation: Internationale Klassifikation psychischer Störungen. ICD-10, Kapitel V (F) Klinisch diagnostische Leitlinien. 3. Auflage, Bern u.a.: Hans Huber.

Dingeldey, Elke u.a. (1998): EU-Abschlussbericht „Essstörungen bei Jugendlichen in Europa – Erhebung zum Präventionsbedarf“. Kassel (unveröff.).

Dörr Zegers, Otto (1995): Psiquiatria Antropologica. Santiago de Chile: Ed. Universitaria.

Eichenberg, Christiane (2004): Essstörungen: Informations- und Interventionsangebote im Internet. PiD Psychotherapie im Dialog, Jg. 5, Heft 1, S. 82-85.

Elias, Norbert (1976): Über den Prozess der Zivilisation. Soziogenetische und psychogenetische Untersuchungen. 2 Bände, Frankfurt am Main: Suhrkamp.

Erikson, Erik H. (1993): Identität und Lebenszyklus. 13. Auflage, Frankfurt am Main: Suhrkamp.

Faltermaier, Toni (1993): Subjektive und soziale Konstruktion von Gesundheit. In: Hohl, Joachim/Reisbeck, Günter (Hg.), Individuum Lebenswelt Gesellschaft. Texte zur Sozialpsychologie und Soziologie, München: Profil, S. 313-331.

Feiereis, Hubert (1996): Bulimia nervosa. In: Uexküll, Thure v. (Hg.), Psychosomatische Medizin, 5., neu bearbeitete und erweiterte Auflage, München, Wien, Baltimore: Urban & Schwarz, S.616-636.

Forster, Julia (2002): Körperzufriedenheit und Körpertherapie bei essgestörten Frauen. Eine empirische Vergleichsstudie und die Darstellung eines körpertherapeutischen Behandlungskonzeptes bei Essstörungen. Herbolzheim: Centaurus.

Franke, Alexa (1981): Zur Anwendung klienten-zentrierter Psychotherapie bei Anorexia nervosa. In: Meermann, Rolf (Hg.), Anorexia nervosa, Stuttgart: Enke, S. 150-157.

Franke, Alexa (1994): Wege aus dem goldenen Käfig. Anorexie verstehen und behandeln. München: Quintessenz.

Fuchs-Heinritz, Werner (1999): Soziologische Biographieforschung: Überblick und Verhältnisse zur Allgemeinen Soziologie. In: Jüttemann, Gerd/ Thomae, Hans (Hg.), Biographische Methoden in den Humanwissenschaften, Weinheim und Basel: Beltz, S. 3-23.

Fuchs-Heinritz, Werner (2000): Biographische Forschung. Eine Einführung in Praxis und Methoden. 2., überarbeitete und erweiterte Auflage. Hagener Studientexte zur Soziologie, Bd.5, Wiesbaden: Westdeutscher Verlag.

Garner, D. M./Garfinkel, P. E. (1980): Socio-cultural factors in the development of anorexia nervosa. Psychological Medicine, Heft 10, S. 647-656.

Gast, Lilli (1989): Magersucht. Der Gang durch den Spiegel. Zur Dialektik der individuellen Magersuchtsentwicklung und patriarchal-gesellschaftlicher Strukturzusammenhänge. Pfaffenweiler: Centaurus.

Gastpar, Markus/Remschmidt, Helmut/Senf, Wolfgang (Hg.) (2000): Essstörungen. Neue Erkenntnisse und Forschungsperspektiven. Sternenfels: Wissenschaft & Praxis.

Gerlinghoff, Monika (1996): Magersucht und Bulimie – Innenansichten. Heilungswege aus Sicht Betroffener und einer Therapeutin. München: J. Pfeiffer.

Gerlinghoff, Monika/Backmund, Herbert (2000): Was sind Ess-Störungen? Ein kleines Handbuch zur Diagnose, Therapie und Vorbeugung. Weinheim und Basel: Beltz.

Gitzinger, Inez (1996): Sexueller Missbrauch bei essgestörten Patientinnen. In: Herzog, Wolfgang u.a. (Hg.), Anorexia und Bulimia nervosa. Ergebnisse und Perspektiven in Forschung und Therapie, Frankfurt am Main: VAS, S. 91-99.

Glaser, Barney G./Strauss, Anselm L. (1974): Interaktion mit Sterbenden. Beobachtungen für Ärzte, Schwestern, Seelsorger und Angehörige. Göttingen: Vanderhoeck & Ruprecht.

Glaser, Barney G./Strauss, Anselm (1998): Grounded Theory. Strategien qualitativer Sozialforschung. Bern u.a.: Hans Huber.

Gross, Werner (1992): Was ist das Süchtige an der Sucht? Geesthacht: Neuland.

Günther, Peter/Rohrmann, Peter (Hg.) (1999): Soziale Selbsthilfe. Alternative, Ergänzung oder Methode sozialer Arbeit? Heidelberg: Edition S.

Habermas, Tilmann (1990): Heißhunger. Historische Bedingungen der Bulimia nervosa. Frankfurt am Main: Fischer.

Habermas, Tilmann (1994): Zur Geschichte der Magersucht. Eine medizinpsychologische Rekonstruktion. Frankfurt am Main: Fischer.

Habermas, Tilmann (1997): Elemente der Sozialgeschichte des Essens als Beitrag zu einer Klärung der kulturellen Genese moderner Essstörungen. In: Janssen, Paul L./Senf, Wolfgang/Meermann, Rolf (Hg.), Klinik der Essstörungen: Magersucht und Bulimie, Stuttgart u.a.: Gustav Fischer, S. 1-7.

Habermas, Tilmann (2000): Liegt's wirklich an der Werbung? Stand und Strategien der Erforschung soziokultureller Bedingungen moderner Essstörungen. In: Gastpar, Markus/Remschmidt, Helmut/Senf, Wolfgang (Hg.), Essstörungen. Neue Erkenntnisse und Forschungsperspektiven, Sternenfels: Wissenschaft & Praxis, S. 11-28.

Hanses, Andreas (1996): Epilepsie als biographische Konstruktion: eine Analyse von Erkrankungs- und Genesungsprozessen anfallserkrankter Menschen anhand erzählter Lebensgeschichten. Bremen: Donat.

Hanses, Andreas (2000): Biographische Diagnostik in der Sozialen Arbeit. Über die Notwendigkeit und Möglichkeit eines hermeneutischen Fallverstehens im institutionellen Kontext. Neue Praxis, Jg. 30, Heft 4, S. 357-379.

Hinterhuber, H. (1994): Sozikulturelle Aspekte und biopsychosoziale Grundlagen der Lebensqualität schizophrener Patienten. In: Katschnig, Heinz/König, Peter (Hg.), Schizophrenie und Lebensqualität, Wien, New York: Springer, S. 23-47.

Hedebrand, Johannes (2004): Biologie der Anorexia nervosa unter besonderer Berücksichtigung genetischer Aspekte. PiD Psychotherapie im Dialog, Jg. 5, Heft 1, S. 57-62.

Herpertz, Stephan/Johann, Bernd/Senf, Wolfgang (1997): Multimethodale Therapie der Essstörungen. In: Janssen, Paul L./Senf, Wolfgang/Meermann, Rolf (Hg.), Klinik der Essstörungen: Magersucht und Bulimie, Stuttgart u.a.: Gustav Fischer, S. 89-103.

Herpertz, Stephan/Senf, Wolfgang (1997): Diagnostik, Ätiologie und Epidemiologie der Magersucht und Bulimie. In: Janssen, Paul L./Senf, Wolfgang/Meermann, Rolf (Hg.), Klinik der Essstörungen: Magersucht und Bulimie, Stuttgart u.a.: Gustav Fischer, S. 8-12.

Herpertz-Dahlmann, Beate (1993): Essstörungen und Depression in der Adoleszenz. Göttingen u.a.: Hogrefe.

Herpertz-Dahlmann, Beate (2000): Spezielle Probleme von Kindern und Jugendlichen mit Essstörungen. In: Gastpar, Markus/Remschmidt, Helmut /Senf, Wolfgang (Hg.), Essstörungen. Neue Erkenntnisse und Forschungsperspektiven, Sternenfels: Wissenschaft & Praxis, S. 29-40.

Herriger, Norbert (1997): Empowerment in der Sozialen Arbeit. Eine Einführung, Stuttgart, Berlin, Köln: W. Kohlhammer.

Herzog, Wolfgang/Munz, Dietrich/Kächele, Horst (Hg.) (2004): Essstörungen. Therapieführer und psychodynamische Behandlungskonzepte. 2., überarbeitete und erweiterte Auflage, Stuttgart, New York: Schattauer.

Herzog, Wolfgang/Deter, Hans Christian (1996): Die Anorexia nervosa im Langzeitverlauf – Kontext und Ergebnisse der Heidelberg-Mannheim-Studie. In: Herzog, Wolfgang u.a. (Hg.), Anorexia und Bulimia nervosa. Ergebnisse und Perspektiven in Forschung und Therapie, Frankfurt am Main: VAS, S. 124-130.

Herzog, Wolfgang (2004): Anorexia nervosa. PiD Psychotherapie im Dialog, Jg. 5, Heft 1, S. 3-10.

Hildenbrand, Bruno (1998): Biographieanalysen im Kontext von Familiengeschichten: Die Perspektive einer Klinischen Soziologie. In: Bohnsack, Ralf/Marotzki, Winfried (Hg.), Biographieforschung und Kulturanalyse. Transdisziplinäre Zugänge qualitativer Forschung, Opladen: Leske u. Budrich, S. 205-224.

Höfer, Renate (2000): Kohärenzgefühl und Identitätsentwicklung. Überlegungen zur Verknüpfung salutogenetischer und identitätstheoretischer Konzepte. In: Wydler, Hans/Kolip, Petra/Abel, Thomas (Hg.), Salutogenese und Kohärenzgefühl. Grundlagen, Empirie und Praxis eines gesundheitswissenschaftlichen Konzepts, Weinheim und München: Juventa, S. 57-69.

Hoek, H.W. u.a. (1998): Lack of relation between culture and anorexia nervosa – results of an incidence study on Curacao. New England Journal of Medicine 338, S. 1231f.

Hofstadler, Beate/Buchinger, Birgit (1995): Vom Umgang zum Umgehen. Essstörungen als Gegenstand in der medizinisch-psychotherapeutischen Praxis und Wissenschaft. In: Kleber, Jutta Anna (Hg.), Die Äpfel der Erkenntnis: Zur historischen Soziologie des Essens, Pfaffenweiler: Centaurus, S. 121-145.

Jacobi, Corinna/Paul, Thomas/Thiel, Andreas (2004): Essstörungen. Göttingen u.a.: Hogrefe.

Jacoby, Georg Ernst (1997): Eine Spezialklinik für Essgestörte mit einem integrativen psychodynamischen Behandlungskonzept unter Einbeziehung körpertherapeutischer Verfahren. In: Janssen, Paul L./Senf, Wolfgang/ Meermann, Rolf (Hg.), Klinik der Essstörungen: Magersucht und Bulimie, Stuttgart u.a.: Gustav Fischer, S. 132-144.

Jacoby, Georg Ernst (2004): Stärken fördern. Ressourcenorientierte Therapie in der Klinik am Korso. KlinikReport, Bad Oeynhausen, Heft 2, S. 1-3.

Jacoby, Georg Ernst/Engel, Klaus (2004): Therapeutischer Umgang mit der sozialen Realität. Sozialtherapeutische Ansätze in der stationären Behandlung. In: Herzog, Wolfgang/ Munz, Dietrich/Kächele, Horst (Hg.), Essstörungen. Therapieführer und psychodynamische Behandlungskonzepte, 2., überarbeitete und erweiterte Auflage, Stuttgart, New York: Schattauer, S. 237-245.

Jaeggi, Eva/Klotter, Christoph (1995): Essen ist keine Sünde. Ein Anti-Diät-Buch. München: Quintessenz.

Jüttemann, Gerd/Thomae, Hans (1999): Vorwort. In: Dies. (Hg.), Biographische Methoden in den Humanwissenschaften, Weinheim und Basel: Beltz, S. IX-XI.

Kallmeyer, Werner/Schütze, Fritz (1976): Zur Konstruktion von Kommunikationsschemata der Sachverhaltsdarstellung. In: Wegner, Dirk (Hg.), Gesprächsanalysen, Hamburg: Helmut Buske, S. 159-274.

Katschnig, Heinz (1994): Wie lässt sich die Lebensqualität bei psychischen Krankheiten erfassen? In: Katschnig, Heinz/König, Peter (Hg.), Schizophrenie und Lebensqualität, Wien, New York: Springer, S. 1-13.

Keupp, Heiner (1972): Psychische Störungen als abweichendes Verhalten. Zur Soziogenese psychischer Störungen. München, Berlin, Wien: Urban & Schwarz.

Keupp, Heiner (1987): Psychisches Leid als gesellschaftlich produzierter Karriereprozess. In: Voges, Wolfgang (Hg.), Methoden der Biographie- und Lebenslaufforschung, Opladen: Leske u. Budrich, S.341-366.

Keupp, Heiner (1997): Ermutigung zum aufrechten Gang. Tübingen: dgvt.

Keupp, Heiner u.a (1999): Identitätskonstruktionen. Das Patchwork der Identitäten in der Spätmoderne. Reinbek bei Hamburg: Rowohlt.

Klotter, Christoph (1993): Der geraubte Körper – verführt und zugerichtet. Pfaffenweiler: Centaurus.

Knobloch, Hubert (2003): Konversationsanalyse. In: Bohnsack, Ralf/ Marotzki, Winfried/ Meuser, Michael (Hg.), Hauptbegriffe Qualitativer Sozialforschung, Opladen: Leske u. Budrich, S. 105-108.

Köpp, Werner/Wegscheider, Karl (2000): Stationäre Behandlung von Essstörungen. Was ist wichtig für den Behandlungserfolg? Heidelberg: Asanger.

Kraimer, Klaus (1994): Die Rückgewinnung des Pädagogischen. Aufgaben und Methoden sozialpädagogischer Forschung. Weinheim und München: Juventa.

Kraimer, Klaus (2000): Die Fallrekonstruktion – Bezüge, Konzepte, Perspektiven. In: Ders. (Hg.), Die Fallrekonstruktion. Sinnverstehen in der sozialwissenschaftlichen Forschung, Frankfurt am Main: Suhrkamp, S. 23-57.

Krüger, Claus u.a. (2001): Essstörungen und Adipositas: Epidemiologie – Diagnostik – Verläufe. In: Reich, Günter/Cierpka, Manfred (Hg.), Psychotherapie der Essstörungen. Krankheitsmodelle und Therapiepraxis – störungsspezifisch und schulenübergreifend, 2., neu bearbeitete und erweiterte Auflage, Stuttgart, New York: Thieme, S. 24-42.

Krüger, Claus (2001): Binge Eating und Binge-Eating-Störung. In: Reich, Günter/Cierpka, Manfred (Hg.), Psychotherapie der Essstörungen. Krankheitsmodelle und Therapiepraxis – störungsspezifisch und schulenübergreifend, 2., neu bearbeitete und erweiterte Auflage, Stuttgart, New York: Thieme, S. 43-50.

Kupper-Horster, C./Kupper, S./Engel, K. (1997): Empirische Forschung zur Klinik der Essstörungen: Magersucht und Bulimie. In: Janssen, Paul L./ Senf, Wolfgang/Meermann, Rolf (Hg.), Klinik der Essstörungen: Magersucht und Bulimie, Stuttgart u.a.: Gustav Fischer, S. 145-172.

Laessle, Reinhold G. (1991): Psychobiologische Faktoren bei Anorexia und Bulimia nervosa. MMG Medizin, Mensch, Gesellschaft, Jg. 16, S. 237-250.

Lamnek, Siegfried (1995): Qualitative Sozialforschung. Methodologie. Bd. 1. 3., korrigierte Auflage, Weinheim: Beltz.

Langsdorff, Maja (1999): Die heimliche Sucht, unheimlich zu essen. 4. Auflage, Frankfurt am Main: Fischer.

Larocca, Felix E.F./Meermann, Rolf (1991): Anorexie und Bulimie. Die BASH-Methode. Ein Ausbildungsleitfaden für den Moderator von Selbsthilfegruppen. Zülpich: Biermann.

Lawrence, Marilyn (1986): „Ich stimme nicht". Identitätskrise und Magersucht. Reinbek: Rowohlt.

Löwe, Bernd u.a. (2004): Diagnosekriterien und Psychodynamik. In: Herzog, Wolfgang/Munz, Dietrich/Kächele, Horst (Hg.), Essstörungen. Therapieführer und psychodynamische Behandlungskonzepte, 2., überarbeitete und erweiterte Auflage, Stuttgart, New York: Schattauer, S. 16-30.

Lorenz, Rüdiger (2004): Salutogenese. Grundwissen für Psychologen, Mediziner, Gesundheits- und Pflegewissenschaftler. München, Basel: Ernst Reinhard.

Ludewig, Kurt (2004): Plan schlägt Geist. Ein systemisches Konzept der stationären Behandlung magersüchtiger Jugendlicher. PiD Psychotherapie im Dialog, Jg. 5., Heft 1, S. 24-31.

MacLeod, Sheila (1983): Hungern, meine einzige Waffe. Der verzweifelte Kampf eines jungen Mädchens um seine Identität. Ein autobiographischer Bericht über die Magersucht. München: Kösel.

Margolis, Karen (1985): Die Knochen zeigen. Über die Sucht zu hungern. Berlin: Rotbuch.

Meermann, Rolf/Vandereycken, Walter (1987): Therapie der Magersucht und Bulimia nervosa: Ein klinischer Leitfaden für die Praktiker. Berlin, New York: Walter de Gruyter.

Meermann, Rolf/Zelmanski, Susanne (1994): Theorie und Praxis der Selbsthilfearbeit bei Essstörungen. Regensburg: S. Roderer.

Meermann, Rolf (1997): Lernpsychologische Aspekte der Magersucht und Bulimie. In: Janssen, Paul L./Senf, Wolfgang/Meermann, Rolf (Hg.), Klinik der Essstörungen: Magersucht und Bulimie, Stuttgart u.a.: Gustav Fischer, S. 34-40.

Minuchin, S./Rosman, B.L./Baker, L. (1978): Psychosomatic Families: Anorexia nervosa in Context. Cambridge: Harvard University Press.

Morgan, H. G./Russel, G. F. (1975): Value of family background and clinical features as predictors of long-term outcome in anorexia nervosa: Four-year follow-up study of 41 patients. Psychological Medicine, Jg. 5, S. 355-371.

Munz, Dietrich/Catina, Ana (2004): Sind es wirklich nur Frauen? In: Herzog, Wolfgang/ Munz, Dietrich/Kächele, Horst (Hg.), Essstörungen. Therapieführer und psychodynamische Behandlungskonzepte, 2., überarbeitete und erweiterte Auflage, Stuttgart, New York: Schattauer, S. 261-265.

Nadone, Giorgio (2004): Systemische Kurztherapie bei Ess-Störungen. Einführung und Fallstudien. Bern u.a.: Hans Huber.

Nassehi, Armin (1994): Die Form der Biographie. Theoretische Überlegungen zur Biographieforschung in methodologischer Absicht. Bios Zeitschrift für Biographieforschung, oral history und Lebenslaufsanalyse, Jg. 7, Heft 1, S. 46-63.

Nassehi, Armin/Saake, Irmhild (2002): Kontingenz: Methodisch verhindert oder beobachtet? Ein Beitrag zur Methodologie der qualitativen Sozialforschung. Zeitschrift für Soziologie, Jg. 31, Heft 1, S. 66-86.

Neubeck-Fischer, Helga (1991): Essstörungen – die Krankheit der Normalität. In: Dies. (Hg.), Frauen und Abhängigkeit, Soziale Arbeit in der Wende, Band 7, Fachhochschule München, S. 139-174.

Neumärker, Klaus Jürgen u.a. (1994): Essstörungen bei Jugendlichen in Ost- und West-Berlin in den 80er Jahren. Praxis der Kinderpsychologie und Kinderpsychiatrie, Jg. 43, Heft 2, S. 60-68.

Oerter, Ralf/Montada, Leo (Hg.) (1998): Entwicklungspsychologie. Ein Lehrbuch. 4. Auflage, Weinheim: Beltz.

Oevermann, Ulrich u.a. (1979): Die Methodologie einer „objektiven Hermeneutik“ und ihre allgemeine forschungslogische Bedeutung in den Sozialwissenschaften. In: Soeffner, Hans-Georg (Hg.), Interpretative Verfahren in den Sozial- und Textwissenschaften, Stuttgart: Metzler, S. 352-434.

Oevermann, Ulrich (2000): Die Methode der Fallrekonstruktion in der Grundlagenforschung sowie der klinischen und pädagogischen Praxis. In: Kraimer, Klaus (Hg.), Die Fallrekonstruktion. Sinnverstehen in der sozialwissenschaftlichen Forschung, Frankfurt am Main: Suhrkamp, S. 58-156.

Orbach, Susi (1987): Hungerstreik. Ursachen der Magersucht. Neue Wege zur Heilung. Düsseldorf u.a.: ECON.

Padierna, A. et. al. (2002): Changes in health related quality of life among patients treated for eating disorders. Qual Life Res., Vol. 11, No. 6, S. 545-552.

Reich, Günter/Cierpka, Manfred (Hg.) (2001): Psychotherapie der Essstörungen. Krankheitsmodelle und Therapiepraxis – störungsspezifisch und schulübergreifend. 2., neubearbeitete und erweiterte Auflage. Stuttgart, New York: Thieme.

Reich, Günter (2001): Psychodynamische Aspekte der Bulimie und Anorexie. In: Reich, Günter/Cierpka, Manfred (Hg.), Psychotherapie der Essstörungen. Krankheitsmodelle und Therapiepraxis – störungsspezifisch und schulenübergreifend, 2., neu bearbeitete und erweiterte Auflage. Stuttgart, New York: Thieme, S. 51-67.

Reich, Günter (2003): Familientherapie der Essstörungen. Göttingen u.a.: Hogrefe.

Reich, Günter (2004): Psychodynamische Psychotherapie einer Patientin mit Anorexie. PiD Psychotherapie im Dialog, Jg. 5, Heft 1, S. 32-37.

Reich, Günter/Götz-Kühne, Cornelia/Killius, Uta (2004): Essstörungen. Magersucht, Bulimie, Binge Eating. Stuttgart: TRIAS.

Remschmidt, Helmut/Gastpar, Markus/Senf, Wolfgang (2000): Forschungsperspektiven bei Essstörungen. Schlussfolgerungen und Empfehlungen. In: Gastpar, Markus/Remschmidt, Helmut/Senf, Wolfgang (Hg.), Essstörungen. Neue Erkenntnisse und Forschungsperspektiven, Sternenfels: Wissenschaft & Praxis.

Richter, Stefanie (2001): Essstörungen – Eine Studie zu aktuellen Krankheitsbildern und deren Therapie in Theorie und Praxis. Dipl.-Arbeit, Fachhochschule Neubrandenburg (FB Pflege und Gesundheit).

Riemann, Gerhard (1987): Das Fremdwerden der eigenen Biographie. Narrative Interviews mit psychiatrischen Patienten. München: Wilhelm Fink.

Riemann, Gerhard (2003a): Erzählanalyse. In: Bohnsack, Ralf/Marotzki, Winfried/Meuser, Michael (Hg.), Hauptbegriffe Qualitativer Sozialforschung, Opladen: Leske u. Budrich, S. 45-47.

Riemann, Gerhard (2003b): Narratives Interview. In: Bohnsack, Ralf/Marotzki, Winfried/ Meuser, Michael (Hg.), Hauptbegriffe Qualitativer Sozialforschung, Opladen: Leske u. Budrich, S. 120-122.

Rosenthal, Gabriele (1995): Erlebte und erzählte Lebensgeschichte. Gestalt und Struktur biographischer Selbstbeschreibungen. Frankfurt am Main: Campus.

Rosenthal, Gabriele/Fischer-Rosenthal, Wolfram (2000): Analyse narrativbiographischer Interviews. In: Flick, Uwe/Kardorff, Ernst von/Steinke, Ines (Hg.), Qualitative Sozialforschung. Ein Handbuch, Reinbek: Rowohlt, S. 456-468.

Rosenthal, Gabriele (2002): Biographische Forschung. In: Schaeffer, Doris/ Müller-Mundt, Gabriele (Hg.), Qualitative Gesundheits- und Pflegeforschung, Bern u.a.: Hans Huber, S. 133-147.

Rothgang, Georg-Wilhelm (2003): Entwicklungspsychologie. Stuttgart: Kohlhammer.

Scheferling, B. (1995): Sexueller Missbrauch bei Patientinnen mit Essstörungen. Ergebnisse und Probleme einer Studie. In: Feiereis, Hubert/ Saller, Reinhard (Hg.), Psychosomatische Medizin und Psychotherapie. Ein Lesebuch für alle Fachgebiete, Bd.2, Erweiterte Schulmedizin. Anwendungen in Diagnostik und Therapie, München: Hans Marseille, S. 637-644.

Schmidbauer, Wolfgang (1987): Alles oder Nichts. Über die Destruktivität von Idealen. Reinbek: Rowohlt.

Schmidt, Ulrike (1996): Hilfe zur Selbsthilfe: Die Anwendung eines Selbsttherapiemanuals und motivationaler Strategien in der Behandlung von Essstörungen. In: Herzog, Wolfgang u.a. (Hg.), Anorexia und Bulimia nervosa. Ergebnisse und Perspektiven in Forschung und Therapie, Frankfurt am Main: VAS, S. 71-79.

Schütze, Fritz (1981): Prozessstrukturen des Lebensablaufs. In: Matthes, Joachim/Pfeifenberger, Arno/ Stosberg, Manfred (Hg.), Biographie in handlungswissenschaftlicher Perspektive, 2. unveränderte Auflage, Nürnberg: Verlag der Nürnberger Forschungsvereinigung e.V., S. 67-156.

Schütze, Fritz (1983): Biographieforschung und narratives Interview. Neue Praxis. Jg. 13, S. 283-293.

Schütze, Fritz (1984): Kognitive Figuren des autobiographischen Stegreiferzählens [1]. In: Kohli, Martin/Günther, Robert (Hg.), Biographie und soziale Wirklichkeit, Stuttgart: Metzler, S. 78-117.

Schütze, Fritz (1987): Das narrative Interview in Interaktionsfeldstudien I. Kurseinheit 1. Studientexte der Fernuniversität Hagen.

Schütze, Fritz (1993): Die Fallanalyse. Zur wissenschaftlichen Fundierung einer klassischen Methode der Sozialen Arbeit. In: Rauschenbach, Thomas/ Ortmann, Friedrich/Karsten, Maria-Eleonora (Hg.), Der sozialpädagogische Blick. Lebensweltorientierte Methoden der Sozialen Arbeit, Weinheim und München: Juventa, S. 191-221.

Schütze, Fritz (1996): Verlaufskurven des Erleidens als Forschungsgegenstand der interpretativen Soziologie. In: Krüger, Heinz-Hermann/Marotzki, Winfried (Hg.), Erziehungswissenschaftliche Biographieforschung, 2. Auflage, Opladen: Leske u. Budrich, S. 116-157.

Selvini Palazzoli, Mara (1982): Magersucht. Von der Behandlung einzelner zur Familientherapie. Stuttgart: Klett-Cotta.

Stahr, Ingeborg/Barb-Priebe, Ingrid/Schulz, Elke (1995): Essstörungen und die Suche nach Identität. Ursachen, Entwicklungen und Behandlungsmöglichkeiten. Weinheim und München: Juventa.

Stark, Wolfgang (1996): Empowerment. Neue Handlungskompetenzen in der psychosozialen Praxis. Freiburg im Breisgau: Lambertus.

Steinhausen, Hans-Christoph (2002): The Outcome of Anorexia Nervosa in the 20th Century. The American Journal of Psychiatry, Jg. 159, S. 1284-1293.

Stein-Hilbers, Marlene/Becker, Marion (1998): „Wie schlank muss ich sein, um geliebt zu werden?“ Zur Prävention von Essstörungen. Abschlussbericht der Begleitforschung zum Modellprojekt des BMFSFJ.

Straub, Jürgen (1989): Historisch-psychologische Biographieforschung. Theoretische, methodologische und methodische Argumentationen in systematischer Absicht. Heidelberg: Asanger.

Strauss, Anselm L. (1994): Grundlagen qualitativer Sozialforschung: Datenanalyse und Theoriebildung in der empirischen und soziologischen Forschung. München: Wilhelm Fink.

Thiels, Cornelia u.a. (1998): Wie wirksam und akzeptabel ist ein Selbsthilfemanual mit begleitender Kurztherapie bei Bulimia nervosa? Der Nervenarzt, Jg. 69, Heft 5, S. 427-436.

Thiels, Cornelia/Schmidt, Ulrike (2004): Motivation, Selbsthilfe und Selbsthilfemanuale. In: Herzog, Wolfgang/Munz, Dietrich/Kächele, Horst (Hg.), Essstörungen. Therapieführer und psychodynamische Behandlungskonzepte, 2., überarbeitete und erweiterte Auflage, Stuttgart, New York: Schattauer, S. 266-275.

Thomä, Helmut (1961): Anorexia nervosa. Geschichte, Klinik und Theorien der Pubertätsmagersucht. Bern, Stuttgart: Gemeinschaftsverlag Hans Huber/Klett.

Treasure, Janet/Troop, Nicholas/Schmidt, Ulrike (1996): Wieviel Behandlung für wen? Untersuchungen zu Umfang und Intensität der Therapie von Bulimia nervosa-Patientinnen. In: Herzog, Wolfgang u.a. (Hg.), Anorexia und Bulimia nervosa. Ergebnisse und Perspektiven in Forschung und Therapie, Frankfurt am Main: VAS, S. 58-70.

Vandereycken, Walter/Deth, Ron v./Meermann, Rolf (1990): Hungerkünstler, Fastenwunder, Magersucht. Eine Kulturgeschichte der Essstörungen. Zülpich: Biermann.

Weber, Gunthard/Stierlin, Helm (1989): In Liebe entzweit. Ein systemischer Ansatz zum Verständnis und zur Behandlung der Magersuchtsfamilie. Reinbek: Rowohlt.

Wohlrab-Sahr, Monika (1999): Konversion zum Islam in Deutschland und den USA. Frankfurt am Main: Campus.

Wyl, Agnes v. (2000): Magersüchtige und bulimische Patientinnen erzählen. Eine narrative Studie der Psychodynamik bei Essstörungen. Bern u.a.: Peter Lang.

Zipfel, Stephan u.a. (2004): Verlauf und Prognosen der Anorexia nervosa. In: Herzog, Wolfgang/Munz, Dietrich/Kächele, Horst (Hg.), Essstörungen. Therapieführer und psychodynamische Behandlungskonzepte, 2., überarbeitete und erweiterte Auflage, Stuttgart, New York: Schattauer, S. 297-301.

Anhang

A) Die Interviewtranskriptionsregeln

E:	Erzählerin
I:	Interviewerin
– oder ,	kurzes Absetzen innerhalb einer Äußerung (Leerzeichen, Bindestrich, Leerzeichen *oder* Komma[1])
(.)	kurze Pause (1 Sek.)
(..)	mittlere Pause (2 Sek.)
(...)	längere Pause (3 Sek.)
(7 Sek.)	länger als drei Sek., Dauer der Pause angegeben
Mhm; hmh	Rezeptionssignal, Pausenfüller
.	Senken der Stimme
(-)	Stimme in der Schwebe[2] (Bindestrich, Leerzeichen, neues Wort groß)
(`)	Heben der Stimme[2]
[zögern]	Formulierungshemmung, Drucksen
... (also) nur...	nicht genau verständlich, vermuteter Wortlaut in Klammern
(?)	unverständlich
Da – *haschte* mich	nachdrückliche Betonung
<u>Sicher</u>	auffällige Betonung[3]
[gedehnt]	gedehnt
[lacht] [nachahmend] [seufzt, stöhnt, pustet]	Charakterisierung der Sprechweise bzw. des Tonfalls;[4] wenn über eine Passage hinweg, dann am Anfang und am Ende mit + gekennzeichnet
((raucht))	nicht-sprachliche Handlungen
&	auffällig schneller Abschluss
[...]	gilt nur für Fallstudien in Kap. 4: Textpassage ausgeschnitten

1 Komma auch bei kurzem Absetzen oder eben auch leichtem Absenken der Stimme (aber nicht Punkt), kurzem Schlucken; wenn in langen Sätzen kein Komma und kein Bindestrich, dann sprechen die Interviewten wirklich wie im Fluss; teilweise war es jedoch schwer, dies genau herauszuhören.

2 bedeutet auch immer eine kleine Pause; beim Heben der Stimme meistens kurzes Absetzen danach.

3 Manche Interviews waren so lebendig, dass das ständige Hin und Her der Stimmungen, Betonungen kaum festgehalten werden konnte; andere Interviews waren eher monoton, so dass kaum Betonungen deutlich wurden, d.h. Unterstreichungen zeigen eher leichte Veränderungen an, ganz starkes Betonen wurde zumeist extra in einer eckigen Klammer festgehalten.

4 [lachen, lächelnd, grinsend] das bedeutet, dass die Person lächelnd oder unter stärkerem Lachen etwas erzählt (+ +) oder im Anschluss lacht; ist die Verlegenheit zu hören, dann wurde es festgehalten; „grinsen" ist nicht abwertend gemeint.

B) Ausschnitt aus der inhaltlich-strukturellen Beschreibung des autobiographisch-narrativen Interviews mit Magdalena (Stand 2.9.03)

1) 1-14 Erzählstimulus:

I: So genau jetz funktioniert's. Also – ich würd dich jetz einfach mal bitten(') mir deine Lebensgeschichte zu erzählen(') (..) so komische Geräusche(') äh all die Ereignisse die dir so einfallen(')

E: Mhm

I: Ähm – kannst dir ruhig genug Zeit da-bei nehmen weil – ich hab auch genug Zeit ich – ähm – ja ähm ei- erzähl einfach alles was dir einfällt(') äh – und ich werd dich jetz erst mal zunächst nicht unterbrechen sondern mir dabei Notizen machen und dann – im Nachhinein einfach noch mal dir vielleicht 'n paar Verständnisfragen stellen.

E: Mhm.

I: Und wenn du meinst dass du fertig bist(')

E: [hustet]

I: Äh mit deiner Erzählung dann – sagst es mir einfach. Ja?

Erzählaufforderung durch Interviewerin mit Ausrichtung auf die Lebensgeschichte, Krankheitsgeschichte wird explizit nicht erwähnt.

Die folgende **Erzählpräambel (I-II)** geht eventuell bis Zeile 42, da hier globale Theorien deutlich werden und Magdalena erst ab Zeile 42 mit dem biographischen bzw. sozialen Rahmen beginnt.

2) 15-19 Erzählpräambel (I)

E: Okay. Also ich f– wie gsagt ich muss jetzt mal überlegen wo ich denn – einsetze(') also ich denk mal – mm – (.) eines der entscheidendsten Dinge überhaupt dass ich zu der Bulimie gekommen bin(') einfach zu diesem Konflikt des Essens oder nicht mehr Essens oder – äh – wieder rauskotzen das war einfach weil ich äh – eben extrem – unter meinem Übergewicht gelitten hab(') ...

(mit Eigentheorie) – sie zeigt, dass sie mich verstanden hat, lässt aber erkennen, dass sie als zentrales Thema die „Bulimie" sieht, was wahrscheinlich auf die Kontaktaufnahme zurückzuführen ist.

Bezüglich ihrer „Bulimie" stellt sie einen Zusammenhang her zwischen der (Entstehung der) „Bulimie" und dass sie unter ihrem Übergewicht gelitten habe: „...ich denk mal – mm – (.) eines der entscheidendsten Dinge überhaupt dass ich zu der Bulimie gekommen bin(') einfach zu diesem Konflikt des Essens oder nicht mehr Essens oder – äh – wieder rauskotzen das war einfach weil ich äh – eben extrem – unter meinem Übergewicht gelitten hab(')" (16-19). In dieser Eigentheorie wird zudem ihr Bild von ihrer „Bulimie" deutlich: der Konflikt des Essens oder nicht mehr Essens oder des Rauskotzens. Sie selbst wendet hierbei eine Fremdkategorie auf sich an – die „Bulimie", obwohl sie bis dato weniger Kontakt zu professionellen Einrichtungen diesbezüglich hatte. Zugleich liefert sie ihre Erklärung mit, was sie für sich darunter versteht bzw. wie sie es für sich erlebt hat. Segmentübergreifend ist interessant, dass sie hier den harten Begriff des „Kotzens“ verwendet, der dann zunächst durch „Erbrechen“ bzw. „Brechen“ abgelöst und erst später wieder von ihr verwendet wird.

3) 19-42 Präambel (II):

E: ...ich war schon ein ein dickes Kind(`) also schon ein dickes im Prinzip als äh mit vier Wochen schon – gemästet(`) und ähm – auch immer also von der Ernährung her also es wurde sehr fett gekocht(`) und ähm – war also – in der vierten Kla- also in der ersten äh bis vierten Klasse schon also einfach nur noch die die fette Sau, die fette Kuh(`) äh die Dampfwalze und so weiter(`) auch die nächsten Jahre dann teilweise noch fünfte sechste Klasse(`) da hab ich dann die Schule gewechselt da wurd's – vom Niveau her einfach'n bisschen anders dementsprechend auch – dann ab der siebten Klasse die Ausdrücke nich mehr so deftig(`)

I: Mhm

E: Aber das hat mich also (..) als Kind schon – unglaublich immer belastet(`) also – auch so einfache Dinge wie dass ich immer nie was zum Anziehen gefunden hab schon als Kind(`) war immer alles problematisch(`) weil einfach nichts gepasst hat(`)

I: Mhm

E: Und ich war – eigentlich immer irgendwo (..) also das die fette Kuh. Wurde halt auch nie anerkannt, hatte auch in Sport natürlich meine Probleme(`) war dann noch sehr gut in der Schule(`)

I: Mhm

E: Also ich hatt mir eigentlich vom Lernen immer recht leicht getan(`) hm bin auch äh + teilweise + [lacht] dann a- (.) mm – unfreiwillig äh – gefördert worden das is dann ne –spätere Geschichte das vielleicht n dann da also – dann erklären(`) und äh war eigentlich in der Schule immer sehr gut und wie das halt is äh wenn man auch noch gut is und dann noch dick is sind schon zwei – Außenseiterpunkte also es war ich hatte die ersten – Jahre eigentlich nie Freunde.

Da sie sich hier eher evaluierend und theoretisierend mit dem frühen Dicksein, den Ursachen dafür und den Folgen in der Schulzeit sowie ihrer Leistungsförderung auseinander setzt, ist dieser Abschnitt noch zur Erzählpräambel zu zählen.

Magdalena beginnt die Erzählung mit dem Halbsatz „ich war schon ein dickes Kind“. Sie markiert damit eine bestimmte Perspektive auf ihre Kindheit, in der Körperlichkeit mit Übergewicht verbunden ist. Im Folgenden versucht sie eine Begründung zu liefern, die allerdings sprachlich in sehr vager Form ausgedrückt wird: „also schon ein dickes im Prinzip als äh mit vier Wochen schon – gemästet(`)“. Daran fällt auf, dass ein bisschen gestottert wird, dass der Satz unvollständig (Subjekt, Objekt fehlen) und vage ist, dennoch aber assoziiert werden kann, dass sie schon im Kleinkindalter („mit vier Wochen“) bereits mehr Nahrung aufnehmen musste („gemästet“), als es für die Entwicklung nötig gewesen wäre. Aus der Formulierung ist nicht nachvollziehbar, ob das wirklich der Tatbestand war: entweder ist es ein Rückschluss oder stammt aus Erzählungen von Dritten. Entscheidend ist dabei aber, dass sie sich diese Wahrnehmung zu Eigen gemacht hat und zur Erklärung der Erzählung voranstellt. Ihre Wortwahl „gemästet“ verweist zudem darauf, dass sie damit verbindet, ihr sei über die Nahrungsaufnahme auch Gewalt angetan worden und andere hätten einen entscheidenden Beitrag zum Dicksein und möglicherweise auch zur „Bulimie“ geleistet.

In der folgenden Formulierung: „… und ähm – auch immer von der Ernährung her also es wurde sehr fett gekocht…“ (20-21) liefert sie eine Beschreibung der familiären Essgewohnheiten, verbunden mit der Wertung, dass „sehr fett“ gekocht worden sei.

Im Zusammenhang mit den ersten Sätzen vermittelt sie ein Bild von der häuslichen Situation, das ausschließlich auf Nahrung, Essen, Ausgeliefertsein und ihren körperlichen Zustand des Übergewichts zugespitzt ist. Über die Personen, die außer ihr daran beteiligt sind, ist jedoch nichts zu erfahren.

Sie schließt mit den Folgen in der Schule an: In der Grundschule leidet sie unter Hänseleien durch die Mitschüler: „...war also – in der vierten Kla- also in der ersten äh bis vierten Klasse schon also einfach nur noch die die fette Sau, die fette Kuh äh die Dampfwalze und so weiter...“ (22-23). Diese drastischen Ausdrücke verweisen auf massive Erfahrungen des sich aufgrund des Körpergewichts ausgegrenzt Fühlens. Mit einem Schulwechsel vermutlich auf das Gymnasium, wie es in späteren Segmenten deutlich wird, lassen diese Ausgrenzungserfahrungen nach: „…dann ab der siebten Klasse die Ausdrücke nicht mehr so deftig…“. Die vergleichende Erinnerung (Grundschule/Gymnasium) verweist darauf, dass sie auf lang anhaltende Erfahrungen zurückblickt, mit mehr oder weniger deftigen Ausdrücken bedacht worden zu sein, und das spricht auch dafür, dass sie unter Gleichaltrigen nicht unbedingt die Anerkennung erfahren hat, die sie sich erwartet hat.

In einer anschließenden Kommentarstelle: „aber das hat mich also (..) als Kind schon – unglaublich immer belastet(`) also – auch so einfache Dinge wie dass ich immer nie was zum Anziehen gefunden hab schon als Kind(`) war immer alles problematisch(`) weil einfach nichts gepasst hat(`) und ich war eigentlich immer irgendwo (..) also das die fette Kuh“ (29-33) generalisiert sie diese seelische Belastung, die sich in Beschreibungen fortsetzt, dass sie z.B. Kleidungsprobleme hatte: „…weil einfach nichts gepasst hat…“ (31). Magdalena bilanziert, dass sie überall als fette Kuh bezeichnet worden sei, wobei sie hier mit „ich war – eigentlich immer irgendwo (..) also das die fette Kuh“ (33) beginnt. Wollte sie eventuell sagen: „das fette Kind“?

Die Beschreibung (33-37) der schulischen Situation wird näher ausgeführt: „wurde halt auch nie anerkannt, hatte auch in Sport natürlich meine Probleme…“ (33-34). Dies vertieft den Eindruck erneut, dass sie Ausgrenzungserfahrungen macht, insbesondere in einem schulischen Fach (Sportunterricht), das auf den körperlichen Zustand bezogen ist. Darauf folgend beleuchtet sie einen anderen Aspekt, nämlich dass sie in den schulischen Leistungen insgesamt sehr gut war und ihr das Lernen relativ leicht fiel (34-37).

An dieser Stelle gibt es einen Einschub in Form eines Erzählstumpfes: „…hm bin auch äh +teilweise+ [lacht] dann a- (.) mm – unfreiwillig äh – gefördert worden das is dann ne/eine –spätere Geschichte das vielleicht n dann da also – dann erklären…“ (37-38). Die an dieser Stelle zunächst unverständliche Ankündigung eines bedeutsamen Zusammenhangs wird im späteren Interviewverlauf deutlich, weil es um „unfreiwillige“ Förderung durch eine Tante geht, die in der Familie und auf sie starken Einfluss hat. Aber im Zusammenhang mit diesem Segment steht diese Äußerung als Begründung für ihre sehr guten schulischen Leistungen. Das Lachen an dieser Stelle „teilweise“ verweist eventuell darauf, dass sie es als sehr massiv erlebt hat.

Sie bilanziert dann (39-42), dass sie in der Schule aufgrund ihrer guten Leistungen und des Dickseins eigentlich nie Freunde gehabt habe und Außenseiter war: „…und äh war in der Schule eigentlich immer sehr gut und wie das halt ist äh wenn man auch noch gut is und dann noch dick is sind schon zwei – Außenseiterpunkte also es war ich hatte die ersten – Jahre eigentlich nie Freunde“ (39-42). Sie stellt Dicksein und gut in der Schule sein in Verbindung mit fehlenden Freunden (da sie dadurch zum Außenseiter geworden sei).

Analytischer Kommentar: Hervorstechend ist hier, dass Magdalena zwei Elemente herausarbeitet, die für ihre Außenseiterstellung (und dadurch fehlende Freundschaften) schon in der Kindheit verantwortlich sind, wobei sie sich selbst daran unschuldig sieht: 1. Übergewichtigkeit, die durch Ernährung und Mästen im Elternhaus verursacht wurde; 2. ihre schulische Leistungsfähigkeit, die durch unfreiwillige, besondere Förderung zustande gekommen ist. Dieser letzte Eindruck wird nur dadurch etwas abgemildert, dass ihr das Lernen recht leicht gefallen sei und sie somit ihre Leistungsfähigkeit auch sich selbst zurechnen kann.

Mästen sowie unfreiwillige Förderung sind Anzeichen für eine Situation des Ausgeliefertseins.

Die Wahrnehmung der ersten sechs Schuljahre ist weitgehend in der Erinnerung auf Erfahrungen des Ausgeschlossenseins reduziert, nämlich als Außenseiterin und als Einzelgängerin („eigentlich nie Freunde“). In dieser Phase müssen die von den Gleichaltrigen ihr gegenüber benutzten Begriffe sehr massiv gewesen sein, da sie sie heute noch stark erinnert. Offenbar hat sie hier in der Interaktion ein Bild von sich gespiegelt bekommen, das stark prägend war (auch für die spätere Zeit).

4) 42-77 Familie und biographischer Rahmen

E: Ich bin Einzelkind(`) war bin in nem äh kleinen Dorf aufgewachsen(`) und da gab's auch keinen Kindergarten damals noch(`) also ich bin im Prinzip aufgewachsen äh mit meiner Oma(`) mit meiner mit meinen beiden unverheirateten Tanten die beide Lehrerinnen waren(`) meine Mutter hat halbtags gearbeitet(`) und äh eben also meine Eltern eben und eben – der Einfluss meiner beiden – Tanten vor allen Dingen einer(`) der war einfach sehr extrem und der is auch nach wie vor – immer noch da, also ich merke jetzt die Aggression – wenn ich sie nur sehe. Also was sie mir eigentlich in meiner Kindheit – angetan hat irgendwo durch ihre Art. Das äh spür ich jetz ganz extrem. Und ähm bin eigentlich dann von diesen vier Erwachsenen mehr oder weniger erzogen worden(`) teilweise fünf meine Oma noch aber die war sehr – zurückhaltend, sehr lieb eigentlich(`) und äh hatte den Kontakt mit Kindern (..) kaum(`) die waren also die Nachbarskinder waren drei vier Jahre älter, das war die ersten Jahre ging's noch, später war ich dann einfach uninteressant(`) also mit 10 Jahren hat sich keiner mehr dann mit ner – S-Sechs-Jährigen auseinander setzen wollen(`) und war dann jahrelang eigentlich relativ allein(`) auch in der Schule also – hatte zwar Klassenkollegen aber keine Freunde(`) äh konnte auch so in dem Dorf nirgends hin also ich war im Prinzip immer zuhause(`) hab mich mit mir selbst beschäftigt, hab – viel gelesen viel gezeichnet(`) und – hab mich jetz gar nich bewusst so allein gefühlt also jedenfalls – kann ich das jetzt g- nich so empfinden also – hab mich einfach in mich zurückgezogen(`) abgekapselt total also mit meiner Bücherwelt(`) und nebenbei eben Essen in mich reingestopft und Essen war auch immer irgendwo'n Stück Belohnung(`) also mein Vater war selber jemand der wahnsinnig gern Süßigkeiten gegessen hat(`) und anstelle dass meine Eltern halt drauf geachtet hätten mich da'n bisschen so zrück-zuhalten(`) ham sie's Gegenteil gemacht so nach dem Motto: Ja wenn's der Klei- wenn's ihr schmeckt dann geb ma ihr das doch auch ne

I: hmh

E: Mein Vater hat immer Kuchen mitgebracht und das war halt – meine Ernährung und deswegen kein Wunder dass ich wirklich einfach – relativ dick war als Kind. Vielleicht nich so schwabbelig(`) wie jetz manche ähm – die ma jetz sieht aber einfach viel zu dick für mein Alter für meine Größe und so weiter. Und das hat einfach ne diese ganzen Ausdrücke eben auch diese Dampfwalze und fette Kuh das hat mich halt – als Kind schon maßgebend irgendwie geprägt(`)

I: Mhm

E: und ähm – hab mich auch niemals irgendwie (..) attraktiv gefühlt oder ähm (..) gut gefühlt(`)

Die Familiensituation wird dadurch eingeführt, dass sie sich als „Einzelkind" (42) bezeichnet und die Familie in einem „kleinen Dorf" (43) lebt. Magdalena erwähnt, dass es dort „keinen Kindergarten" (43) gab, was auf fehlende Kontakte zu Gleichaltrigen im Vorschulalter verweist. Dieser Eindruck verdichtet sich in der nachfolgenden Erzählung, in der herausgearbeitet wird, dass sie im

Wesentlichen von Erwachsenen umgeben war: „also ich bin im Prinzip aufgewachsen äh mit meiner Oma mit meiner mit meinen beiden unverheirateten Tanten die beide Lehrerinnen waren meine Mutter hat halbtags gearbeitet und äh eben also meine Eltern…“ (44-46). In diesem Segment wird implizit das Fehlen von gleichaltrigen Spielgefährten deutlich und eine Atmosphäre einer sehr stark von Erwachsenen dominierten Kindheit. Besonders der Einfluss einer Tante war hier offenbar sehr stark und von Strenge gekennzeichnet: „…eben und eben – der Einfluss meiner beiden – Tanten vor allen Dingen einer der war einfach sehr extrem und der ist auch nach wie vor – immer noch da, also ich merke jetzt die Aggression – wenn ich sie nur sehe. Also was sie mir eigentlich in meiner Kindheit – angetan hat irgendwo durch ihre Art. Das äh spür ich jetz ganz extrem“ (46-50). Schon aus der Formulierung wird deutlich, dass ihr die damalige Situation noch heute sehr nahe geht, Aggressionen und Abwehr hervorruft. Zusammen mit der späteren Formulierung „…bin eigentlich dann von diesen vier Erwachsenen mehr oder weniger erzogen worden“ (50-51) ergibt sich ein bedrückendes Bild von der häuslichen Situation, ohne Freunde einer Übermacht an Erwachsenen ausgeliefert zu sein. Zu diesen Erwachsenen gehört als fünfte Person die Oma, die aber als sehr „zurückhaltend, sehr lieb eigentlich“ (52) beschrieben wird. Im Folgenden detailliert sie noch einmal den eingeschränkten Kontakt zu Gleichaltrigen: „und äh hatte den Kontakt mit Kindern (..) kaum“ (52-53). Begründet wird dies durch den Altersunterschied der Nachbarskinder, die „drei vier Jahre älter“ (53f.) waren und sich mit zunehmendem Alter immer weniger für sie interessierten. Sie bilanziert: „und war dann jahrelang eigentlich relativ allein auch in der Schule also – hatte zwar Klassenkollegen aber keine Freunde äh konnte auch so in dem Dorf nirgends hin also ich war im Prinzip immer zuhause“ (56-59). Sie verbringt ihre Kindheit weitgehend alleine, beschäftigt sich mit sich selbst: „hab – viel gelesen viel gezeichnet[5]“ (59). Dies erinnert sie nicht überwiegend negativ, denn: „hab mich jetz gar nich bewusst so allein gefühlt also jedenfalls – kann ich das jetzt g- nich so empfinden also...“ (60-61). In der Rückschau nimmt sie die Bewertung vor, dass sie das Alleinsein damals nicht so als bedrückend empfunden habe. Vielmehr entsteht der Eindruck, dass sie durch diese Alleinbeschäftigungen eine Strategie entwickelt hat, mit der Situation ohne Gleichaltrige bei einer Übermacht von Erwachsenen zurechtzukommen. Ihre Strategie besteht in Rückzug, Abkapselung und einem Leben in einer Bücherwelt: „ hab mich einfach in mich zurückgezogen abgekapselt total also mit meiner Bücherwelt(`) und nebenbei eben Essen in mich reingestopft und Essen war auch immer irgendwo`n Stück Belohnung“ (61-63). In

5 Sie hat viel gezeichnet – ein interessanter Hinweis, da sie im weiteren Verlauf von solchen Fähigkeiten nicht mehr berichtet und erst im Zusammenhang mit der Bewerbung für das Innarchitekturstudium indirekt (Bewerbungsmappe) wieder darauf zurückkommt.

diesem Zitat wird im zweiten Teil deutlich, dass Magdalena einen Zusammenhang herstellt zwischen den Situationen des Rückzugs und der Abkapselung, des Alleinseins und dem unkontrollierten parallelen Essen: „nebenbei eben Essen in mich reingestopft" (63). Sie begründet dieses Essverhalten mit einer Eigentheorie, die auf eine Kompensationstheorie verweist: „Essen war auch immer irgendwo'n Stück Belohnung" (63). Das kann einerseits als Übernahme der populärwissenschaftlich verbreiteten Frustrationstheorie gesehen werden („Frustfraß"), andererseits wird deutlich, dass in der Familie Essen als Belohnung eingesetzt wird. Belohnung verweist auf etwas Warmes und als schön empfundenes, so dass das kindliche Erleben, soweit es hier zum Ausdruck kommt, noch durchaus eine angenehme Situation durchscheinen lässt: allein sein, lesen, (Süßigkeiten) essen. „Reingestopft" – so spricht sie heute davon, aber damals hat sie es eventuell anders erlebt. Die negativen Auswirkungen des Dickseins werden erst durch die Außenwelt (Ausdrücke) gespiegelt. Der Vater spielt offenbar mit seinen Essensvorlieben eine besondere Rolle: „also mein Vater war selber jemand, der wahnsinnig gern Süßigkeiten gegessen hat" (63f.). In der Rückschau verbindet sie dies mit einem Vorwurf, dass die Eltern sie nicht dazu angehalten hätten, ein kontrolliertes Essverhalten zu praktizieren. Stattdessen beschreibt sie, dass die Eltern ihr das Gegenteil beigebracht hätten: „ja wenn's der Klei- wenn's ihr schmeckt dann geb ma ihr das doch auch ne" (66f.). Sie erinnert, dass der Vater „immer Kuchen mitgebracht" (69) hat und sieht darin („das war halt meine Ernährung" (69)) einen wesentlichen Grund für ihr Übergewicht: „deswegen kein Wunder dass ich wirklich einfach – relativ dick war als Kind" (70).

Analytischer Kommentar (ab 63-70): In diesem Erzähltext verbirgt sich die Anklage an die Eltern, dass sie es versäumt hätten, Fehlernährung zu vermeiden und eine sinnvolle Beschränkung des Süßigkeitenkonsums zu erwirken, und zugleich stellt sie den Zusammenhang her zwischen Belohnung durch Essen, Vaters Vorlieben (Süßes) und Übergewicht. Ein Vorwurf könnte sich auch insgesamt darin verbergen, dass Belohnung über Essen lief und sie es für sich so verinnerlicht habe und selbst so reagiert(e), bzw. auch in ihrer Erzählung, dass oft und gern gegessen wurde und auf vieles mit Essen reagiert wurde (im Abschlusskommentar bilanziert sie z.B.: „habe nie normalen Umgang gelernt"; „reagiere heute bei Problemen etc. noch mit Essen").

Der folgende Kommentar: „vielleicht nich so schwabbelig wie jetz manche ähm" (71) bezieht sich auf das „relativ dick" in der vorherigen Aussage, wodurch sie versucht, eine präzisere Beschreibung ihres Aussehens und eine Abgrenzung von „Schwabbeligen" zu erreichen; ihre Einschätzung lautet in diesem Zusammenhang aber dennoch: „viel zu dick für mein Alter für meine Größe und so weiter" (72). Als Beleg für diese Einschätzung führt sie diese „ganzen Ausdrücke" der Gleichaltrigen an, mit denen sie gehänselt wurde: „Dampfwalze und fette Kuh das hat mich halt – als Kind schon maßgebend irgendwie geprägt“ (73f.). Es hat sie schon als Kind „maßgebend irgendwie geprägt“ – es könnte sich hier ein Vorwurf verbergen, dass diese Sprüche sie sehr geprägt und lange nachgewirkt haben, dass sie also z.B. ihre heutige Unsicherheit darauf zurückführt: die Angst vor Abweisung wegen ihres körperlichen Erscheinungsbildes.

Magdalena bilanziert diese Erinnerungen mit: „hab mich auch niemals irgendwie (..) attraktiv gefühlt oder ähm (..) gut gefühlt“ (76f.). Diese Bilanz vermittelt den Eindruck aus ihrer heutigen Erinnerung, weil die Formulierung „attraktiv gefühlt“ eine Bewertung ihrer körperlichen Erscheinung nach Kriterien vornimmt, die sicherlich keiner kindlichen Wahrnehmung entsprechen. Korrigierend ergänzt sie „oder ähm (..) gut gefühlt“ und kommt damit ihrer kindlichen Wahrnehmung offenbar näher. Hierin verbirgt sich eine interessante Differenz, weil sich das „gut gefühlt“ eher auf eine allgemeine Gefühlslage bezieht, während das „attraktiv gefühlt“ sich eher auf die Wahrnehmung der äußeren Erscheinung bezieht. Sie selbst arbeitet in dieser Kommentarstelle eine Differenzierung heraus, in der nach innerem Zustand und äußerer Erscheinung unterschieden wird. Außerdem bringt sie mit der Verwendung von „niemals“ eine generalisierende Beschreibung ein, die die Möglichkeit einer anderen Wahrnehmung selbst aus heutiger Sicht absolut ausschließt. Dies kann auch implizieren, dass es für sie heute Momente gibt, in denen es eben anders ist, sie sich attraktiv bzw. gut fühlt (in einem späteren Segment kommt das Gutfühlen im Kontext der Abnahme erneut vor).

Abschließender analytischer Kommentar: Das gesamte Segment zum biographischen Rahmen ist sehr stark von argumentativen und kommentierenden Stellen durchzogen. Problematisch ist dies z.B. an einer Stelle wie der mit dem „Reinstopfen“, weil es suggeriert, dass das damals schon negativ erlebt wurde, wobei es sich wohl eher um eine Bewertung aus heutiger Sicht handelt. Narrativ indexikalisch sind die Erzählstellen zum Lebensort, zur Dominanz der Erwachsenen, zu den fehlenden Gleichaltrigenkontakten und zu einem überwiegenden Gefühl des Alleinseins (wobei sie aus heutiger Sicht einmal kommentiert, dass sie sich gar nicht bewusst so allein gefühlt habe (60f.)). In diesem Zusammenhang wird das Thema übermäßiges Essen eingeführt. Dabei spielt der Vater offenbar eine besondere Rolle, da er als einzige Person erwähnt wird. Zudem entsteht der Eindruck, dass in der Familie Anerkennung und Zuwendung (Belohnung) über Essen ausgedrückt wird. Magdalena analysiert selbst, dass sie offenbar nicht genügend zum kontrollierten Essen erzogen worden sei. Insofern wird die Übergewichtigkeit argumentativ ursächlich auf die Umgangsweisen im Familiensystem zurückgeführt. In diesem Abschnitt werden Ressourcen deutlich: sich selbst beschäftigen können, viel lesen und viel zeichnen.

C) Überblick über das Sample

Die folgende Tabelle gibt einen Überblick über das Sample. Da nicht alle dreißig Interviews einer intensiven Fallanalyse unterzogen werden konnten, in der Prozessstrukturen herausgearbeitet werden, müssen in dieser Darstellung notwendigerweise Kriterien (Symptomgeschehen, Dauer, Behandlungs- und Unterstützungszusammenhänge) verwendet werden, über die sich die Einzelfälle in der Regel zunächst von außen erschließen lassen. Damit ist die Übersicht kaum aussagekräftig in Hinblick auf Prozessstrukturen, denn der Zusammenhang zwischen Lebenssituation und Veränderungen im Symptomgeschehen oder Entwicklungsprozessen, Ressourcen usw. und deren jeweiliger Kontext kann so nicht aufgezeigt werden. Darüber hinaus sind die Angaben zum Symptomgeschehen und dessen Dauer nur Annäherungswerte, die sich aus einer ersten Durchsicht ergeben haben, wobei außen vor bleiben muss, dass die Störungsverlaufskurve einen viel umfassenderen Entwicklungsbogen zeigt als nur das Symptomgeschehen. Was jedoch deutlich wird, sind die unterschiedlichen Veränderungen im Symptomgeschehen, seine zeitliche Ausdehnung sowie die verschiedenen Behandlungs- und Unterstützungsversuche.

Nr.	Name	Alter	Symptomgeschehen	Dauer des Symptomgeschehens	Therapie	SHG[1]
1	Jana	28	(ungezügeltes) Essen und Erbrechen[2]	ca. zehn Jahre (vom 16. bis 26. Lebensjahr)		OAE[3]
2	Johanna	21	Fasten, dann Wandel in (ungezügeltes) Essen und Erbrechen	seit ca. zehn Jahren	eine ambulante Therapie	OAE
3	**Magdalena**	34	(ungezügeltes) Essen und Erbrechen; leidet z. Zt. des Interviews an gelegentlich auftretenden ‚Essanfällen'	ca. sechs Jahre (vom 18. bis 24. Lebensjahr)	Z. Zt. des Interviews ist sie in einer angeleiteten Gruppe und möchte eine ambulante Therapie beginnen	
4	Iris B.	32	Fasten (ca. ein Jahr), dann Wandel in ein unkontrolliertes Essverhalten; z. Zt. des Interviews vereinzelt ungezügeltes Essverhalten	ca. 15 Jahre (vom 15. bis 30. Lebensjahr)	eine tiefenpsychologische Therapie (ca. zehn Jahre)	SHG
5	**Kerstin**	49	rigides Fasten mit Phase der Stabilisierung und erneuten Destabilisierung, Appetitzügler	ca. zehn Jahre (vom 30. bis 40. Lebensjahr)	zwei stationäre Aufenthalte und eine ambulante Therapie	SHG

1 ‚SHG' – Selbsthilfegruppe

2 ‚ungezügelt' steht hier in Klammern, da einige erzählen, gegessen und anschließend erbrochen zu haben, andere, nach „Fressanfällen" erbrochen zu haben, usw.

3 ‚OAE' - hierbei handelt es sich um Selbsthilfegruppen, die nach dem ‚12-Schritte-Programm' der Anonymen Alkoholiker arbeiten

Nr.	Name	Alter	Symptomgeschehen	Dauer des Symptomgeschehens	Therapie	SHG
6	Andrea F.	39	Fasten (ca. ein Jahr), dann Wandel in (ungezügeltes) Essen und Erbrechen; Phasen erhöhten Alkoholkonsums	seit ca. 24 Jahren (mit zwei Phasen ohne Symptomgeschehen, jedoch nur einige Monate)	eine stationäre Behandlung aufgrund eines Zusammenbruchs; z. Zt. des Interviews ist sie bestrebt, eine ambulante Therapie zu beginnen	SHG
7	Nicole	27	Fasten, dann Phasen ungezügelten Essens, später kombiniert mit Abführmittelmissbrauch, aktuell wieder Fasten	seit ca. zehn Jahren	eine ambulante Therapie	SHG
8	Viola	23	zunächst Erbrechen, dann Fasten, später (ungezügeltes) Essen und Erbrechen; z. Zt. des Interviews erlebt sie sich als stabil	ca. elf Jahre (vom 11. bis 22. Lebensjahr)	eine ambulante Therapie, ein stationärer Aufenthalt, z. Zt. des Interviews Beginn einer analytischen Therapie	SHG (Internet)
9	Lora	31	(ungezügeltes) Essen und Erbrechen	ca. neun Jahre (vom 13. bis 22. Lebensjahr)	einige Jahre danach (mit 28 Jahren) beginnt sie eine ambulante Therapie	
10	**Cornelia**	39	rigides Fasten und exzessive körperliche Betätigung (ca. 5,5 Jahre), dann Wandel in ungezügeltes Essen, Abführmittelmissbrauch, Erbrechen; dazu Alkoholmissbrauch; später körperliche und seelische Probleme	seit ca. 26 Jahren (ab dem 13. Lebensjahr)	mehrere stationäre Aufenthalte	SHG

Nr.	Name	Alter	Symptomgeschehen	Dauer des Symptomgeschehens	Therapie	SHG
11	Katja	38	rigides Fasten und Ausspucken der Nahrung, Wandel in (ungezügeltes) Essen und Erbrechen, Ängste, Depressionen	seit ca. 21 Jahren	seit ca. 13 Jahren immer wieder stationäre Aufenthalte, ambulante Therapien, betreutes Wohnen	
12	Anja B.	29	ungezügeltes Essen, dann Wandel in (ungezügeltes) Essen und Erbrechen	seit ca. zwölf Jahren	zwei stationäre Aufenthalte und eine ambulante Therapie	
13	Angela	22	(ungezügeltes) Essen und Erbrechen, selbstverletzendes Verhalten sowie Depressionen	schwer rekonstruierbar	ein stationärer Aufenthalt, eine ambulante Therapie, betreutes Wohnen	
14	**Diana**	29	ungezügeltes Essen im Wechsel mit Phasen rigiden Fastens	seit mehr als 14 Jahren	ein abgebrochener ambulanter Therapieversuch	Internet
15	Simone	26	(ungezügeltes) Essen und Erbrechen	seit ca. 13 Jahren	z. Zt. des Interviews seit zwei Monaten ambulante Therapie	SHG
16	Christina M.	26	(ungezügeltes) Essen und Erbrechen, später auch selbstverletzendes Verhalten	seit ca. 13 Jahren	mehrere stationäre Aufenthalte, eine ambulante Therapie, betreutes Wohnen	
17	Kordula	24	(ungezügeltes) Essen und Erbrechen	seit ca. zehn Jahren	eine ambulante Therapie	SHG
18	Sabrina	36	ungezügeltes Essen und wiederholte Abnehmversuche; z. Zt. des Interviews erlebt sie sich stabil	ca. 15 – 18 Jahre	ein stationärer Aufenthalt	SHG

Nr.	Name	Alter	Symptomgeschehen	Dauer des Symptomgeschehens	Therapie	SHG
19	Renate	34	rigides Fasten (ca. 1,5 Jahre), dann Wandel in (ungezügeltes) Essen und Erbrechen (ca. 7 Jahre)	ca. neun Jahre		
20	Antje	21	rigides Fasten (ab 11. Lebensjahr), später auch Abführmittel, z. Zt. des Interviews erlebt sie sich als stabil	ca. neun Jahre	zwei stationäre Aufenthalte, Tagesklinik, eine ambulante Therapie	
21	Ina S.	43	(ungezügeltes) Essen und Erbrechen	seit ca. 27 Jahren	zwei stationäre Aufenthalte, eine ambulante Therapie	SHG
22	Annabell	24	rigides Fasten (ca. vier Jahre), dann Wandel in (ungezügeltes) Essen und Erbrechen	seit ca. zehn Jahren		
23	Susi	26	ungezügeltes Essen	seit ca. 10 – 13 Jahren	als Kind eine ambulante Therapie; später Tagesklinik	SHG
24	Yvonne	19	(ungezügeltes) Essen und Erbrechen, selbstverletzendes Verhalten, Ängste, Depressionen, Drogen	schwer rekonstruierbar, da sie offenbar schon früh unter Ängsten litt, mit ca. zwölf Jahren Aufbrechen der Verlaufskurve (Symptomgeschehen)	seit ca. vier Jahren stationäre, teilstationäre und ambulante Behandlungen, betreutes Wohnen	
25	Toni	22	rigides Fasten, dann Wandel in (ungezügeltes) Essen und Erbrechen	schwer rekonstruierbar	z. Zt. des Interviews in stationärer Behandlung, vorher ambulante Therapie	

Nr.	Name	Alter	Symptomgeschehen	Dauer des Symptomgeschehens	Therapie	SHG
26	Uta	34	rigides Fasten, Ängste, Depressionen, selbstverletzendes Verhalten	seit ca. 23 Jahren	z. Zt. des Interviews in stationärer Behandlung; seit 1994 viele stationäre Aufenthalte, ambulante Therapien	SHG
27	Bärbel	17	rigides Fasten	seit ca. fünf Jahren	z. Zt. des Interviews in stationärer Behandlung, vorher zwei Monate ambulante Therapie	
28	Inka	24	rigides Fasten	seit ca. sieben Jahren	z. Zt. des Interviews in stationärer Behandlung, vorher stationäre Aufenthalte, ambulante Therapien, betreutes Wohnen	
29	Carola	25	rigides Fasten	seit ca. 5,5 Jahren	z. Zt. des Interviews in stationärer Behandlung; vorher stationäre Aufenthalte, ambulante Therapie	
30	Brigitte	43	rigides Fasten und Abführmittel (vom 14. bis 28. Lebensjahr), ungezügeltes Essen	seit ca. 29 Jahren, erleidet heute ihre ‚Essanfälle‘	mit ca. 40 Jahren aufgrund ihrer Trennung vom Ehemann ambulante Therapie	

Titel zum Thema »Körper«

Anne Waldschmidt,
Werner Schneider (Hg.)
Disability Studies, Kultursoziologie und Soziologie der Behinderung
Erkundungen in einem neuen Forschungsfeld
Juni 2006, ca. 260 Seiten,
kart., ca. 25,80 €,
ISBN: 3-89942-486-7

Gerald Siegmund
Abwesenheit
Eine performative Ästhetik des Tanzes.
William Forsythe, Jérôme Bel, Xavier Le Roy, Meg Stuart
April 2006, ca. 450 Seiten,
kart., ca. 31,80 €,
ISBN: 3-89942-478-6

Antje Stache (Hg.)
Das Harte und das Weiche
Körper – Erfahrung – Konstruktion
April 2006, ca. 200 Seiten,
kart., ca. 23,80 €,
ISBN: 3-89942-428-X

Thomas Alkemeyer,
Franz Bockrath,
Bernhard Boschert,
Elk Franke (Hg.)
Körperliche Erkenntnis
Empirie und Theorie
April 2006, ca. 250 Seiten,
kart., ca. 25,80 €,
ISBN: 3-89942-227-9

Stiftung Niedersachsen (Hg.)
»älter – bunter – weniger«
Die demographische Herausforderung an die Kultur
April 2006, ca. 250 Seiten,
kart., 24,80 €,
ISBN: 3-89942-505-7

Heidrun Schulze
Migrieren – Arbeiten – Krankwerden
Eine biographietheoretische Untersuchung
April 2006, ca. 350 Seiten,
kart., ca. 27,80 €,
ISBN: 3-89942-495-6

Johann S. Ach,
Arnd Pollmann (Hg.)
no body is perfect
Baumaßnahmen am menschlichen Körper.
Bioethische und ästhetische Aufrisse
Februar 2006, ca. 320 Seiten,
kart., ca. 25,80 €,
ISBN: 3-89942-427-1

Stefanie Richter
Essstörung
Eine fallrekonstruktive Studie anhand erzählter Lebensgeschichten betroffener Frauen
Februar 2006, 494 Seiten,
kart., 32,80 €,
ISBN: 3-89942-464-6

Leseproben und weitere Informationen finden Sie unter:
www.transcript-verlag.de

Titel zum Thema »Körper«

Mirjam Schaub,
Stefanie Wenner (Hg.)
Körper-Kräfte
Diskurse der Macht über den Körper
2004, 190 Seiten,
kart., 23,80 €,
ISBN: 3-89942-212-0

Monika Fikus,
Volker Schürmann (Hg.)
Die Sprache der Bewegung
Sportwissenschaft als Kulturwissenschaft
2004, 142 Seiten,
kart., 14,80 €,
ISBN: 3-89942-261-9

Robert Gugutzer
Soziologie des Körpers
2004, 218 Seiten,
kart., 14,80 €,
ISBN: 3-89942-244-9

Gabriele Klein (Hg.)
Bewegung
Sozial- und kulturwissenschaftliche Konzepte
2004, 306 Seiten,
kart., 26,80 €,
ISBN: 3-89942-199-X

Gunter Gebauer,
Thomas Alkemeyer,
Bernhard Boschert,
Uwe Flick, Robert Schmidt
Treue zum Stil
Die aufgeführte Gesellschaft
2004, 148 Seiten,
kart., 12,80 €,
ISBN: 3-89942-205-8

Karl-Heinrich Bette
X-treme
Zur Soziologie des Abenteuer- und Risikosports
2004, 158 Seiten,
kart., 14,80 €,
ISBN: 3-89942-204-X

Eva Erdmann (Hg.)
Der komische Körper
Szenen – Figuren – Formen
2003, 326 Seiten,
kart., zahlr. SW-Abb., 25,80 €,
ISBN: 3-89942-164-7

Leseproben und weitere Informationen finden Sie unter:
www.transcript-verlag.de